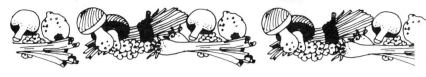

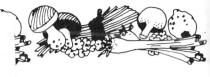

Waltraud Becker:
Praktischer Ratgeber bei Allergien

WARENKUNDE

– Vollwertige Ernährung ohne tierisches Eiweiß –

Ein Doppelbuch (Warenkunde und Rezeptteil) mit umfassender Einführung in die vitalstoffreiche, tier-eiweißfreie Vollwertkost; Fragen in der Umstellungsphase; Getreide und weitere Naturkost; umfassende Warenkunde mit ca. 500 Seiten voller Tips, Rezeptideen und praktischen Ernährungsratschlägen (nicht nur!) bei Allergien.

2. Auflage 1994
© Copyright by Verlag Eberhard Cölle, »Natürlich und Gesund«, Ditzingen, Postfach 51 42, D-71247 Ditzingen 5, ☎ + fax (0 71 56) 95 13 39

Alle Rechte vorbehalten. Nachdruck, auch auszugsweise, sowie Verbreitung durch Film, Funk und Fernsehen, durch fotomechanische Wiedergabe, Tonträger und Datenverarbeitungssysteme jeglicher Art nur mit schriftlicher Genehmigung des Verlages. Die Ratschläge und Rezepte in diesem Buch sind von Autor und Verlag sorgfältig geprüft, dennoch kann eine Garantie nicht übernommen werden. Eine Haftung des Autors bzw. des Verlages für Personen-, Sach- und Vermögensschäden ist ausgeschlossen.

Umschlaggestaltung und Herstellungsüberwachung:
Eberhard Cölle, Ditzingen; Fotos + Tabellen: »NundG«-Archiv.
16 Getreidetafeln (Farbteil): Fotos Heinrich Becker, Oldenburg-Hundsmühlen, Zeichnungen: Otto Fritz, Oldenburg-Bloh.
4 Fototafeln: Rezeptfotos Jürgen Kläger, Baiersbronn, und Heinrich Becker, Oldenburg.

Satz, Druck und Buchbindung: Wesel, Baden-Baden

ISBN 3-924877-10-6

»Warenkunde«

INHALTSVERZEICHNIS

VORWORT (Anregungen zur Benutzung dieses Buches) 3
EINFÜHRUNG (Warum tier-eiweißfreie Vollwertkost?) 6
FRAGEN IN DER UMSTELLUNGSPHASE 18
GETREIDE (Einführung) 38
    Vom Brot 42
    Weich- bzw. Backweizen 46
    Bulgur-Weizen 48
    System der Hochmüllerei 48
    Dinkel und Grünkern 54
    Hartweizen 57
    Triticale 59
    Roggen 61
    Gerste 63
    16 Farbtafeln »Getreide« 65–80
    Hafer 81
    Hirse 85
    Reis 90
    Mais 94
    Buchweizen 98
    Amaranth-Kiwicha-Korn 100
    Quinoa 104
    Mutterkorn 107
    Getreidelagerung / Schädlinge 112
BACKTRIEBMITTEL (Backhefe) 116
    Roggensauerteig 119
    Sauerteig-Extrakt 121
    Backferment 122
    Backpulver 123
    Hirschhornsalz / Pottasche 124
HAUSHALTSGETREIDEMÜHLEN . 125
HÜLSENFRÜCHTE 130
    Erbsen 131
    Kichererbsen 131
    Linsen 132
    Bohnen 132
    Sojabohnen 133
NÜSSE UND ÖLSAATEN 135
    Haselnüsse 135
    Walnüsse 137
    Mandeln 138
    Paranüsse 140
    Kokosnüsse 141
    Palmfrüchte 142
    Peca-Nußkerne 143
    Pinienkerne 143
    Pistazien 143
    Cashew-Kerne 144
    Edelkastanien 145
    Erdnüsse 146
    Leinsaat 147
    Mohn 149
    Sonnenblumenkerne 150
    Sesam-Samen 151
SPEISEFETTE 152
    Rahm, Sauerrahm 153
    Butter 153
    Milchhalbfett 155
    Butterschmalz 155
    Speiseöle 155
    Margarine 156
    Reform-Margarine 157
    ›Ziehfett‹ 157
    Kokosplattenfett 158
GEWÜRZE / WÜRZMITTEL 160
    Kochsalz, Steinsalz, Siedesalz, Meersalz, Vollmeersalz 164
    Kräutersalz 165
    Kakao, Kakaobutter 167
    Carob 169
HONIG 170
TROCKENFRÜCHTE (Süßungsmittel) 177
ZUCKER-AUSTAUSCHSTOFFE 183
MENÜZUSAMMENSTELLUNGEN (nach Jahreszeiten) 185
SPEISENPLAN für 10 Tage (Sommer / Winter) 190
VORRATSLISTE (Einkaufstips) 195
LITERATURVERZEICHNIS 197
GLOSSAR (Begriffsbestimmungen) .. 473
REZEPTE-ABC 483
REZEPTE Nr. 1–270 .... ab Seite 203

Anmerkung: Bevor Sie sich den Rezepten 1–270 widmen, empfiehlt es sich, die Warenkunde bzw. Einführung (Seiten 3–200) zu studieren.

Becker: »Praktischer Rat bei Allergien«
© Verlag »NundG« Eberhard Cölle, Ditzingen

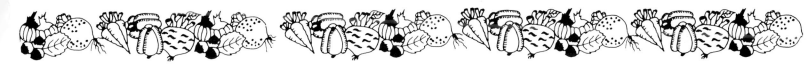

Vorwort (Anregungen zur Benutzung dieses Buches)

Liebe LeserInnen dieses Ratgebers!

Vor Ihnen liegt ein Buch mit zweierlei Nutzung: einmal der WARENKUNDETEIL, zum anderen, weiter hinten, der REZEPTTEIL. Beiden Teilen ist eine ausführliche Inhaltsübersicht vorangestellt; ein zusätzliches alphabetisches Sachregister am Ende dieses Ratgeberbuches ermöglicht Ihnen ein leichtes Auffinden bestimmter Rezepte bzw. warenkundlicher Themen.

Der REZEPTTEIL enthält (zuzüglich Variationen) 270 leicht zuzubereitende Vorschläge für alle Mahlzeiten bis hin zu festlichen Gelegenheiten. Alle Zutaten für die jeweiligen Speisen sind in der Reihenfolge ihrer Verwendung aufgeführt. Es wurde großer Wert auf ausreichende und sinnvolle Empfehlungen für die Küchenarbeit gelegt. Vermutlich noch nicht so vertraute Arbeiten (z. B. im Umgang mit Getreide, Kräutern usw.) wurden besonders berücksichtigt und unter »Tips, Kniffe« kommentiert. Wie ein ›roter Faden‹ zieht sich das Prinzip der schonenden Speisenzubereitung durch alle Arbeitsvorschläge. Es wird stets versucht, die wertvollen naturbelassenen Zutaten unerhitzt, lediglich mechanisch aufbereitet, teilerhitzt oder nur so kurz wie möglich erhitzt, zu verwenden. Moderne Küchengeräte helfen uns, dieses Prinzip ohne großen Arbeitsaufwand in die Praxis umzusetzen und damit sehr wohlschmeckende bzw. ansprechend aussehende Speisen zu servieren. Das Vorurteil, Vollwertkost sei enorm arbeitsaufwendig, wird durch die Praxis schnell widerlegt.

Aus jahrelanger Kurserfahrung und eigenem Erleben weiß ich, daß die ideale Ernährungsform, nämlich reine pflanzliche Frischkost, zu Beginn der Kostumstellung nur ganz

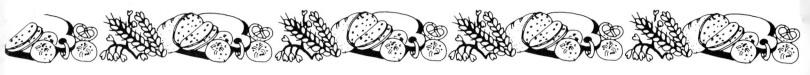

selten von Erwachsenen akzeptiert wird. Häufig sind es in jüngster Zeit allergiekranke Kinder, die auf Vollwertkost umgestellt werden sollen. Sie sind oftmals appetitschwach und süßigkeitsabhängig, denn sie kennen meist nur die übliche Ernährung mit viel Fabrikzucker, Auszugsmehlen, Fabrikfetten und zahlreichen Präparaten. Die so überaus wichtige Frischkost aus Getreide und Gemüse wird nach meiner Beobachtung von diesen Kindern nur sehr zögerlich angenommen. Dazu verweise ich speziell auf meine »Empfehlungen für die Umstellungszeit«. Insgesamt sind viel Geduld, Phantasie und ein großer Vorrat an geeigneten Rezepten erforderlich, um festverwurzelte Essensgewohnheiten umzuformen. Darin liegt auch der relativ große Umfang dieser Rezeptsammlung begründet.

Im übrigen kann sich jeder Organismus relativ rasch auf die neue Kostform umstellen, weil der intensivere Geschmack naturbelassener Speisen sehr geschätzt wird. Die Gier nach Süßem tritt nach und nach zurück, und die Getreide- bzw. Gemüsefrischkost wird gerne akzeptiert. Deutliche Anzeichen des wachsenden Wohlbefindens helfen beim konsequenten Durchhalten weiter, und darauf kommt es für den erstrebten Heilungsprozeß an.

Der WARENKUNDETEIL beginnt zunächst mit einer gründlichen Einführung in das Thema der tier-eiweißfreien Vollwertkost: Warum ist sie erforderlich, wie sieht sie aus, kann ein Mensch allein von pflanzlicher Kost leben? Auf diese und andere Fragen gibt es klare Antworten, die von entsprechend praktizierenden Ärzten belegt sind. Die »Empfehlungen für die Umstellungszeit« basieren auf langjähriger Kurserfahrung und eigenem »Durchleben der Höhen und Tiefen.«

Einen breiten Raum nehmen die Informationen über Getreide ein. Sie spielen in der

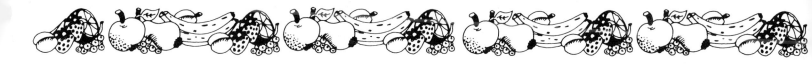

Vollwertkost eine zentrale Rolle. Die Kenntnisse über ihr Wachstum, ihre Besonderheiten und vor allem ihren Einsatz in der Küche sind in den letzten Jahrzehnten ja leider nahezu verlorengegangen.

Die Zubereitung der Rezepte ohne Eier, Milch und Quark erfordert darüber hinaus spezielle Kenntnisse über die besonderen Eigenschaften der neu einzusetzenden Zutaten, damit Bindekraft, Farbe und Geschmack ähnlich dem bisherigen Erscheinungsbild dieser Speisen erreicht werden. Zahlreiche farbige Abbildungen der Getreidearten helfen, auch mit den bisher kaum bekannten Sorten wie Hartweizen, Dinkel, Emmer und Einkorn vertraut zu werden.

Weitreichende Informationen über den Bereich der Nüsse, Ölsaaten und naturbelassenen Öle, ferner Hülsenfrüchte, Honig, Gewürze usw. sollen weitestgehend frei von werbenden Einflüssen, dafür nach und nach sicher bei der Auswahl aller vollwertigen Lebensmittel machen.

Zahlreiche Menü-Vorschläge sowie Winter- und Sommer-Speisenpläne für je 10 Tage, außerdem eine Vorratsliste für eine Woche mögen nicht nur für den »Einsteiger« hilfreich sein.

Ich wünsche allen Ratsuchenden allzeit gutes Gelingen und Freude bei der Zubereitung der Mahlzeiten.

Fragen, die nicht behandelt wurden, beantworte ich – soweit möglich – gern schriftlich. Bitte wenden Sie sich an den Verlag »Natürlich und Gesund«, Postfach 5142, 71247 Ditzingen.

Waltraud Becker, Winter 1993/94

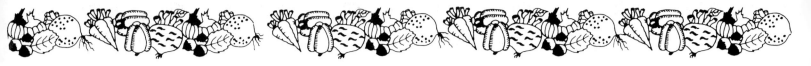

Einführung

Warum tier-eiweißfreie Vollwertkost?

Dieser praktische Ratgeber bei Allergien wendet sich in *erster Linie* an Menschen, die Hilfe zur Ernährungsumstellung suchen und bereit sind, aktiv an ihrem Gesundheitsweg mitzuarbeiten. Tier-eiweißfreie Vollwertkost kann jedoch *ebensogut* ein Ernährungskonzept *für gesundheitsbewußte Menschen* sein, die für sich die ernährungsbedingten Zivilisationskrankheiten von vornherein ausschließen wollen und ihre Widerstandskraft, Leistungsfähigkeit bzw. ihr gesamtes Wohlbefinden bewahren möchten; in diesem Sinne ist unser Buch ein Ratgeber für die ganze Familie.

Warum tier-eiweißfreie Vollwertkost? Die letzten Jahrzehnte haben vollkommen veränderte Ernährungsgewohnheiten entstehen lassen, und zwar in einem Ausmaß, wie dies Menschengenerationen vor uns – zumal in der relativ kurzen Zeitspanne – noch niemals erlebt haben. Besonders die Zeit nach dem 2. Weltkrieg bescherte den reich gewordenen Industrienationen eine Fülle von fabrikatorisch bearbeiteten Nahrungsmitteln, bis hin zu einer großen Palette tischfertiger Speisen. Ein Ende dieser Entwicklung ist noch nicht abzusehen!

Wenige landwirtschaftliche und gärtnerische Produkte werden heute in den Haushalten noch vom Ursprung her zubereitet. Entscheidend bei dieser Entwicklung ist, daß die bei uns inzwischen üblich gewordene Kost durch ein Übermaß an tierischen Produkten gekennzeichnet ist; Ralph Bircher spricht in seinem Buch »Gesünder durch weniger Eiweiß« bereits in den 1960-iger Jahren von »Tiereiweißmast« und meint damit das Mengen- und Verträglichkeitsproblem des verzehrten Proteins. Im Vergleich zu der Zeit

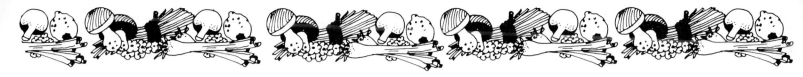

um 1900 herum wird heute durchschnittlich 8–10 x soviel an Fleisch, Fisch, Eiern, Milch- bzw. Milcherzeugnissen verzehrt. Tierische Produkte sind damit längst zu einem Grundnahrungsmittel geworden. Mit ihrer Zunahme ist gleichermaßen ein erheblicher Rückgang des Getreide- und Kartoffel-Direktverzehrs bei gleichzeitiger Verlagerung hin zu Fabrikprodukten zu verzeichnen. Wurde um 1900 herum jegliches Getreide fast zu 100% als Vollkorn verzehrt, so wird der Vollkornanteil heute nur mit wenigen Prozentpunkten genannt, allerdings (glücklicherweise!) mit steigender Tendenz.

Tiernahrung bedeutet über den sog. »Veredelungsprozeß« eine Verlustrate bis zu 80% an direkt verzehrbarer Pflanzennahrung. Tiernahrung bedeutet Verzehr von Tierteilen (einschl. Eier und Milch) mit arteigenem Aminosäuremuster: für uns Menschen bedeutet das Fremdeiweiß. Artfremdes Eiweiß in großer Menge regelmäßig verzehrt (und oftmals in schlechter biologischer Qualität, weil überwiegend erhitzt), belastet den jahrzehntelang mangelernährten, abwehrschwachen Organismus. Ergebnis: Scheinbar unheilbare Erkrankungen durch die permanente Eiweiß-Stoffwechsel-Belastung.

Nach Dr. med. M. O. Bruker, Lahnstein, gibt es vier große Krankheitsgruppen, die zunächst als unheilbar gelten, hingegen durch den Verzicht auf tierische Eiweiße und Hinwendung zur vitalstoffreichen Vollwertkost bei hohem Frischkostanteil gelindert, bzw. sogar geheilt werden können:

1.) rheumatische Erkrankungen
2.) gewisse Hauterkrankungen (z. B. Neurodermitis)
3.) viele allergische Erkrankungen
4.) Gefäßerkrankungen.

Zitat Dr. Bruker: »Der Allergiekranke kann wieder geheilt werden. Da bei jeder

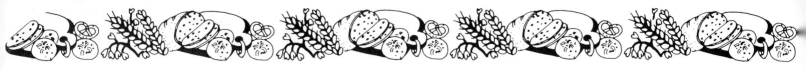

Allergie, gleich um welche Erkrankung es sich handelt, eine Störung der Antigen-Antikörper-Reaktion vorliegt, und diese Störung sich im Eiweißstoffwechsel abspielt, ist eine Vermeidung des tierischen Eiweißes notwendig. Je strenger dies durchgeführt wird, um so sicherer ist die Heilung, die allerdings meist 2–3 Jahre dauert, da sie auch Jahrzehnte zu ihrer Entwicklung benötigt.« (Aus: »Ärztlicher Rat aus ganzheitlicher Sicht«, emu-Verlag, Lahnstein)

Nun genügt es nicht, »nur« das tierische Eiweiß wegzulassen. Vielmehr ist es unerläßlich, gleichzeitig auf vitalstoffreiche Vollwertkost mit erheblichem Frischkornanteil (u. U. bis hin zu reiner Frischkost) umzustellen. Das erhitzte Getreide und Gemüse bzw. Obst reicht zur Deckung des Eiweißbedarfs nicht aus, weil viele Aminosäuren durch den Kochprozeß denaturieren und damit nur bedingt beim Zellwachstum verwertbar sind. Wolfgang Spiller drückt die Problematik in seinem bereits 1989 in 2. Auflage erschienenen Buch »Neurodermitis – Krankheit ohne Ausweg?«, (Verlag Natürlich und Gesund, Stuttgart) S. 39 so aus:

»Die denaturierte Ernährung, vor allem der Überkonsum tierischer Produkte, trägt dazu bei, daß die Menschen von Generation zu Generation immer krankheitsanfälliger und abwehrschwächer werden, so daß sie nicht mehr in der Lage sind, sich mit den vielen negativen Faktoren unserer Umwelt auseinanderzusetzen. Unserem Körper bleibt letztendlich nichts anderes übrig, als überempfindlich, sprich ›allergisch‹ zu reagieren. . . . Der Organismus setzt uns ein Signal, daß etwas nicht in Ordnung ist.«

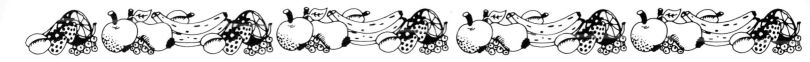

Wie sieht tier-eiweißfreie Vollwertkost aus?
Es gilt zunächst, konsequent wegzulassen:
- ★ Fleisch und Produkte daraus
- ★ Fisch und Produkte daraus
- ★ Eier und Produkte damit
- ★ Milch und alle Produkte, die das <u>Milcheiweiß</u> enthalten, z. B.
  - ★ süße/saure Milch (Dickmilch)
  - ★ Joghurt, Kefir, Quark
  - ★ Frischkäse, Weichkäse, gereifter Käse

<u>Wichtige Anmerkung</u>: die Milch-Fett-Träger *süße Sahne* (30% Fett i. Tr.), *Sauerrahm* 30–35% Fett i. Tr.), bzw. *Butter* (Sauerrahmbutter) sind bei Allergien e r l a u b t, denn die Resteiweißgehalte von 2–2,5% bei Rahm bzw. etwa 0,5% bei Butter können im allgemeinen vernachlässigt werden.

Bei besonders schweren Erkrankungen, wie Neurodermitis, Asthma und PCP (primär chronische Polyarthritis) wird der Arzt raten, zeitweise auch auf Sahne und Sauerrahm zu verzichten.

Es gilt weiterhin, konsequent zu meiden:
- ★ alle Fabrikzuckerarten und Produkte (incl. Zuckerkonzentrate, Sirupe, Säfte)
- ★ alle Auszugsmehle und Produkte
- ★ alle Fabrikfette und Produkte (Margarinen, Bratfette, Fabriköle)
- ★ alle übrigen Extrakte, Präparate (auch Sojaprodukte) und vorgefertigte Nahrungsmittel. Diese (nach Kollath) »Nahrungsmittel« sind ein- bis mehrfach fabrikatorisch bearbeitet; isoliert, extrahiert, präpariert bzw. konserviert. Damit erfüllen sie nicht mehr

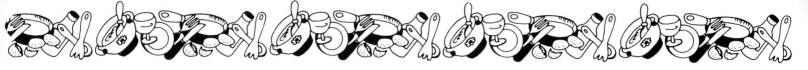

den ganzheitlichen, natürlichen, entsprechend den Schöpfungsgesetzen erforderlichen »Lebensmittel«-Vollwert. Werden diese teilwertigen Fabriknahrungsmittel über Jahre und Jahrzehnte hinweg verzehrt, entsteht eine Mangellage: die wichtigen inneren Organe können ihre Stoffwechselaufgaben nicht mehr optimal erfüllen. Zunächst treten Funktionsstörungen, später chronische Krankheiten, sprich ›ernährungsbedingte Zivilisationskrankheiten‹ auf (die Ernährung unserer Zivilisation bringt sie hervor). Es handelt sich dabei um

- Gebißverfall – Zahnkaries und Parodontose;
- Erkrankungen des Bewegungsapparates – sog. rheumatische Erkrankungen;
- alle Stoffwechselkrankheiten – Fettsucht, Zuckerkrankheit, Leberschäden, u. a. allergische Erkrankungen;
- die meisten Erkrankungen der Verdauungsorgane – Stuhlverstopfung u. a.;
- Gefäßerkrankungen – Arteriosklerose, Herzinfarkt, Schlaganfall, Thrombosen;
- mangelnde Infektabwehr – sog. Erkältungskrankheiten;
- manche organische Erkrankungen des Nervensystems;
- auch an der Entstehung des Krebses soll die Fehlernährung in einem gewissen Maße beteiligt sein.

(Aus »Gesund durch richtige Ernährung«, Bruker, GGB-Kleinschrift emu-Verlag, Lahnstein)

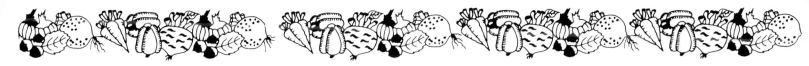

Von nun an gilt es, für die tägliche Kost zu bevorzugen:
★ Vollkorn und Produkte daraus (Mehl oder Schrot stets frisch gemahlen);
★ natürliche Süßungsmittel wie Honig, süße frische Früchte, Trockenfrüchte;
★ naturbelassene Fette wie Sahne, Butter, nicht raffinierte sog. kaltgepreßte Öle;
★ ganzheitliche Lebensmittel, frisch, überwiegend unerhitzt, in Artenvielfalt aus dem Pflanzenreich;
★ Produkte soweit wie möglich aus kontrolliertem ökologischen Anbau (Warenzeichen »Demeter«, »Bioland«, usw. beachten).

Mit dieser Auswahl bevorzugter Lebensmittel werden von vornherein zahlreiche toxische Substanzen und Fremdstoffe ausgeschaltet, die bei der sonst üblichen Ernährung als Rückstände mitverzehrt werden, z.B. als Pflanzenbehandlungsmittel bzw. Stoffe für Konservierung, Färbung, ferner Geschmackverstärker und Emulgatoren. In Art und Menge weisen gerade die tierischen Produkte mehr an unerwünschten Rückständen auf, weil Tiere große Mengen von Pflanzen aufnehmen.

An Speisenzutaten stehen im einzelnen zur Verfügung:
★ Alle Getreidearten – alle Hülsenfrüchte
★ die Vielfalt an Obst und Gemüse – Kartoffeln
★ alle Nußarten – zahlreiche Ölsaaten und naturbelassene Öle
★ Honig – Trockenfrüchte
★ Gewürze – Küchen- und Wildkräuter
★ Sahne, Sauerrahm – Sauerrahmbutter

Becker: »Praktischer Rat bei Allergien«
© Verlag »NundG« Eberhard Cölle, Ditzingen

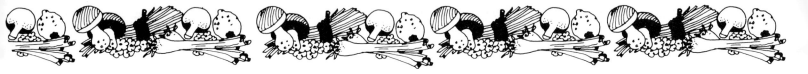

Weitere Tips: Bei Gebäck kann ersatzweise für 1 Ei	= 1 EL Butter (20–30 g),
ersatzweise für Milch	= ⅓–½ Anteil Sahne, (Rest Wasser) genommen werden.
Zur Bindung von Soßen und Suppen allgemein:	= Butter, Sahne (Sauerrahm), bestimmte Getreide, Ölsaaten;
»mit Käse überbacken«; kein Problem	= Sauerrahm + Semmelbrösel + Butter (bzw. Semmelbrösel + Butter);
»Teiglockerung ohne Eier, Quark«	= Hefe; Auswahl des Getreides mit besonderen Eigenschaften wie Hartweizen, Dinkel, Buchweizen;
»muß Sahne gemieden werden«	= vermehrt Butter und Reisbrei / Hirsebrei als Trägersubstanz – feinst zerkleinerte Ölsaaten.

Gute Haushaltshilfen sind vor allem
★ eine leistungsfähige Getreidemühle, ein Haushalts-Mixer, eine Salatschleuder, sowie die Frischkostraffel
★ ein Handrührgerät mit einem Mixstab für die Zubereitung vollwertiger und abwechslungsreicher Speisen.

Für den Idealfall kann folgender RAHMENKOSTPLAN aufgestellt werden:

Frühstück	Getreidefrischkost zum Sattessen
Mittagesssen	Gemüsefrischkost reichlich – vorweg genossen

Abendessen	Suppen, Getreide-, Gemüse-, Kartoffelzubereitungen, Soßen gelegentlich Dessert aus Obst-Sahne-Getreide Gemüse-Obst-Frischkost (u. U. Rest von mittags) vorweg Getreidegerichte (Aufläufe) oder Vollkorngebäck mit selbstzubereitetem Brotaufstrich herb/süß

Festliche Anlässe lassen festliche Speisen möglich werden – s. »Menüempfehlungen«.

Beispiele: Getreidebratlinge, Aufläufe, Klöße (pikant gewürzt), werden kombiniert mit Gemüse- und Kartoffelspeisen bzw. interessanten Soßen und lassen mit ihrem Wohlgeschmack, der guten Bekömmlichkeit und langen Sättigung sehr bald das anfängliche Verlangen nach bisherigen Gerichten verschwinden. Skeptiker haben verwundert diese Veränderung bei sich festgestellt und sind freiwillig bei der tier-eiweißfreien Vollwertkost geblieben. Wegen einer chronischen Krankheit praktiziere ich diese Kostform seit Jahren. Dabei empfinde ich schon lange keine »Verzichtgefühle« bzw. keinen Heißhunger mehr. Ohne die konsequente Anwendung drohte mir längst der Rollstuhl!

Für den Erfolg ist es wichtig, den neuen Kostplan ohne Unterbrechung durchzuhalten, keine Fehler einschleichen zu lassen und Spannungen im Lebensumfeld der Betroffenen zu vermeiden. Es wäre besser, gleich zu Anfang ein Programm für die ganze Familie daraus zu machen. Die ärztliche Unterstützung begünstigt das Durchhalten. Die gutgemeinten Mitbringsel oder Belohnungen als fabrikzuckerhaltige Süßigkeiten für die Kinder sollten von Verwandten, Freunden und Nachbarn in naturbelassenes Naschwerk, Nüsse, Obst oder auch ganz anders umgestaltet werden. Das soziale Umfeld – auch der Kindergarten, die Schule – sollte darum über die neue Ernährungsform informiert sein, damit die Erfolge nicht von außerhalb in Frage gestellt werden.

Becker: »Praktischer Rat bei Allergien«
© Verlag »NundG« Eberhard Cölle, Ditzingen

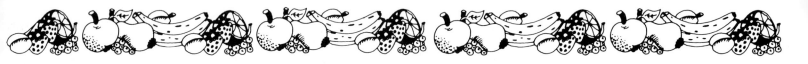

Kann der Mensch allein von Pflanzenkost leben?

Die Kostumstellung bedeutet kein Risiko, etwa, um einen Mangel an Eiweiß oder bestimmten biologischen Wirkstoffen zu erleiden. Im Gegenteil, wir genießen den Reichtum an Vitalstoffen aus dem Frischkostanteil. Der Eiweißgehalt der pflanzlichen Mischkost liegt im Durchschnitt zwischen 5 und 8%. Teile der täglichen Mahlzeiten werden in der biologisch hochwertigen, nämlich unerhitzten, naturbelassenen Form als natives Eiweiß (Kollath) verzehrt. Das Getreide als Grundlebensmittel weist einen Eiweißgehalt zwischen 8 und 12% auf (in sonnenreichen Jahren u. U. bis zu 16%). Nüsse, Mandeln, Ölsaaten als Ergänzungszutaten enthalten zwischen 15–20% Eiweiß. Zusätzliche Gaben von Soja (immer Fabrikprodukte) sind nicht erforderlich.

Bei Artenvielfalt im täglichen Speiseplan ergänzen sich die einzelnen Aminosäuren (Eiweißbausteine) z. B. von Getreide- und Gemüseeiweiß, so daß eine ausreichende Versorgung sichergestellt ist. Ein bestimmter Anteil an Frischkost, zu jeder Mahlzeit genossen, ist jedoch dafür die Voraussetzung. Nach Kollath verliert Eiweiß durch Erhitzung seine natürliche Beschaffenheit, es »denaturiert« und kann dann nicht mehr optimal dem Zellwachstum dienen.

Als Maßstab für die Eiweißversorgung – auch im Wachstumsstadium – kann der Eiweißgehalt der Muttermilch mit »nur« 1–2% angesehen werden. Bei dieser scheinbar geringen Menge wächst der Säugling im Verhältnis zu seiner späteren Entwicklung ganz enorm, und das mit dieser einzigen Nahrungsquelle, deren Eiweiß jedoch unerhitzt ist. Der Blick in eine Nährwerttabelle bringt auch die Bestätigung, daß durchschnittlich der Calciumgehalt der Pflanzen wesentlich höher liegt als der tierischer Produkte. In diesem Punkt fühlen sich besonders junge Mütter sehr verunsichert.

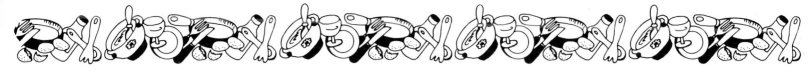

Im übrigen sollte tier-eiweißfreie Vollwertkost nicht mit der herkömmlichen Form des Vegetarismus gleichgesetzt werden, denn es handelt sich um die Inhalte der neuen Ernährungslehre nach Bircher-Benner, Kollath und Bruker. Dabei wird primär auf die biologische Qualität und weniger auf die (kalorische) Quantität der Nahrung geschaut.

Eine entscheidende Grundlage für die Orientierung in der Nahrungsfrage hat uns der überragende Ernährungsforscher, Arzt und Künstler Prof. Dr. med. Werner Kollath (1892–1970) in seiner Arbeit »DIE ORDNUNG UNSERER NAHRUNG« hinterlassen. Die verblüffend einfache »Ordnung« sieht die Gegenüberstellung vor in

Lebensmittel	Nahrungsmittel
=lebendig, natürlich, vollwertig und ganzheitlich (evtl. mechanisch aufbereitet).	=fabrikatorisch bearbeitet: erhitzt, konserviert, präpariert bzw. extrahiert; teilwertig.

Die folgende »Kollath-Tabelle« ermöglicht eine Orientierung von links nach rechts und von oben nach unten. Die 3 linken Spalten zeigen die biologisch wertvollen »Lebensmittel« auf, die 3 Spalten der rechten Seite enthalten gekochte, konservierte und präparierte Nahrungsmittel, die uns auf Dauer krankmachen. Interessant ist, daß in der Rangordnung von oben nach unten zuerst die Pflanzen aufgeführt sind. Kollath schreibt zur Eiweißfrage u. a. in seinem Buch »Die Ordnung unserer Nahrung«, S. 112: »Man wird aber nie vergessen dürfen, daß eine Grundkost aus Fleisch letzten Endes eine Noternährung ist, und daß die Sicherung eines gesunden Stoffwechsels mit einer vollwertigen, pflanzlichen Grundnahrung weit besser fundiert ist.«

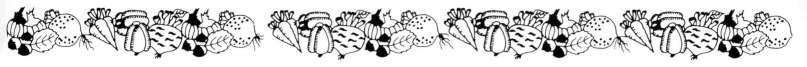

»Die Ordnung unserer Nahrung« (vereinfachtes Schema nach Prof. Dr. Werner Kollath)

	Lebensmittel			Nahrungsmittel		
	1. natürlich, unverändert (= unerhitzt)	2. mechanisch verändert (= unerhitzt)	3. fermentativ verändert (= unerhitzt)	4. erhitzt	5. konserviert	6. präpariert
Pflanzenreich	**Samen** z. B. Nüsse, Mandeln, Oliven	**kaltgepreßte Öle** z. B. Olivenöl, Erdnußöl – Rückstand: Preßkuchen	**Eigenfermente** Hefe, Bakterien	**Gebäcke aus** Vollkornmehl, Vollkorn-Haferflocken	**Gebäcke aus** Auszugsmehl, Zwieback, Knäckebrot, Konfekt, Schokolade, Haferflocken	**Pflanzliche Präparate** z. B. Kunstfette (Margarine, Öl), Eiweiß, jeglicher Fabrikzucker, Auszugsmehl (Stärkemehl) und Produkte daraus wie Nudeln, Grieß, geschälter Reis, künstl. Aromastoffe, Vitamine, Wuchsstoffe, Fermente, Nährsalze, Mineralstoffgemische
Pflanzenreich	**Getreide** Weizen/Dinkel, Roggen, Hafer, Gerste, Reis, Mais, Hirse	**Mahlprodukte** Vollkornmehl, Schrot, Frischflocken – Rückstand: Kleie	**Breie** ungekochte Breie aus Vollkorn, Vollschrot, Vollkornmehl – »Frischkornbrei«	**Breie gekocht** aus Vollkorn		
Pflanzenreich	**Obst Gemüse Honig**	**Salate** aus Obst und Gemüse, naturtrübe Säfte – Rückstand: Trester	**Gärsäfte Gärgemüse** z. B. »Brottrunk«, Met, Sauerkraut	**Obst und Gemüse** gekocht	**Obst- und Gemüsekonserven** Marmeladen	
Tierreich	**Eier**	**Blut** Muscheln (Knochen)	**Fleisch** Beefsteak-Tatar	**Fleisch** Fisch, Eier (gekocht bzw. gebraten)	**Tierkonserven** Wurst	**Tierpräparate** z. B. Fleischextrakt, Eiweißkonzentrate, Diät-Pulver
Tierreich	**Milch** Muttermilch, Tiermilch	**Milchprodukte** aus unerhitzter Milch	**Gärmilch** z. B. Joghurt, Kefir	**Erhitzte Milch** und Produkte daraus, z. B. Quark	**Milchkonserven** H-Milch, H-Sahne	**Milchpräparate** Säuglingsnahrung
Getränke	**Quellwasser** (Luft)	**Leitungswasser**	**Gärgetränke** z. B. Most, Wein, Bier	**Extrakte** Teearten, Brühe	**Gemische** Kunstwein, Liköre	**Destillate** künstl. Mineralwasser, Branntwein

Becker: »Praktischer Rat bei Allergien«
© Verlag »NundG« Eberhard Cölle, Ditzingen

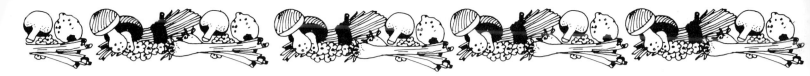

Bereits vor 50 Jahren schrieb der große Arzt Dr. Max Bircher-Benner in »Mein Testament – vom Werden des neuen Arztes«, Wiederauflage 1989, Seite 153: »Die Nahrung mit dem maximalen Wirkungsvermögen, dem höchsten Heilwert und überraschendem Nährwert aber ist eine richtig zusammengesetzte und zubereitete pflanzliche Rohkost. Ihre Heilwirkung im Zusammenhang mit geordnetem Leben grenzt ans Wunderbare. Sie ›heilt‹ nicht die Krankheit, sondern den Gesamtorganismus, dem sie die Kraft gibt, alles Krankhafte zu überwinden, so es nicht zu spät ist.«

Die tier-eiweißfreie Kostform liegt im Einklang mit der Welternährungslage (wir nehmen niemand etwas weg), auch vor allem liegt sie im Einklang mit den ewig gültigen Natur- und Schöpfungsgesetzen. Nur die Pflanzen haben im Schöpfungsplan die Fähigkeit erhalten, mit ihren grünen Blättern das Sonnenlicht in irdische Energie umzuwandeln (Vorgang der Photosynthese). Die Pflanzen sind es also, die mit Hilfe der Sonnenenergie hochmolekulare, energiereiche Stoffe aufbauen, die sie an andere Lebewesen weitergeben, so auch an uns.

So gesehen, erscheint es logisch, daß eine ausreichende Ernährung auf konsequent pflanzlicher Basis möglich ist. Wir sollten anerkennen: Der größere Teil der Weltbevölkerung lebt aus Tradition und aus wirtschaftlichen Gründen überwiegend oder ganz von Pflanzenkost.

Große Vorbilder sind bekannt: Buddha, Sokrates, Plato, der hl. Franziskus, Leonardo da Vinci, Kneipp, Steiner, Bircher-Benner und Albert Schweitzer: sie alle haben tierische Nahrung strikt gemieden, dennoch, oder gerade deshalb haben sie Großartiges geleistet.

Weiterführende Schriften zu diesem Thema: Bruker-Kleinschriften und Bücher (siehe Literaturverzeichnis);
»Vom Wesen des Lebendigen« (Kollath-Biographie);
»Neurodermitits – Krankheit ohne Ausweg?« beide im Verlag Natürlich und Gesund

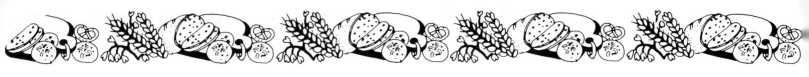

Fragen in der Umstellungsphase

Sobald eine gewisse Bereitschaft aller Beteiligten vorliegt, kann die tägliche Ernährung umgestellt werden.

Für die meisten Familien mag der Ratschlag zutreffen, erst einmal das Frühstück vollwertig zu gestalten. So kann z. B. am Tag zuvor die Getreidefrischkost ausprobiert werden, die aller Voraussicht nach von jedem akzeptiert wird. Für eine zügige Zubereitung z. B. einer Flockenspeise steht alles bereit: Die Flockenquetsche, Nackthafer, Honig, Obst, Nüsse, Sahne. Die Zubereitungszeit am Morgen ist dann kaum länger als bei dem bisherigen Frühstück. Es bietet sich an, sogleich beim ersten Versuch die Frischkost »satt« zu genießen und kein weiteres Brot oder Gebäck zu essen, um das wohlige, lange Sättigungsgefühl an sich selbst einmal auszuprobieren. Für Menschen, die erst am Vormittag so richtig Appetit bekommen und dann außer Haus sind, kann diese überaus wichtige Getreidespeise mittags oder abends vorgesehen werden.

Der nächste Schritt könnte in Richtung Gemüse-Frischkost gehen, d. h. mittags und abends die Mahlzeiten mit leckeren Salaten einzuleiten und mit dem Gekochten, Gebratenen usw. abzuschließen.

Um die möglichen ›Unverträglichkeitserscheinungen‹ (siehe Seite 20) zu vermeiden, sollten so bald wie möglich alle Speisen und Näschereien gemieden werden, die Fabrikzucker, Auszugsmehle und Fabrikfette enthalten. Honig, Vollkornmehle und naturbelassene Fette treten an ihre Stelle.

Die generelle Umstellung gelingt leichter, wenn für die gekochten bzw. gebratenen

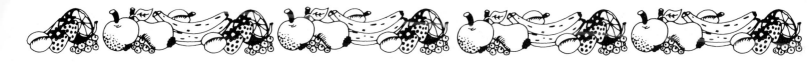

Speisen und Gebäcke erst einmal die bekannten, quasi »Lieblingsrezepte der Familie« beibehalten werden, die jedoch mit vollwertigen Lebensmitteln zubereitet sind. Später, bei gewisser Akzeptanz all des Neuen, bietet sich im Idealfall ein Wochen- oder gar Monatsspeisenplan an, der von der ganzen Familie akzeptiert wird. Das könnte so aussehen:

Jeder darf seine Lieblingsspeisen eintragen. Einkauf, Vorratshaltung und Resteverwertung sind damit wesentlich rationeller durchführbar. Es entfällt dann auch schlagartig die oftmals gestellte Frage »was koche ich heute bloß?«.

Je nach Mentalität wird in mancher Familie die gesamte Kostumstellung ein halbes Jahr oder auch länger in Anspruch nehmen (kleine Rückschritte eingeschlossen), andere Menschen benötigen vielleicht nur 2 Monate dazu. Wichtig ist in jedem Fall die vorangestellte Information über Sinn und Zweck der Maßnahme, damit daraus bei allen Familienangehörigen eine freiwillige Zuwendung und die Bereitschaft erwächst, das Neue erst einmal vorbehaltlos auszuprobieren.

Der Besuch eines Kurses über Vollwertkost bedeutet eine wesentliche Erleichterung und auch Beschleunigung für den Einstieg in das umfangreiche Thema vitalstoffreiche Vollwertkost – tier-eiweißfrei. Gute Wünsche begleiten Sie bei Ihrem Bemühen!

Fabrikzucker und Auszugsmehle sollen strikt gemieden werden, warum?
Der Haushaltszucker, weiß oder braun, in Würfel-, Puder- oder Kandisform, der Trauben-, Frucht-, Malz- und Milchzucker, Sirupe, Melasse sowie Zuckerkonzentrate wie Ursüße und Sucanat einschließlich die weißen und grauen Mehle bestehen sämtlich zu 99,9% aus Kohlenhydraten. Damit stellen sie reine Isolate dar, die nirgendwo in der

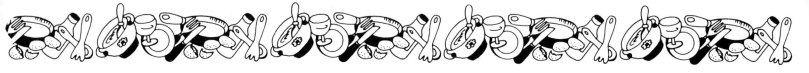

Natur vorkommen, und an die wir uns bei regelmäßigem Verzehr gar nicht anpassen können. Natürliche (auch süße) Lebensmittel enthalten stets Nährstoffgemische, in Kombination mit mehr oder weniger biologischen Wirkstoffen (= den Vitalstoffen). Der gesunde Stoffwechsel baut Kohlenhydrate aus Lebensmitteln durch die mitenthaltenen Wirkstoffe, (vor allem Vitamin B_1 und Vitamine des B_2-Komplexes, sowie Mineralstoffe) auf die Endprodukte Kohlendioxyd (= wird ausgeatmet) und Wasser (= wird über die Harnwege ausgeschieden) ab. Irgendwelche Stoffwechselreste bleiben danach nicht übrig. Fehlen über Jahre und Jahrzehnte die Vitalstoffe aus der Nahrung (vor allem Vitamin B_1!), kommt es zu Stoffwechselstörungen. Der Organismus versucht sich zu helfen, indem er z. B. mineralische Reserven für den Stoffumsatz heranzieht. Was Fabrikzuckergenuß (inklusive Auszugsmehle) über lange Zeit bewirkt, hört sich zusammengefaßt so an:

- Fabrikzucker ist am häufigsten ursächlich an ernährungsbedingten Zivilisationskrankheiten beteiligt;
- 98% der 10-jährigen Kinder haben Karies;
- Fabrikzucker macht appetitschwach;
  er fördert allgemein die Infektanfälligkeit;
  er fördert die Entstehung allergischer Erkrankungen;
  er ist die Ursache für den sog. Altersdiabetes;
  er macht naturbelassene Lebensmittel unverträglich, Leibschmerzen, Blähungen, Völlegefühl, Sodbrennen sind die Folge [Anm.: Auch Säfte (frisch gepreßte, konservierte) und gekochtes Obst (mit und ohne Fabrikzucker) können ebenfalls Unverträglichkeitserscheinungen hervorrufen]

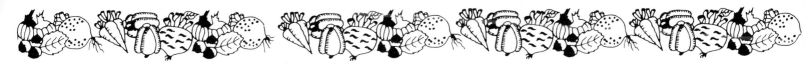

- er macht Menschen (vor allem Kinder) suchtartig abhängig und fördert einen Reizhunger durch das rasche Auf und Ab des Blutzuckerspiegels.

Fabrikzucker in all seinen Erscheinungsformen, also auch als Sirup, wird im Zusammenhang mit Kochkost und Präparatenahrung im allgemeinen gut vertragen. Die »Unverträglichkeitserscheinungen« treten zu Beginn der Vollwerternährung auf, solange noch fabrikzuckerhaltige Teile der bisherigen Kostform (z. B. gesüßte Getränke, übliche Marmelade, Fertigsoßen usw.) verzehrt werden. Da diese Zusammenhänge noch nicht allgemein verbreitet sind, werden oftmals Vollkorn- und Frischkostspeisen zu Unrecht als nicht verträglich angesehen.

Entsprechend den Naturgesetzen haben wir Menschen nicht den geringsten Bedarf an isolierten Kohlenhydraten, jedoch einen erheblichen Bedarf an kohlenhydrathaltigen Lebensmitteln. (Yudkin in »Süß, aber gefährlich«).

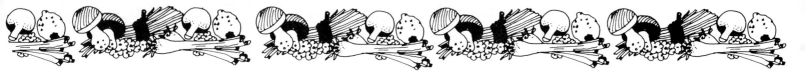

Vereinfachtes Denkschema zum Stoffwechsel der Kohlenhydrate

Kohlenhydrate (z. B. Getreide, natürliche Süße) werden zerkaut, eingespeichelt und gelangen als Nahrungsbrei in Magen und Dünndarm.

Zum Abbau benötigt der Körper
- ★ Vitamin B_1, und weitere
- ★ Vitamine des B_2-Komplexes, sowie
- ★ Mineralstoffe,

die eigentlich in jedem natürlichen Lebensmittel »vollwertig« enthalten sein sollten.

Der Stoffwechsel baut nun die Kohlenhydrate zu Kohlendioxyd (CO_2) und Wasser (H_2O) ab. Die freiwerdende Energie wird für Bewegung bzw. allgem. Aktivitäten genutzt.

Die Vitalstoffe (Vitamine B_1 und B_2, Mineralstoffe) sind in jedem natürlichen Lebensmittel enthalten, z. B. Vollgetreide, reifes Obst, Vollkornbrot und -Teigwaren, reifes, süßes Gemüse.

Die Vitalstoffe fehlen jedoch in jedem fabrikmäßig übertrieben verarbeiteten Nahrungsmittel, z. B. Auszugsmehl, Weißbrot, Graubrot, Haushaltszucker und »Kombinationspräparate«, wie Kuchen, Torten, süßes Kleingebäck, ominöse Milchschnitten (mit nur 5% »Milch«)...

Wie aber sollen diese minderwertigen Nahrungsmittel verstoffwechselt werden, wenn ihnen die zum Abbau erforderlichen Vitalstoffe fehlen?

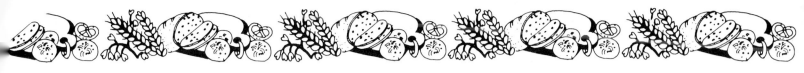

Die Fettfrage

Die Sahne-, Butter- und Ölmengen werden bisweilen bei den Rezepten bemängelt. Wir leben in einer Zeit, wo uns permanent Angst vor dem Fettverzehr im allgemeinen, oftmals besonders vor der Butter wegen ihres Cholesteringehaltes gemacht wird. Diese Angst ist unbegründet, jeder kann bei sich selbst feststellen, daß es schließlich kein Mengen-, sondern ein Qualitätsproblem ist, wenn uns Fett schadet (Übergewicht usw.). Naturbelassene Fette sind lediglich mechanisch und nicht fabrikmäßig bearbeitet (auch die Butter zählt zu diesen Qualitäten), sie enthalten ausreichende biologische Wirkstoffe und Fettsäuren im natürlichen Verbund (besonders die vieldiskutierten ungesättigten Fettsäuren). Damit ist ein reibungsloser Fettstoffwechsel (in der Folge auch Eiweißstoffwechsel) gewährleistet. Im übrigen würde eine Tages-Energiebilanz trotz der scheinbar hohen Fettmengen in den Rezepten durch den Fortfall von Käse, Eiern und Fleisch einen geringeren Verzehrswert erbringen. Besonders im Zusammenhang mit der Fettfrage ist die Erkenntnis wichtig: Allein durch das Zählen von Nahrungskalorien ist es zwar möglich, das gewünschte Körpergewicht zu halten, jedoch ist es nicht möglich, auf Dauer mit diesem Konzept gesund zu bleiben. Alle Lebewesen benötigen auf Dauer lebendige Nahrung. Im Fettbereich sind das für uns die Sahne der Kuhmilch, daraus hergestellte (Sauerrahm-) Butter und alle Öle der sog. kalten Pressung, die ›garantiert‹ nicht raffiniert wurden. Raffinationsprozesse sind wiederholte fabrikatorische Vorgänge im Zusammenhang mit chemischen Substanzen, Wasser und hoher Hitzeeinwirkung, um die mit der sog. Extraktionslösung (mit Leichtbenzin) bei höchster Ausbeute gewonnenen Rohöle von ungenießbar in »genießbar« umzuwandeln.

Um es einmal ganz sarkastisch auszusprechen: Raffinierte Öle sind vorher vollstän-

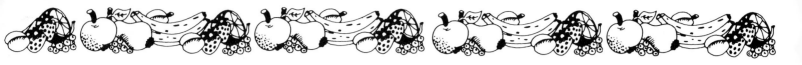

dig gereinigte und nachträglich aromatisierte, vitaminisierte und haltbar gemachte MASCHINENÖLE. Doch sind sie für den menschlichen Verzehr wirklich geeignet?

Für schonende Bratvorgänge setzen wir in der Vollwertküche deshalb lieber naturbelassene Sonnenblumen-, Oliven- oder andere Öle ein. Die Vitalstoffverluste in unserer Bratpfanne sind keinesfalls vergleichbar mit der Beeinträchtigung der Fette durch die fabrikatorischen Aufbereitungsmethoden.

Warum rohe Speisen, und warum vorweg genießen?
Der Wert unerhitzter, also lebensfrischer Nahrung, liegt in seinem Reichtum an Vitalstoffen und nativen (natürlichen) Eiweißstoffen. Die Stoffumwandlung geschieht leichter und für den Körper kräftesparender. Diesen Vorgang kann jeder bei sich selbst beobachten, daß nämlich nach Frischkostgenuß keine Müdigkeit auftritt, wohl aber nach üblicher Kochkost und Präparatenahrung. Diese Zusammenhänge werden mit »Verdauungsleukozytose« umschrieben. Nach einer Kochkost-Mahlzeit treten im Blut vermehrt weiße Blutkörperchen auf, so als entspräche diese erhitzte Nahrung einem Fremdkörper. Bei Frischkostverzehr tritt die Leukozytose nicht auf, interessanterweise auch nicht, wenn die Mahlzeit mit Frischkost begonnen und mit Kochkost beendet wird.

Was ist zu tun, damit Getreide- und Gemüsefrischkost (auch von Kindern) regelmäßig gegessen werden?
Erst einmal hängt der Erfolg in diesem Punkt von dem Erscheinungsbild dieser Speisen ab. Als wichtigste Speisen des Tages sollten sie besonders hübsch im Aussehen (nahezu

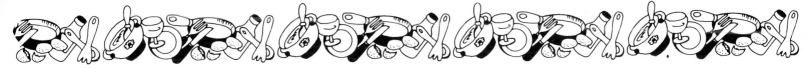

verführerisch), abwechslungsreich und sehr wohlschmeckend angeboten werden. Dies wiederum setzt entsprechend qualitativ hochwertige Zutaten und viel Phantasie voraus. Es ist also »Luxuskost«, die am ehesten hilft, Vorbehalte abzubauen. Bereits beim ersten Anblick der Speisen sollten die Sinne positiv angeregt werden.

Bei Getreidefrischkost empfiehlt es sich, zunächst mit frisch gequetschten Flocken zu arbeiten und die etwas ausgefallenen Zubereitungen der Rezepte Nr. 4–9 auszuprobieren. Bei Flockenspeisen ist das Erscheinungsbild und der Geschmack meistens von den früher verwendeten Fertigflocken her vertraut (zu Fertigflocken siehe »Vollkorn-Definition« im warenkundlichen Teil Seite 324). Später kann abwechselnd zu dem klassischen ›Frischkornbrei‹ (geschrotetes Getreide abends eingeweicht, Rezepte Nr. 1–3) übergegangen werden. Flocken brauchen nicht eingeweicht zu werden; auch könnten heranwachsende Kinder die Portion selbst quetschen. Das ist nicht schwer und in wenigen Minuten getan. Vor allem entsteht durch die ›Mitarbeit‹ eine elementare Beziehung zu den Getreiden. Die z. Zt. am Markt befindlichen Flockengeräte werden unter der Rubrik »Getreidemühlen« beschrieben.

Es gelingt relativ leicht, morgens mit einer großen Portion Getreidefrischkost gesättigt zu sein. Damit wären bereits ca. 30% Frischkostanteil (auf den Tag gerechnet) erreicht. Das wohlige, satte Gefühl hält mit dieser Speise über viele Stunden an, so daß keine Zwischenmahlzeit – nicht einmal ein Getränk – erforderlich ist. Damit tritt auch die Gefahr, etwas Falsches zwischendurch zu essen, nicht auf. Gerade für Kinder wäre dieses Frühstück ein vollwertiger Start in den Tag, vorausgesetzt, vom Appetit her wird eine ausreichend große Menge angenommen: Erwachsene 50–60 g, Kinder 20–30 g Getreide pro Mahlzeit.

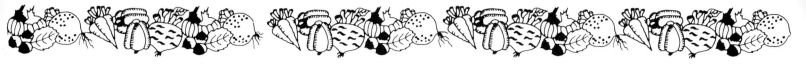

Die Handhabung von Getreidefrischkost als Säuglingsnahrung ist ausgezeichnet in dem Buch Bruker/Gutjahr »Biologischer Ratgeber für Mutter und Kind«, emu-Verlag, Lahnstein, dargestellt.

Bei ausgeprägten Nahrungs-Unverträglichkeitserscheinungen (bei Ekzemen und Neurodermitis) kann die Arbeit von Wolfgang Spiller »Ernährungstherapie bei Allergischen Erkrankungen«, Verlag »Natürlich und Gesund«, Stuttgart, ganz besonders in der Umstellungszeit sehr hilfreich sein.

Gemüsefrischkost von nun an täglich zuzubereiten – wird nach meinen Erfahrungen in der Umstellungsphase als besonders zeitaufwendig empfunden und wegen der ungewohnten Mehrarbeit nicht regelmäßig und optimal im Ergebnis angeboten. Die Arbeit könnte vereinfacht werden, wenn

★ anhand eines Wochenspeisenplanes rationell eingekauft wird,
★ Salatsoßen u. U. in größerer Menge hergestellt, ebenso Kräuter für einen Tag auf Vorrat gehackt, alles gut verschlossen im Kühlschrank aufbewahrt wird,
★ bei Zeitnot tischfertige Gemüse (ohne Salatsoße) vorbereitet, gut verschlossen im Kühlschrank bereitstehen; besonders geschnittenes, nicht so sehr geraffeltes Gemüse bleibt einige Stunden knackig frisch,
★ ein Rest von mittags (oder von abends) mit Obst, frischen Kräutern angereichert, als Salatvariation zur nächsten Mahlzeit serviert wird.

Aus Gesprächen mit zahlreichen Kursteilnehmern geht immer wieder hervor, daß bei Zeitknappheit in erster Linie auf die Frischkost verzichtet wird. Steht jedoch eine Portion bereit – auch wenn sie nicht mehr ganz taufrisch ist – so wird sie doch verzehrt

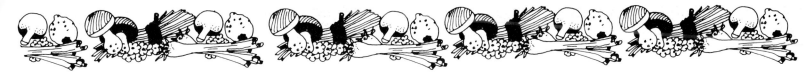

und tut ihre Wirkung. Meine eigene Erfahrung deckt sich mit dieser Aussage. Seitdem ich einmal am Tag, je nach verfügbarer Zeit entweder mittags oder abends, die Frischkost gleich für die nächste Mahlzeit zubereite, gelingt es mir viel regelmäßiger, einem idealen Speisenplan gerechtzuwerden. Das heißt, der Tages-Frischkost-Anteil kann auf 50–70% gesteigert werden.

Im übrigen empfehle ich die Rezepte der »All-in-Methode« Nr. 72–77. Die gewünschte Vielfalt an unter und über der Erde gewachsenem Gemüse wird dabei eingesetzt, um den vitalisierenden Effekt zu erreichen. In der kombinierten Art mit Obst der Jahreszeit sieht Gemüsefrischkost auch hübsch bunt aus, schmeckt saftiger und leicht süß-säuerlich. Eine Salatsoße (abgesehen von etwas Zitronensaft und Öl) ist in den meisten Fällen nicht einmal erforderlich. Zudem können mit dieser Methode alle kleinen Reste verarbeitet werden.

Anfänglich ist es für die Akzeptanz sicher besser, die groben, festen Gemüse feinzuschneiden bzw. Wurzelgemüse fein zu raffeln. Später kann alles lockerer gehalten werden.

Solange Kinder gegen die »programmierte« Frischkost Vorbehalte hegen, könnte bei ihrem Heimkommen stets eine Schüssel mit bunten, eßfertigen Gemüseteilen bereitstehen. Im allgemeinen sind sie zu dieser Zeit hungrig und greifen (hoffentlich) automatisch zu. Vermutlich tun sie dies eher, je weniger über Gesundheit usw. gesprochen wird. Um mit Gemüsefrischkost zur Mittags- und/oder Abendmahlzeit zufrieden zu sein (also einmal reine Frischkost zu praktizieren), bieten sich erst einmal einzelne Sommertage an, wenn der Appetit auf Kaltes und Saftiges überwiegt. Jede Mahlzeit, die so gestaltet wird, tut spürbar Wirkung und gibt Mut zur Wiederholung.

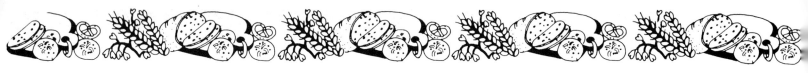

Am einfachsten könnte natürlich der Einstieg in ›reine Frischkost‹ bei einem klinischen Aufenthalt gelingen. Die Speisen werden den Patienten vorgesetzt, auch ernähren sich dort alle in gleicher Weise. So wächst schnell eine positive Einstellung, besonders dann, wenn mit einer Fastenphase begonnen wird (für Erwachsene und Jugendliche).

Sollte nicht gleich alles ideal funktionieren, gibt es auch noch den Weg, Speisen mit kombinierten rohen und schonend erhitzten Zutaten zuzubereiten. Dafür stehen beispielhaft Hirse- und Reisspeisen mit Gemüse und Obst lt. Rezept Nr. 128 und 131, ferner Getreide- und Nudelsalat lt. Rezept Nr. 125 und 137 bereit.

Es ist sehr hilfreich, wenn für die zu erwartenden Phasen des Süßigkeitsverlangens vollwertiges Gebäck und Naschwerk vorrätig sind, damit in dem Augenblick kein Rückfall eintritt. Ebenfalls für Wegzehrung und außer-Haus-Mahlzeiten (z. B. Kindergeburtstage) müßte u. U. das Essen mitgegeben werden, weil gerade hier Rückfallgefahren drohen.

Das zahlreiche und für uns fast das ganze Jahr über verfügbare Obst und Gemüse stammt ja von Pflanzen mit sehr unterschiedlichen Wachstumseigenschaften. So sammeln z. B. Pflanzen in ihren Wurzeln oder Knollen im ersten Jahr ihres Wachstums einen großen Nährstoffreichtum an. Nach der Überwinterung sprießen sie im Frühjahr neu aus, bilden dann den Blüten- und Samenstand. Also erst in der zweiten Vegetationsphase schließen diese Pflanzen (die sog. 2-jährigen) ihr nach dem Schöpfungsplan vorgesehenes Wachstum ab. Solche »Nährstoffspeicher« tragen in sich die Fähigkeit zur Reproduktion, d. h. sie sind vergleichbar mit einem keimfähigen Getreidekorn und können als ein ganzheitliches Lebensmittel (lt. Kollath-Tabelle) angesehen werden.

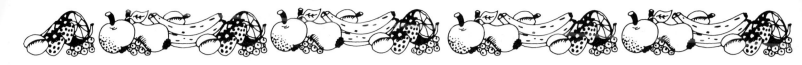

Frische Küchen- und Wildkräuter werden für viele Zubereitungen empfohlen; sie bereichern unsere Speisen und erhöhen ihren Wohlgeschmack durch ihre vortrefflichen Geschmacksnoten. Kochsalz wird damit schnell als »Gewürz« überflüssig. Wildkräuter werden wegen ihrer intensiven Würzung zumeist nur blattweise eingesetzt. Ihr Einsatz in der Küche könnte wie ein ökologischer Brückenschlag wirken, nämlich sie wieder zu achten und ihnen im eigenen Garten wieder einen Lebensraum zu belassen. Im übrigen ist es auch sehr interessant zu erfahren, wie haushoch überlegen sich genießbare Wildpflanzen in puncto Nährstoffe und Vitalstoffe gegenüber den Kulturpflanzen präsentieren. In der AID-Schrift Nr. 1182/1987 »Wildgemüse« wurde von zahlreichen Einzelprüfungen der jeweilige Mittelwert verglichen:

	Kulturgemüse	**Wildgemüse**
Wassergehalt	91,9 %	84,6 %
Magnesium	20,6 mg%	60 mg%
Calcium	63,7 mg%	238 mg%
Eisen	1,4 mg%	4,1 mg%
Vitamin C	47,4 mg%	209 mg%
Provitamin A	253 Mikrogramm %	588 Mikrogramm %
Eiweißanteil	1,3 g%	4,55 g %

Das Interessanteste an dieser Gegenüberstellung ist zweifellos der große Unterschied in allen Positionen.

Es drängt sich natürlich sofort die Frage auf, wo und wann sollen Wildkräuter gesammelt werden, wenn kein eigener Garten vorhanden ist? Am besten bei Wanderun-

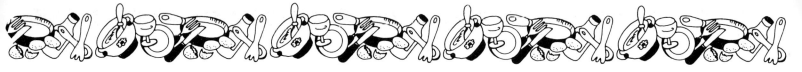

gen in autofernen Gegenden und an Ackerrändern, Waldrändern, wo noch Wildpflanzen in Vielfalt angetroffen werden. Zahlreiche genießbare Wildpflanzen sind winterharte Dauerstauden, d. h. wir können sie im Spätherbst bis in den Winter und gleich wieder im frühen Frühjahr »ernten«; während dieser Zeit leisten sie uns ganz besonders gute Dienste. Das Buch »Wildgemüse und Wildfrüchte« von Erich Heiß, Waerland Verlagsgenossenschaft Mannheim, bietet sich für Kräuterwanderungen, aber auch für den Anbau von Wildpflanzen im eigenen Garten an. Auf diesem Wege gelingt das Kennenlernen am ehesten.

Aufbewahren von frischen Kräutern: Die gekauften Bündchen von ihrer Gummibandoder anderen Umschnürung befreien; dabei Schnittlauch stets getrennt halten. In der Gemüseschale des Kühlschrankes können so, wenn erforderlich, Kräuter fast eine Woche lang wirklich frisch gehalten werden (ich lege die Kräuter in kleine Plastiktüten).

Lagerung von Gemüse
Die ideale Lagerung von Gemüse (und bedingt Obst) erfolgt kühl, dunkel und feucht. In einer Etagenwohnung gibt es da sicher Probleme. Man könnte sich helfen, indem ein zweiter Kühlschrank ohne Frostfach aufgestellt wird. Die geringste Einstellung genügt, um den Wocheneinkauf vor Verderbnis zu schützen, denn gut eingehüllt können wir Gemüse (und Obst) auch noch nach 5–6 Tagen einigermaßen frisch herausholen. Dagegen ist die Verlustrate bei Zimmertemperatur sehr hoch. Auf's Jahr gerechnet, kann die verdorbene Ware den Wert der geringen Stromkosten des zweiten Kühlschrankes wettmachen.

Eine kleine Alternative kann ein großer Korb oder eine Wanne sein; darin wird die

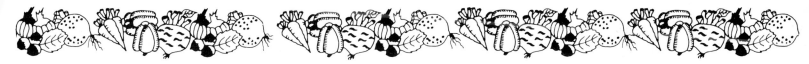

frische Ware mit einem feuchten Tuch bedeckt aufbewahrt. Es entsteht sog. Verdunstungskälte, die den Frischezustand von Gemüse einige Zeit aufrechterhält.

Am allereinfachsten geht es natürlich mit dem eigenen Garten: Ernten und genießen!

Resteverwertung

In der Vollwertküche gelingt die Resteverwertung problemlos. Sie sollte jedoch möglichst bis zum nächsten Tag für den jeweiligen Speiserest vollzogen sein.

Frischkost kann – wenn sie noch gut aussieht – im Kühlschrank gut zugedeckt bis zur nächsten Mahlzeit aufbewahrt werden.

Gemüse- und Kartoffelspeisen werden püriert als Suppe bzw. Soße, mit Kräutern und rohem Gemüse/Obst aufgebessert und nachgewürzt; dann wird z. B. am Abend serviert.

Pellkartoffeln und Klöße lassen sich in Scheiben geschnitten sehr gut aufbraten (auch Nudeln).

Getreidebratlinge schmecken auch kalt, z. B. als Brotauflage. Grundsätzlich sollten gekochte Speisen so bald wie möglich dunkel und kühl gestellt werden; alle Gefäße gut verschließen (zur Not einen Teller auflegen). Das Kochen bringt an sich viele Wertverluste; Stehenlassen der Speisen und erneutes Aufwärmen macht sie noch einmal wertärmer. Darum sollten wir manches Mal großzügiger einen Essensrest in die Komposttonne geben. Als organische Substanzen bleiben sie ja dem ökologischen Stoffkreis erhalten.

Konservierungsmaßnahmen

Von allen Methoden ist die milchsaure Vergärung von Gemüse (z. B. Weißkohl zu Sauerkraut, milchsaure Gurken, Rote Bete, Blumenkohl, Möhren, Paprika, Zwiebeln usw.) die biologisch wertvollste. Sie erfordert keine einleitende Erhitzung der Gemüse.

Becker: »Praktischer Rat bei Allergien«
© Verlag »NundG« Eberhard Cölle, Ditzingen

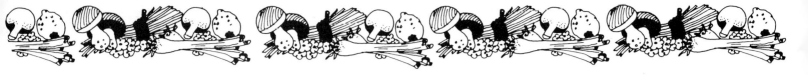

Das milchsaure Milieu erzeugt einen angenehmen Geschmack und zusätzlich eine Bereicherung im Vitalstoffbereich. Sauerkraut und andere Gemüse aus dem Gärtopf unerhitzt genossen, bedeutet Frischkost.

Essigsaures Gemüse (Gurken z. B.) erfährt zunächst eine Abkochung, anschließend wird mit Essigsäure konserviert.

Tiefgefrorenes Obst und Gemüse kann im weiteren Sinne noch als Frischkost eingestuft werden, wenn vorher nicht blanchiert wurde. Gefrierware erhält die Form, Farbe und den Geschmack weit mehr als sterilisierte (eingekochte) Ware. Nach dem Auftauen ist ein alsbaldiger Verzehr angezeigt, weil der Verderbnisprozeß rasch eintritt.

Das Trocknen von Obst ist sehr zeitaufwendig, auch muß im allgemeinen eine zusätzliche Wärmequelle eingesetzt werden, weil z. B. die Lufttemperatur zum Zeitpunkt der Zwetschgen- und Apfelernte bereits zu niedrig ist. Der Wertverlust getrockneter Früchte ist sicher unterschiedlich, hingegen so erheblich, daß sie nicht mehr als Frischkost eingestuft werden können.

Lebensmittel-Bestrahlung

Mit Inkrafttreten des europäischen Binnenmarktes 1993 wird es aller Wahrscheinlichkeit nach erlaubt sein, EG-weit Lebensmittel aus sog. konventionellem Anbau mit radioaktiven Strahlen zu konservieren. Das deutsche Lebensmittelrecht verbietet z. Zt. noch eindeutig das Bestrahlen und den Verkauf bestrahlter Ware. In zahlreichen Ländern werden seit Jahren bereits die Gammastrahlen von Kobalt 60 und Caesium 137 (Wiederaufbereitungsprodukt von abgebrannten Brennstäben aus Atomkraftwerken) zur Lebensmittelkonservierung eingesetzt. Es sind überwiegend ökonomische Ziele, die mit dieser Art der Haltbarmachung angestrebt werden. z. B. um

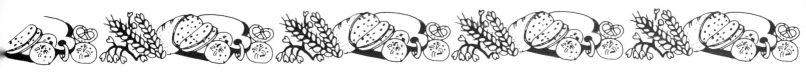

- bei Kartoffeln und bei Zwiebeln das Auskeimen zu verhindern,
- bei Fleisch und Geflügel die Salmonellen abzutöten,
- bei Gemüse und Obst den Reifungsprozeß zu verlangsamen,
- bei Gewürzen tropische Krankheitserreger abzutöten.

Besonders in den europäischen Ländern Frankreich, Niederlande, Belgien, Italien, weltweit auch in Israel, Südafrika und USA, wird von dieser Art der Konservierung erheblich Gebrauch gemacht. Unabhängige Verbraucherverbände bemühen sich zur Zeit darum, die Deklarationspflicht sowie ein deutliches Bestrahlungs-Kennzeichen in der EG-Verordnung festzuschreiben, wenn die allgemeine Zulassung der Lebensmittelbestrahlung nicht mehr abgewendet werden kann.

Bei radioaktiver Bestrahlung sterben die lebenden Zellen ab, wichtige Vitalstoffe werden reduziert, aus Lebensmitteln werden so Nahrungsmittel. Außerdem sind die Langzeitfolgen auf den Organismus unbekannt, und unerforscht sind die vielfältig möglichen Kreuz- und Querverbindungen zwischen ionisierenden Strahlen und Rückständen der chemischen Pflanzenbehandlungsmittel.

Beim Einkauf von Obst, Gemüse und Kartoffeln empfiehlt es sich, auf die Herkunft der Produkte zu achten. Am besten wäre es natürlich, immer dort, wo es irgendwie möglich ist, ökologische Erzeugnisse (mit Warenzeichen!) zu bevorzugen und sie vor allem für die Frischkost-Speisen zu verwenden. Denn ökologisch erzeugte Lebensmittel dürfen nicht bestrahlt werden. Das sieht die neue EG-Verordnung von Juli 1991 »Über den ökologischen Landbau« ausdrücklich vor (siehe dort).

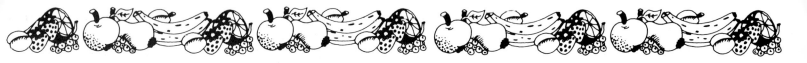

Neue EG-Verordnung über ökologischen Anbau

Seit Juli 1991 ist eine EG-Verordnung »über den ökologischen Landbau und die entsprechende Kennzeichnung der landwirtschaftlichen Erzeugnisse und Lebensmittel« in Kraft. Die neue Verordnung umfaßt 4 Bereiche: Die Grundregeln des Anbaus, die kontrolle, die Etikettierung und Einfuhren aus Drittländern. Damit kann endlich EG-weit mit einem Bio-Gütesiegel produziert werden. Für den Handel, vor allem für uns Konsumenten, gehört die Zeit der Pseudo-Bioprodukte und des Etikettenschwindels nun (hoffentlich) der Vergangenheit an.

Die EG-Verordnung sieht vor, daß die Mitgliedsstaaten bis zum Frühjahr 1992 Landeskontrollbehörden einrichten, die über regionale staatliche bzw. staatlich anerkannte private Stellen ein durchgehendes Kontrollsystem über Anbau, Weiterverarbeitung und Handel mit ökologischen Produkten garantieren.

Um das EG-Gütesiegel für die Vermarktung ökologischer Produkte zu erhalten, schreiben die Grundregeln in der Verordnung mindestens 3 Jahre ökologisches Wirtschaften vor. Der Status des »Umstellungsbetriebes« ist nicht vorgesehen. Weitere Bedingungen sind die Erhaltung der Bodenfruchtbarkeit. Schädlings-, Krankheits- und Unkrautbekämpfung dürfen nur durch biologische Maßnahmen erfolgen. Erlaubte Dünge- und Bodenverbesserungs- und Pflanzenschutzmittel sind in einer sog. Positivliste festgeschrieben worden. Die Betriebe müssen sich regelmäßig kontrollieren lassen. <u>Die Lebensmittel-Bestrahlung ist ausdrücklich verboten.</u>

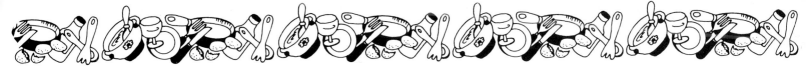

Das EG-Gütesiegel

Die Etikettierung ökologisch erzeugter und kontrollierter Produkte erfolgt mit der (ein wenig umständlichen) Bezeichnung »EWG-Kontrollverfahren – ökologische Landwirtschaft«.

Mit dieser EG-Verordnung sind erstmals die ökologischen Anbaumethoden europaweit anerkannt worden. Wichtig ist auch, daß Importe aus Drittländern nur nach den Kriterien der neuen Verordnung gehandelt werden dürfen. Aus der Sichtweise der ökologischen Anbauverbände bleiben allerdings einige Kritikpunkte offen, z. B.:

Die Betriebe erhalten während der 3 Wartejahre vor der anerkannten Ernte keinen besonders gekennzeichneten Umstellungsstatus. Das bedeutet, es gibt keine Absatzförderung für Erzeugnisse aus der Umstellungsphase.

Das Grundprinzip des ökologischen Landbaus, der »geschlossene Betriebskreislauf«, ist nicht Bestandteil der Verordnung. Ein unbegrenzter Nährstoffzukauf über Futter und Dünger ist erlaubt. Bislang gibt es auch keine Vorschriften über die Tierhaltung. Sie sollen bis zum Sommer 1992 vorliegen.

Grundsätzlich, vor allem in der Übergangszeit, bis die neuen EG-Bestimmungen überall wirksam geworden sind, ist es sehr hilfreich, die deutschen Anbauverbände und ihre Warenzeichen zu kennen.

DEMETER	biologisch dynamische Wirtschaftsweise
BIOLAND	organisch-biologische Wirtschaftsweise
BIOKREIS OSTBAYERN	regional begrenzte Organisation
NATURLAND	naturgemäße Anbaumethoden
ANOG	Arbeitsgemeinschaft für naturnahen Obst-, Gemüse- und Feldfruchtanbau
ECO VIN	Bundesverband ökologischer Weinbau.

Diese Warenzeichen kennzeichnen deutsche Produkte, die nach den strengen Richtlinien des ökologischen Landbaus erzeugt werden:

- Ökologischer Anbau ohne Einsatz von Pestiziden und »Kunstdünger«
- hohe biologische Qualität der Produkte
- möglichst kurze Wege zwischen Erzeuger und Verbraucher
- schonende Verarbeitung
- Vermeidung künstlicher Zusätze
- geringe Verpackung.

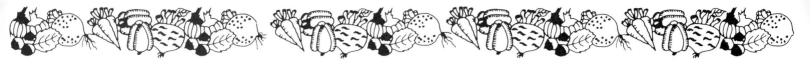

Gemüse (Kartoffeln) und Obst sowie Getreide aus ökologischem Anbau kaufen wir in überlegener biologischer Qualität. Diese ist für uns erkennbar an der festeren Struktur bei Obst und Gemüse (weniger Wassergehalt, höhere Trockensubstanzen), der intensiveren Farbe, vor allem an dem höheren Wohlgeschmack und der problemlosen längeren Lagerung solcher Ware.

Die Produkte enthalten in Art und Menge weniger an toxischen Rückständen, sie sind nicht durch radioaktive Bestrahlung konserviert, sie sind im Sinne Kollaths »echte Lebensmittel« mit der Fähigkeit zum Sprossen und Keimen (Reproduktionskraft).

Ökologische Anbaumethoden sind naturverträglich, sie mehren letztendlich die Bodenfruchtbarkeit, sie fördern und erhalten Flora und Fauna, auch bedeuten sie keine Grundwasserbelastung mit Nitraten. Schließlich können wir beim Kauf von Ökoprodukten mithelfen, daß eine bäuerlich strukturierte Landwirtschaft eine Überlebenschance erhält.

Die Fördermaßnahmen der Bundesländer haben im Rahmen des Extensivierungsprogramms in der Landwirtschaft ab 1989 in den alten Bundesländern einen erheblichen Zuwachs an Ökobetrieben gebracht. Sehr erfreulich auf den ersten Blick. Dem Boom folgen leider prompt die Probleme mit übervollen Märkten (auch aus steigenden Importen), fallenden Preisen und Konkurrenz unter den Biobauern. Es bleibt nun abzuwarten, wie wir Konsumenten uns entscheiden. Bevorzugen wir den sog. »Idealistenpfad«, d. h. Kauf beim Bauern, Wochenmarktstand bzw. im Reformhaus/Naturkostladen; oder entscheiden wir uns für den »Managerweg«, zentrale Vermarktung, egal woher, wohin, vor allem preiswert und über Großabnehmer.

Die »toxische Gesamtsituation« (ein Begriff von Prof. Eichholtz, Heidelberg, den er bereits 1957 prägte) verschlimmert sich von Jahrzehnt zu Jahrzehnt, das ist eine äußerst beklagenswerte Tatsache. So kann ein ökologisch wirtschaftender Hof trotz aller Sorgfalt keine Produkte mehr liefern, die absolut frei von jeglichen unerwünschten Rückständen sind. Wie kann ein kranker Organismus in dieser Situation überhaupt gesunden? Sinngemäß lautet die Antwort von Dr. M. O. Bruker so: Es kam immer schon darauf an, wie wirksam die Abwehrkräfte des Menschen wirkten. Die tier-eiweißfreie, vitalstoffreiche Vollwertkost ist ganz besonders geeignet, das Abwehrsystem wieder aufzubauen, so daß der Körper entgiften und ausscheiden kann, was möglich ist.

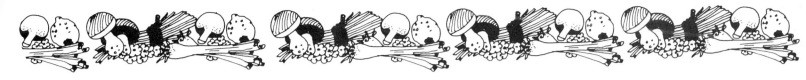

Was tun wir bei Einladungen, was esse ich im Urlaub oder außer Haus, und geht das überhaupt noch?
Bei Einladungen könnte differenziert verfahren werden: Bei vertraulichen Kontakten sollte ein vorangegangenes Gespräch die Ernährungssituation klarstellen, vor allem die Notwendigkeit, möglichst auch nicht bei Einladungen vom Konzept abzuweichen. Unter Umständen ist es einfacher, die Speisen mitzubringen.

In anderen Fällen könnte vor dem Besuch ausreichend Frischkost genossen werden. Die Mahlzeit bei den Gastgebern beschränkt sich dann halt auf die Auswahl pflanzlicher Angebote. Ein Hinweis auf die »ärztlich verordnete Diät« hilft, das kleine Problem zu überspielen.

Ein Gaststättenbesuch in Süddeutschland ist insofern unproblematischer, als dort traditionsgemäß schon immer Salatplatten angeboten wurden. Sonst wird ein Salatteller als Sonderwunsch – mehr oder weniger zufriedenstellend – serviert. In jedem Fall ist auf die Soße zu achten, überwiegend wird ein fabrikzuckerhaltiges Fertigprodukt verwendet, auch Mayonnaise ist dabei. Besser gleich Gewürz und Öl separat zur Selbsbedienung erbitten.

Eigentlich überall kann für den warmen Teil der Mahlzeit gedünstetes Butter-Gemüse mit Kartoffelbeilagen bestellt, als Dessert kann Obst gewählt werden.

Im Urlaub kann die Ernährung am einfachsten und sichersten in einer Ferienwohnung mit Selbstverpflegung praktiziert werden. Die Flockenquetsche bzw. eine Hand-Getreidemühle begleitet uns dann halt in den Urlaub. Am Angang hören sich diese Empfehlungen sehr umständlich an. In der Praxis ist alles halb so schlimm, denn das wichtigste wird damit erreicht, nämlich das Wohlbehagen und die einwandfreie Fortführung des Ernährungskonzepts.

Im übrigen gibt es für die Urlaubsplanung ein Handbuch mit Anschriften von Vollwert-Gaststätten im deutschsprachigen Bereich:

»Handbuch für den gesunden Urlaub« E. Cölle, Verlag »Natürlich und Gesund«, Ditzingen, 5. Auflage 1994.

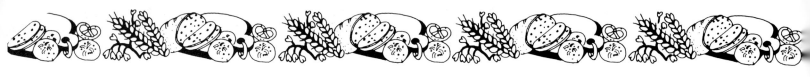

Getreide (»getregede« = mittelhochdeutsch: alles, was der Boden trägt)

Unsere Kulturgetreidearten sind Abzüchtungen von Gräsern und Wildgetreide aus drei Ursprungsländern: dem Vorderen Orient, der am Mittelmeer gelegenen Zonen und subtropischen Bergländer. Diese Gebiete waren als Steppen oder Waldsteppen damals nicht oder nur locker bewaldet.

Gräser sind lichtbedürftige Pflanzen.

Nur wenige Arten der großen Gräserfamilie sind speziell an Wald- oder Wasserstandorte angepaßt. Die Samen aus unseren Gebieten waren wegen der ungünstigen Klimabedingungen einfach zu unergiebig zum Sammeln und Züchten. Als im sogenannten Neolithikum (= älteste Jungsteinzeit) Völkergruppen aus dem Südosten kamen und im Norden neue Siedlungsplätze suchten, ließen sie sich entlang der Flußniederungen von Donau und Elbe nieder. Diese ersten heimisch gewordenen Ackerbauern brachten als Saatgut die Wildformen von Emmer, Einkorn und Gerste, ferner als Haustier vor allem das Rind mit. Die seßhaft gewordenen Bauern bevorzugten den leicht zu bearbeitenden, fruchtbaren Lößboden. Sie kultivierten Waldlichtungen, denn Mitteleuropa war damals lange schon bewaldet.

So bleibt anzumerken, daß unser als »heimisch« bezeichnetes Getreide (= Gerste, Weizen, Roggen und Hafer) streng genommen in Mitteleuropa gar nicht heimisch ist, denn keine Art, auch keine Wildform, wuchs bereits hier, bevor die Ackerbauern seßhaft wurden.

Seit mehr als 10000 Jahren ist für den Menschen das Getreide als Grundlebensmittel

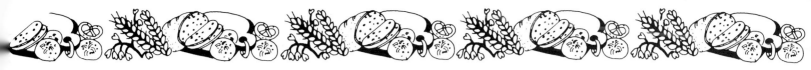

nachgewiesen, nämlich durch Freilegung früherer Siedlungsplätze und eindeutige Körnerfunde. Aus der Getreide-Verwandtschaft mit den wilden »Vorfahren« (= den Gräsern) sind wichtige Eigenschaften erkennbar:

- große Widerstandskraft
- relativ bescheidene Bodenansprüche
- hohe Reproduktionskraft (1:400, 800, 3000)
- Wachstum praktisch in allen Weltregionen
- kompakte Nährstoffspeicher
- unter Umständen lange Lagerfähigkeit
- vielseitige Verzehrsmöglichkeiten

Alle Wildgetreidearten und ihre ersten Kulturformen waren bespelzt. Ihre Samen waren stets **Wintergetreide** (= »Aussaat« im Spätherbst nach der Reife). Bei späteren Züchtungen von Gerste, Weizen, Roggen und Hafer kamen dann sogenannte _Nacktgetreidearten_ heraus; d. h., nach dem Drusch fielen speisefertige Körner aus der Ähre bzw. Rispe, die nicht erst entspelzt zu werden brauchten.

Sommergetreide wurde gezüchtet. Merkmale: Aussaat nach der Kälteperiode, mit schnellem Wachstum und kurzer Reifung der Körner, allerdings geringerem Ertrag. Dieses Getreide ist interessant für Weltregionen mit kurzer Vegetationszeit.

Wir kennen seit alters her
BROTGETREIDE: Weizen, Dinkel, Roggen; heute auch Triticale
BREIGETREIDE: Gerste, Hafer, Hirse, Reis, Mais und die Körnerfrucht Buchweizen.

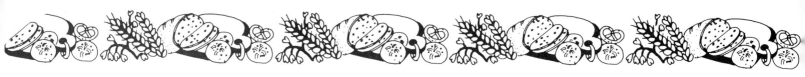

Innerhalb der Jahrtausende entwickelte sich etwa ⅓ der Menschheit zu Brotessern (zunächst die »Reichen«), hingegen blieben ⅔ Breiesser, auch deshalb, weil »ihr« Getreide nicht zu gelockertem Brot verarbeitet werden konnte.

Vielfach war (und ist heute teilweise noch immer) eine Getreideart für bestimmte Weltregionen dominant; die Sorte ist an Klima- und Bodenverhältnisse angepaßt. So wird von Reis-, Hirse-, Mais- und Weizen-Hochkulturen gesprochen, die sich durch eine gesicherte Grundernährung der Völker entwickeln konnten. Es nimmt nicht wunder, wenn den Getreidepflanzen jahrtausendelang Ehrfurcht und Verehrung entgegengebracht wurden. Gebildbrote, Schmuckbrote erinnern uns an Ausdrucksformen von Dankes- und Opfergaben früherer Zeiten. Das Wort »Reis« z. B. ist für Asiaten gleichbedeutend mit Nahrung; ähnlich unserem Ausdruck »Brotverdienen«.

Seit gut 50 Jahren hat sich bei uns eine entscheidende Veränderung im Verzehr von Getreide vollzogen: Der Umweg über den Tiermagen ist dominant geworden; ein Vergleich:

Weltgetreide-Verbrauch im Wirtschaftsjahr 1984/1985

1607 Millionen t Gesamtgetreideernte
 778 Millionen t für das Brot = Direktverzehr von Getreide
 622 Millionen t für den Trog = Tiermast
 207 Millionen t für die Industrie, für Saatgut.

Die »Verlustrate« bei sog. Veredelungswirtschaft beträgt ca. 80%. Weltweit wächst Getreide im Überfluß, der Hunger in manchen Regionen wäre nicht notwendig.

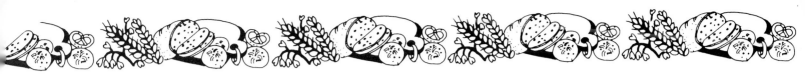

Vom Brot

Brot ist uns in der alltäglichen Ernährung wohl das wichtigste Grundnahrungsmittel überhaupt. Seine eigentliche Bedeutung würden wir erstmals dann spüren, wenn wir es auf einmal nicht mehr selbstverständlich in großer Auswahl verfügbar hätten.

Die Sorge um »das tägliche Brot« ist so alt wie seine Geschichte, also etwa 7000 Jahre. Das Seßhaftwerden der steinzeitlichen Nomaden etwa um 5000 v. Chr. war Voraussetzung für den Beginn einer Landwirtschaft mit Getreideanbau. So ist es von da an stets gewesen, über den Bauer – Müller – Bäcker hin zum Brot.

Die Achtung vor dem Brot gehört zu den ältesten Volksanschauungen. Backen, Anschneiden des Brotes, Art des Hinlegens und die Aufbewahrung unterlagen von der Sitte streng geregelten Vorschriften. So wird z. B. noch heute in manchen Gegenden das Brot vor dem Anschneiden mit einem Kreuz bezeichnet. Viele Sagen berichten von unerbittlichen Strafen für Brot-Frevel. Brot war brauchtümliches Geschenk für die Familie und Sinnbild der Nahrung schlechthin.

Wer das erste gesäuerte, gelockerte Brot gebacken hat, ist nicht bekannt, wohl aber, wo dies gewesen sein könnte. Erst 1982 wurde in einem freigelegten Steinzeitdorf in der Schweiz das älteste bislang bekannte gesäuerte Brot gefunden. Der Berner Wissenschaftler Dr. Max Währen beschrieb seine neuesten Ausgrabungsfunde in Twann/Schweiz unter dem Thema »Die Entwicklungsstationen vom Korn zum Brot« in der Zeitschrift »Getreide, Mehl und Brot«. Der vollständig erhaltene Brotlaib war aus Weizenmehl mit einem Ausmahlungsgrad von 70–73% (heute etwa Type 812) in den Ausmaßen von

Becker: »Praktischer Rat bei Allergien«
© Verlag »NundG« Eberhard Cölle, Ditzingen

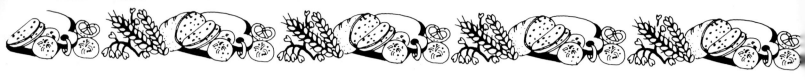

17 cm Durchmesser, Höhe bis zur Wölbung ca. 5 cm, Gewicht um 250 g. Nach der Aussage von Dr. Währen entspricht das Fundobjekt in seiner Qualität und Form einem teils heute noch in alpinen Gegenden üblichen halbhohen Landbrot aus einem Holzbackofen.

Schlagartig und für alle Kontinente und Völker dieser Welt war Brot jedoch nicht verfügbar. Für 5000 Jahre ist die größere Bedeutung des Breies und des Fladens über das Brot nachgewiesen. Für uns hat das Brot eine jüngere Geschichte; dort, wo es auftrat, war es zunächst nur die Speise der Reichen. In »Ursprünge der Tatkraft« von R. Bircher ist zu lesen:

> »Kartoffeln wurden regelmäßig bereits morgens gegessen, weil Getreide zu knapp und teuer war. Aber bei hohen Festen, da wurde nicht gegen den Hunger gegessen, um Kraft zur Arbeit zu haben, sondern aus Lust und Freude am Essen, und jeder durfte einmal nach Herzenslust dem Bauche fröhnen... Und beim Erntefest bogen sich die Tische vor aller Augen. Fleischsuppe mit Safran in mehreren Schüsseln, darin war das Brot so dick eingeschnitten, daß man auf eine Schüssel hätte knien können.«

Derartige Festmähler kamen ein- bis zweimal im Jahr vor, und sie standen im vollen Gegensatz zum Alltag.

Die Geschichte des Brotes ist auch die Geschichte des Hungers, der immer wieder die Menschen bedrohte, wenn infolge von verregneten Sommern, Überschwemmungen, Trockenheit oder Kriege keine oder nur schlechte Getreideernten eingebracht werden konnten. Julius Cäsar werden diese Worte zugeschrieben:

> *»Bald begann das Getreide zu reifen, und schon die Hoffnung darauf erleichterte die Not, weil man darauf vertraute, bald wieder Brot zu haben.«*

Noch keine Menschengeneration vor uns hat einen solchen Reichtum an Nahrungsmitteln das ganze Jahr über frisch und preiswert zur Verfügung gehabt wie wir heute!

Lange Zeit war Brot ein Tausch- und Zahlungsmittel; auch darin drückt sich seine elementare Bedeutung aus. Eine Schlüsselrolle spielte für Brot schon seit altersher der Müller und Bäcker; bis zum Mittelalter waren beide Funktionen stets in einer Hand. Bäcker genossen einige Privilegien, die Stadtbevölkerung war auf sie angewiesen. Wer einem Bäcker etwas zu Leide tat, wurde doppelt und dreifach bestraft, berichtet die Chronik.

Zum Schutze der Bürger stellten die Zünfte Brotschätzer und Brotschaumeister, die im Auftrag der Städte Gewicht und Genießbarkeit der Brote zu prüfen hatten. Bei Verstößen kam der Bäcker noch am selben Tag vor den städtischen Rat und mußte eine Geldstrafe zahlen. Untreue Bäcker wurden vom Volk an den Pranger gestellt, oder das zu leichte Brot wurde ihnen um den Hals gehängt, und so wurden sie durch die Straßen geschleift. Bäcker konnten auch ihre Meisterrechte verlieren. Sie »halfen« sich, indem sie die Behörden bestachen oder selbst städtische Ämter bekleideten.

Von den vielen ehrlichen Bäckern, die Diener ihrer Mitbürger waren, tagein, tagaus die schwere Arbeit verrichteten, an Bäcker-Asthma und Bäcker-Ekzemen litten: von ihnen berichten die Chronisten kaum. Die wenigen Beispiele aus der hochinteressanten Geschichte des Brotes mögen die elementare Bedeutung von Brot für Menschen aller Zeiten beleuchten.

Durch das stets verfügbare Getreide in bester Qualität, eine leistungsfähige Haushalts-Getreidemühle bzw. andere helfende Küchengeräte ist es heute für uns keine Mühe und Plage, Brot und andere Vollwert-Gebäcke herzustellen. Auch wenn dies nur gelegentlich

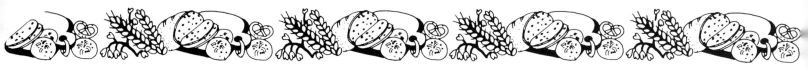

geschieht, so kann es für uns »Eigenbrötler« genauso ein beglückendes (Erfolgs-) Erlebnis sein, die Urzusammenhänge von Pflanzenwachstum und menschlicher (Vollwert-) Ernährung neu zu erleben. Bei allem Fortschritt unserer Zeit wird die Menschheit auch zukünftig wie eh und je auf Getreide als Grundlebensmittel oder sogar »Überlebensmittel« angewiesen sein, denn ›volle Gesundheit ist dauerhaft nur mit (echtem) Vollkorn zu erhalten‹! Zum Schluß noch dieses Goethe-Wort:

»*Wer trocken Brot mit Lust genießt, dem wird es gut bekommen. Wer Sorgen hat und Braten ißt, dem wird das Mahl nicht frommen.*«

Hungerzeiten: Wir denken an den schlimmen Winter 1947, der kaum etwas zum Beißen und Nagen übrigließ. Recht makaber kommt uns heute dieser »Nachruf« vor, der an »knurrende Magenzeiten« erinnert und uns vielleicht etwas nachdenklich stimmt, daß Brot nichts Selbstverständliches ist. Im Vaterunser bittet der Mensch: »Unser täglich (Vollkorn-)Brot gib uns heute«…

> Schmerzerfüllt teilen wir Ihnen mit, daß heute früh 6 Uhr unser
>
> ## Letztes Brot
>
> im Alter von nahezu zwei Tagen verschieden ist.
>
> Es folgte ihm gleichzeitig das letzte Achtel Butter in die Ewigkeit.
>
> Mit knurrendem Magen werden wir ihrer stets gedenken.   In großer Sorge:
>
> **Karl Hunger u. Frau** Lotti, geb. Fleischlos
> **Willi Hunger u. Frau** Putti, geb. Ohnefett
> **Erich Hunger u. Frau** Mausi, geb. Eiermangel
> **August Kohldampf u. Frau** Rosi, geb. Magermilch
> **Paul Hungerdarm und Erna Kartoffelknapp** als Braut
>
> Bad Elend, im Kalorienjahr 1947
> Steckrübenstraße 13
>
> Etwaige Brotspenden bitten wir im Trauerhause unauffällig abzugeben, Beileidsbesuche bitten wir zu unterlassen.

Becker: »Praktischer Rat bei Allergien«
© Verlag »NundG« Eberhard Cölle, Ditzingen

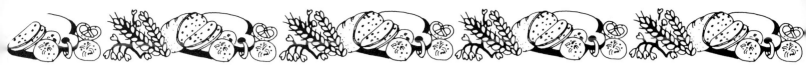

Weich- oder Backweizen (Triticum aestivum)

Weizen ist die zweitälteste Getreideart in der Geschichte der Menschheit. Früheste Reste fanden sich bei archäologischen Ausgrabungen im Vorderen Orient und in Mittelasien vereinzelt zwischen den damals angebauten Getreidearten Emmer, Einkorn und Gerste. Es hat mehrere Jahrtausende gedauert, bis Weizen stellenweise im Reinanbau gezogen wurde. Zur wichtigen Getreideart mit großräumigem Anbau ist der Weizen erst im römischen Weltreich geworden.

Unser gewöhnlicher Weizen hat keinen einzelnen ›wilden‹ Vorfahren, sondern ist durch mehrmaliges Hybridisieren (Hybrid = Mischling, Bastard, deren Eltern sich in einem oder mehreren Merkmalen unterscheiden) mit anderen Getreide- und Wildgrasarten im Orient entstanden. Diese Vorgänge sind noch nicht restlos aufgeklärt. (»Nutzpflanzen in Deutschland«, Körber-Grohne)

In unserem Land ist der Weichweizen erst in den sechziger Jahren dieses Jahrhunderts zur häufigsten Brotfrucht geworden. Bis dahin war dies rund 1000 Jahre lang der Roggen (mit Ausnahme einzelner Landschaften in Südwestdeutschland).

Back- oder Weichweizen ist Gegenstand intensiver züchterischer Bearbeitung: immer neue Sorten, ertragreich und resistent gegen bestimmte Pflanzenkrankheiten, sind das Ziel. Unseren Landwirten stehen Winter- und Sommerweizensorten zur Verfügung; Wintersorten sind widerstandsfähiger und ertragreicher. Unser Weichweizen ist ein sog. Nacktgetreide, d. h. nach dem Drusch fallen die Samenkörner ohne Hüllspelzen speisefähig heraus.

★ Zum Wachsen und Reifen benötigen die Pflanzen gute, nährstoffreiche Böden und sonniges, warmes Klima.

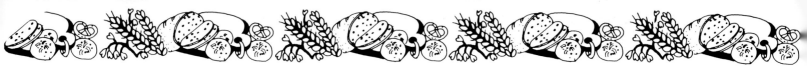

- ★ Müllereimäßig lassen sich Weizenkörner vortrefflich aufbereiten. Nach Abtrennen der Randschichten (Kleie genannt) und der Keimanlage gelingt es, zahlreiche Mehlqualitäten, sog. Auszugsmehle, herzustellen. Die hellen, feinen Weizenmehle, vor allem das Haushalts-Mehl-Type 405 (früher rar und teuer = Statussymbol), ermöglichen Feingebäcke jeder Art und gaukeln uns heute hier und da noch immer optische Qualität vor.
- ★ Inmitten ihres Stärkekerns befinden sich bei Weizenkörnern die Mehleiweiße, sie entwickeln im feuchten Zustand klebrige Eigenschaften und heißen daher Klebereiweiße. Ihre Menge und Beschaffenheit im Mehl entscheiden über die qualitative Einstufung von Backweizen aus backtechnischer Sicht: Sehr guter, guter, nicht mehr guter Backweizen.
Werden die Eiweiße aus dem Mehlkern entfernt, entsteht das Produkt Weizenstärke, ähnlich der Kartoffel-, Reis- und Maisstärke.

Entsprechende Pflanzensorten, nährstoffreiche Böden sowie das Klima des Anbaugebietes bzw. des Jahres sind entscheidende Einflußfaktoren für die genannten müllereitechnischen Qualitäten. Heiße, trockene Sommer bringen eiweißreiche; kühle, regenreiche Sommer hingegen stärkereiche Getreide hervor. Erträge aus ungünstigen Jahren werden bei uns mit Lagerweizen aus besseren Jahren vermengt bzw. mit Ernten aus anderen Regionen gemischt. So stehen dem Backgewerbe stets zufriedenstellende Mehlqualitäten zur Verfügung.

Gute Backeigenschaften von Weizen bedeuten für uns im Haushalt elastische Teige, sichere Gare, Gärtoleranz, gutes Backergebnis (Krumenbildung), Schneidfähigkeit und

Lagerfähigkeit des Gebäcks. Bei den gewerblichen Bäckereien bedeuten sie u. U. einen geringeren Einsatz von Backhilfsmitteln.

Backweizen in der Vollwertküche:
★ Als Ganzkorn gekeimt oder gekocht wie Reis
★ als Vollkorn-Frischkost mit Obst, Nüssen, Sahne usw.
★ als Vollkornmehl für Suppen, Soßen, Klöße, Bratlinge, Aufläufe, süße Speisen usw.

Bulgur-Weizen (parboiled wheat = halbgekochter Weizen) »Gekochter, getrockneter und geschälter Weizen« = Bulgur, wird seit Jahrhunderten im Nahen und Mittleren Osten als lagerfähiges, leicht zuzubereitendes Nahrungsmittel hergestellt. Gereinigter Weizen wird eingeweicht und 1–3 Stunden lang in so wenig wie möglich Wasser gekocht, an der Luft getrocknet, durch Reiben oder vorsichtiges Stampfen von Schalen befreit und grob zerkleinert. Danach kann Bulgur genauso wenig wie parboiled Reis als Vollkorn eingeordnet werden.

System der Hochmüllerei am Beispiel Weich- oder Backweizen
– Mahlen in Walzenstühlen mit geriffelten Stahlwalzen –

Das Ziel der gewerblichen Hochmüllerei ist die Gewinnung von Mehlen mit bestimmten Backeigenschaften, die auf den bäckereimäßigen Verwendungszweck abgestimmt sind.

Technisch ist es ohne weiteres möglich, Getreide in einem Mahlgang grob oder fein zu vermahlen. Es ist jedoch nicht möglich, daraus durch Sieben oder andere Maßnahmen ein

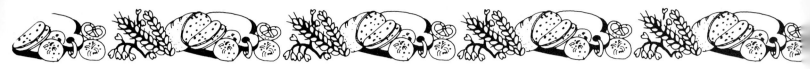

Mehl mit besonders gewünschten Eigenschaften zu gewinnen. Daher laufen folgende Vorgänge ab:

Getreidekörner werden konditioniert, d. h. mit 3% Wasser benetzt. Dadurch wird ihre Schale zäher und splittert nicht sofort. In zahlreichen Mahlgängen (Schrot- und Mehlgängen) erfolgt das Absieben der Mehlkernteilchen von den Schalenanteilen. Die beiden geriffelten Stahlwalzen werden für die erste Schrotung sehr weit = hoch eingestellt. Das Korn wird dabei nicht zermahlen, sondern aufgeschnitten, ein Teil des Mehlkerns wird freigelegt; eine Walze läuft schneller, der Schneideeffekt wird so verstärkt. Der 1. Schrotgang bringt:

Schrotmehl = reine Mehlteilchen ohne anhaftende Schale, <u>feines Mehl</u>,
  reine Schalenteile ohne anhaftendes Mehl, <u>Kleie</u>;
  Teile, bei denen Mehlkern- und Schalenteile fest zusammenhaften, sie werden erneut gemahlen, gesichtet und gesiebt, Überschlag.

Gewerbliche Mahlerzeugnisse aus Brotgetreide (= Weizen und Roggen) dürfen nur in bestimmten Typen gehandelt werden. Die Mehltype ist die Maßzahl für den Aschegehalt im Mehl. Die jeweilige Typenzahl gibt an, wieviel Gramm Mineralstoffe (in etwa) in 100 kg wasserfreiem Mehl enthalten sind.

Hier die gängigen Mehltypen für Weizen mit ihrem backtechnischen Verwendungszweck:

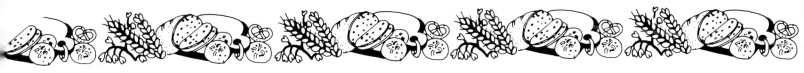

Ausmahlungs-grad in %	Mehl-Type und Name	Rest-Aschegehalt aus 100 g Mehl	Verwendungszweck in der gewerblichen Bäckerei
41	405 Auszugsmehl	0,405 g	Feine Backwaren
69	550 Vordermehl	0,550 g	Weißgebäcke
72	630 Vordermehl	0,630 g	Weißgebäcke / helles Mischbrot
78	812 Voll- und Hintermehl	0,812 g	helles Mischbrot
83	1050 Hintermehl	1,050 g	Mischbrot
86	1200 Hintermehl	1,200 g	dunkles Mischbrot
92	1600 Hintermehl	1,600 g	dunkles Mischbrot, kaum backfähig
94	1700 Backschrot	1,700 g	Schrotbrot
	2000 Nachmehl	2,000 g	für ballaststoffreiches Brot, allein kaum backfähig.

Auszugsmehl / Vordermehl = feines Mehl überwiegend aus der Mitte des Mehlkerns, kleberstarkes Mehl;

Vollmehl = der gesamte Mehlkern, ohne Kleie und Keim;

Hintermehl = der Rest des Mehlkerns nach der Gewinnung des Auszugsmehls;

Backschrot = Mehlkern mit Schalenanteil (Kleie) ohne Keim;

Becker: »Praktischer Rat bei Allergien«
© Verlag »NundG« Eberhard Cölle, Ditzingen

Nachmehl	= der Rest mehliger Substanz bei der Kleieabtrennung;
Vollkornschrot	= Mahlerzeugnis 100% grobe Konsistenz;
Vollkornmehl	= Mahlerzeugnis 100% feine Konsistenz;
Dunstmehle	= noch körnige Mehlteile für besondere Zwecke bzw. zur weiteren Vermahlung;
Grieße	= noch grobe, körnige Mehlteile für besondere Zwecke (Speisegrieß) bzw. zur weiteren Mahlung.

**Ausmahlungsverluste bei Weizen
im Vergleich Vollkorn zu Auszugsmehl (Type 405) – Durchschnittswerte –:**

Mineralstoffe Spurenelemente	*Verlust in %*	*Vitamine*	*Verlust in %*
Eisen	84	Vitamin B_1	86
Kupfer	75	Vitamin B_2	69
Magnesium	52	Vitamin B_6	50
Mangan	71	Niacin	86
Kalium	76	Panthothensäure	54
Calcium	50	Provitamin A	100
Faserstoffe	fast 100	Vitamin E	100

(Entnommen aus »Biologischer Ratgeber f. Mutter und Kind« Bruker / Gutjahr, emu-Verlag, Lahnstein.)

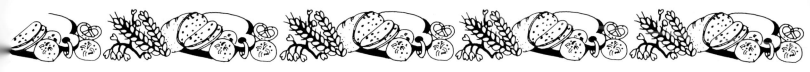

Im Fütterungsversuch über einen langen Zeitraum haben die Forscher Bernasek und Kühnau einwandfrei festgestellt, daß frisch gemahlenes Vollkornmehl die Versuchstiere gesund über mehrere Generationen am Leben hielt, hingegen bereits 14 Tage gelagertes Vollkornmehl im Laufe der Tiergenerationen erhebliche negative Veränderungen bis hin zum Aussterben der Tiere zeigten.

Frisch gemahlenes Vollkornmehl weist auch mehr lösliche Zucker, Faserstoffe, Eiweiße, Fette, Mineralien, Vitamine und Enzyme auf. All diese Stoffe wirken sich günstig in Gärteigen aus, so daß keine Backhilfsmittel, keine Nähr- und Wuchsstoffe für Hefen erforderlich sind. Für das gewerbliche Bäckereiwesen, das überwiegend Auszugsmehle einsetzt, hat der Gesetzgeber folgende Stoffgruppen für Brot und Feine Backwaren zugelassen:

Farbstoffe – Konservierungsstoffe – Antioxidationsmittel – Emulgatoren – Verdikkungsmittel – Geliergruppen – Stabilisatoren – Geschmacksverstärker – Säuerungsmittel – Säureregulatoren – Trennmittel – modifizierte Stärken (Sirupe) – Backtriebsmittel – Mehlbehandlungsmittel – Enzyme – Mikroorganismen-Kulturen.

Besondere Industriezweige kümmern sich um diese Stoffgruppen; vielfach werden sie als ›technische Hilfsmittel‹ (unverzichtbar) bezeichnet. Es existiert ein Backmittel-Institut als Forschungs- und Informationszentrale für Brot und Feine Backwaren mit dem Sitz in Bonn.

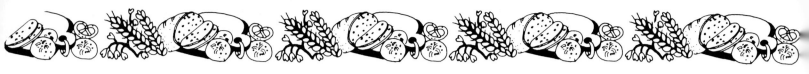

Was ist Vollkorn? (siehe Vollkorndefinition der GGB-Lahnstein):
Im Sinne der vitalstoffreichen Vollwertkost können nur Getreide (der jeweiligen Sorte) als Vollkorn bezeichnet werden, die eine <u>hohe Keimfähigkeit</u> aufweisen. Das heißt, von 100 Körnern sollten sich 95–98 zum Keimprozeß aktivieren lassen. In Deutschland werden diese Qualitäten auch unter ›Sprießkorngetreide‹ angeboten. Vollkornschrot – grobe Konsistenz, Vollkornmehl – feine Konsistenz, heißt das Mahlgut; es sollte sofort ohne Lagerung verarbeitet bzw. verzehrt werden.

»Echtes« Vollkornbrot wird nach dieser Definition aus frisch gemahlenem Getreide, das nicht zwischengelagert ist, hergestellt.

Für die Backfähigkeit des Weizen-Mahlgutes ist entscheidend: Menge und Beschaffenheit der <u>Kleber-Eiweiße</u>, die im feuchten Zustand wasser<u>un</u>löslich werden (= <u>Feuchtkleber</u> genannt). Der überwiegende Anteil (ca. 85%) der Weizen-Mehleiweiße besteht aus den Aminosäuren Gliadin und Glutenin, zusammengefaßt <u>Glutene</u> (Betonung der 2. Silbe) genannt. Kleber-Eiweiße entscheiden über Bindefähigkeit – Teigelastizität – Teigstabilität – Gärtoleranz der Teige – Krumenbildung – Schneidfähigkeit und Lagerfähigkeit des Gebäcks.

Weizenarten im Vergleich (Glutenmenge und Backqualität)

Hartweizen (Durumweizen)	höchste Werte*
Dinkel	mittlere Werte
Weich- oder Backweizen A-Sorten	mittlere Werte
B-Sorten	geringe Werte
C-Sorten	für Broterstellung nicht geeignet (= Futterweizen)

*) Hartweizen allein ist nicht fürs Brotbacken, wohl aber bestens für Feinbackwaren geeignet; weitere Hinweise siehe dort.

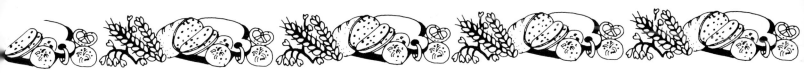

Triticale	Spuren an Kleber-Eiweiß
Gerste	Spuren an Kleber-Eiweiß
Hafer	Spuren an Kleber-Eiweiß
Roggen	Spuren an Kleber-Eiweiß
Hirse, Reis, Mais, Buchweizen	frei von Glutenen

Für »Eigenbrötler« ergeben sich zwei Betrachtungsweisen: Einmal die backtechnische, zum anderen die Betrachtung der ökologischen Herkunft des Getreides. Ideal ist es, wenn wir Weizen mit guter Backeigenschaft aus kontrolliertem ökologischen Anbau mit den Warenzeichen »Biologisch-dynamisch« (Demeter), oder »Bioland« o. ä. Qualitäten kaufen können. Es handelt sich dann um Getreidemischungen von verschiedenen Höfen und Regionen, so daß die Standortnachteile schlechter Jahre backtechnisch im Weizen nicht spürbar sind.

Ganz besonders für die praktikable tier-eiweißfreie Vollwertkost ist es wichtig, die Eigenschaften einzelner Getreide zu nutzen, wenn z. B. Eier und Quark eine Zeitlang als stark bindefähige Zutaten entfallen.

Dinkel und Grünkern (Triticum spelta)
– auch ›Schwabenkorn‹ genannt –

Dinkel gehört zu den Weizen-Getreidearten. Älteste Funde stammen aus steinzeitlichen Siedlungen (5. und 6. Jahrtausend vor Chr.) am Südrand des Kaukasus und im nördlichen Mesopotamien. Es wird angenommen, daß sich der Dinkel schließlich über den Balkan nach Mitteleuropa ausbreitete.

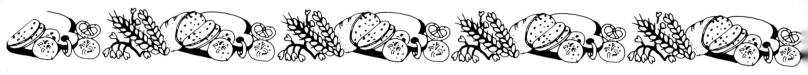

Einige Jahrtausende war Dinkel für die menschliche Ernährung sehr bedeutsam. Heute erfolgt sein nennenswerter Anbau in der Schweiz, im Südwesten Deutschlands (Baden) und Belgien, weiter im Hochland von Iran, Afganistan und Turkmenien.

Dinkel ist recht anspruchslos im Wachstum, er kann in großen Höhen gedeihen (2000 m), ist winterhart und wetterunempfindlich, auch widerstandsfähig gegen Getreidekrankheiten.

Triticum spelta weist auf ein Spelzengetreide hin. Die Samenkörner sind nach dem Drusch von Hüllspelzen umgeben. Für den menschlichen Verzehr muß Dinkel also entspelzt werden. Das geschieht durch sog. »Gerbgänge«: Die Saat durchläuft weit gestellte Mühlensteine, dabei brechen und reiben sich die Hüllspelzen ab. Das gewonnene »nackte« Korn hat seine volle Keimfähigkeit behalten (für die Saatvermehrung im Boden sind jedoch die Hüllspelzen notwendig). Der Spelzenabfall macht ca. 25–30% aus. Diese aufwendige Prozedur ist ein Grund, warum in vielen Ländern Dinkel für den Getreideanbau uninteressant geworden war. Die Spindelbrüchigkeit (Ähren brechen sehr leicht von der Spindel ab und sind für die Ernte verloren) und damit zusammenhängende Ernteverluste kamen hinzu.

Als uralte Getreideart (es gibt vergleichsweise zu Weichweizen bei Dinkel wenige Neuzüchtungen) läßt sich Dinkel auch bei hohen Gaben von wasserlöslichen Mineralsalzen nicht zu großen Erträgen treiben. Damit kann er beim heutigen Intensiv-Getreideanbau, wo auf Massenerträge geschaut wird, nicht mithalten. Doch dort, wo er angebaut wird, handelt es sich eher um naturnahe Anbaumethoden. Die festumschließenden Hüllspelzen erweisen sich auch als vorteilhaft: Sie sind Schutz vor Vogelfraß und manchen schädigenden Umwelteinflüssen.

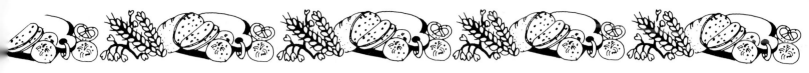

Durch die wiederentdeckte ›Getreideküche‹ und praktizierte ›Eigenbrötelei‹ interessieren sich heute wieder mehr Menschen für Dinkelgetreide; auch das Bäckereiwesen spricht von der Verwendung von Dinkel-Mahlerzeugnissen als Grundlage einer gesunden Ernährung.

Was fangen wir in der Vollwert-Ernährung mit Dinkel an? Er stellt ein ausgezeichnetes Brotgetreide mit guten Backeigenschaften dar, er kann auch weniger gute Backeigenschaften von Weichweizen aufbessern helfen.

Dinkel-Vollkornmehl kann für alle Getreidezubereitungen pikant und süß, auch als Ganzkorn gekeimt oder wie Reis bzw. Hirse gekocht, eingesetzt werden. Schließlich ist er bestens geeignet für die Nudelherstellung. Bei zeitweiliger Unverträglichkeit von Weizen-Glutene wird Dinkel oftmals als gut verträglich genannt.

Grünkern entsteht, wenn Dinkelkörner im milchreifen Zustand (= etwa 3–4 Wochen vor der Vollreife) geerntet werden, um anschließend in der Ähre gedarrt oder gedörrt, also (heute) mittels Heißluft getrocknet zu werden. Früher geschah das Darren der grüngelben Dinkel-Vesen in großen, flachen Wannen über Buchenholz-Feuer unter ständigem Umschaufeln bei ca. 110–150° C.

Grünkerne sind nicht keimfähig, auch nicht backfähig.

Aber: Durch den würzigen Geschmack und die Möglichkeit, feines Grünkernmehl herzustellen, eignet sich Grünkern ausgezeichnet zum Einstieg in die Getreideküche für pikante Zubereitungen wie Suppen, Soßen, Klöße, Bratlinge, Aufläufe usw. Ansonsten: Das Ganzkorn wird wie Reis oder Hirse zubereitet.

1987 war wohl ein Jahr, wo der Grünkern hätte »erfunden« werden können. Infolge übermäßiger Niederschläge reifte das Korn nicht auf dem Feld, man war früher auf jede

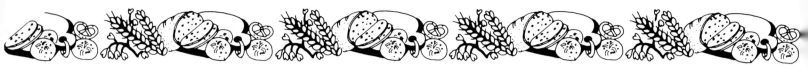

Ernte angewiesen und half sich mit dem Darren oder Dörren. So entstand irgendwann früher einmal der Grünkern.

Hartweizen – oder Durumweizen (durum; lat. = hart)
Deutschland ist traditionsgemäß kein Hartweizen-Anbauland. Erst seit gut 10 Jahren gibt es im Süden und Südwesten unseres Landes Kultivierungsversuche mit einigen neuen vom Bundessortenamt zugelassenen Hartweizensorten. Abgesehen von kleinen ökologisch erzeugten und direkt vermarkteten Mengen, gehen die Erträge vermutlich in die Weiterverarbeitung zu Grieß und Nudeln.

Hartweizen benötigt gute, nährstoffreiche Böden und außerdem sehr viel Wärme für sein Gedeihen. Eine rasche Abreife unter trockenheißen Klimabedingungen bringt kompakte Verkittung der Stärkekörnchen mit den Mehleiweißen und zeigt sich in der Glasigkeit der Körner. Diese Bedingungen sind eher bei unseren südlichen Nachbarn gegeben. Der hier und da bereits in Reformhäusern/Naturkostläden angebotene Hartweizen stammt aus kontrolliertem ökologischen Anbau in Süddeutschland oder südlichen Nachbarländern wie Frankreich, Italien oder Spanien.

Die heute angebauten Hartweizensorten sind Abzüchtungen der Urweizenform ›Emmer‹, mit begrannten und unbegrannten Ähren und Körnern mit tatsächlich harter, glasig schimmernder Konsistenz sowie mit besonders reichem Eiweißgehalt. Der Gelbpigmentgehalt bei Durumweizensorten weist wesentlich höhere Konzentrationen auf als bei Weichweizen (Backweizen). Das bedeutet, auch wenn wir Vollkornmehl mit der Keimanlage und allen Randschichten mahlen, erhalten wir ein helles, gelbes Vollkornmehl bzw. -schrot mit ausgesprochen griesiger Beschaffenheit.

Der entscheidende Vorteil des Hartweizens liegt jedoch in seiner einzigartigen Qualität und überlegenen Menge des sogenannten Kleber-Eiweißes – Glutene genannt. Alle Weizenarten (ob üblicher Backweizen, Dinkel oder eben Hartweizen) haben dieses gemeinsam: Im Mehlkörper der Getreidekörner ist (Mehl-) Eiweiß eingelagert, das im feuchten Zustand klebrige Eigenschaften entwickelt – Kleber-Eiweiß oder Feuchtkleber genannt.

Bei der Herstellung von Nudeln kann mit ausreichender Klebereiweißmenge und guter Qualität auf die Zugabe von Eiern (Eimasse!) verzichtet werden, Ergebnis: Teigwaren und nicht Eierteigwaren. Hartweizen-Grieß besteht aus überwiegend harten Kornbestandteilen, die nicht mehr mehlig zerfallen, sondern ihre körnige, griesige Konsistenz behalten.

Vorteile besonders für die tier-eiweißfreie Vollwertküche:
Hartweizen
- bringt hellgelbe Speisen – günstig während der Umstellungsphase auf Vollkorn –
- verbessert (durch Zugabe von 10–15%) die Backqualität von Weichweizen aus schlechten Erntejahren –
- läßt uns z. B. hellgelbes, mürbes Kleingebäck und Tortenböden (Mürbeteig) ohne Eier »zaubern« –
- eignet sich ebenso für die Zubereitung von Klößen, Bratlingen ohne Eier, ferner für Suppen und Süßspeisen.
- mittelgrob gemahlen, etwas mehlige Substanz im Haarsieb abgesiebt, ergibt Hartweizen-Grieß; Verhältnis: 200 g Hartweizen, ca. 50 g mehlige Substanz für Suppe oder Soße = ca. 150 g Hartweizen-Grieß.

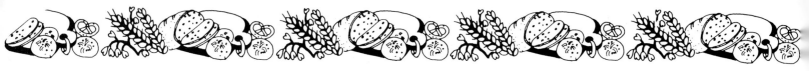

Brot aus 100% Hartweizen zu backen, gelingt nicht. Der Vorteil großer Kleber-Eiweißmengen verkehrt sich hier in's Gegenteil, die Gebäcke werden flach, ledrig.

Wer gern einmal Kleber-Eiweiß sichtbar machen möchte, kann dies leicht so erreichen: 100 g Vollkornmehl mit 60 g Wasser und 1 Prise Salz zu einem Teig verrühren, etwa 25–30 Minuten quellen lassen. Eingeschlagen in eine Serviette oder zwischen den Händen anschließend den Teigkloß unter kaltem Wasser bei ständigem leichten Kneten auswaschen. Es fließen alle wasserlöslichen Teile fort, es bleibt der durch Aufquellen wasserunlöslich gewordene Feuchtkleber übrig. Sie können die Menge nun auf einer Briefwaage wiegen und die Beschaffenheit (Dehnbarkeit) zwischen Backweizen, Dinkel und Hartweizen vergleichen. Bald würden Sie bemerken, daß Qualität und Menge an Feuchtkleber sehr unterschiedlich beschaffen sind.

Triticale

Triticum lat. = Weizen – Secale lat. = Roggen

Triticale ist eine neue Zuchtgetreideart, die mittlerweile meist in Osteuropa seit mehr als 20 Jahren erfolgreich kultiviert wird. Erste Kreuzungsversuche zwischen Roggen und Weizen liegen bereits über 100 Jahre zurück. Entstanden ist Triticale durch Genmutation von Weizen und Roggen. Es handelt sich um kein Hybrid, denn Triticale ist voll vermehrungsfähig, und es bedarf beim Anbau prinzipiell keines neuen Saatgutes. In den vergangenen 50 Jahren wurden einige Techniken angewendet, um die Natur zu überli-

sten. Natürliche Art- bzw. Gattungsbarrieren der Eltern verschiedener Getreidearten mußten durchbrochen werden, bevor ein fruchtbares, keimfähiges und sich selbst reproduzierbares Produkt entstand. Der Sinn der jahrzehntelangen züchterischen Bemühungen (vor allem in Ungarn und Polen): Die Ertragsfähigkeit, bestimmte überlegene Verarbeitungsqualitäten des Weizens sollten mit der Anspruchslosigkeit und Widerstandsfähigkeit von Roggen kombiniert werden, das scheint gelungen zu sein. Weltweit hat der Anbau von Triticale mit inzwischen 9 Untersorten erheblich zugenommen. Überwiegend geschieht dies in Osteuropa (z. B. Ukraine/UdSSR) mit speziellen Triticalearten, die wegen ihrer Winterfestigkeit als Schlüsselkultur für den Getreideanbau angesehen werden. Frankreich und England verzeichnen erhebliche Kulturflächen mit Triticale. Bei uns in der Bundesrepublik ist der Anbau mit der Untersorte Lasko (aus polnischer Züchtung) noch etwas zögerlich.

Die Bodenansprüche von Triticale-Lasko sind gering, er wächst dort mit zufriedenstellenden Erträgen, wo Weizen auf nährstoffarmen Sandböden, sog. Grenzböden, nicht zu kultivieren ist. Ein relativ geringer Einsatz von Bioziden im konventionellen Anbau, zufriedenstellender Ertrag bei widerstandsfähigem Wachstum mit interessanten Nährstoffinhalten (Triticale enthält u. a. 14–16% Eiweiß und die Aminosäure Lysin!) bedeutet Triticale für den Landwirt eine willkommene Fruchtfolgemöglichkeit.

Die großen genetischen Unterschiede der Kreuzungspartner bringen es mit sich, daß aus den Züchtungen stark voneinander abweichende Sorten entstehen. Das zeigt sich im Wachstum, in der Kornausbildung und den Qualitätseigenschaften einschließlich Inhaltsstoffen.

Wie kommen wir für die Vollwertküche an Triticale heran? In manchen Regionen

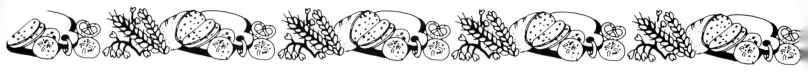

bauen ökologisch wirtschaftende Betriebe dieses neue Getreide an, ein Direktbezug wäre möglich. Hier und da führen auch Reformhäuser / Naturkostläden Triticale. Auf Wunsch könnten diese Läden es über ihren Großhandel beschaffen.

Was fangen wir in der Vollwertküche mit Triticale an?
Triticale
- als Gebäck mit Hefe, Sauerteig, Backferment bzw. als kuchenartiges Gebäck;
- in jeder beliebigen Mischung mit Weich- und Hartweizen bzw. Roggen möglich;
- als Ganzkorn wie Reis oder Hirse zubereitet, gekeimt zu Frischkost und Salaten;
- als Schrot und Vollkornmehl für Suppen, Soßen, Bratlinge, Klöße 100%ig bzw. im Gemisch mit anderen Getreiden.

Roggen (Secale cereale)

Zu Beginn dieses Jahrhunderts stand Roggen an der Spitze unserer heimischen Getreidearten. Er diente ausschließlich als Brotfrucht. Der entscheidende Wandel hin zum Luxusgetreide Weizen begann nach dem Ende des 2. Weltkrieges und vollzog sich rasch in den 50-iger Jahren. Heute macht Roggen bei uns im Land lediglich ca. 10% der Anbaufläche aus und steht damit – wie auch weltweit – verzehrsmäßig am Ende aller Getreidesorten.

Der Roggen zählt zu den jüngeren Getreidearten. Erst vor etwa 3000 Jahren wurde er im Vorderen Orient kultiviert. Er trat zunächst in Emmer- und Einkorn-Weizenfeldern als sog. Unkraut auf. Dann entdeckten die nach Westen und Norden ziehenden Ackerbauern

die Qualitäten des »anatolischen Bergroggens« für Getreidekulturen in wesentlich kühleren Regionen, seine Toleranz gegenüber Trockenheit, Nässe und Kälte. Auch auf nährstoffarmen Böden brachte er den Menschen gute Erträge. Die heutigen Anbaugebiete für Roggen liegen in der Sowjetunion, Polen, der Bundesrepublik Deutschland, Skandinavien und Österreich.

Roggen gibt es heute als Winter- und Sommerroggen. Über den Winter hat er die längste Vegetationszeit von allen Getreiden, nämlich 10–11 Monate. Sommerroggen kommt mit ca. 6 Monaten Wachs- und Reifezeit aus, sein Ertrag ist jedoch deutlich geringer gegenüber der Winterfrucht. Roggen verträgt Temperaturen bis minus 25° C, andererseits keimt das Korn bereits bei 1–2° C Bodentemperatur. Das bedeutet günstige Bestockungsmöglichkeit (Seitenverwurzelung der Pflanzen) während Herbst, Winter und Frühjahr.

Roggen ist die einzige Getreideart, die als Fremdbestäuber gilt, nämlich durch den Wind. Seine Lebens- und Widerstandskraft drückt sich auch in der hohen Gestalt aus. Der Roggenhalm wächst bis zu 170 cm (und mehr) hoch auf und trägt bei einem unteren Halmquerschnitt von ca. 3 mm eine schwere volle Ähre. Er wird durch Wind und Regen gebeugt, richtet sich stets wieder auf, dabei ist der lange Halm federnd, druck- und beugefest wie kaum ein anderes Material. Mehr oder weniger mag diese bemerkenswerte Eigenschaft des Roggens für alle Getreidearten gelten, sicherlich als ein Erbe von der Gräser-Verwandtschaft her.

Was fangen wir nun in der Vollwertküche mit dem Roggen an? Erst einmal könnte er uns wieder das Brotgetreide für den Alltag sein. Wenn wir uns die Kenntnisse und Fähigkeiten zurückholen, die ganz selbstverständlich jahrtausendelang in den Familien

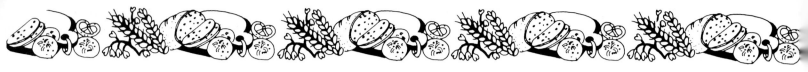

von Generation zu Generation weitergereicht wurden, dann backen wir uns ein Alltagsbrot mit unglaublich hohem Wohlgeschmack, höchster Bekömmlichkeit, bestem Sättigungswert und fast extrem langer Lagerfähigkeit ohne Konservierungsstoffe.

Die Voraussetzung dazu sind etwas Geduld und Einfühlungsvermögen in die Besonderheiten des Roggens. Er benötigt in allem mehr Zeit, im Wachsen und Reifen, in der Teigbereitung bis hin zum Backen. Dazwischen benötigt er über die milchsaure Gärung (Sauerteigführung) mehr Wärme und Zuwendung als Hefeteige.

Aus Roggenvollkornmehl und -schrot bereiten wir in der Getreideküche außerdem Eintopfgerichte, Suppen, Aufläufe, Bratlinge, süße Speisen bis zu pikantem und süßem Gebäck.

Die Gerste (Hordeum vulgare)

Die Gerste gehört zu den ältesten Getreidearten. Sie stammt aus Vorderasien, dem Hochland Äthiopiens und dem Himalaya, speziell Osttibet, wo sie aus verschiedenen Wildarten kultiviert wurde. Wir kennen Gerste als das Getreide mit den langen Grannen. Ihre zahlreichen Untersorten teilen sich in Winter- und Sommergerste. Die kurze Vegetationszeit z. B. von Sommergerste wird gern genützt, wenn die Witterungsverhältnisse eine Wintereinsaat verhindern bzw. wenn Wintersaat ausgefroren ist.

Der Name Gerste ist nicht leicht herzuleiten. Es besteht die Vermutung, daß das lateinische Wort ›horrere‹ = starren oder angelsächsisch ›gorst‹ = Stechginster mit ›stachelige‹ umschrieben, als Hinweis auf die Grannen gedeutet werden könnte.

Die Sumerer bauten Gerste bereits etwa 5000 Jahre vor unserer Zeitrechnung an; Gerste galt auch als Hauptnahrung der Griechen. In der Ilias (Heldengedicht Homers) wird Gerste als das Korn der Göttin Demeter beschrieben.

Eine Spezialität von Gerste sind ihre Ährenvariationen. Es gibt z. B. 2-zeilige, 4-zeilige, 6-zeilige, 8-zeilige und ungleichzeilige Ährenformen. Mit den ›Zeilen‹ sind die jeweils in der Ähre angelegten Kornreihen gemeint.

Heute nimmt Gerste etwa 13% der Weltgetreideanbaufläche ein; damit steht sie an 4. Stelle der Rangliste hinter Weizen, Reis und Mais. Bei uns in Deutschland ist Gerste Nr. 1 vor Weizen und Roggen. Quasi in allen Weltregionen ist Gerste anzutreffen. Die UdSSR ist der größte Erzeuger. Gerste ist im übrigen das Getreide, das unter den größten Extremen gedeihen kann, z. B. in Tibet 4600 m hoch oder in den Anden Südamerikas 2700 m hoch.

Interessant ist es auch, daß Stärke- und Eiweißbildung im Korn von den klimatischen Einwirkungen abhängen. Im trocken-heißen Klima bilden sich glasige Körner mit mehr Eiweiß, im feucht-kühlen Klima entsteht weniger Eiweiß, dafür ist der Stärkeanteil größer.

Gerste hat durchweg relativ geringe Bodenansprüche; ihre Erträge sind dabei sehr gut. In unserer Gegend wurde Gerste als Menschennahrung leider gering geschätzt, quasi als Breigetreide der armen Leute. Dabei hat Gerste über ihren Nährwert hinaus ganz besondere Eigenschaften: Das Vermälzen ist möglich. Die Stärke kann über den Keimprozeß und eine Wärmebehandlung in Dextrine und Zucker umgewandelt werden. Anschließendes Rösten bringt Malz zur Verwendung beim Bierbrauen oder als Malzextrakt = ältestes Backhilfsmittel, ferner als Diätetikum. Gerste als Graupen und Grütze

oder zu Malzkaffee verarbeitet – daran erinnert sich manch einer aus der Kriegs- und Nachkriegszeit.

Bei uns dient Gerste überwiegend als Futtergetreide. Für Speisezwecke findet sie vermehrt in den Vollkornküchen Einzug, hier jedoch bevorzugt als sog. Nacktgerste (auch Sprießkorngerste genannt); das ist eine Mutationsform der gewöhnlich mit festangewachsenen Hüllspelzen geernteten Gerste. Um daraus Speisegerste zu bekommen, müssen nach dem Drusch die Spelzen abgeschält werden. Diese Prozedur bringt einen erheblichen Verlust der Keimfähigkeit mit sich, so daß von Vollkorn im Sinne der vitalstoffreichen Vollwertkost nicht mehr gesprochen werden kann. Nacktgerste führen Reformhäuser und Naturkostläden; in manchen Jahren ist sie knapp.

In früheren Jahrhunderten wurde Nacktgerste hauptsächlich in Norddeutschland und den Niederlanden angebaut. Die Menschen aßen regelmäßig Gerstenbrei und nahmen Gerstenmehl auch zur Broterstellung hinzu. In der Nacktform war sie dafür besser geeignet als die bespelzten Arten.

Was machen wir in der Vollwertküche mit der Gerste?
Eine Fülle von Zubereitungen sind möglich: Als Ganzkorn gekeimt bzw. wie Reis oder Hirse gekocht und als Beilage zu Gemüse gereicht. Ferner kann Gerste als Schrot (roh oder gekocht) für Breispeisen, als Vollkornmehl für Suppen, Soßen, Eintopfgerichte, Bratlinge, Klöße, Süßspeisen und für Kleingebäck eingesetzt werden. Schließlich könnte Gerstenvollkornmehl als Zugabe zu Weizen- und Roggenvollkornmehlen (wie in früheren Zeiten aus der Not heraus) für die Broterstellung verwendet werden. Gerste enthält keinen nennenswerten Anteil von Klebereiweiß.   **Forts. siehe Seite 81**

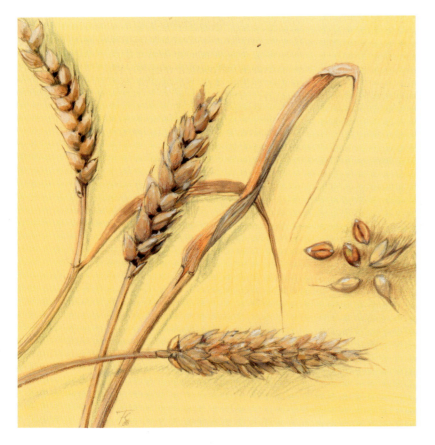

Weizen (Triticum aestivum)
zählt weltweit zu den ältesten Getreidearten; siehe auch Seite 45.
Eine Zutat für zahlreiche Speisen und Gebäcke:
Getreide-Frischkost Rezepte Nr. 1, 4, 7, 9, 10;
Gebäcke: Weizen-Vollkorn-Variationen Rezepte Nr. 21–47;
Feine Vollkornbackwaren: Rezepte Nr. 232–241.

Becker: »Praktischer Rat bei Allergien«
© Verlag »NundG« Eberhard Cölle, Ditzingen

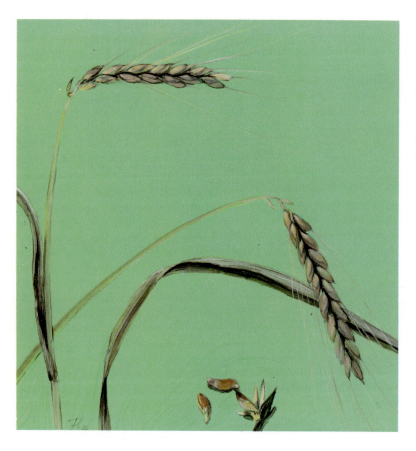

Emmer (Triticum dicoccum) gehört zu den ersten Kulturgetreidesorten des Vorderen Orient. Bestimmte Wildformen wurden 1983 in den Judäischen Bergen in der Nähe Jerusalems gefunden. Der heutige Anbau dient lediglich zur Arterhaltung bzw. für Züchtungen in Botanischen Gärten.

Becker: »Praktischer Rat bei Allergien«
© Verlag »NundG« Eberhard Cölle, Ditzingen

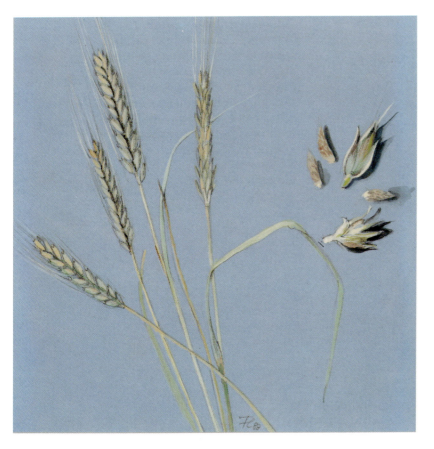

Einkorn (Triticum monococcum)
**Beiderseits der Ährenspindel findet sich jeweils nur ein Korn (daher der Name).
Einkornähren sind bespelzt und begrannt; der Samen ist so hart wie Emmer. Eine Urform (Wildeinkorn) fand sich 1971 in der östlichen Türkei auf Basaltböden zwischen Eichengebüsch.**

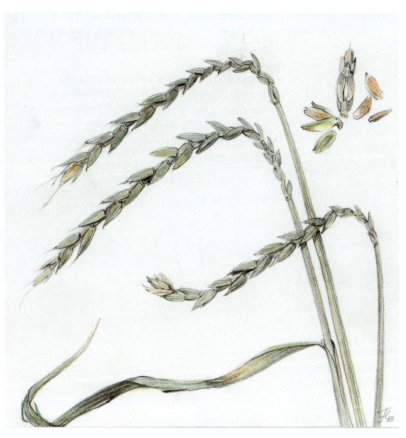

Dinkel (Triticum spelta)
War einige Jahrtausende für die menschliche Ernährung sehr bedeutsam; siehe auch Seite 53. Durch die Verbreitung der Vollwertkost steigt der Dinkelanbau erfreulicherweise wieder. Dinkel kann wie Weizen zu Brötchen, Brot, Feingebäck, Suppen, Soßen, Bratlingen, selbstverständlich auch Getreide-Frischkost, eingesetzt werden.

Becker: »Praktischer Rat bei Allergien«
© Verlag »NundG« Eberhard Cölle, Ditzingen

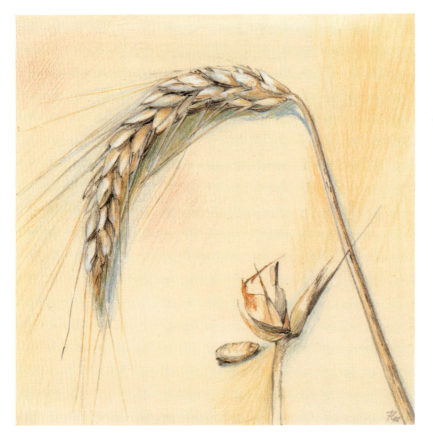

Triticale
(<u>Tri</u>ticum lat. = Weizen, <u>Secale</u> lat. = Roggen) ist eine neue Zuchtgetreideart zwischen Weizen und Roggen. Ziel dieser Züchtung: Anspruchslosigkeit und Widerstandskraft des Roggens mit der Ertragsfähigkeit und den überlegenen Verarbeitungsmöglichkeiten des Weizens miteinander zu vereinen. Triticale wird in der Vollwertküche wie Weizen oder Roggen für gelockerte Gebäcke (Hefe und Sauerteig) oder für Suppen, Soßen und Bratlinge eingesetzt; siehe auch Seite 58.

Becker: »Praktischer Rat bei Allergien«
© Verlag »NundG« Eberhard Cölle, Ditzingen

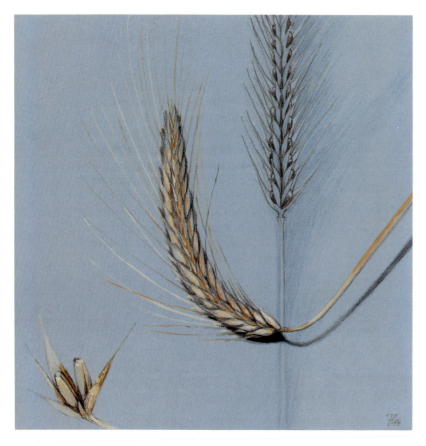

Roggen (Secale cereale)
stand jahrhundertelang an der Spitze unserer Getreidearten, vor allem als Brotfrucht. Durch unsere Wohlstandsernährung wurde der Roggen verdrängt. Roggen gilt als enorm widerstandsfähig und kälteempfindlich, auch wächst er mit zufriedenstellenden Erträgen auf nährstoffarmen Böden. Typisch für Roggen ist Sauerteig-Brot; es gilt als ein köstliches, wohlbekömmliches und gut lagerfähiges Gebäck; siehe auch Seite 60.

Becker: »Praktischer Rat bei Allergien«
© Verlag »NundG« Eberhard Cölle, Ditzingen

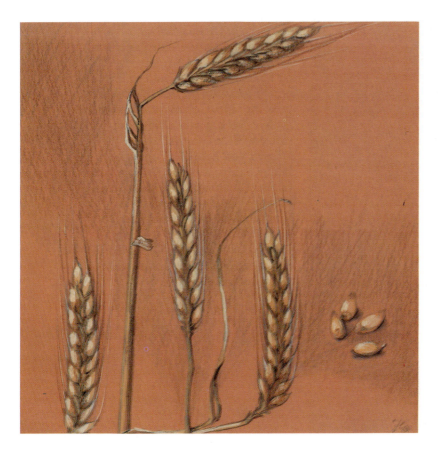

Nacktgerste (Hordeum vulgare) auch ›Sprießkorngerste‹ genannt, ist eine Mutationsform (verändertes Erbgut) der gewöhnlich mit festangewachsenen Hüllspelzen geernteten Gerste: beim Dreschen der Ähren fallen speisefähige und voll keimfähige Samen heraus. Eine vielseitige Verwendung in der Vollwertküche ist möglich: Als Keimlinge, frisch gequetschte Flokken, als Vollkornmehl- bzw. -schrot für Suppen, Soßen, Bratlinge und Aufläufe; siehe auch Seite 62.

Becker: »Praktischer Rat bei Allergien«
© Verlag »NundG« Eberhard Cölle, Ditzingen

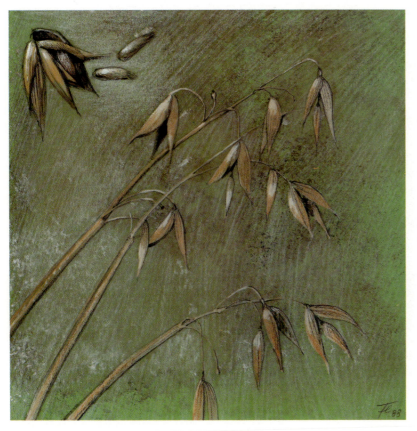

Nackthafer (Avena sativa)
wird auch als Sprießkornhafer angeboten. Hafer als Rispengetreide ist kälteempfindlich und gedeiht in einem gemäßigten, feuchten Klima (z. B. Norddeutschland). Nackthafer ist wie Nacktgerste eine Mutationsform, bei der nach dem Drusch voll keimfähige, speisefähige Samen aus den Hüllspelzen fallen. Und nur aus Nackthafer können wir die sehr beliebten (»echten«) Vollkorn-Haferflocken quetschen. Gebäcke, Suppen und Bratlinge werden mit dem überaus nährstoffreichen Hafer zubereitet; siehe auch Seite 81.

Becker: »Praktischer Rat bei Allergien«
© Verlag »NundG« Eberhard Cölle, Ditzingen

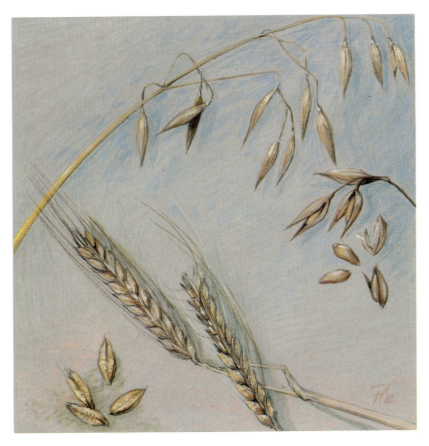

Spelzengerste / Spelzenhafer
sind in dieser Form im Anbau vorherrschend bzw. üblich. Die Körner werden mit festangewachsenen bzw. anliegenden Hüllspelzen geerntet. Für Speisezwecke muß Gerste geschält bzw. Hafer erhitzt und geschält werden; dann heißen sie Gersten- bzw. Haferkerne und haben weitgehend (bei Hafer sogar total) ihre Keimfähigkeit eingebüßt, siehe auch Keimprobe bei den nachfolgenden Farbtafeln der Seiten 78–80.

Becker: »Praktischer Rat bei Allergien«
© Verlag »NundG« Eberhard Cölle, Ditzingen

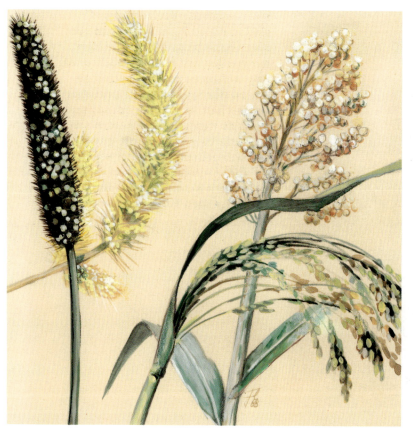

Hirse (Panicum)
hat zahlreiche Erscheinungsformen (überwiegend als Rispe) und zählt zu den ältesten Kulturpflanzen der Erde. Die Hirse verträgt ungewöhnlich lange Trockenzeiten, stellt geringe Bodenansprüche und reift in extrem kurzer Zeit aus.
Als Ganzkornspeise (Rezepte Nr. 15 und 16), bzw. auch für Süßspeisen und Gebäcke aus Hirsemehl (Rezepte Nr. 220, 249, 253) ist Hirse vom Aussehen und Geschmack her sehr geschätzt; siehe auch Seite 85.

Becker: »Praktischer Rat bei Allergien«
© Verlag »NundG« Eberhard Cölle, Ditzingen

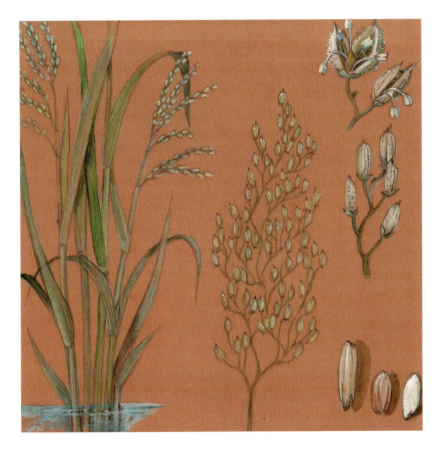

Reis (Orysa sativa)
ist wie Hirse die wichtigste (Rispen-) Getreideart. Von Reis ernährt sich etwa die Hälfte der Menschheit. Probieren Sie doch einmal Naturreis in der Vollwertküche: Als Ganzkorn-Speise (siehe Rezepte 17 und 18, ferner 129–133), oder als Brotaufstrich (Nr. 61 + 62), bzw. als Suppen, Soßen und Süßspeisen (Rezept 223); siehe auch Seite 90.

Becker: »Praktischer Rat bei Allergien«
© Verlag »NundG« Eberhard Cölle, Ditzingen

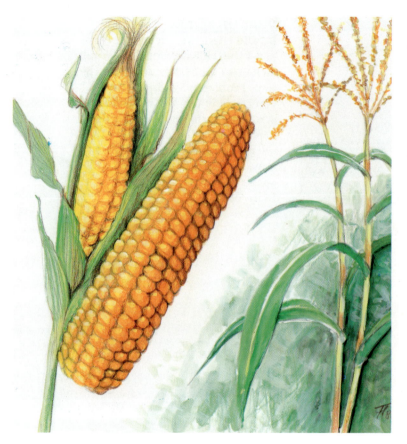

Mais (Zea mays)
ist die einzige Kulturgetreideart, die aus Amerika stammt (Getreide der Indios), und deren Samen in Kolben reifen. Die bei uns heimischen Maiskulturen sind für kühlere Standorte angepaßte Sorten, die fast ausschließlich Futterzwecken dienen. Empfehlenswerte Rezepte: Maisspeisen süß/herb (Rezept Nr. 19, 20 und 156); Maisgebäck (Rezept 30 und 246); Süßspeise mit Mais (Rezept 221); siehe auch Seite 94.

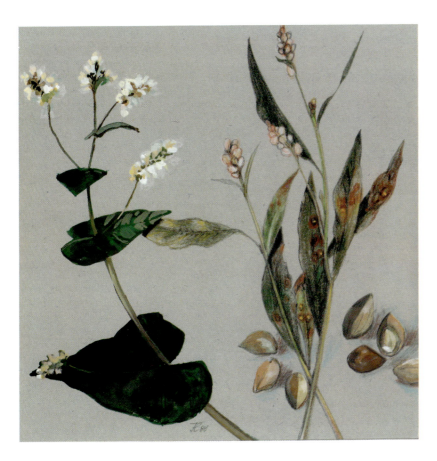

Buchweizen (Fagopyrum esculentum)
ist botanisch kein Getreide, sondern gehört zu den Knöterichgewächsen (wie Rhabarber). Buchweizen ist zwar kälteempfindlich, jedoch sehr anspruchslos; er wuchs früher auf abgebrannten Moorböden. Seine gute Bindefähigkeit als Buchweizenmehl ist besonders günstig für Teige ohne Eier oder Quark; siehe auch Seite 98.

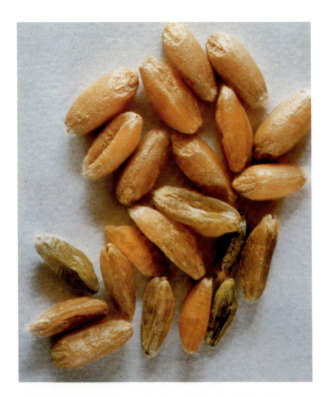
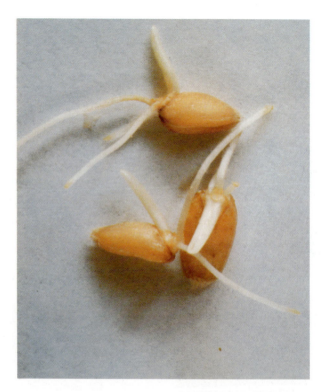

Oben: Dinkel (entspelzt); voll keimfähig. Unten: Grünkern (bei Milchreife geerntet und gedarrt); nicht keimfähig.

Keimprobe; Dinkel – mit »vollwertig« ausgebildeten Sprossen, ideal für Keimsalate bzw. Frischkost (Keimprobe bei Grünkern wäre unsinnig).

Becker: »Praktischer Rat bei Allergien«
© Verlag »NundG« Eberhard Cölle, Ditzingen

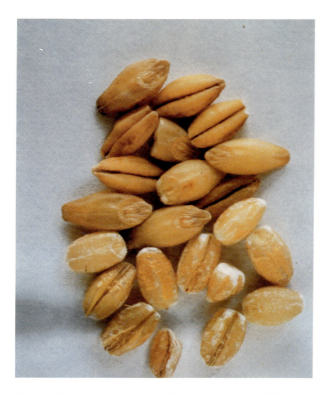

Oben: Nacktgerste (Sprießkorngerste); voll keimfähig. Unten: Geschälte Gerste (Gerstenkerne); nur bedingt keimfähig.

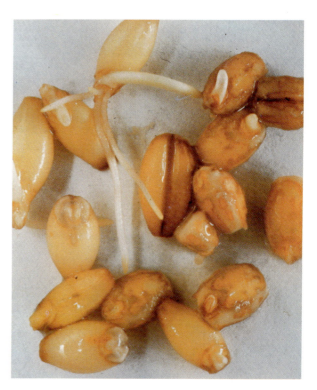

Keimprobe; linke Seite: Nacktgerste (Sprießkorngerste); voll keimfähig. Rechte Seite: Gerstenkerne (auch Rollgerste genannt); bedingt keimfähig.

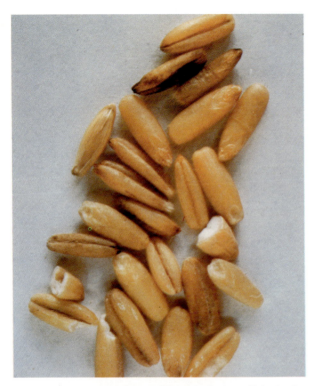 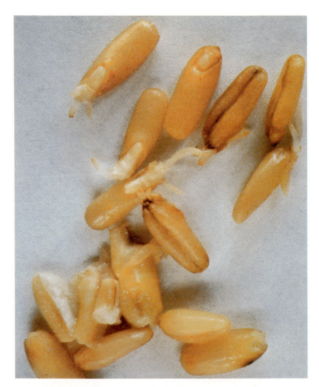

Oben: Nackthafer (Sprießkornhafer); voll keimfähig. Unten: Geschälter Spelzenhafer (Haferkerne, dampferhitzt); nicht mehr keimfähig.

Keimprobe; Oben: Nackthafer (ausgekeimter Sprießkornhafer). Unten: Spelzenhafer (Kerne mit Bruch); man erkennt: absolut nicht keimfähig.

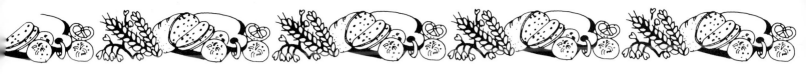

Hafer (Avena sativa)

Hafer ist unsere heimische Getreideart, bei der die Samenkörner nicht in Ähren stehen, sondern in Rispen hängen. Der in der Bundesrepublik angebaute Hafer gehört zu der Gattung ›Saathafer‹; er stammt von den Wildarten Flug- und Taubhafer ab. Ähnlich wie bei Roggen, entwickelte sich seine Züchtung aus der Rolle eines Unkrautes in Getreidefeldern. Nach seiner »Einschleppung« nach Mitteleuropa hatte Hafer seine größte Ausbreitung und Bedeutung vom Mittelalter bis in die Neuzeit. Die damalige schwer arbeitende Landbevölkerung aß täglich je nach Gegend Hafer- oder Dinkelbrei als kraftspendende Morgenspeise. Außerdem galt Hafer als hochwertiges Tierfutter besonders für Pferde.

Saathafer benötigt ein gemäßigtes Klima mit viel Niederschlägen und hoher Luftfeuchtigkeit; sein Anbauschwerpunkt liegt daher in Norddeutschland. Gegen Frost ist Hafer empfindlich, und so wird er bei uns nur als Sommerfrucht angebaut.

In der Weltrangliste aller Getreidearten steht der Hafer auf Platz 5 nach Weizen, Mais, Reis und Gerste. Bei uns steht der Hafer auf Platz 4 nach Gerste, Weizen und Roggen.

Die Samenkörner bleiben nach dem Dreschen bespelzt. Für die menschliche Ernährung müssen die festanliegenden (jedoch nicht mit dem Kern verwachsenen) Hüllspelzen nach Hitzebehandlung in besonderen Mühlen abgetrennt werden. Übrig bleibt der ›Haferkern‹, der leider seine Keimfähigkeit absolut eingebüßt hat. Nach der Vollkorndefinition erfüllt Spelzenware nicht die Voraussetzungen für die Vollkornküche. Wir bevorzugen die Sorte »Nackthafer« (auch Sprießkornhafer genannt). Wie bei Gerste, gibt es auch bei Saathafer Mutationsformen. Die Samenkörner fallen nach dem Drusch leicht

aus den Hüllspelzen heraus; damit ist die Keimfähigkeit gewährleistet. Zur Zeit sind es nur wenige Betriebe im ökologischen Landbau, die Nackthafer anbauen. Innerhalb des Haferschlages fallen erhebliche Teile in die Spelzform zurück, diese Körner müssen abgesondert werden, was schließlich den Ertrag arg schmälert. So ist Nackthafer zur Zeit das teuerste Getreide und bisweilen sehr rar.

Interessant ist es, die Inhaltsstoffe des Hafers einmal zu betrachten. Insgesamt darf er als das nährstoff- und vitalstoffreichste Getreide bezeichnet werden. Der Fettgehalt z. B. ist mit 7–8% der höchste aller Getreidesorten. Das Fett befindet sich in Form kleiner Ölkügelchen (überwiegend aus ungesättigten Fettsäuren) nicht nur in den Randschichten und der Keimanlage, sondern es liegt auch fein verteilt in den Stärkezellen des Nährgewebes. Hier liegt vermutlich die Erklärung für die Weichheit des Samenkorns.

Die Eiweiße sind ebenfalls prozentual mit 12–13% im Durchschnitt überragend, in gutem klimatischen Jahren erreicht Hafer bis zu 16% Eiweißanteil, wobei alle essentiellen Aminosäuren vertreten sind. Sein Mineralstoff- und Vitamingehalt ist ebenfalls beträchtlich. Wenn es uns gelingt, regelmäßig in der morgendlichen Getreidespeise oder sonst über den Tag verteilt Hafer im rohen Zustand zu verspeisen, so bedeutet dies eine sehr gute Ernährungsgrundlage.

Die so beliebten Haferflocken, ob kernig oder feinflockig, erfüllen leider nicht die Voraussetzung, die von der Gesundheitsprophylaxe her an Vollkornprodukte gestellt werden. Fertigflocken sind aus Haferkernen – also nicht mehr keimfähigem Hafer – mit Dampf gequetscht. Die Hitze konserviert, die Oxydation ist stark verzögert, das Eiweiß des Getreides ist jedoch denaturiert.

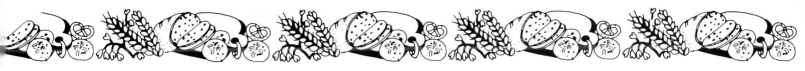

Erfreulicherweise gibt es seit einiger Zeit Handgeräte zur Selbstherstellung von Flocken kurz vor dem Verzehr. Damit erhalten wir die sehr beliebten Getreideflocken mit dem vollen biologischen Wert. Nackthafer mit seinem hohen Fettanteil oxydiert relativ schnell, darum ist es ratsam, selbstgequetschte Flocken bzw. Hafervollkornmehl nicht lange stehen zu lassen; bereits nach kurzer Zeit schmeckt es im rohen Zustand streng bis bitter.

Was machen wir mit (Nackt-) Hafer in der Vollkornküche?
Wir bereiten daraus selbstgequetschte Flocken für die Frischkornspeise, nehmen Hafer für Gebäcke bzw. sogar für Mandel- und Nußkonfekt, für Brotaufstriche, ferner als Ganzkorn gekeimt und frisch geschrotet für die Zubereitung von Suppen, Soßen, Klößen, Bratlingen, süße und pikante Gebäcke einschl. Süßspeisen.

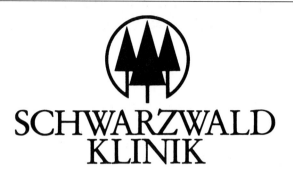

SCHWARZWALD KLINIK

KLINIK FÜR
BIOLOGISCHE HEILWEISEN UND
ERNÄHRUNGSMEDIZIN

Farnweg 6
78048 VS-Villingen
Telefon 0 77 21 / 80 9-0
Telefax 0 77 21 / 80 91 62

Naturheilkundliche Behandlung von Neurodermitis, Allergien und ernährungsbedingten Erkrankungen

Therapie ohne Cortison mit den Schwerpunkten:

- Ernährungstherapie
- Naturheilverfahren
- Gesundheitsbildung

Die Schwarzwaldklinik ist von allen gesetzlichen Krankenkassen als Rehabilitationseinrichtung anerkannt.

Wir senden Ihnen gerne Informationsmaterial zu.

ANZEIGE

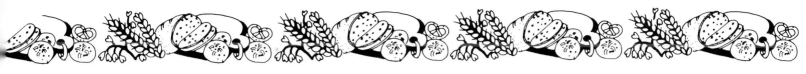

Hirse (Panicum)

gehört als überwiegendes Breigetreide zu den ältesten Kulturpflanzen der Erde, zusammen mit Emmer, Einkorn, Gerste, Erbse, Linse und Lein. Es gibt Hirsefunde in Europa und Asien, die bis in die Steinzeit zurückreichen. Noch im frühen Mittelalter waren Hirsefelder in Europa weit verbreitet. Doch dann traten die ertragreicheren Brotgetreidearten wie Weizen, Roggen und Gerste neben der Kartoffel als Grundnahrungsmittel in den Vordergrund.

Die zahlreichen Hirsearten sind ebenso wie die anderen Getreidesorten Abkömmlinge von Gräsern. Sie ertragen ungewöhnliche Trockenheit, stellen geringe Ansprüche an den Boden und reifen als sog. Sommergetreide (weil frostempfindlich) in extrem kurzer Zeit von 2–4 Monaten. Kaum ein anderes Getreide ist von der Gestalt her so uneinheitlich in seinen Untersorten wie die Hirse.

Ihr Anbau ist in Deutschland seit Anfang unseres Jahrhunderts praktisch erloschen. In der Vergangenheit jedoch hat Hirse auch bei uns in der Ernährung durchaus eine Rolle gespielt. Die Erinnerungen daran stellen Märchen mit Hirsebrei, aber auch Ortsnamen wie Hirsau, Hirsingen, Hirschlanden dar.

Es gab in Deutschland drei Hirsearten: Rispen-, Borsten- und Bluthirse. Von ihnen war die Rispenhirse die übliche und allgemein verbreitet. Die anderen beiden Sorten sind nur zeitweise und nur in manchen Gebieten genutzt worden. Für tropische und subtropische Gebiete der Erde gelten noch heute die Arten Perlhirse, Zwerghirse, Teff und Sorghum-Hirse als wichtige Nahrungsgrundlage.

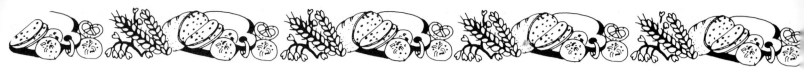

Rispenhirse – Panicum (lat. panicula = Rispe, Büschel)
Sie stammt vermutlich aus Zentralasien. In China gehörte sie zu den fünf Heiligen Pflanzen (mit Soja, Gerste, Reis und Weizen). Heute erfolgt ihr Anbau in den Donautälern, im Süden der UdSSR, im Mittelmeerraum, doch vor allem in China. Rispenhirse ist frostempfindlich; sie wird Ende Mai ausgesät und bereits Ende August geerntet. Die Pflanze wird zwischen 40 und 120 cm hoch. Die harten Fruchtschalen um das Samenkorn sind goldgelb bis rötlich und nicht genießbar; Hirse muß also geschält werden.

Borstenhirse – setaria italica (lat. seta = Borste),
auch Kolbenhirse, Vogelhirse, in Niederösterreich sehr anschaulich ›Katzenschwaf‹ genannt. In warmen Ländern mit noch gemäßigtem Klima wird Borstenhirse heute häufiger als Rispenhirse angebaut, und zwar von Portugal bis Japan, vor allem in den Donauländern, im Süden der UdSSR, Nordchina, Korea. Sie soll einmal Hauptnahrung der Mönche im Himalaya gewesen sein.

Ihre Gestalt: Die bis oben beblätterten 3–4 Halme einer Pflanze enden in einer nickenden, gelappten Scheinähre. Jeder einzelne 2–3 cm lange seitliche Fruchtstand trägt bereits 100 bis 200 Körner. Bei 50 und mehr Seiten-Scheinähren können bei Kolbenhirse 5000 und mehr Körner wachsen. Eine stattliche Reproduktionszahl! Das 1000-Korn-Gewicht beträgt bei Hirse allerdings nur 2–4 g, hingegen bringen es 1000 Weizenkörner immerhin auf 45–50 g!

Borstenhirse aus Marokko ist bei uns als Vogelfutter (›Kolbenhirse‹) im Handel. Sie kommt mit extrem wenig Niederschlägen aus, gedeiht auf allen (nur nicht nassen) Böden, auch auf Sandböden und reift in 2–4 Monaten aus. Damit eignet sie sich gut für hochgelegene, warme Gebirgstäler mit kurzer Vegetationszeit.

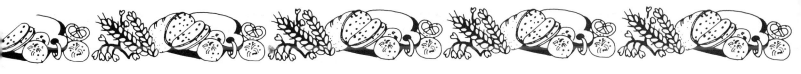

Perlhirse – pennisetum americanum (lat. penna = Feder, seta = Borste), auch Feder-Borsten-Gras genannt bzw. nach dem walzenförmigen Fruchtstand der bekannten Sumpfpflanze ›Rohrkolben‹ heißt Perlhirse auch **Rohrkolbenhirse.** Sie stammt aus Afrika und ist dort in zahlreichen Fomen die wichtigste Getreidepflanze als Nahrung für Mensch und Tier. Sie gilt als eine der ertragreichsten und anpassungsfähigsten Futterpflanzen der Tropen und Subtropen. Außerhalb Afrikas und Indiens wird sie noch in Amerika angebaut. In einem Fruchtstand können bis zu 35 000 Körner sitzen – eine erstaunliche Reproduktionskraft! Die afrikanische Perlhirse bringt Körnerfarben von weiß – gelb, über rötlich bis beinahe schwarz hervor. Das weiße Hirsemehl läßt sich nicht verbacken, Perlhirse wird als Brei gegessen; auch Bier wird in Afrika daraus gebraut. Das grüne Kraut ist begehrtes Viehfutter. Perlhirse ist im Wasserbedarf die anspruchloseste Hirseart, andererseits übertrifft ihr hoher Fett- und Eiweißgehalt alle übrigen Hirsearten auf der Welt.

Teff – Eragrostis tef (= Frühlings- oder Liebesgras genannt)
Teff-Hirse verkörpert die feingliedrigste Hirse. Für Äthiopien ist Teff das wichtigste Getreide für Mensch und Tier. Sie braucht relativ viel Feuchtigkeit und wächst noch in Höhen von 2500 Meter als Getreidegras mit schmalen hellgrünen Blättern an den Halmen, die eine Höhe von ½ bis 2 m erreichen können. Die weißen und roten Körner aus den langen, lockeren und nickenden Rispen sind die weitaus kleinsten Getreidekörner der Erde, nämlich 1–2 mm lang. Sie erbringen jedoch eine Mehlausbeute von über 90 %. Das Teff-Korn ließe sich zu Brot verbacken, denn es hat Klebereiweiße.

Sorghum-Hirse

eine formenreiche Gruppe von großkörnigen Hirsen wie Mohrenhirse, Kaffernkorn, Durra. Sie kommen hauptsächlich in tropisch-subtropischen Trockengebieten vor.

Die Hirsegruppe stammt aus Afrika und kam von dort nach Indien und China. In den letzten Jahrzehnten hat sich ihr Anbau auf die semi-ariden (halb-trockenen) Gebiete Amerikas ausgedehnt.

Sorghum-Hirsen verfügen über einen robusten Stengelwuchs bis in die Rispen hinein, und sie können Hitze- und Trockenzeiten erstaunlich gut überstehen. Bei langandauernder Dürre kann die Pflanze in eine Art Trockenstarre übergehen, aus der sie erst nach Regenfällen zu neuem Wachstum erwacht.

Sorghum-Hirsen gehören zu den wichtigsten Getreidearten der Welt; viele Millionen Menschen leben von ihr, für sie ist Hirsebrei und -fladen oftmals die einzige Speise.

Sorghum erinnert in seinem Wuchs an Mais (Europäer sagen auch Durra-Mais). Mais ist jedoch lange nicht so widerstandsfähig und ertragreich. Die Sorghum-Pflanzen können 2–4 m hoch aufwachsen, ihre Wurzeln gehen 1–2 m tief in den Boden und erreichen so tiefe Wasserschichten.

<u>Fazit</u>: Auf der Erde gelten die Hirsenarten heute als Getreide der Zukunft. Flächenmäßig nehmen sie die 3. Stelle in der Weltanbaufläche für Getreide an, sie erreichen in der Produktionsmenge die 5. Stelle. Hirse gilt als eine der ältesten Kulturpflanzen der Erde, ihr Potential für züchterische Zwecke ist längst noch nicht ausgeschöpft.

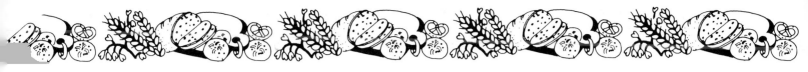

Hirse sollte möglichst auch in unsere Vollkornküchen kommen!
Speisehirse ist geschält, sie zeigt dennoch ausreichende Keimfähigkeit und bedingte Lagerfähigkeit. Beim Abtrennen der Hüllspelzen kann die Keimanlage beschädigt werden, was zum Austreten von Keimöl führen kann. Die Oxydation setzt rasch ein, und die Hirsekörner bzw. daraus gemahlenes Hirsemehl schmecken dann bitter. Hirse sollten wir dort kaufen, wo die Ware schnell umgeschlagen wird. Unseren Vorrat sollten wir auf einen zügigen Verbrauch einstellen.

Wir können Hirse wie Gerste, Weizen o. ä. in der Getreidemühle zu feinem Mehl mahlen, daraus feine Gebäcke herstellen, auch im Gemisch mit Weizen. Über die Ganzkorn-Verwendung hinaus eignet sich Hirse für die Zubereitung süßer Speisen, Suppen, Soßen, Klöße und Bratlinge. Eigentlich stehen wir erst am Anfang der Getreideküche: Die Lust am Probieren ist durchaus gefragt!

Reis (Orysa sativa)

Reis ist wie Weizen die wichtigste Getreidart der Welt; er ernährt etwa die Hälfte der Menschheit, und für sie ist er oftmals die einzige Speise.

Der Reisanbau erfolgt in tropischen und subtropischen Gebieten. So stammen 9/10 der Weltreisernte aus Asien (China, Indien, Pakistan, Japan und Indonesien), der Rest aus Brasilien und den USA; auch Europa kennt kleine Reiskulturen in Italien, Spanien, Südfrankreich und Ungarn. Nur 3% der Reisernte kommen auf den Weltmarkt, 97% werden in den Reisanbauländern verzehrt.

Reis als Abkömmling vom Sumpfgras ist das Getreide Asiens, er wird teilweise in heißen, sumpfigen Gegenden oder Überschwemmungsgebieten angebaut, wo sonst gar keine andere Kulturart gedeihen könnte, wo aber die größte Bevölkerungsdichte der Welt besteht, die Menschen meist in Armut und Hunger leben und unter Naturkatastrophen leiden.

Reis gehört zur Familie der Rispengräser; letztere haben einen reichen Blütenstand, ähnlich der Rispe des Hafers. Dagegen ist das Wurzelwerk etwas schwach ausgebildet. Eine Reisrispe bringt 70–100 Körner; sind 20–30 Seitentriebe vorhanden, bedeutet es eine Reproduktion von 1:1000 bis 3000 Körner, tausendfache Frucht! Die Saatgutmenge ist geringer als bei unseren Getreiden. Die Reissamen sind wie Hafer und Gerste von Hüllspelzen umgeben. Nach dem Erntedrusch bleiben die Spelzen mit der Fruchtschale des Korns verbunden. Körner in diesem Stadium werden »Paddy« (Holz) genannt. Das Reiskorn muß geschält werden, denn alle Reisspelzen sind stark verholzt und ungenießbar.

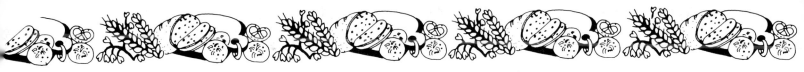

Reisqualitäten, die unter dem Namen ›Naturreis‹ im Handel sind, werden möglichst schonend geschält, um das Silberhäutchen, die darunter liegende Aleuronschicht und den Keim zu schützen. Es wird unterschieden in

- Naturreis/Langkorn = India-Typ; - Naturreis/Rundkorn = Japonica-Typ.

Der Demeter-Naturreis wächst in der Po-Ebene in Italien; angeblich ist er der beste Naturreis.

Die Keimprobe kann bei Reis sehr einfach gemacht werden: In eine Schale wird 1 Blatt Filterpapier gelegt, der Reis wird darauf ausgelegt und mit Wasser bedeckt.

Es kann sein, daß nach etwa 2 Monaten Lagerung das Öl im Keim unter den Silberhäutchen ranzig wird, so daß Naturreis speziell in den heißen Ländern ungenießbar wird. Aus diesem Grund wird die Entspelzung der Reiskörner in den Reisländern nie lange im voraus vorgenommen.

Reis gilt als reines Breigetreide, die Eiweiße sind nicht kleberhaltig. In Asien wird Reis meist gekocht zubereitet, mit Pfeffer scharf gewürzt und möglichst mit Soßen verzehrt. Nur in Notzeiten ißt der Asiate seinen Reis roh.

Anmerkung zum Parboiled Reis (Parboiling = Ankochen)
Es ist ein Verfahren, das nach dem 2. Weltkrieg auch in Europa angewendet wurde. Früher war es in Indien und Indonesien üblich: Der entspelzte Reis wird eingeweicht, kurz gekocht und wieder getrocknet. Dabei diffundieren (zerstreuen) die Vitamine aus Keimanlage und Aleuronschicht in das Innere des Nährgewebes. Nach dem nun folgenden Schleifen sehen die Parboiled-Körner gelblich durchscheinend aus. So behandelter Reis ist leider nicht mehr keimfähig.

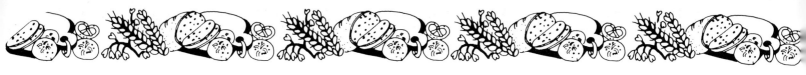

Der Reisanbau: Reispflanzen brauchen Wärme und viel Wasser durch entsprechend starke Regenfälle oder künstliche Bewässerung, d. h. vorübergehende Überschwemmung. Der sog. Trockenreis wächst in Brasilien und Afrika, der meiste Reis ist allerdings Naß- oder Wasserreis. Bei Arbeitskräftemangel wird der Reis direkt (vom Flugzeug aus) in die Bewässerungsbecken ausgesät (USA). Die klassische Methode ist jedoch, die Jungpflanzen in Saatbeeten heranzuziehen und 3–6 Wochen nach der Aussaat in Büscheln zu je 3–5 Pflanzen in die ca. 10 cm tief überschwemmten Becken zu setzen. Reis ist die einzige Getreideart, die so intensiv mit Menschenhänden, Fleiß und Hingabe gesät, gepflanzt, gejätet, gehackt und geerntet wird. Es gibt ja auch viel, viel mehr Reisbauern als Weizenbauern auf der Welt! Zwischen 2–4 Monaten nach dem Auspflanzen blüht der Reis, und nach weiteren 4–5 Wochen beginnt die Ernte.

3 Wochen vor der Ernte wird das Wasser aus dem Becken abgelassen, die Ernte setzt auf trockenem Boden ein, wenn die Rispen vergilbt sind und die Körner noch einen Feuchtigkeitsgehalt von 15–20% haben. Deshalb ist das Nachtrocknen der Ernte sehr wichtig. Früher schnitten die Frauen den Reis mit Handsicheln, heute in den reichen Reisanbauländern USA und Australien, machen ausgeklügelte Maschinen diese Arbeit.

Geschichtliches: Reis ist seit vielen Jahrtausenden in Asien kultiviert; er zählt zu den ältesten Kulturpflanzen. Im klassischen Chinesisch und anderen südostasiatischen Sprachen sind die Worte für Reis und Nahrung identisch. Der Ursprung der Reiskultur liegt in Indien und Südostasien; von dort drang er nach China vor.

Das internationale Reis-Forschungsinstitut gründete seine Genbank 1961 in Manila auf den Philippinen. Dank der hervorragenden Mitarbeit verschiedener nationaler Zen-

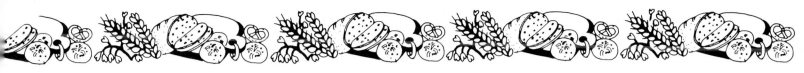

tren verzeichnete die Sammlung bis 1983 bereits 63 000 asiatische Kulturformen und 2500 afrikanische Muster sowie etwa 1100 Wildformen, in den USA immerhin bereits mehr als 7000 Sorten. In Kreisen des Reis-Forschungsinstituts wird davon gesprochen, daß es der Reis bis heute auf schätzungsweise fast 120 000 Kulturstämme und -sorten gebracht hat. Durch seine unglaubliche Vielgestaltigkeit und Anpassungsfähigkeit ist Reis ohne Zweifel als die überragende Getreidepflanze anzusehen.

Was können wir mit Reis in der Vollkornküche anfangen?
Bedauerlicherweise kaufen wir unseren Reis nur in den Differenzierungen ›Rundkorn‹ und ›Langkorn‹; Herkunftsbezeichnungen sind nicht üblich. Obwohl wir lange das ›fremde‹ Getreide Reis kennen, verzehren wir ihn überwiegend nach einer Zubereitungsart: mehr oder weniger gekonnt als Ganzkorn zubereitet. Naturreis steht wegen seiner langen Garzeit von ca. 40 Minuten nicht hoch im Kurs. Doch durch Einweichen von 2–4 Stunden (oder über Nacht) läßt sich diese Kochzeit energie- und zeitsparend auf etwa 5 Minuten herabdrücken.

Jeder Besitzer einer Getreidemühle kann ebenso wie ›unsere‹ Getreide Reiskörner zu Schrot bzw. Mehl mahlen. Damit eröffnen sich neue Einsatzmöglichkeiten wie Reisgebäck, Reiswaffeln, Bratlinge, Klöße, Suppen und Süßspeisen.

Naturreis bedeutet zunächst nur, daß er das Silberhäutchen und damit eine hohe Keimfähigkeit besitzt. Naturreis aus biologischem Anbau ist als »Bio-Kronenfrucht-Reis« in Reformhäusern im Handel. Er wächst in Südfrankreich in der Camargue. Nach der Ernte wird dieser Reis schonend ohne zusätzliche Erwärmung luftgetrocknet.

In einschlägiger Fachliteratur wird bisweilen die farbliche Vielfalt der Reiskörner

abgebildet. Wir sehen dann Reiskörner von weiß, gelblich, rötlich bis hin zu schwarz und alle Varianten mit Übergangsformen. Zur Zeit ist der sog. Wildreis modern, das sind kleine, schwarze Stäbchen. Weil er mühevoll von Hand gesammelt werden muß, ist er sehr teuer, jedoch auch sehr schmackhaft.

Mais (Zea mays)

Immer wieder taucht im Zusammenhang mit Mais die Frage auf: »Ist der Mais überhaupt eine Getreideart?« Sein gigantischer Wuchs und das Fehlen einer typischen Ähre lassen da Zweifel aufkommen. Beim Hinschauen ergeben sich jedoch ausreichende Anzeichen der Verwandtschaft mit Gräsern – doch Mais ist schon ein erstaunliches Gras! Er ist die einzige Kultur-Getreideart, die in Amerika entstanden ist, und zwar durch die Indios in vor- und frühgeschichtlicher Zeit. Sie haben eine bestimmte Wildgrasart (Wildmais oder Teosinte) im Laufe der langen Zeiträume zum Mais domestiziert.

Columbus entdeckte bei seiner ersten Expeditionsfahrt nach Amerika im Jahre 1492 Maisfelder auf San Salvador. Und bereits 1525 wurde feldmäßig Mais in Südspanien (Andalusien) angebaut. In wenigen Jahrzehnten hatte sich danach sein Anbau über das Mittelmeer bis in die östlich angrenzenden Länder ausgeweitet. In Deutschland wurde Mais im 16. und 17. Jahrhundert vorwiegend in Gärten gehalten, wo die klimatischen Bedingungen es zuließen: Rheingegenden, in Württemberg und Baden. Erst die Hungerjahre Mitte des vorigen Jahrhunderts gaben auf Grund wiederholter Kartoffelmißernten den entscheidenden Anstoß, auch für unser mittel- und norddeutsches Klima geeignete Sorten zu züchten. Obwohl gleichzeitig Rezepte für die Bereitung der Maiskörner für

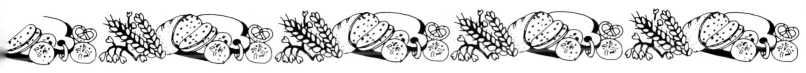

Brot, Suppen, Kuchen, Brei und auch Ersatz-Kaffee angeboten wurden, blieb der Anteil des Maisanbaus für den menschlichen Verzehr sehr gering.

Erst zu Beginn der siebziger Jahre unseres Jh. standen frühreife, den kühleren Standorten angepaßte Sorten zur Verfügung, so daß die Maiskulturen, jedoch fast ausschließlich für Futterzwecke, sprunghaft zunahmen. Im Raum Südoldenburg z. B. (Bundesland Niedersachsen) mit der höchsten Tierdichte der Welt, was die industrielle Massentierhaltung anbelangt, hat der Futtermaisbau regional 80% erreicht; der Durchschnitt im Bundesland Niedersachsen liegt bei 45% der bebauten Ackerfläche, örtlich schwankend.

Die höchsten Erträge bringt Mais in seiner Heimat Amerika. Wärme und Niederschläge sind dort größer als bei uns. Die Maispflanze keimt erst bei 9–10° C (in Vergleich: Roggen bei 1–2°C, Weizen bei 4–5°C); d. h., die Einsaat kann erst im Frühjahr nach Beendigung der Frostperiode erfolgen. Zum vollen Ausreifen der Maiskörner ist zusätzlich Wärme in den Monaten August und September erforderlich. Nicht jedes Jahr reifen bei uns im Land die Maiskörner daher voll aus. Die Bauern häckseln die gesamte Maispflanze und bereiten daraus mit Druck und der sich unter Folien entwickelnden Wärme sog. Maissilagefutter (ähnlich dem Sauerkraut). Die Rinder haben die Anpassung an dieses Winter- oder sogar Ganzjahresfutter mitgemacht.

Maispflanzen können 2 m hoch werden, an günstigen Standorten wird bisweilen von 4 m Höhe gesprochen, die sie erreichen. Anders als bei den uns sonst vertrauten Getreidepflanzen trägt Mais an der Spitze den männlichen Blütenstand mit Pollen. In einer unteren Blattachse wächst ein Kolben – bei neueren Züchtungen (Zuckermais) sind es 3–5 Kolben, die sich rechts und links am Stamm entwickeln und auch Körner tragen. Entsprechend der Pflanzengröße variieren auch die Kolbenlängen zwischen 5 und 40 cm.

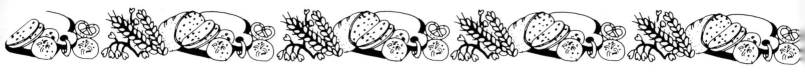

Die (weiblichen) Fruchtblüten an der Spitze der Kolben tragen viele Fäden (Quaste genannt), sie sind Träger der Narben, die die Pollen des männlichen Blütenstandes empfangen. Anschließend wachsen die meist goldgelben, auch dunkelroten, braunroten, blauen oder nahezu schwarzen Körner heran. Manche reifen glasig, andere mehr mit mehliger Substanz heran.

Die ungeheure Widerstands- und Lebenskraft dieser Getreideart (am geeigneten Standort) drückt sich auch darin aus: Nur mit ihr ist es gelungen, mehrfach hintereinander eine Maispflanze in Hydrokultur, also in Nährsalzlösung, zu reproduzieren. Diese Widerstandskraft wird heutzutage in immer wiederkehrenden Monokulturen im Futterpflanzenbau genutzt. Wirtschaftlich mag dies ein Vorteil sein; ökologisch gesehen, ist es auf Dauer schlimmster Raubbau an der Bodenfruchtbarkeit. Hinzu kommt, daß der Futtermais die einzige Kulturpflanze zu sein scheint, die mit immer wieder ausgebrachten großen Mengen Flüssigmist (sog. Gülle) aus Massentierhaltung wächst. So tritt Mais neuerdings dort vermehrt auf, wo hohe Tierdichte herrscht. Zwei negative Entwicklungen also, die nebenher, sich gegenseitig beeinflussend, in der Landwirtschaft ablaufen – und noch ist kein Ende abzusehen.

Mais zählt zu den Breigetreidearten. Brot daraus gelingt nur als Fladen (Tortillas). Geschätzt ist Türkensterz, italienische Polenta und rumänische Mamaliga. Der Mexikaner schätzt seine Tortilla, der Nordamerikaner seine hominy (Maismehl = Brei). Der Name Kukuruz für ein Maisgericht mag wohl aus dem Türkischen zu uns gekommen sein, vermutlich ein Lockruf für Vögel, denen man Maiskörner als Futter hinstreute.

Aus Mais wird im großen Umfang Maisstärke hergestellt; sie dient vielfältiger industrieller Verwendung für Nahrungs- und Gebrauchszwecke. Dabei fallen erhebliche

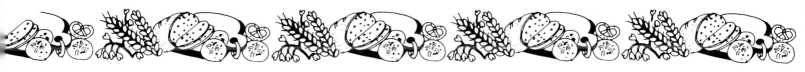

Mengen Maiskeimöl an, die als Speiseöl verkauft werden, leider nicht naturbelassen, sondern als Raffinat. Sehr preiswert können heute fabrikatorisch aus Mais Glukosesirupe, Trauben- und Fruchtzucker hergestellt werden.

Was machen wir mit Mais in der Vollkornküche?
Wir können in einschlägigen Geschäften Maiskörner kaufen, sie kommen aus südlicheren Gegenden und sind voll ausgereift und (hoffentlich) keimfähig. Wir können sie zu ›popcorn‹ erhitzen; mit einer leistungsfähigen Getreidemühle können wir selbst Polenta, also Maisgrieß mahlen. Daraus bereiten wir Maisbrei süß und pikant, Maisgebäcke süß/pikant. Ferner sind Suppen, Soßen, Aufläufe möglich.

Mais ist eigentlich nicht ›unser‹ Getreide. Das drückt sich auch im Getreideverzehr aus, er steht an letzter Stelle. Vorgemahlene Polenta oder Maisgrieß lagert in den Geschäften meist zu lange. Wer oft und gern Maisspeisen genießen möchte, sollte dies bedenken oder besser, eine Getreidemühle besitzen, die auch Maiskörner zufriedenstellend zerkleinert. In den Mais-essenden Ländern wird die harte Schale vor dem Verzehr durch Einweichen in Kalkmilch (o. ä.) entfernt, das Korn wieder getrocknet und dann erst gemahlen.

Am Beispiel von Mais sei noch einmal auf die Verbindung der Völker zu <u>ihrem</u> Getreide hingewiesen:
  Für die Amerikaner ist Mais = corn;
  für uns Deutsche ist Korn = Roggen – so war es zumindest bis zum 2. Weltkrieg!

Buchweizen (Fagopyrum esculentum)

Buchweizen wird auch Heidekorn oder Heidegrütze genannt. Er gehört zur Familie der Knöterichgewächse wie Rhabarber und Ampfer. Buchweizen stammt wahrscheinlich aus Ostasien und gilt als anspruchslos; allerdings ist er sehr frostempfindlich. Er gedeiht auf magerem Heideboden und in früheren Zeiten sogar auf abgebranntem Moorboden. Sein Anbau erstreckt sich auf die Heide- und Moorgegenden Norddeutschlands, auf Rußland, Südtirol und einige asiatische Gebiete, ebenso Südafrika.

Buchweizen ist eine einjährige, krautartige Pflanze von 50 bis 80 cm Höhe und ziemlich breiten, herzförmigen Blättern. Mitten im Sommer zeigen sich kleine, honigreiche Blüten in weiß, rosa bis rot. Die schwarzbraunen Früchte sind glatte, dreieckige, einzelnstehende Schließfrüchte, die besonders in früheren Zeiten schon bei den Germanen zur Herstellung von Buchweizengrütze verwendet wurden. Die Körnerfrucht in der schwarzen Schale hat eine dreikantige Form ähnlich den Bucheckern; von daher hat der Buchweizen wohl seinen »norddeutschen Namen« als »Weizen der armen Leute« erhalten. Seine Inhaltsstoffe ähneln denen von Getreide, die botanisch den Gräsern entstammen.

Der geschälte Ganzkorn-Buchweizen kann genauso wie Weizen, Dinkel, Gerste oder Hafer als ganzes Korn gekocht, als Grütze oder Mehl vermahlen zu Suppen, Klößen, Pfannengerichten usw. eingesetzt werden. Buchweizen enthält kein Klebereiweiß in der mehligen Substanz. Im Rahmen der vitalstoffreichen Vollwertkost kann Buchweizen frisch gemahlen, schonend zubereitet, eine erfreuliche Ergänzung/Variation zu den heimischen Getreidearten bedeuten. Seine helle Farbe und gute Bindekraft können wir in

der Küche gut nutzen, wenn es darum geht, süße Speisen und Gebäcke ohne Eier und Quark herzustellen.

Bei der Abtrennung der ungenießbaren schwarzen Schale ist es offenbar unvermeidbar, daß das relativ weiche Samenkorn Beschädigungen erleidet. Wegen der möglichen schnellen Oxydation (Verlust an Vitalstoffen) sollte Buchweizen-Ganzkorn möglichst nicht lange gelagert werden; Buchweizen-Grütze machen wir uns lieber selbst.

Der Buchweizen hat in zurückliegenden Epochen mancher Menschengeneration in Gegenden mit ausgesprochen nährstoffarmen Böden zum Überleben verholfen. Als Tierfutter spielt er heute eine Rolle dort, wo er angebaut wird, entweder als Grundfutter oder als Körnerfrucht.

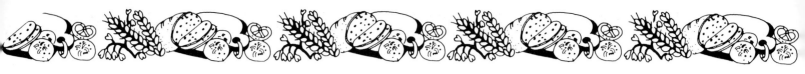

Inka- und Aztekenkörner

»Getreide« der Inkas und Azteken aus Südamerika wird wiederentdeckt und bei uns in Reformhäusern und Naturkostläden als »Amaranth-Korn« und »Quinoa« angeboten. Wie verhält es sich mit den sog. Wundern, die diesen Samen nachgesagt werden, und was fangen wir in unserer Küche damit an?

Amaranth-Kiwicha-Korn

Amaranthus-Gewächse sind meist tropische Pflanzen, die zu der Gattung Fuchsschwanzgewächse, ähnlich dem Buchweizen, gehören. Seit Mitte des 16. Jh. sind sie in Europa als Zierpflanzen heimisch. Es handelt sich bei Amaranth (Kiwicha = nahe verwandt mit der Amaranthus-Gattung) botanisch nicht um Getreidekörner, sondern um Samenkörner in winzigem Ausmaß, nämlich 1,1 mm. Der Vergleich: Hirsekorndurchmesser ca. 2,3 mm, Weizenkorn 4,5 mm.

Nordamerika, Peru, Mexiko und Indien sind heutige Anbauländer, wo auch großes Interesse für weitere Kulturen und neue Züchtungen besteht. Im großen Umfang wird Amaranth als Futtermittel eingesetzt. In dem südamerikanischen Staat Peru versucht die jetzige Regierung der Hungersnot entgegenzuwirken, um von Nahrungsmittelimporten unabhängig zu werden. So werden dort alte, bewährte, nährstoffreiche Pflanzen rekultiviert. Dabei spielt u. a. das mit Amaranthus verwandte Kiwicha-Korn eine große Rolle.

Die Kulturpflanzen Amaranth können (im Gegensatz zu den Zierpflanzen) je nach Sorte zu beachtlichen Größen von 1,8 m aufwachsen und in ihrem »Fuchsschwanz«

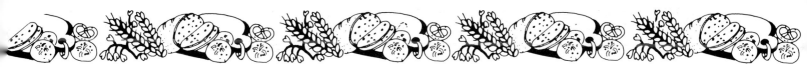

entsprechend viel Samenertrag bringen. Nach Ausgrabungen in Mexiko gehören Amaranthgewächse zu den ältesten von Menschen kultivierten Körnerfrüchten. Bereits vor etlichen tausend Jahren war Amaranth Nahrungsgrundlage mittelamerikanischer Kulturen. Mit der Ausrottung der Azteken durch europäische Eroberer im 15. Jh. verschwand auch Amaranth. Die Bedeutung dieser Pflanze für die eroberten Völker als Nahrungsgrundlage, aber auch die göttliche Verehrung und der Glaube an mystische übernatürliche Kräfte (als Heilmittel), die das Wunderkorn Amaranth verleihen sollte, veranlaßten Cortez, Anbau und Handel mit den winzigen Körnchen unter Todesstrafe zu stellen.

Die dem Amaranth-Korn nachgesagten Wunderkräfte mögen auf besonders günstige Nährstoff- und Vitalstoffgehalte zurückzuführen sein. So ist es z. B. bekannt, daß diese kleinen Körner vergleichsweise zu Weizen etwa den 3-fachen Wert an der als essentiell (lebensnotwendig) angesehenen Aminosäure Lysin aufweisen.

Als Brotfrucht ist Amaranth nicht geeignet, weil Klebereiweiße im Mehl fehlen.

In den Anbauländern werden Fladengebäcke, Breie, Gemüsespeisen, Süßspeisen und süßes Gebäck sowie Fruchtschnitten hergestellt.

Ähnlich dem Popkorn-Mais wird das ganze Korn trocken in Hitze zum Quellen und Platzen gebracht.

<u>Fazit</u>: Es ist reizvoll für uns, Amaranth kennenzulernen, Vergleiche mit unseren Getreiden anzustellen. Regelmäßig wird es bei uns wohl kaum in den Speisenplan einzubauen sein, weil es relativ teuer ist (1 kg Amaranth kostet etwa DM 10,–), und weil wir nicht recht wissen, was wir mit dieser fremden Körnerfrucht anfangen sollen.

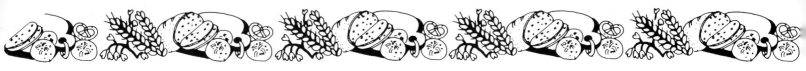

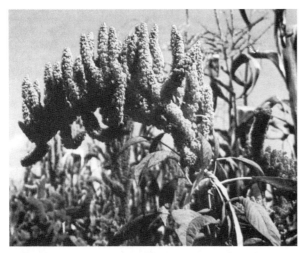

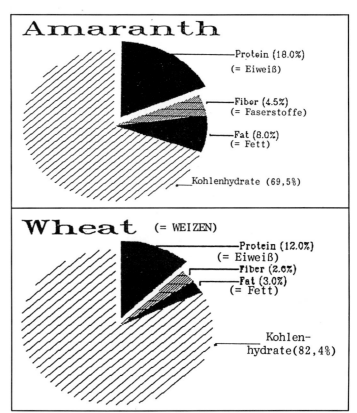

Bild oben: Voll ausgereifter Amaranth. Diese wertvolle Pflanze gehört zu den Fuchsschwanzgewächsen.

Grafik rechts: Dem Amaranth-Korn werden wahre Wunderkräfte nachgesagt. Im Vergleich zum Weizen wird angedeutet, woran das liegen mag: Etwas weniger Kohlenhydrate, dafür mehr hochwertiges Eiweiß, und auch Faserstoffe und Fett sind üppiger vertreten.

Becker: »Praktischer Rat bei Allergien«
© Verlag »NundG« Eberhard Cölle, Ditzingen

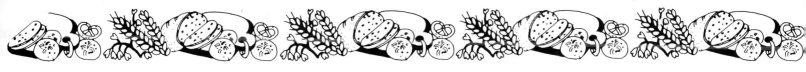

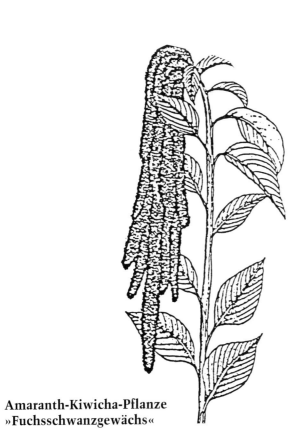

**Amaranth-Kiwicha-Pflanze
»Fuchsschwanzgewächs«**

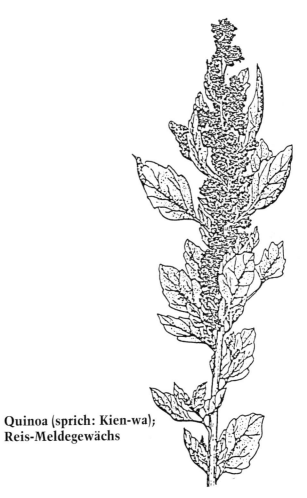

**Quinoa (sprich: Kien-wa);
Reis-Meldegewächs**

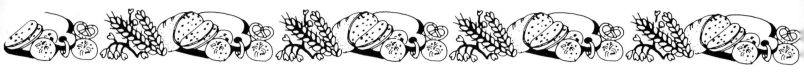

Quinoa (sprich: Kien-wa)

gehört wie Amaranth botanisch nicht zu den Getreiden, sondern es sind die kleinen Samen des Reis-Meldegewächses Chenopodium quinoa. Die Heimat dieser Pflanze sind die Hochebenen der Anden, Ecuador, Bolivien, Peru und Chile. Die eßbaren Blätter, vor allem die Samen (etwas größer als Amaranth-Körnchen) waren in prähistorischer Zeit neben Kartoffeln und Mais das wichtigste Grundnahrungsmittel der Inkas. Als frostbeständige Pflanze kann sie auch in großen Höhen gedeihen. Als Sicherung der Nahrungsgrundlage der Ureinwohner Südamerikas wurde Quinoa hoch geschätzt und verehrt, ihre Samen den Göttern bei hohen Festen in goldenen Schalen dargereicht. Der Herrscher brachte bei der Aussaat die erste Reihe Samen mit einem goldenen Spaten in die Erde.

Ähnlich wie bei Amaranth belegten die spanischen Eroberer den Anbau und Handel mit Quinoa mit der Todesstrafe, weil sie glaubten, die Inkas würden ihre Kräfte und Widerstandsfähigkeit aus der Ernährung mit Quinoa schöpfen. So geriet diese Körnerfrucht in Vergessenheit, nur in einigen Tälern der Anden hielt sich ein Restanbau. Heute wird der Quinoa-Anbau staatlicherseits wieder stark gefördert und für den Export erweitert.

Die Betrachtung der Nährstoffe und biologischen Wirkstoffe zeigt eindeutig eine große Überlegenheit von Quinoa gegenüber den uns bekannten Getreidearten: Hoher Gehalt an Eiweiß mit guter Zusammensetzung an essentiellen Aminosäuren, reich an mehrfach ungesättigten Fettsäuren, hohe Mineralstoffwerte, ebenso Vitamine des B-Komplexes, Vitamin E und sogar Vitamin C. Damit ist im nachhinein eine Erklärung der vollwertigen Ernährung der Ureinwohner Südamerikas gegeben.

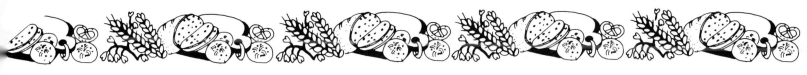

Quinoa im Vergleich zu Getreide*

je 100 g	Eiweiß g	Calcium mg	Kalium mg	Magnesium mg	Eisen mg	Zink mg
Quinoa	**15,2**	**114**	710	**240**	**114**	4,3
Weizen	11,7	45	**783**	144	45	1,3
Hafer	12,6	80	355	129	80	4,5
Gerste	10,6	79	504	108	79	1,4
Mais	9,2	63	396	126	63	–
Reis	7,4	25	191	157	25	**4,6**

je 100 g	B 1 mg	B 2 mg	C mg	E mg	Carotin mg
Quinoa	0,28	**0,35**	**4,4**	**4,7**	**0,48**
Weizen	0,48	0,14	–	3,2	0,02
Hafer	**0,52**	0,17	–	1,1	–
Gerste	0,29	0,12	–	4,2	0,33
Mais	0,36	0,20	–	0,5	0,37
Reis	0,32	0,05	–	0,7	–

* **Fettdruck: Höchster Wert unter den verglichenen Nahrungsmitteln**

Becker: »Praktischer Rat bei Allergien«
© Verlag »NundG« Eberhard Cölle, Ditzingen

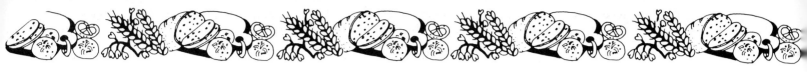

Quinoa wird in Reformhäusern mit Rezept-Empfehlungen für Ganzkorn-Zubereitungen herb und süß, als Suppeneinlage, als Gemüsebeilage usw. angeboten. Die Nachfrage ist nach meiner Beobachtung nicht sehr groß. Das mag einmal an dem hohen Preis, zum anderen an dem Unbekannten liegen, dessen Namen wir ohne Erklärung kaum richtig aussprechen können. Schließlich haben wir auch noch viel Nachholbedarf in Punkto Kennenlernen unserer heimischen Getreidearten.

In den Reformhäusern wird jetzt ein sog. Kinoa (»Quinoa«)-Brot angeboten. Es handelt sich um ein Hefe-Weizenmischbrot mit einem Anteil des Quinoa-Samens. Als Neuheit gepriesen, wird es wegen seines großen gesundheitlichen Wertes sehr empfohlen.

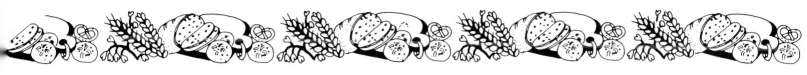

Mutterkorn (Secale cornutum)

Die Droge Mutterkorn ist die Überwinterungsform des auf einer Reihe von Gräsern und auf dem Roggen (gelegentlich auch auf Weizen und Triticale) schmarotzernden Pilzes Claviceps purpurea. Die aus den reifen Ähren herausragenden dunkelvioletten Mutterkörner bilden bis zu 15 mm lange, schwach halbmondförmige Körper. Vor und während der Ernte fällt ein Teil der Mutterkörner auf den Ackerboden. Im Frühjahr wachsen daraus gestielte Fruchtkörper, die eine Vielzahl von Ascosporen enthalten. Durch den Wind gelangen sie auf die Roggenblüten (Primärinfektion) und keimen dort aus. Das entstehende Pilzgeflecht (Myzel) durchwuchert nach und nach die Fruchtknoten der Ähre und entwickelt außerdem ungeschlechtliche Sporen, sog. Konidien, die von gleichzeitig gebildetem klebrigen Honigtau aufgenommen werden. Insekten tragen ihn – und damit die Sporen – auf noch nicht infizierte Ähren (Sekundärinfektion). Die Konidien keimen und entwickeln sich analog der Ascosporen. Das Mutterkorn wächst heran, verfestigt sich und färbt sich dunkelviolett, dabei bilden sich seine Wirkstoffe, die Alkaloide.

    Die Auswüchse waren in früheren Zeiten unter Bezeichnungen wie Mutterkorn, Roggenmutter, Hungerkorn oder Schwarzkorn allgemein bekannt und hatten in der Mythologie und in der Volksmedizin (wehenförderndes Mittel) eine gewisse Bedeutung. Man hielt sie für verkümmerte oder krankhaft umgewandelte Roggenkörner, nahm aber nicht an, daß sie giftig sein könnten. Bekanntlich kam es besonders im Mittelalter zu Vergiftungen durch Mutterkorn. Der von Matthias Grünewald gestaltete Isenheimer Altar in Colmar zeigt ausgemergelte, gekrümmte Gestalten. Es soll sich dabei um

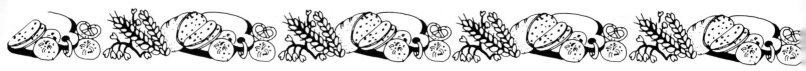

Personen handeln, die von der sog. »Kriebelkrankheit« (Ergotismus), hervorgerufen durch chronische Mutterkornvergiftung, befallen waren. Es war damals üblich, daß die Bevölkerung an ihre Feudalherren den größten Teil der Ernte abführen mußte. Den Armen blieb dadurch meistens nur der verunreinigte Teil zum Verzehr übrig. Sie waren durch die große Not gezwungen, dieses minderwertige Getreide zu essen. Heute weiß man, daß das Roggenmehl in Kriegs- und Notzeiten oftmals bis zu 30% aus mit vermahlenem Mutterkorn bestand. Es ist allerdings unangebracht, heute vor Vergiftungen durch Mutterkorn zu warnen. <u>Mutterkorn ist vielmehr zu einer botanischen Seltenheit geworden, und für arzneiliche Zwecke wird es darum eigens gezüchtet.</u>

»**Auswuchs**«
Wenn bei anhaltend feuchter Witterung größere Partien der Getreidehalme am Boden liegen (besonders bei Roggen), und wenn dann die reifen Körner zu keimen beginnen, ist der »Auswuchs« in vollem Gange. Für den Keimprozeß werden Nähr- und Vitalstoffe mobilisiert. Wird das Getreide geerntet und als Brotgetreide vermahlen, kann es bei starkem Befall zu einer Verminderung der Backfähigkeit kommen.

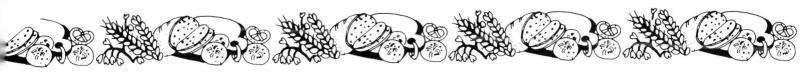

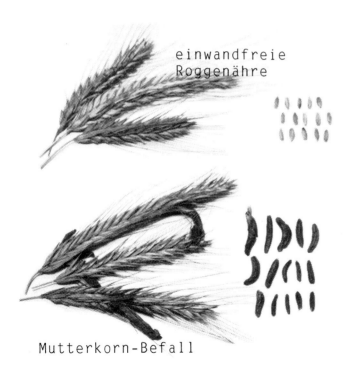

einwandfreie Roggenähre

Mutterkorn-Befall

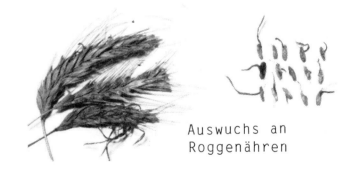

Auswuchs an Roggenähren

Becker: »Praktischer Rat bei Allergien«
© Verlag »NundG« Eberhard Cölle, Ditzingen

Das heute übliche Pflügen verhindert weitestgehend das Auskeimen des Mutterkorns. Zum anderen garantieren Reinigungs- und Sortierungsmaschinen, daß der Mutterkornanteil für Speise- und Saatgetreide verschwindend gering ist. Gesetzliche Gütevorschriften für den EG-Bereich regeln, daß der ›schädliche Schwarzbesatz‹, zu dem Mutterkorn, Brandbutten, Wicke-Kornrade, Gichtweizen, Röstkörner u. a. zählen, 0,5% (pro kg Getreide) nicht überschreiten dürfen. Direkt vom Erzeuger gekauftes Getreide muß als Speisegetreide genauso wie für den gewerblichen Verkauf gereinigt, also frei von Fremdbesatz sein.

Mutterkörner sind im übrigen leicht erkennbar, so daß sie notfalls aussortiert werden könnten. Sollten dennoch in einer Getreidepartie aus regenreicher (= pilzfreundlicher) Vegetationsperiode wenige Mutterkörner (auf 1 kg) mitvermahlen und gelegentlich verzehrt werden, so kann uns diese kleine Menge nicht krankmachen. Erlaubt sei diese Schlußfolgerung: Mutterkörner sind im allgemeinen nicht bekannt, weil sie sehr selten im Speisegetreide gefunden werden.

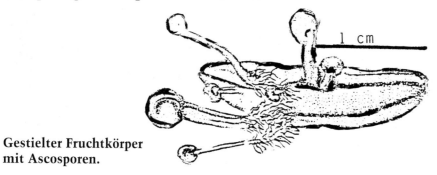

Gestielter Fruchtkörper mit Ascosporen.

Becker: »Praktischer Rat bei Allergien«
© Verlag »NundG« Eberhard Cölle, Ditzingen

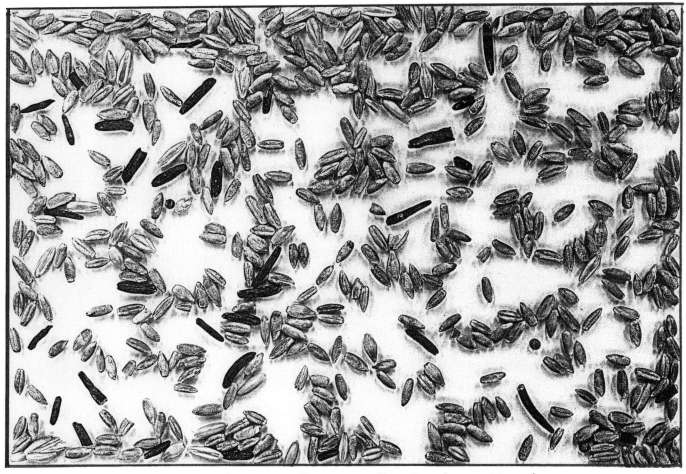

**Aus einer Roggen-Charge: Fremdkörper, vor allem das schwarze Mutterkorn.
In ca. 5 kg Bioroggen befanden sich über 30 Mutterkorn-Pilze (Ernte 1987).**

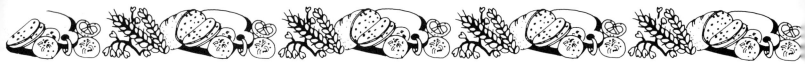

Getreidelagerung –
und die Vermeidung von Verunreinigung durch Kornkäfer, Mehlmilben und Mehlmotten

Der Kornkäfer (Wippel) tritt auf in Getreidevorräten aller Art, wie Ganzkorn und Mahlprodukten, mitunter auch in Eierteigwaren, in stark gepreßtem Mehl, wenn diese Produkte in Silos, Mühlen, bäuerlichen Schüttböden oder bei uns im Haushalt gelagert werden. Der Kornkäfer ist 3–4 mm lang, dunkelbraun bis schwarz gefärbt, ausgestattet mit einem langen Rüssel, der bei seiner Lebensgefährtin noch einmal eindrucksvoll vergrößert ist. Der Kornkäfer ist flugunfähig. Das Weibchen legt durchschnittlich 100 Eier ab, indem es in die Körner eine Grube frißt (bohrt), jeweils 1 Ei in ein Korn hineinsenkt und dann die Grube mit einem gallertartigen Sekret verschließt. Die weiße fußlose Larve mit brauner Kopfkapsel höhlt das Korninnere aus und verläßt es erst als fertiger Jungkäfer. Die gesamte Entwicklung dauert ca. 40 Tage bei einer Temperatur von ca. 21° C.

Wie erkennen wir nun den Befall?
An den Getreidekörnern können tiefe, unregelmäßige Fraßlöcher sichtbar sein. Oder außen unbeschädigte Körner können innen ausgehölt sein und Larve, Puppe oder Käfer enthalten. Bei Bewegung im Korn kommen »Kuriere« herauf. Befallsnester in großen Getreidemengen sind auch durch Temperaturmessung im Innern feststellbar. Gegen-

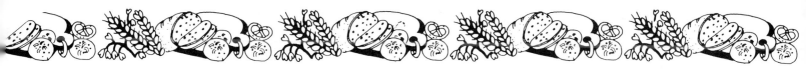

über der Umgebung weist das Getreide dann eine um einige Grade höhere Temperatur auf, hervorgerufen durch Stoffwechselprozesse der Käfersippe.

Unsere Maßnahmen: Wir entziehen das Milieu. Der Käfer liebt Wärme, gewisse Feuchtigkeit, vor allem Ruhe in großen Kornmengen. Verkehren wir alles um und
★ lagern kühl und trocken
★ in kleinen Mengen pro Gebinde
★ in einer Getreidekiste oder in Jute- bzw. Leinensäcken
★ Getreidepartien regelmäßig (wöchentlich 1– 2x) bewegen
★ einwandfrei gereinigtes Getreide wählen.

Haben wir Kornkäfer im Haus, heißt es, so gründlich wie möglich (und öfter) alle Ritzen und Nischen aussaugen (Staubbeutel vernichten), Lagerplätze mit heißem Essigwasser reinigen. Für 2–3 Monate an diesem Platz möglichst kein Getreide, kein Mahlgut lagern. Kornkäfer können relativ lange ohne Nahrung auskommen, zumindestens mit sehr wenig. Sie verharren ganz ruhig in dunklen Nischen, wohl in der richtigen Gewißheit, irgendwann reift schon neues Getreide heran!

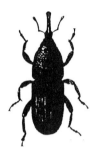
Nebenstehend ist der verwandte **Reiskäfer** abgebildet. Er wird sehr oft mit Importgetreide aus wärmeren Ländern eingeschleppt. Er kann sich bei uns jedoch nicht dauernd halten. In Gestalt und Lebensweise ähnelt er dem Kornkäfer, mit dem Unterschied: Er kann fliegen und hat 4 gelbbraune Flecken auf den Flügeldecken.

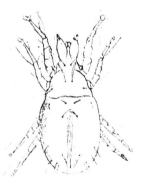
Die **Mehlmilbe** ist ebenfalls interessiert an Getreidekörnern, vor allem an deren Mahlprodukten. Ihre Gestalt ist mit 0,5 mm Länge mit dem bloßen Auge kaum erkennbar. Bei Massenbefall sind die Getreide wie mit einer hellen, etwas rötlichen Staubschicht überzogen. Bei Mehl: Probe glattstreichen, Milben werfen auf der glatten Fläche gut sichtbare Häufchen auf.

Vermilbte Nahrungs- und Futtermittel sind für Menschen und Haustiere gesundheitsschädlich. Bei starkem Befall einmal durch die Fraßtätigkeit der Milben und durch die Verunreinigungen tritt rasches Verderben der Mahlprodukte auf. Mehlmilben zerstören bei Getreide zuerst die Keimanlage, später den Mehlkörper.

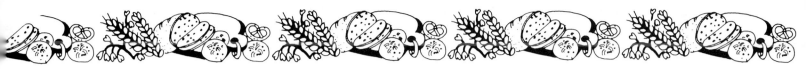

Das Weibchen der Milbe legt bis zu 20 Eier, nach 3–5 Tagen schlüpfen Larven, die sich in 2 Wochen über das Nymphenstadium zu den erwachsenen Milben entwickeln.

Unsere vorbeugende Maßnahme: Vermeiden, daß Mahlstaub in Ritzen eindringt und Feuchtigkeit annimmt, z. B. in Küchenschränken. Die Qualität einer Getreidemühle sollte auch auf ihre Staubentwicklung beurteilt werden. Ansonsten sicherheitshalber ein feuchtes Küchentuch über Mühle und Schüssel geben.

Die **Mehlmotte** gehört schließlich auch noch zu dem Kreis der möglichen Mitesser bei Getreide und seinen Mahlprodukten. Sie tut sich grundsätzlich an allen Mahlprodukten gütlich, bevorzugt Weizenmehl, Grieß, Haferflocken, vor allem Vollkornmehl. An Gespinstklumpen in befallener Ware können wir sie erkennen. Der Falter ist in Ruhestellung mit dachförmig angelegten Flügeln 10–14 mm lang. Das Weibchen, das an dunklen Stellen sitzt, legt durchschnittlich fast 200 Eier. Die gesamte Entwicklung dauert ca. 3 Monate.

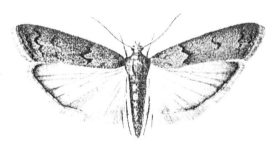

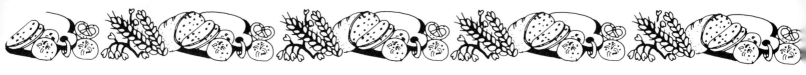

Backtriebmittel und Backtechnik

Back-, Bäcker- oder Preßhefe (Saccharamyces)

Die in Preßhefefabriken gewonnenen Hefepilze werden als Reinzuchthefen unter Ausschluß von Wildhefen und Bakterien der Umwelt bei starker Belüftung eigens gezüchtet; es sind die einzelligen Sproß- oder Schlauchpilze Saccharamyces cerevisiae. Sie sind Auslöser der alkoholischen Gärung, sie zerlegen mit Hilfe von Enzymen (Zymase) Traubenzucker (Glucose) in Alkohol und Kohlendioxyd.

Preßhefe bedeutet eine Monokultur mit besonderen Eigenschaften, aber auch einseitiger Wirkungsweise. Die Nährstoffgrundlagen für das Wachstum der Hefepilze sind heute im allgemeinen Zuckerrüben-Melasse nebst anorganischen Stoffen als Phosphor- und Stickstoffquelle, daraus bauen die Hefezellen ihre Eiweißkörper auf.

Backhefe wird vor allem zur Lockerung von Weizenteigen genommen. Kohlendioxyd und Alkohol dehnen sich bei Wärme (Backprozeß) aus, entweichen und lockern so den Teig. Hefegebäcke erfahren darüber hinaus eine Nährstoffaufwertung durch Hefeeiweiße und Vitamine des B-Komplexes als Folge des Wachstums der Hefekulturen.

Zur Atmung braucht die Hefe als Aerobier Sauerstoff und eine Temperatur um 26°C. Bei diesen Bedingungen können sich die Hefen durch Sprossung vermehren, darum genügt eine kleine Menge Hefe für den Teigansatz.

Ist kein Sauerstoff vorhanden, so werden die Zuckerstoffe vergoren. Die Hefegärung wird durch Temperaturen von 28–32°C sowie große Hefemengen begünstigt, die Teige sind weich und riechen mehr oder weniger stark nach Alkoholgärung.

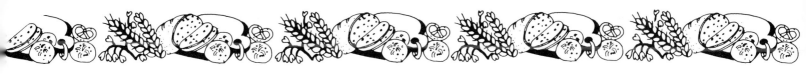

Im frisch gemahlenen Vollkornmehl sind mehleigene Zuckerstoffe reichlich vorhanden, hingegen reichen sie im Auszugsmehl oftmals nicht aus. Es werden deshalb Malzbackmittel oder Rübenzucker zugesetzt, ebenso Hefewuchsstoffe, die natürlicherweise im Vollkorn enthalten sind (u. a. Biotin, Pantothensäure, Inosit).

Hefen erreichen die besten Triebleistungen, wenn die vergärbaren Zucker ca. 2–3% vom Mehl ausmachen. Zuckermengen über 10% behindern ihre Triebleistung ebenso wie reichlich Salz, Fett, Kohlendioxyd und Alkohol. Deshalb ist es ratsam, alle geschmacksgebenden Zutaten bei Abschluß des Triebvorganges einzuarbeiten. Kohlendioxyd und Alkohol können durch zwischenzeitliches Kneten aus dem Teig entweichen. Früheres Schlagen und Stoßen des Teiges ist sicher dahingehend zu verstehen.

Während der Lagerung atmet die Hefe weiter. Je höher die Temperatur, desto schneller die Atmung. Sind ihre gespeicherten Zuckerstoffe aufgebraucht, baut sie ihr eigenes Zelleiweiß ab und verdirbt. Es ist also sinnvoll, Backhefe gut verpackt bei ca. 4–8°C zu lagern, denn nur frische Hefe ist triebstark. In diesem Zustand faßt sich ein Hefeblöckchen eher fest an, sieht weißlich-grau aus und zerbröckelt beim Zerteilen.

Während bei uns die Bäckerhefe erst im vorigen Jahrhundert allgemein verbreitet wurde, war man in Ägypten bereits 1500 v. Chr. in der Lage, fast reine Hefen herzustellen.

Abschließend einige Tips im Umgang mit Backhefe für Vollkornteige: Kaltes Leitungswasser und mühlenwarmes Vollkornmehl (ca. 35–42°C) ergeben quasi automatisch eine Temperatur im Idealbereich der Hefekulturen, nämlich 24–26°C. So können wir bei dieser Methode mit einem überwiegend aeroben (sauerstoffangereicherten) Milieu und damit Wachstum der Hefen rechnen. Wird auf Zimmertemperatur abgekühltes Vollkornmehl verarbeitet, kann dafür warme Flüssigkeit genommen werden.

Becker: »Praktischer Rat bei Allergien«
© Verlag »NundG« Eberhard Cölle, Ditzingen

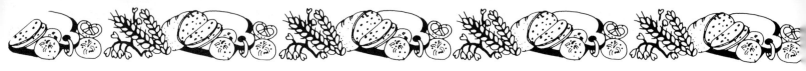

Je kleiner die Hefemenge gewählt wird, desto weniger arbeitet in dem Teig eine reine Monokultur mit überwiegend einseitigen Stoffwechselvorgängen; Teige und Gebäcke riechen nicht mehr ›alkoholgärig‹. Entsprechend dem Anfrischverfahren »lange Teigführung« kann mit 10 g Frischhefe im ersten Teigansatz eine beliebig große Teigmenge durch Wachstum und Vermehrung im richtigen Milieu erreicht werden. Die anfängliche gründliche Auflösung der Hefe in der Flüssigkeit hat zur Folge, daß die Hefepilze feinst verteilt überall gleichzeitig an ›ihr Futter‹, die freien Zuckerstoffe des Mehls, herankommen und somit sofort mit ihren Stoffumwandlungen beginnen. Ein Schnittmodell vom Teigkloß sofort nach dem Einteigen zeigt es uns. Diese Methode erfordert außer dem vollständigen Einarbeiten des Mehls kein weiteres Kneten von 10 oder mehr Minuten.

Die Flüssigkeitsmenge bei Hefe-Weizenteigen kann im Haushaltsbereich stets mit 70% zur Mehlmenge berechnet werden (also 1000 g Mehl, 700 g Wasser). Wichtig ist, daß die Flüssigkeit stets gewogen wird, weil Meßbecher zum Teil erhebliche Toleranzen zeigen. Trockenhefe kann ähnlich wie Frischhefe eingesetzt werden, jedoch sollte sie trocken in's Mehl gemischt werden. Die Gärung mit Frischhefe ist lebhafter und auch preiswerter.

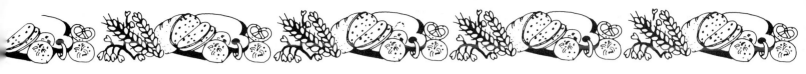

Roggensauerteig durch Milchsäuregärung

Die Sauerteigbereitung ist uralt, sie reicht bis in die Frühgeschichte der Menschheit zurück. Vermutlich über den Gehilfen ›Zufall‹ haben unsere Vor-Vorfahren erkannt, wenn der Teig infolge längerer Lagerung in spontane Gärung und Säuerung überging, dennoch gebacken wurde, und daß ein gelockertes, aromatisches und haltbares Gebäck, nämlich das Brot, entstand. Bis zur Einführung der Bäckerhefe im 19. Jahrhundert war es allgemein verbreitet, mit Sauerteig Laibbrote herzustellen, die sich durch kräftig-würzigen Geschmack und lange Haltbarkeit auszeichneten.

Im Roggenmehl- oder -schrot vorhandene mehleigene Mikroorganismen und die zahlreichen allgegenwärtigen (gutartigen) Bakterien aus der Luft vergären vorwiegend lösliche Zucker des Mehles zu Milchsäuren. Die Dominanz der gewünschten Lactobazillen hängt jedoch ab von warmen und weichen Teigen sowie dem Faktor Zeit. Zusätzlich wird durch bestimmte Bakterien eine geringe Menge an CO_2 und Alkohol gebildet. Gelingt ein Roggenteig zu fest und kalt, wirken andere (ungewollte) Bakterienarten ein und erzeugen vermehrt Essigsäure. Das Backwerk ist dann übermäßig verdichtet, der Geschmack unangenehm sauer.

Die entscheidende Triebleistung im Sauerteig vollbringen die Sauerteighefen. Je nach Teigführung kommt es zu ihrer mehr oder weniger starken Vermehrung und damit gutem Backergebnis. Im Unterschied zu Bäckerhefen haben diese Sauerteighefen die Fähigkeit, auch im sauren Milieu gute Triebleistungen zu vollbringen.

Die maximale Umsetzung von Traubenzucker in Milch- und Essigsäure erfolgt im Bereich zwischen 30 und 35°C. Neben der Teigtemperatur ist für den Fachmann

zusätzlich der pH-Wert des Teiges wichtig. Unter günstigen Bedingungen wird der Idealzustand nach Ablauf von 10–12 Stunden mit dem sog. Anstellgut oder ›Sauerteigstarter‹ im Vorteig (dem abendlichen Teigansatz) erreicht. Im Bäckereigewerbe gebräuchlich und für private Haushalte nachvollziehbar, sind <u>Ein- und/oder Mehrstufen-Sauerteig-Führungen</u>. Wir merken uns die Stufen Anfrischsauer – Grundsauer – Vollsauer bis zur eigentlichen Brotteigbereitung.

Mit leichtem Temperaturunterschied erfolgt zunächst die Hefevermehrung, die Entwicklung der Milchsäurebildner. Es folgen die Säurebildner, und schließlich im ›Vollsauer‹ der Reifestufe geht es um die Entwicklung aller »Kleinlebewesen«.

Im Gegensatz zu allen anderen Fremd-Teiglockerungsmitteln handelt es sich bei Sauerteig um die arteigene, natürliche Versäuerung. Sauerteig ist nichts anderes als Roggenmehl + Wasser, um den Teig bei gelenkter Temperatur mit Hilfe der aktivierten Luftbakterien langsam in ein milchsaures Milieu zu überführen. Die Milchsäure schützt den Teig vorübergehend vor Verderbnis.

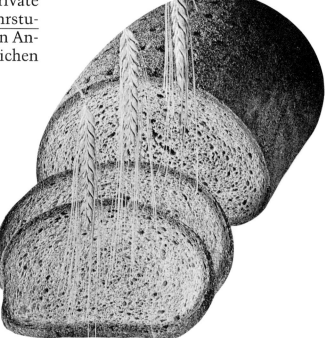

Sog. »Sauerteigbrot« im Handel wird meist mit Auszugsmehl und zahlreichen Fertigmischungen „gefertigt" (s. Abb.). Daher geht nichts über selbstgebackenes Sauerteigbrot!

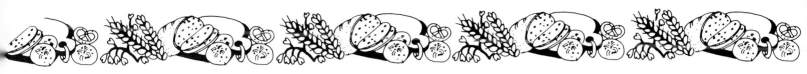

Sauerteig-Extrakt

ist ein Konzentrat aus Roggen-Sauerteig. Es verhält sich zu frischem Sauerteig etwa so wie Trockenhefe zu frischer Bäckerhefe. Das Produkt wird durch spezielle Schleuderprozesse, Trocknungs- und Pulverisierungsverfahren gewonnen. Der Extrakt enthält alle Abbauprodukte des Roggeneiweißes und der Roggenschleimstoffe. Durch den Trocknungsprozeß sind die Milchsäurebakterien jedoch nicht mehr vermehrungsfähig wie bei frischem Sauerteig, darum muß beim Backen mit diesem Extrakt eine kleine Menge Hefe als Triebmittel zugesetzt werden. Die Essigsäure verdampft beim Trocknungsvorgang; sie gehört aber zur Roggen-Sauerteig-Gärung. Daher ist es ratsam, pro kg Mehl 1 EL Essig zuzugeben.

Sauerteig-Extrakt wird in Mengen von 3 und 2% dem Mehl trocken zugemischt, d. h. 30 oder 20 g je kg Mehlmenge; bei reinem Roggenmehl mehr, bei Weizenanteilen weniger. Sauerteig-Extrakt ist ein Angebot an unsere schnellebige Zeit. Wir können Brote mit Sauerteig-Charakter am gleichen Tag herstellen. Ersetzen kann er das uralte Mehrstufen-Sauerteig-Brot auf Dauer jedoch nicht, denn Duft und Aroma sowie Haltbarkeit werden nicht annähernd erreicht.

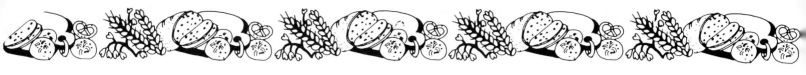

Backferment (nach Hugo Erbe, heute »Sekowa-Backferment«)

Das Backtriebmittel wurde 1938 von dem Bäckermeister Hugo Erbe entwickelt. In weitergeführter Form ist es heute in Naturkostläden und Reformhäusern erhältlich; eine recht gute Arbeitsanleitung liegt jeder Packung bei.

Backferment besteht aus einem Gemisch von reinem Bienenhonig und dem Schrot der gelben Saaterbse sowie aus Weizenschrot. Diese Stoffe werden nach einem bestimmten Verfahren vergoren, dann vorsichtig getrocknet und zu einem Granulat vermahlen. Außer den genannten Substanzen und Wasser wird kein anderer Stoff zur Zubereitung genommen. Das Granulat ist lange haltbar und sehr sparsam im Einsatz. Es unterscheidet sich von Hefe dadurch, daß keine Hefebakterien auftreten und von einem Roggen-Sauerteig insofern, als außer Milchsäure keine anderen Säuren mit starkem Eigengeschmack auftreten.

Das Backferment ist nicht an eine bestimmte Getreidesorte gebunden. Sein überragender Wert liegt vielmehr darin, daß neben den Brotgetreiden alle Arten von Breigetreide wie Hafer, Gerste, Reis, Hirse, Mais, Buchweizen, auch Maniokamehl zur Gärung kommen und zu gelockertem Brot gebacken werden können. Lediglich für Grundansatz und abendlichen Voransatz wird ein Teil Weizenschrot eingesetzt. Damit steht dieses Backtriebmittel ziemlich einmalig da, zumal auch kuchenartige Gebäcke möglich sind.

Die Teigbereitung ist problemlos: Vorteig und Hauptteig – beide werden weicher und wärmer als bei Roggensauer geführt. Auch wird mit geringeren Temperaturen von 200–225 °C in Backformen gebacken. Die Gebäcke sind lange haltbar, schmecken sehr gut und bekommen besonders Magen-Darm-empfindsamen Menschen gut.

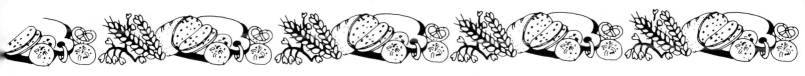

Backpulver – anorganisches (chemisches) Teiglockerungsmittel

Für die Herstellung zahlreicher Feinbackwaren wird Backpulver oder Weinstein-Backpulver verwendet. Beide Backpulversorten bestehen aus einer Mischung von Natriumbicarbonat, einem Säureträger und einem Trennmittel (Stärke). Als Säureträger werden verwendet

für Backpulver saures Natriumpyrophosphat
für Weinstein-Backpulver natürlicher Weinstein.

Natriumpyrophosphat ist ein Natriumsalz der Phosphorsäure. Weinstein ist ein Salz der Weinsäure.

Natriumbicarbonat (Natron) ist ein saures Natriumsalz der Kohlensäure = Backtriebmittel.

Natürlicher Weinstein wird aus Ablagerungen in Holz-Weinfässern gewonnen. Da diese Fässer immer weniger zum Einsatz kommen, ist Weinstein teuer. Bei normalem Backpulver ist der Säureträger ein chemisches Produkt; bei Weinstein-Backpulver wird natürliche Weinsteinsäure verwendet.

Das Backpulver soll in jedem Fall stets unter das Mehl gemischt und zum Schluß dem Teig zugegeben werden. Der Backprozeß sollte alsbald einsetzen. Backpulver lockert die Gebäcke durch Kohlendioxyd, das durch Hitze- und Säureeinwirkung aus dem Natron freigesetzt wird. Das entstehende Wasser und vor allen Dingen das CO_2 dehnen sich beim Backprozeß aus und lockern so die Masse. Zur Broterstellung hat sich Backpulver nicht durchgesetzt, es schmeckt fad und strohig, auch fehlt es an aromagebenden Stoffwechselvorgängen.

Becker: »Praktischer Rat bei Allergien«
© Verlag »NundG« Eberhard Cölle, Ditzingen

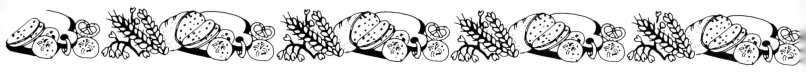

Hirschhornsalz

besteht aus Ammoniumhydrogencarbonat und verschiedenen Salzen. Reines Ammoniumhydrogencarbonat wird auch als ABC-Trieb bezeichnet, da dieses Salz früher die Bezeichnung Ammoniumbicarbonat trug. Beim Erhitzen zerfällt Ammoniumhydrogencarbonat in Wasser, Kohlendioxyd und Ammoniak. Alle drei Stoffe tragen zur Teiglockerung bei. Hirschhornsalz kann nur für flaches Gebäck genutzt werden, damit das entstehende Ammoniak entweichen kann. Die Verwendung nur zu Lebkuchengebäck oder sonst stark gewürztem Gebäck liegt im starken Geruch von Hirschhornsalz begründet.

Pottasche

wird z. B. für Honigkuchen verwendet. Beim Stehenlassen dieser Teige über einen langen Zeitraum entwickeln sich organische Säuren, diese treiben beim Backprozeß Kohlendioxyd aus der Pottasche aus.

Pottasche (Kaliumcarbonat) wirkt stark hygroskopisch, d. h. sie muß unbedingt trocken aufbewahrt werden. Sie sollte nur für Teige verwendet werden, die Säure enthalten. Im Lebkuchenteig bildet sich z. B. in der Ruhephase durch den Honiganteil Milchsäure.

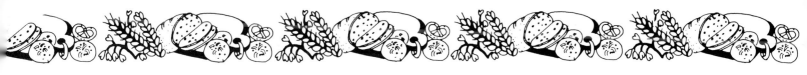

Haushalts-Getreidemühlen

Der Markt für Haushalts-Getreidemühlen ist trotz vergleichender Warentests und des Handbuches aus dem Verlag »Natürlich und Gesund« nicht leicht überschaubar. Jedes Jahr kommen neue Geräte hinzu, sie unterscheiden sich oft lediglich durch geringe Abweichungen von Grundmodellen.

Zu vorhandenen Küchenmaschinen kann unter einer Vielzahl von *Mahl-Vorsätzen* gewählt werden. Ihre Leistung hängt vom Grundgerät ab.

Der Preis ist kein Erkennungsmerkmal für Qualität, denn es gibt auf dem Mühlenmarkt enorme *Preisunterschiede* für annähernd gleiche Mahlleistungen.

Hier einige Auswahlkriterien:
Per Hand oder elektrisch betrieben, sind im wesentlichen zwei Mahlsysteme auf dem deutschen Markt:

- Stahl-Kegel- oder Stahl-Scheibenmahlwerke (bisweilen auch Glaskeramik)
- Stein-Kegel- oder Stein-Scheibenmahlwerke, entweder aus gegossenen Steinen (Naxos-Basalt in Keramik oder Magnesitmasse eingelegt), bzw. aus Naturstein (aus dem Felsen geschlagener Granit oder Korund). Die Gehäuse sind entweder aus Holz, Metall oder Kunststoff; Holzmodelle erfreuen sich zur Zeit großer Beliebtheit; sie liegen wegen ihrer handwerklichen Mehrarbeit im Preis etwas höher.

Handmühlen erfüllen ihren Zweck für 1-2-Personenhaushalte, bei denen weder Brot noch andere Gebäcke selbst hergestellt werden. Vielleicht dient eine Handmühle auch

als Reisebegleiter, wenn in den Urlaubswochen nicht auf Getreidefrischkost verzichtet werden soll. Es gibt ein Kombinationssystem: Das Handgerät als Vorsatz kann sowohl Mahlwerk als auch Rohkostraffel aufnehmen und paßt genau zu zahlreichen, unterschiedlich starken Elektro-Motorblöcken.

Zu Beginn der Praxis in der Vollkornküche mag es unerheblich sein, ob Sie das Getreide mit Stein oder Stahl mahlen. Hauptsache, das Getreide wird stets frisch gemahlen verwendet. Eine Mühle sollte daher schnell und zuverlässig sein.

Wird später regelmäßig Feingetreide für Brot- und Kuchenbäckerei gewünscht, erweist sich eine Mühle mit Steinmahlwerk als überlegen. Zwischen den Steinen werden die Körner je nach Einstellung von grob bis feinst verrieben.

Das Ergebnis ist flockiges, bzw. wolliges, volumenreiches Mehl.

Bei Stahl- oder Keramik-Mahlwerken werden die Körner zunächst zerschnitten (zerhackt) und dann zerrieben. Das Mahlergebnis ist eine mehr griesige Konsistenz, und auch die zerkleinerten Randschichten (= Kleie) sind stets erkennbar. Es sollte dennoch anerkannt werden, daß auch gute Stahlmahlwerke feinstes Mehl ermöglichen.

Nachfolgend einige Probleme und Fragestellungen, die bei der Anschaffung einer Mühle auftauchen bzw. beachtet werden sollten:

Problemfall Mahlleistung Feinschrot pro Minute: Wie lange können und wollen wir einschließlich unserer Nachbarn(!) die bisweilen erhebliche Lärmbelästigung einer Getreidemühle ertragen? Gelegentlich wollen wir auch sonntags und abends spät mahlen dürfen! Dann mögen 10 Minuten Wartezeit für 1 kg Vollkornmehl angemessen sein, doch dann sind 25–30 Minuten Mahlzeit bei elektrisch betriebenen Mühlen einfach zu lange. Günstig also: Mahlleistung Feinschrot pro Minute liegt mindestens bei 100/120 g.

Der _Einfülltrichter_ nimmt nur eine begrenzte Menge an Getreide auf; überwiegend fällt das Mahlgut in ein unterzustellendes Gefäß, d. h., es ist im allgemeinen nicht möglich, die Geräte ohne Aufsicht laufen zu lassen. Getreidekörner müssen nachgefüllt, die Schüssel mit dem Mahlgut muß gedreht bzw. entleert werden.

Ob eine Mühle weitestgehend _staubfrei mahlt_, möglichst in ein Schubfach oder in einen sonst abgeschlossenen Behälter, ist für die Vermeidung von Schädlingsbefall, z. B. von Mehlmotten, Mehlmilben und anderen »Getreidemitessern« wichtig, denn feiner Mehlstaub dringt auf Dauer in unsere Küchenschränke ein.

Zufriedenstellend beantwortet werden sollten auch folgende Fragen: Mahlt das Gerät tatsächlich zuverlässig (wie angeboten) _Ölsaaten und Hafer_? Reicht die _Motorkraft_ aus, um z. B. Futtermais zu Maisgrieß zu vermahlen? _Verklebt das Mahlwerk_ leicht, wenn die Körner einen etwas höheren Feuchtigkeitsgehalt haben? Komme ich zwecks _Reinigung_ ohne Spezialkenntnisse und -werkzeuge leicht an das Mahlwerk heran? Ist die _Kundendienstfrage_ zufriedenstellend geklärt?

Die problematisch werdende _Wärmeentwicklung_ beim Mahlen von Vollkornmehl bei feinster Mahlstufe hängt ab von der gemahlenen Menge, von der Beschaffenheit des Mahlwerks (Durchmesser) sowie der Motorleistung und Umdrehungszahl. Meist ist dieses Problem zu vernachlässigen, denn die höchste Wärmeentwicklung entsteht bei feinster Mehl-Qualität, und dieses Vollkornmehl wollen wir ohnehin sofort zu Teig verarbeiten. Bei Grobschrot für Rohgetreidenahrung oder andere Speisen entwickelt sich normalerweise keine problematische Wärme, sie bleibt im Bereich unter 42 °C.

Bei elektrisch betriebenen Mühlen lassen sich preislich große Schwankungen feststellen. Eine _Mühlenberatung_ müßte individuell für den Familienbedarf und nach einem

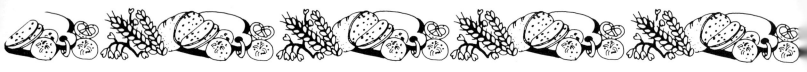

»Preis-Leistungs-Verhältnis« erfolgen. Nach meinen Beobachtungen neigen viele Familien dazu, erst einmal das billigste Angebot zu wählen. Über kurz oder lang stellen sie selbst fest, daß sie mit dieser Mühle sehr schnell an die Grenze bestimmter Leistungsdaten kommen. Zahlreiche Gebäcke und andere Getreidespeisen gelingen nun einmal nicht so gut mit groben Kornbestandteilen.

In der mittleren bis höheren Preiskategorie (DM 600,- bis DM 950,-) werden zur Zeit zahlreiche gute Geräte angeboten, die für den »vollwertigen« Einsatz auf Jahre angeschafft werden können. Sie liefern Mehlqualitäten für allerhöchste Anforderungen, mahlen als Steinmühlen fast alle Ölsaaten bzw. auch harte Getreidesorten wie Hartweizen und Futtermais.

Achtung: Popkorn-Mais kann nur in sehr wenigen Mühlen verarbeitet werden, wie ein Mühlentest in Stuttgart ergab; siehe Mühlenbuch.*

Insgesamt, so sei abschließend festgehalten, sind die _technischen Möglichkeiten_ unserer Zeit noch nicht bei allen Mühlen ausgeschöpft, und der Mühlenkauf ist letztlich im Preis-Leistungs-Verhältnis zu betrachten. Sofern die Getreidemühle so selbstverständlich wie eine Waschmaschine, wie ein Kühlschrank bzw. Fernseher angeschafft wird, können wir bei entsprechend großer Produktionszahl mit erheblichen Qualitätsverbesserungen bei gleichzeitig verminderten Preisen rechnen. Ausgesprochene Lückenschließer sind zwei Ergänzungen: Für die Selbstzubereitung von Getreideflocken gibt es ein Handgerät, ferner einen Vorsatz für elektrischen Antrieb. Damit kann die beliebte Getreideflockenmahlzeit aus echten »Vollkornflocken« frisch zubereitet werden.

* Handbuch der Haushalts-Getreidemühlen; mit ca. 50 Geräten im Vergleich, einschl. Leistungszahlen und Handhabung; 4. Auflage, 160 Seiten, DM 16,80 (einschl. Nachtrag); Verlag »Natürlich und Gesund«, 71247 Ditzingen, Postfach 5 14 2

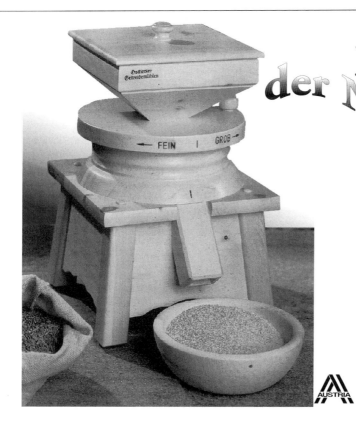

Die Kraft der Natur erhalten

In jeden Vollwert-Haushalt gehört eine eigene Getreidemühle. Natürlich aus Holz mit Steinmahlwerk! Zu unserer Angebotspalette gehören die Rondella (siehe Abbildung unten), die Piccolina oder die A-100 bzw. A-130 (Abb. links). Neu bei uns: Eine Flockenquetsche!

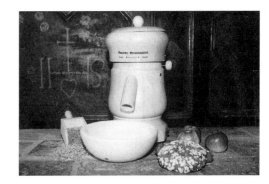

Osttiroler Getreidemühlen sind bei jedem guten Fachhändler erhältlich. In Österreich wenden Sie sich direkt an uns.

Osttiroler Getreidemühlen

Bezugsquellennachweis:

Waldner GmbH. – A-9900 Lienz, Maximilianstraße 7
Telefon 0 48 52-7 02 00, Telefax 0 48 52-7 02 00-2

ANZEIGE

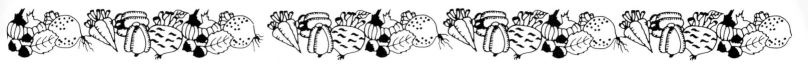

Hülsenfrüchte (= Leguminosen)

Hülsenfrüchte gehören zu der Gruppe der Schmetterlingsblütler (Blüten sind schmetterlingsförmig) mit vielen tausend Arten. Ihre Samen reifen in Hülsen. Fast alle haben die außerordentlich wichtige Eigenschaft, mit bestimmten Bakterien in Gemeinschaft (Symbiose) zu leben, die ihrerseits Luftstickstoff in Knöllchen an den Wurzeln der Leguminosen binden können, so daß er in wasserlöslicher Form auch anderen Pflanzen verfügbar wird. Von der Steinzeit bis in die Neuzeit hinein waren die Hülsenfruchtarten Erbse, Linse und Bohnen als trockene Samen mit einem Eiweißgehalt zwischen 20 und 26% eine wesentliche Ergänzung zur Getreidekost, und dies galt nicht nur für unser Land, sondern weltweit. Mit dem aufkommenden Wohlstand und weitverbreiteter Fleischnahrung verringerten sich Anbau und Verzehr von Hülsenfrüchten. Bei Linsen z. B. ist der Anbau für Deutschland praktisch erloschen, nachdem diese Frucht 5000 Jahre lang zu den Grundnahrungsmitteln gehörte. EG-weit geförderte Rekultivierungsmaßnahmen von Hülsenfruchtarten lassen wieder vermehrt auf den Feldern Erbsen, Ackerbohnen, Puffbohnen und Süßlupinen wachsen. Wegen der durchweg hohen Eiweißanteile sind Hülsenfrüchte über die menschliche Ernährung hinaus sehr gefragtes Tierfutter.

Die wichtigsten Hülsenfruchtarten, für uns stets verfügbar, sind Erbsen, Kichererbsen, Bohnen, Linsen und Sojabohnen; Erdnüsse zählen botanisch ebenfalls dazu, ihre Beschreibung wurde unter »Nüsse« eingereiht. Unter Hülsenfrüchten verstehen wir die reifen, trockenen (keimfähigen) Samen der betreffenden Pflanzen.

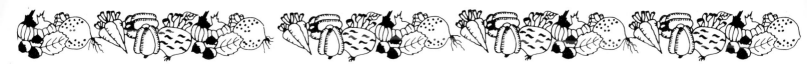

Erbsen

Von den zahlreichen Gemüseerbsensorten werden nur die Schalenerbsen als Hülsenfrüchte angebaut. Es gibt grüne und gelbe Erbsen; diese werden vorwiegend aus Dänemark, den Niederlanden, Frankreich und Ungarn eingeführt.

Wir finden ungeschälte und geschälte Erbsen im Angebot. Die geschälten Erbsen lassen sich schneller weichkochen. Durch das Abschälen der zellulosereichen Schale wird die Oberfläche unansehnlich. Daher werden geschälte Erbsen geschliffen und poliert, sie halten sich so auch länger. Beim Schälen zerfallen viele Erbsen in die beiden Keimblätter, sie werden aussortiert und als Splittererbsen preiswerter angeboten.

Für die Vollwertküche sollten ungeschälte Erbsen bevorzugt werden, um die volle Keimfähigkeit zu erhalten. Die längere Kochzeit kann durch vorheriges Einweichen (über Nacht) ausgeglichen werden.

Mit einer leistungsfähigen Getreidemühle können die trockenen Erbsen zu Erbsschrot oder -mehl – u. U. in mehreren Mahlgängen – gemahlen werden. Damit eröffnen sich andere Zubereitungsformen, z. B. schnelle Suppen, auch Klöße und Bratlinge.

Kichererbsen

stammen aus Vorderasien; sie zählen in Indien, Mexiko und den Ländern des Mittelmeerraumes zu den Grundnahrungsmitteln und werden ähnlich wie Erbsen zu Püree oder Suppen verwendet. Gekochte Kichererbsen lassen sich in einer Pfanne mit etwas Öl wie Nüsse rösten; sie werden als »Knabberzeug« geschätzt. Gekochte Kichererbsen mit Sesamsamen, etwas Wasser, Zitronensaft, Knoblauch, Öl und Minze vermengt und püriert, heißt in den Anbauländern »Hummus« und gilt als Spezialität.

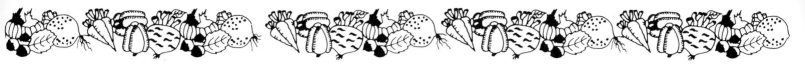

Linsen

sind bei uns nach Erbsen und Bohnen die drittwichtigsten Hülsenfrüchte. Die Linsenpflanze verlangt ein warmes, trockenes Klima. Hauptanbauländer sind Indien und die Türkei. Die bei uns angebotenen Linsen stammen aus Kanada, den USA und der Türkei. Linsen aus frischer Ernte sollen grün sein; bei der Lagerung geht die Farbe ins Braune über. Linsen werden nach dem Durchmesser sortiert angeboten: Riesenlinsen (7 mm), Tellerlinsen (6–7 mm) und Mittellinsen (4,5–6 mm). Die aus Südfrankreich kommenden roten Linsen sind noch kleiner und werden oft geschält angeboten.

Genauso wie Erbsen können wir Linsen in der Getreidemühle zu feinem Linsenmehl mahlen. Daraus lassen sich feine Suppen, Soßen, Klöße und sogar Brotaufstriche herstellen. Innerhalb von 24 bis 36 Stunden lassen sich die Linsen ankeimen, was eine willkommene Bereicherung der Frischkost darstellt!

Bohnen – *auch Fisolen, Fitzebohnen gennant –*
wachsen weltweit in großer Vielfalt. Bei uns sind seit altersher Busch- und Stangenbohnen mit weißen bis farbigen Samen bekannt. Die Variante »Feuerbohne«, auch Prunkbohne genannt, bringt rote Samen hervor; ihr Ursprungsland ist Amerika.

Dicke Bohnen, auch Ackerbohnen, Puff- oder Saubohnen genannt, werden bei uns wieder vermehrt kultiviert; diese Bohnenpflanze ist weniger kälte- und witterungsempfindlich als Buschbohnen. Die Hauptanbaugebiete Deutschlands liegen im Nordwesten; Boden- und Luftfeuchtigkeit sind dort besonders günstig. Die Samen werden überwiegend zu Gemüse (Gefrierkost) verarbeitet.

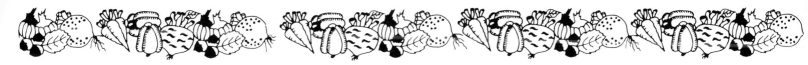

Als Bohnenkerne sind namentliche Spezialitäten am Markt:
* Phaseolusbohnen aus USA, Argentinien und den südlichen EG-Ländern;
* Rote Kidneybohnen, mehlige, festkochende Sorte aus USA;
* Cannellini-Bohnen, weiße, weichkochende Bohnen aus Italien;
* Adzukibohnen aus Japan, kernige kleine rote Bohnen, mit süßlichem Geschmack als Gewürz verwendet;
* Mungobohnen (»Grüne Sojabohne«) aus Afrika, China und USA, quasi als Saatgut für häusliche Keimprozesse.

Bohnenkerne selbst zu Schrot oder Mehl zu mahlen, erfordert eine sehr leistungsfähige Getreidemühle, weil die Kerne meistens größer als Erbse und Linse sind, dazu teilweise noch härter.

Gegarte Bohnenkerne lassen sich mit Frischgemüse und/oder Kartoffeln vermengt, mit Butter und Kräutern gewürzt, zu einem deftigen Eintopfgericht zubereiten. Andere Zubereitungen wären Bohnen-Salate, mit rohem Gemüse, Zwiebeln, Pfeffer und frischen Kräutern herzhaft abgeschmeckt.

Sojabohnen
ähneln im Pflanzenwuchs der Buschbohne, ihre Samen sind gelb, grün (ähnlich der Erbse), braun oder schwarz. Der Handel bevorzugt helle, große Sorten.

In der Welterzeugung und im internationalen Handel zählen Sojabohnen in dieser Zeit zu den bedeutendsten Hülsenfrüchten. Das Hauptexportland sind die USA; große Mengen werden auch in Brasilien und China produziert, dem eigentlichen Ursprungland der Sojapflanze. Auf Grund der hohen Eiweiß- und Fettgehalte und der vielseitigen Verwen-

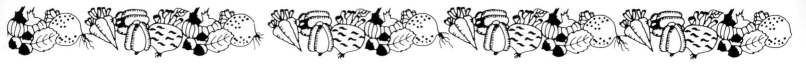

dungsmöglichkeit für fabrikatorische Nahrungsaufbereitung und Tierfutter ist für die Zukunft mit einer Steigerung der Anbauflächen in der Weltproduktion zu rechnen.

Durchschnittliche Inhaltsstoffe der Sojabohne:
38% Eiweiß, 24% Kohlenhydrate (überwiegend Faserstoffe), 21% Fett mit mehrfach ungesättigten Fettsäuren, ferner reichlich Lecithin, Vitamine und Mineralstoffe.

Nahrungsmittelhersteller isolieren die Rohstoffe aus den Bohnen. Danach bieten sie an: Sojaöl; Lezithin als Emulgator für Backmittel; Sojaschrot als eiweißreiches Futtermittel; Sojapulver für Speisezubereitungen; Soja-Eiweißkonzentrate zur Tofu-Schnellbereitung; als Zusatz für Fleischspeisen, Backwaren, Suppen und Soßen, ferner Sojamilch als Milchaustauschprodukt (sog. Milchimitate) und Zusatz zu Süßwaren usw.

In der vitalstoffreichen Vollwertküche sind Sojaprodukte nicht erforderlich, nicht vom Eiweißgehalt her und nicht als Bindemittel. Die Herstellung sämtlicher Teilprodukte aus der Sojabohne bedeutet stets mehrere fabrikatorische Vorgänge, d. h. naturbelassene Angebote sind nicht möglich. Ausnahme: Angekeimte Sojabohnen; doch ihr Geschmack ist mehlig-fad.

Die chemische Analyse hat gezeigt, daß die einzelnen Leguminosen toxische Stoffe enthalten, die durch Erhitzen zerstört werden. Wer regelmäßig größere Mengen gekeimter Linsen, Erbsen oder Sojabohnen verzehren möchte, sollte die Sprosse vorher kurz überbrühen.

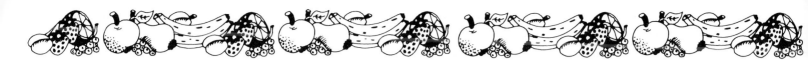

Nüsse und Ölsaaten aus aller Welt

Nüsse und Ölsaaten werden in der Vollkornküche gern und vielseitig eingesetzt. Einige warenkundliche Informationen und Tips mögen für die praktische Verwendung hilfreich sein. Alle Samen tragen als Energiereserve zur Keimung einen erheblichen Fettgehalt in sich. Damit sind sie im geöffneten Zustand sehr schnell der Oxydation ausgesetzt, und geschmacklich bedeutet dies ein schnelles Ranzigwerden, verbunden mit mehr oder weniger Verlust an biologischen Wirkstoffen.

Aus diesem Grunde ist es ratsam, Nüsse und Ölsaaten grundsätzlich als ganze Früchte aufzubewahren und erst kurz vor der Verwendung zu reiben bzw. zu schroten. Ein Blick auf die Nährwert-Tabelle über Nüsse und Ölsaaten zeigt ein interessantes Spektrum von vielseitigen Nähr- und Vitalstoffen.

Haselnüsse

sind die Früchte des Haselnußstrauches, der bei uns im Land überwiegend wild wächst, z. B. am Waldrand oder als Feldgehölz. Dabei handelt es sich um die kleinfrüchtige Waldhasel.

Als kultivierter Haselnußstrauch wächst er im Mittelmeerraum. Die einzelnen Sorten weisen in der Fruchtgröße, ihrer Form, dem Schalendurchmesser, in Geschmacks- und Inhaltsstoffen erhebliche Unterschiede auf. Erwünscht sind Sorten mit einem großen Kern und einer dünnen, hölzernen Schale. Diese Kultursorten wachsen bei uns zwar auch, sie tragen jedoch wegen der kühleren klimatischen Bedingungen bei weitem nicht

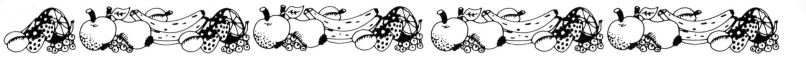

so gute Früchte. Gehandelt werden bei uns »Lambertnüsse«, »Levantiner«, »Römer« oder auch »Taragona-Nüsse«, allesamt aus warmen Ländern. Der Ölgehalt schwankt zwischen 50 und 65%. Je nach Nußsorte und Schalendicke, bleiben von 100 kg ungeschälten Nüssen zwischen 40 und 45 kg speisefertige Nußkerne übrig.

Haselnußkerne in der Vollwertküche: Sie machen ohne Frage den größten Anteil aller über das Jahr eingesetzten Nußarten aus. Das geht soweit, wenn wir von ›Nüssen‹ sprechen, meinen wir automatisch Haselnüsse. Für unsere Verwendung im Gebäck, als Naschwerk, in der Getreidefrischkost, im Eis, als Brotaufstrich, im Nougat o. ä. sollten

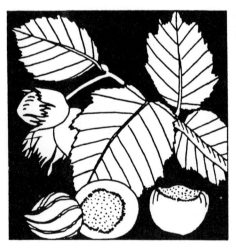

◀ Die Haselnuß

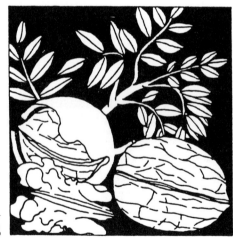

▶ Die Walnuß

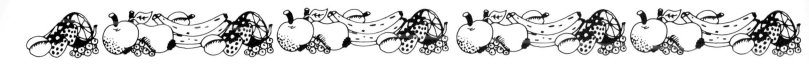

wir sie stets als Kerne kaufen, niemals bereits gerieben, denn der Verlust an Duft- und Aromastoffen und anderen flüchtigen Wirkstoffen ist je nach Lagerung erheblich. Für einige DM gibt es im Haushaltswarengeschäft eine kleine Handraffel; mit ihr können wir den jeweiligen Bedarf frisch reiben, sofern keine andere Rohkostraffel zur Verfügung steht.

Die Lagerung der Nußkerne hängt von der Qualität ab. Sofern die innere Fruchtschale unverletzt den Kern umschließt, ist eine 4–8 wöchige Lagerung, kühl und trocken, gut möglich. Bei unsortierter Ware mit beschädigten Kernen besteht die Gefahr der Oxydation an den geöffneten Stellen. Die Nüsse können ranzig bis bitter schmecken und uns u. U. die gesamte Speise bzw. das Gebäck verderben.

Walnüsse – *auch »Welsche Nüsse« genannt* –
Der Walnußbaum ist ursprünglich im Iran heimisch. In Süd- und Mitteleuropa sowie in Südamerika wird er als Kulturpflanze angebaut. Die Ernte erfolgt zwischen Mitte September und November. Der von der harten Schale umschlossene Samenkern sieht runzelig aus und ist in zwei Teilen angelegt. Solange die Früchte am Baum hängen, sind sie von einer fleischigen, grünen Schale umgeben, die beim Herunterfallen der Frucht aufplatzt und abfällt (ähnlich wie bei Kastanien).

Es gibt eine Vielzahl von Walnuß-Sorten, z. B. hart- und dünnschalige Arten, Riesen- und Zwergnüsse, rot- und weißhäutige, ölreiche und aromatische Sorten. Nach der Ernte werden die Nüsse in Wasser gereinigt, getrocknet und sortiert. Ein wichtiges Exportland ist Frankreich mit den Sorten Morbots, Cornes, Cerneaux extra und Grenobles. Die Grenobles werden bevorzugt, sie haben helle, wohlschmeckende Kerne von bester

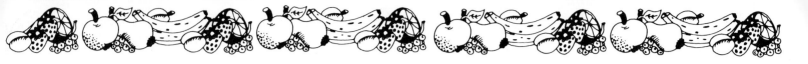

Qualität und sind dünnschalig (wenig Abfall!). Aus Italien kommen die Sorten Sorrento- und Vesuv-Nüsse auf unseren Markt.

Die im Süden- und Südwesten Deutschlands wachsenden Walnüsse sind im Handel kaum erhältlich.

Tips für die Vollwertküche: Zum Backen, d. h. Erhitzen, sind Walnüsse fast zu schade, weil sie für uns knapp und teuer sind. Sobald die holzige Schale geknackt ist, setzt relativ schnell Oxydation ein, weil die den Samenkern umgebende dünne Samenhaut regelmäßig beschädigt ist und dadurch der relativ hohe Fettanteil (50–60%) sowie andere biologische Wirkstoffe leicht ranzig und bitter werden. Wir sollten daher in der Walnußsaison die Früchte nicht aufgeknackt kaufen und uns lieber diese zusätzliche Arbeit selbst machen. Walnußkerne eignen sich hervorragend als Schmuck zur Verzierung von Gebäck und vielen süßen bzw. herben Speisen. Frisch gerieben in Nußteigen, Obstspeisen, als Nußmus, usw., sind sie für uns eine Köstlichkeit.

Mandeln *(lat. Lehnwort amandula)*
stammen vom Mandelbaum, der in Vorder- und Zentralasien beheimatet ist. Der Baum wird etwa 6 m hoch und ist gegen Frost als Pflanze widerstandsfähig – nicht jedoch die Blüte, die leicht erfrieren kann. Mildes Klima ist also erwünscht. Ungefähr 85% der Welternte gedeihen in den Ländern Italien, Spanien und Kalifornien. Unsere geringe bundesdeutsche Eigenernte wächst in der Pfalz und am Oberrhein.

Wir unterscheiden zwei Sorten: Süße Mandeln (sie blühen weiß) und bittere Mandeln (die rötlich blühen). Die Urform des Mandelbaumes brachte die bitteren Mandeln

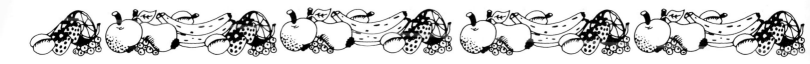

(= ätherische Bittermandelöle) hervor; sie sind meist kleiner, spitzer im Kern und enthalten das Kohlenhydrat Amygdelin, aus dem sich bei Anwesenheit von Wasser (auch Speichel oder Säfte im Verdauungstrakt) leicht Blausäure abspaltet. Bei Erwachsenen müßten es etwa 50–60, bei Kindern 5–10 rohe, bittere Mandeln sein, die gefährlich werden könnten. Beim Kochen und Backen verflüchtigt sich die freiwerdende Blausäure. Der bittere Geschmack ist aufdringlich und unerträglich, darum wird auch jedes Kind sofort eine versehentlich gegessene »falsche Mandel« wieder ausspucken. Wie anders, wenn die Dosis stimmt: Einige wenige Bittermandeln geben in Gebäck und Speisen ein feines Aroma!

Die Ernte erfolgt je nach Anbauland von Juli bis Oktober, und zwar in der holzigen, sehr harten löcherigen Steinschale. Wir kaufen Mandeln in der sog. Zimthaut, die den Mandelkern umschließt. Im Angebot sind vielfach geschälte Mandeln, in gehackter, gestiftelter bzw. blättriger Form. Der Fettgehalt liegt bei ca. 50%; das Mandelöl ist etwas süßer als das Haselnußöl.

In der Vollwertküche sollten wir niemals zerkleinerte Mandeln kaufen bzw. geschälte. Auch hier gilt es, der vorzeitigen Oxydationsgefahr und dem damit einhergehenden Verlust an Vitalstoffen vorzubeugen. Mandeln sind ganz hervorragende Zutaten für feine Gebäcke und Speisen vieler Art, auch pikante. Vor allem dienen uns Mandeln zur Roh-Marzipan-Bereitung. Für diese Zubereitungen nicht alltäglicher Art könnten wir um des optischen Eindrucks willen die Kerne von der Zimthaut befreien. Ansonsten reiben oder schneiden wir Mandeln mit der verzehrbaren Fruchthaut.

Es gibt noch Krachmandeln, auch Knackmandeln genannt. Dies sind süße Mandeln mit einer sehr dünnen, leicht zerbrechlichen Schale. Krachmandeln stammen von einem

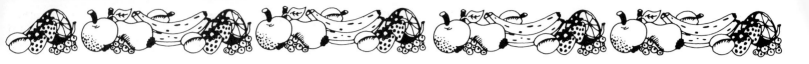

besonderen Mandelbaum, der im südlichen Europa, aber auch in Kalifornien wächst; dort werden sie Almond genannt. Zum besseren Aussehen wird die Schale gebleicht.

Paranüsse – *auch Amazonenmandeln, Brasil- oder Tocanüsse genannt* –
Paranüsse sind dreikantig, wachsen fast ausschließlich in Brasilien und haben ihren Namen vom brasilianischen Bundesstaat Paraná (nach dem Fluß Paraná) erhalten.

Der Paranußbaum zählt zu den imposantesten Bäumen des Amazonas-Waldes, er wird bis zu 50 m hoch und mißt einen Umfang von 3–4 m. Diese Baumart wächst wild, sie überragt wie eine Halbkugel die üppige Vegetation. Die Kapselfrucht hat einen Durchmesser von 30 cm und wiegt zwischen 2 und 3 kg. Sie enthält etwa 25–40 Nüsse, die fächerartig wie Apfelsinenspalten in der Kapsel angeordnet sind. Ein Baum trägt nach 10–12 Monaten Reifezeit zwischen 100 und 600 Fruchtkapseln.

Bei der Reife fallen die Kapseln von selbst herab, sie springen aber trotz des tiefen Falles nicht auf. Das Recht, Nüsse zu sammeln und zu verkaufen, müssen sich die Einwohner von der Regierung überschreiben lassen. Die Erntezeit ist Januar bis Februar. Exportiert werden vorwiegend Paranüsse in der Schale. Der Ölgehalt beträgt ca. 60%.

Die Verwendung in der Vollwertküche entspricht den Hasel- und Walnüssen, und das dort Gesagte gilt sinngemäß auch für Paranüsse.

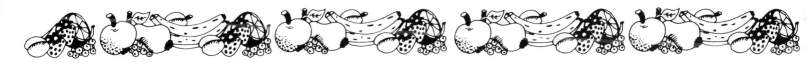

Kokosnüsse

sind die großen Früchte der Kokospalme, die vorzugsweise in den Küstenstreifen der Tropen und Subtropen gedeiht; als Exportländer stehen die Philippinen, Indonesien und Malaysia im Vordergrund. Die Früchte wiegen zwischen 500 und 1000 g, sie bestehen aus einer hölzernen dicken Schale, dem 50–60% fetthaltigen Kokosfleisch – Kopra genannt und dem Samenkern. Sie sollen möglichst ohne Bastfasern, aber mit Bart (zum Schutz der 3 grübchenförmigen Keimporen oder Augen, die sich an der dem Stiel zugekehrten Seite befinden) und einschl. der im Fruchtinneren befindlichen Milch geliefert werden.

In Indonesien heißen die Kokosnüsse »Cocco« (spanisch = Fratzengesicht); das deutet darauf hin, daß aus der harten Schale nicht nur Trinkgefäße, sondern auch Masken hergestellt wurden. Die Fasern werden zu Borsten und Matten verarbeitet. Das Kokosfleisch wird entölt, anschließend werden über den Trocknungsprozeß Kokosflocken hergestellt.

Das Öl aus der Kopra liefert schließlich Kokosplattenfett und ist Rohstoff für Margarineherstellung. Leider ist das Rohöl nicht genießbar, weil bei der Gewinnung unerwünschte Begleitstoffe mit austreten, so daß umfängliche Raffinationsverfahren folgen müssen. Damit kann Kokosplattenfett, ob anschließend gehärtet oder ungehärtet im Handel, leider nicht als naturbelassen angesehen werden.

Beim Kauf einer Kokosnuß sollten wir darauf achten, daß sie ausreichend viel Milch enthält (Schüttelprobe). Ist die Frucht überlagert, trocknet die Milch ein, so daß das Kernfleisch seifig und unangenehm schmeckt.

Wie öffnen wir die Kokosnuß? Durch 2 der 3 ›Augen‹ schlagen wir mit einem Nagel Löcher ein, dann läßt sich die Milch ausgießen. Sodann nehmen wir die Nuß lose in die

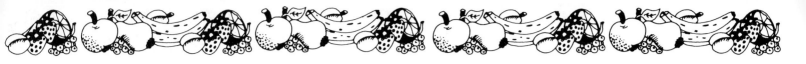

linke Hand, und mit ein paar kräftigen Hammerschlägen auf die Nuß sollte sie aufspringen. Zur Not müßte sie zersägt werden.

Die Kokospalmen werden im übrigen 25 m hoch und etwa 75 Jahre alt. Ab dem 10. Wuchsjahr tragen sie Nüsse, ca. 50–120 Stück. Ihre Reifung dauert ca. 400 Tage, also länger als 1 Jahr.

Sehr, sehr selten findet sich eine Kokosperle in einer Kokosnuß (11 000 : 1). Der Vorgang: Von den 3 ›Augen‹ öffnet sich das 3. Loch bei der Keimung nicht, der Keimling verhärtet sich und bildet eine Perle von der Größe einer Erbse, die von kalkartiger Substanz überspannt wird. Ihr Wert soll sehr hoch sein.

Palmfrüchte
Ein wichtiger Rohstofflieferant für Palmöl und Palmkernöl ist die hochwüchsige Ölpalme. Sie bringt traubenähnliche Fruchtstände hervor, die rund 1000 bis 2000 Früchte enthalten können. Durch Auspressen des leicht verderblichen Fruchtfleisches gewinnt man bereits in den Anbaugebieten das in der Margarine- und Seifenindustrie geschätzte Palmöl. Nach der Entfernung des Fruchtfleisches bleibt der sehr harte Palmkern zurück, der einen fetthaltigen Samen enthält, aus dem das Palmkernfett gewonnen wird.

Neben Nigeria und Malaysia beliefern Indonesien, Zaire und Brasilien den Weltmarkt mit Palmölen. In vielen tropischen Ländern wurden in den ehemaligen Gummiplantagen Ölpalmen gepflanzt, dadurch erhöhte sich die Weltproduktion an Palmölen erheblich.

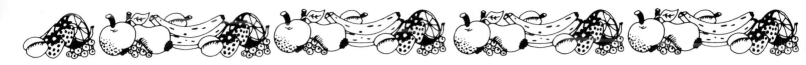

Peca-Nußkerne – *auch Pekan- oder Hickory-Nüsse genannt* – kommen aus Kalifornien und aus der Toscana. Die Bäume wachsen wild, u. U. zu der imposanten Höhe von 50 m; sie sind mit dem Walnußbaum verwandt. Auch die Nußkerne sind dem Walnußkern sehr ähnlich, nicht jedoch die den Kern umschließende Schale, sie ist dünner, glatter, schlanker und leicht zu öffnen. Der Kern schmeckt sehr mild, sein Fettgehalt liegt bei 50%.

Pinienkerne
Die Pinie, eine Kiefernart des Mittelmeerraumes, liefert uns diese Nußart. Die Kerne reifen in den eirunden, 10–15 cm langen zimtbraunen Zapfen der Pinien. Die Samen – Pignolen oder Piniolen genannt – liegen in einer harten Schale, sie sind 1–2 cm lang, schmal, etwas gekrümmt und weiß, ihr Fettgehalt beträgt 45–50%. Pinienkerne schmecken mandelartig.
Wie verwenden wir sie in der Vollwertküche? Sie sind bei uns rar und teuer, darum ist ihr Einsatz sicherlich sehr begrenzt. Mit ihrer Form sind die Kerne als Verzierung auf Gebäck und Süßspeisen geeignet und beliebt.

Pistazien
werden auch Pistazienmandeln, grüne Mandeln oder Pimpernüsse genannt. Es handelt sich um Früchte der im östlichen Mittelmeer beheimateten, immergrünen Pistazien-Bäume bzw. -Sträucher. Die einsamige Steinfrucht mit dünnem, trockenen Fruchtfleisch und weißlich-hellbrauner, glatter Steinschale wird bis zu 2 cm lang. Der eigentliche Same ist länglich, dreikantig und von verschiedenfarbigen Samenschalen umschlossen. Ohne Schalen ist der Kern hellgrün und ölreich; er schmeckt ebenfalls mandelartig.

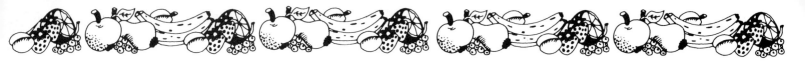

Unser größtes Angebot kommt aus Sizilien bzw. Tunis. Die Nährstoff-Zusammensetzung ist ähnlich der Mandel. Der ölreiche Kern sollte nur kurz gelagert (kühl und trocken) werden, sonst besteht die Gefahr des Ranzigwerdens.

Pistazienkerne sind noch teurer als Pinienkerne. Auch sie werden im allgemeinen für die Verzierung von feinen Gebäcken und Speisen – süß und herb – verwendet. In der Alltagskost werden sie kaum eine Rolle spielen.

Cashew-Kerne – *auch Kaschu- oder Acajou-Nüsse genannt* –
Es handelt sich um nierenförmige Steinfrüchte des kultivierten Westindischen »Nierenbaumes«. Heute werden diese Nüsse meistens aus Indien und Afrika importiert.

Der Nierenbaum wächst bis zu 10 m hoch, und seine Früchte sitzen auf birnenförmigen fleischigen Fruchtstielen, die in den Tropen als Obst gegessen werden. Die Kerne sind ölhaltig und enthalten das »Acajou-Öl«. Um genießbar zu sein, müssen sie geröstet werden. Geröstete, geknackte und enthäutete Samen sollten rein weiß sein.

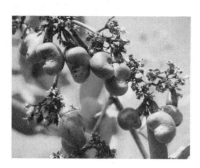

Durch das Rösten wird ihr Geschmack leicht süß und mandelartig verfeinert. Entsprechend ist auch ihre Verwendung in der Küche: Für alle Gebäcke und Speisen, die wir sonst mit Haselnüssen zubereiten. Preislich liegen die Cashew-Kerne über den Haselnußkernen. Durch den Röstprozeß sind sie länger haltbar, leider biologisch gesehen, nicht mehr so wertvoll.

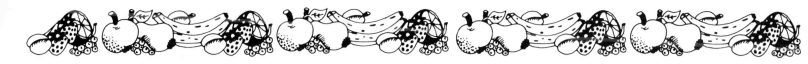

Interessant: Die Steinschalen enthalten in Sekretzellen einen schwarzbraunen, stark giftigen Milchsaft (Cardol), er erstarrt zu »Gummi arabicum« (= Kaschugummi!).

Edelkastanien – *auch Eßkastanien, Maronen genannt* –
In den Erzeugerländern sind sie Volksnahrungsmittel, für Importländer Delikatesse. In Deutschland wachsen Maronen im Süden und Südwesten. Sie kommen ursprünglich aus dem Schwarzmeergebiet, heute wachsen sie im gesamten Mittelmeerraum, auch in den USA, Japan und China.

Roßkastanien (= Name für die nicht eßbaren Kastanien) waren früher ein Heilmittel bei Pferden, wenn sie eine Rachenentzündung hatten. Sie schmecken sehr bitter und sind für uns wegen der enthaltenen Saponine (= lat. sapo Seife) ungenießbar. Jedoch für Waschmittel- und Kosmetikindustrie bzw. als Wild- und Viehfutter sind Roßkastanien bestens geeignet, zumal sie ein hervorragender Nährstoff sind: sie enthalten ca. 80% Kohlenhydrate.

Die Edelkastanien sind ebenfalls stark kohlenhydrathaltig, daher ist ihr Geschmack im rohen Zustand mehlig und herb. Die Stärke wird durch Koch- und/oder Röstvorgänge verzuckert, dann schmecken die Kerne leicht süß und sind auch weich.

Die Kerne werden vor der Zubereitung an der Spitze kreuzweise eingeschnitten und ca. 5 Minuten in Wasser gekocht. Die Schale läßt sich dann leicht abziehen. Werden die Maronen anschließend wie Mandeln überbrüht, läßt sich das innere Häutchen rasch abziehen. Eine andere Zubereitungsart wird empfohlen: Maronen der Länge nach zur Hälfte einkerben, in einer Pfanne auf daumendicker Salzunterlage rösten. Die Schale reißt weit auf und gibt den Kern frei, den man mit den Fingern zum Munde führt.

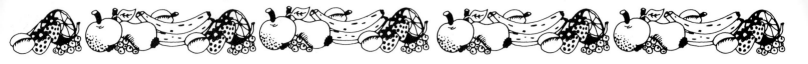

Erdnüsse – *auch Chanti, Kamerunnüsse, Erdbohnen, Erdmandeln genannt* –
Botanisch gesehen, gehören Erdnüsse zu den Leguminosen = Hülsenfrüchten. Es sind Früchte der Erdnußpflanze, sie stammt ursprünglich aus Brasilien, wird aber heute in vielen tropischen und subtropischen Ländern, auch in USA, in Großkultur angebaut.

Nach der Fruchtbildung neigt sich der Stengel zur Erde, die Früchte graben sich 5–8 cm tief in den Boden ein und reifen dort aus. In jeder Hülse sitzen 2, selten 1 oder 3 Samen = die Erdnußkerne. Sie sind von einer dünnen, rotbraunen Samenschale umhüllt.

Die Nüsse werden meist nach dem Verschiffungshafen benannt, z. B. Bombay, Casamance, Bissao usw.

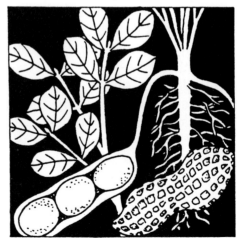

Erdnüsse mit hellem und weißem Kern sind besonders geschätzt, sie sind geschält und ungeschält im Handel. Weiter gibt es unterschiedliche Handelsangebote, z. B. roh oder geröstet, bzw. gesalzen. Das Rösten wird nicht nur wegen der Haltbarkeit und des Röstgeschmacks vorgenommen, sondern auch um den Bitterstoff zu beseitigen. Wegen des erheblichen Gewichtsverlustes sind geröstete Erdnüsse teurer. Ihr Fettgehalt liegt im Durchschnitt bei 40–60%.

Wie verwenden wir Erdnüsse in der Vollwertküche? Sie haben einen ausgeprägten Geschmack, besonders im gerösteten und gesalzenen Zustand, und

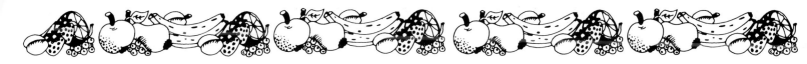

damit eignen sie sich nicht besonders für feine Backwaren süßer Ausrichtung. Im allgemeinen werden sie gern als Knabberei geschätzt.

Leinsaat

Leinsamen stammen von der Leinpflanze, die auch Flachs genannt wird. Sie ist an ersten menschlichen Siedlungsplätzen gefunden worden und zählt somit zu den ältesten Kulturpflanzen. In den bundesdeutschen Statistiken wird Leinsaat seit etwa 15 Jahren nicht mehr geführt, d. h. angebaut. Dennoch gehört diese wundersame Pflanze nach wie vor zur Gruppe der Kulturpflanzen von weltwirtschaftlicher Bedeutung.

Die Leinpflanze liefert mehrere Produkte: Einmal die Fasern (Flachs) für Textilien, Garne und zahlreiche andere Produkte; dann die Samen zum Direktverzehr, zur Ölgewinnung bzw. für medizinische Zwecke.

Fachleute unterscheiden zwei Leinpflanzengruppen: Faserleine und Öllleine. Faserleine wachsen eher in gemäßigtem Klima Europas, es sind hochstengelige, unverzweigte Pflanzen mit kleineren Samen als beim Öllein.

Öllleine sind Gewächse für heißes, trockenes Klima, denn Sonne und Trockenheit bewirken einen niedrigen Wuchs und ölreichere Samen. Vorzugsweise für die Ölgewinnung wird diese Pflanze im Mittelmeergebiet, in Nordafrika, Indien, der Türkei und in Südamerika angebaut. Ihre Fasern eignen sich nicht für textile Verarbeitung.

Weltweit teilt sich der Anbau von Leinpflanzen auf in $1/5$ Anteil für Faserleine und $4/5$ Anteile für Öllleine. Um die Pflanze Öllein geht es, wenn wir von Leinsaat und seiner Verwendung sprechen.

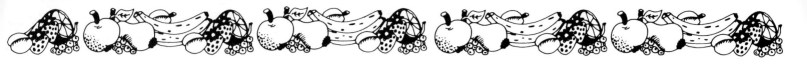

Leinpflanzen werden 60–90 cm hoch, im oberen Teil verzweigt sich der Stengel zu einer lockeren Rispe. Daran entwickeln sich ab Juni bis Mitte Juli blaue, bisweilen auch weiße Blüten. Daraus werden bis August runde, geschlossen bleibende Kapseln, in der je 10 Samen heranreifen. Diese können erst durch Dreschen (Zerschlagen der Kapseln) gewonnen werden. Der Fettgehalt der Samen schwankt zwischen 30 und 40%.

In der Vollwertküche verwenden wir geschrotete Leinsaat als Zutat zu Getreide-Frischkost, ferner für die Brot- und Brötchenbäckerei und für Bratlings- bzw. Kloßteige. Hierbei ist es sehr wichtig, die Ölsaaten erst kurz vor der Verarbeitung zu schroten. Zusammen mit harten Getreidekörnern lassen sie sich in fast jeder Getreidemühle mahlen, ohne daß die Mahlgeräte verkleben.

Die Rezepte der tier-eiweißfreien Kost enthalten oftmals kleine Mengen an Ölsaaten, weil deren emulgierende Wirkung hilft, auch ohne Eier und Quark zufriedenstellende Back- und Bratergebnisse zu erzielen. Der Verzehr von unerhitzten Ölsaaten (kleine Mengen genügen) ist besonders vorteilhaft, weil wir dadurch die Eiweiße (immerhin 20–30%!) in nativer (natürlicher) Form bzw. essentielle Fettsäuren in unveränderter Form genießen.

Naturkostläden/Reformhäuser bieten kaltgepreßtes Leinöl an, das nicht raffiniert wurde – für bestimmte Speisen eine köstliche Zutat! Im geöffneten Gefäß ist Leinöl allerdings nicht lange lagerfähig und nicht zum Braten geeignet.

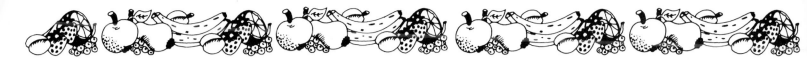

Mohn – *wird auch Schlafmohn, Gartenmohn genannt* –
Er unterscheidet sich von den leuchtend rot blühenden Wildmohnarten hauptsächlich dadurch, daß im Stengel, in den Blättern und der Kapsel ein weißer Milchsaft enthalten ist, solange die Kapsel noch unausgereift und grün ist. Die Mohnpflanze liebt mildes, halbkontinentales Klima und nährstoffreichen Boden. Die Reifezeit von der Aussaat bis zur Ernte beträgt 120–140 Tage. Während der Blüte und Samenreife ist viel Wärme notwendig, um einen möglichst hohen Ölgehalt im Samen zu erzielen.

Ähnlich der Leinpflanze ist die Geschichte des Mohns ca. 7000 Jahre alt – älteste Funde von Samen des Schlafmohns stammen aus den ersten Ackerbaukulturen der Jungsteinzeit.

Zwei verschiedenartige Produkte des Schlafmohns werden seit je verwendet, einmal die Samen zur Fettversorgung, als Gebäckzutat, zum anderen der milchige Saft als Rauschgift und Medizin. Der weiße Saft, der sich in allen grünen Pflanzenteilen, überwiegend jedoch in der unreifen Mohnkapselwand befindet, wird getrocknet und ist dann Opium. Aus Opium wird Morphin (Morphium) gewonnen, das wirksamste schmerzstillende Mittel, das allerdings süchtig machen kann. Noscapin und Codein werden ebenfalls aus Opium gewonnen, dabei handelt es sich um das wichtigste Hustenreiz-stillende Mittel. In den Mohnsamen selbst ist kein Opium enthalten. Der Ölgehalt der Samen liegt bei 40%.

In der Vollwertküche wird Mohn gern und vielseitig für Feinbackwaren eingesetzt. Mit unserer Getreidemühle sind wir in der Lage, die Mohnsamen jeweils frisch selbst zu zerkleinern. Wenn Mohn sehr bitter schmeckt, ist die Oxydation bereits eingetreten, dies geschieht bei geöffneten Ölsaaten sehr rasch.

Sonnenblumenkerne
bringt die Sonnenblume mit ihren vielen Unterarten hervor. Die Pflanze hat einfache Blätter und einen übergroßen Blütenkopf, manche Sorten mehrere. Die einjährige Ölpflanze oder ›Sonnenrose‹ stammt von nordamerikanischen Wildformen ab. Sie kann zwischen 1 und 2,5 m hoch aufwachsen und trägt einen von leuchtend gelben Strahlenblüten umrahmten Blütenkorb im Durchmesser von 25–40 cm (!), der sich im Knospenstadium nach der Sonne dreht.

Die verschiedenen Pflanzengattungen bringen großkörnige und dickschalige oder kleinkörnige Samen mit geringeren Schalenanteilen hervor. Besonders in Rußland und Südosteuropa, auch Nord- und Südamerika, werden Sonnenblumen großräumig angebaut, und dies wegen ihrer Dürre-Resistenz einerseits und des höhen Ölertrages (50–60%) andererseits.

Im Zuge der landwirtschaftlichen EG-Maßnahmen für »nachwachsende Energien« sollen von nun an auch in unseren Breiten für kühlere Regionen gezüchtete Sorten für die Ölgewinnung angebaut werden.

Wir verwenden das naturbelassene Sonnenblumenöl wohl am meisten von allen Speiseölen in der Vollwertküche, und das für Speisen und Gebäcke gleichermaßen. Die Sonnenblumenkerne sind sehr beliebt als Naschwerk, in der täglichen Frischkornspeise, schließlich auch als Verzierung/Geschmacksverbesserung bei Brot und Brötchen bzw. auch fein zerkleinert in Teigen verarbeitet.

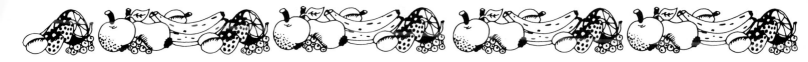

Sesam-Samen

kommen von den Sesam-Gewächsen, das sind Pflanzen von etwa 1½ m Höhe mit etlichen Untersorten. Sie gehören mit zu den ältesten Ölpflanzen. Vor mehr als 3000 Jahren gelangten sie aus Indien in die Mittelmeerländer, wo sie auf großen Feldern angebaut wurden. Das feine Sesamöl war hoch geschätzt für Speisen, in der Heilkunde und für kulturelle Handlungen. In dem Märchen »aus tausendundeine Nacht« bildet das Wort Sesam (semsem) einen Zauberspruch zum Öffnen von Türen.

Die heutigen Hauptanbaugebiete der Sesam-Gewächse sind China, Indien, Ägypten, Marokko und Südamerika.

Wir kennen die winzigen, eiförmigen, plattgedrückten Sesam-Samen ungeschält und geschält. Geschält sehen die Samen fast weiß aus, sie rösten ggfs. intensiver als ungeschälte; ihre Haltbarkeit ist kürzer.

Als Verzierung auf Gebäck, als Zutat im Teig für süße und pikante Speisen, ferner auch als Brotaufstrich, verwenden wir gern Sesam-Samen.

Der Ölgehalt liegt bei 50–55%. Es gibt ein naturbelassenes Sesamöl, das von Kennern sehr geschätzt wird.

Zusammen mit harten Getreidekörnern kann eine kleine Menge Sesam-Samen in der Haushalts-Getreidemühle mitgemahlen werden.

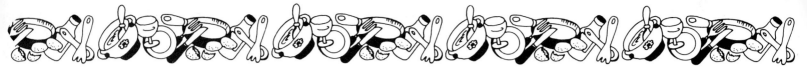

Speisefette

In der Vollwertküche verwenden wir als Speisefette den Rahm der Kuhmilch, daraus hergestellte Butter und aus Ölsaaten kaltgepreßte, nicht raffinierte Öle.

Als **Rahm** kennen wir die süße Sahne mit ca. 30% Fettgehalt, den Sauerrahm (sog. creme fraiche) mit ebenfalls ca. 30 und 35% Fett. Anmerkung: Bitte nicht mit ›saurer Sahne‹ verwechseln, die lediglich 10% Fettanteil aufweist.

Leider können wir Sahne und andere Milchprodukte nur nach den gesetzlich vorgeschriebenen Hitzebehandlungsmaßnahmen seitens der Molkereien einkaufen. Die Milchsäurekulturen, das ›Lebendige‹ in der Milch, werden mehr oder weniger dabei geschädigt. Das ist nachteilig, weil ja alle milchsauren Produkte durch die Impfung mit Milchsäurekulturen und anschließender Reifung lediglich einen gewissen Verlebendigungsprozeß erfahren.

Die Butter

war früher überwiegend als Sauerrahmbutter im Handel. Sie wird aus Rahm der Kuhmilch hergestellt, welcher nach der Impfung mit bestimmten Milchsäurekulturen und abgestimmten Temperaturen zwischen 16 und 20 Stunden reift. Nach der Ausbutterung, Knetung, Nachreifung und Verpackung kann sie als »Deutsche Markenbutter« oder seit Januar 1989 nach der neuen EG-Verordnung einfach als »Butter« in den Handel kommen. Ob es sich um ein deutsches oder EG-Produkt handelt, braucht nicht mehr gekennzeichnet zu werden, die Anschrift des Herstellers genügt. Eine entscheidende

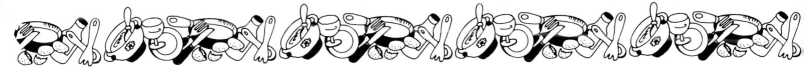

Neuerung ist der Wegfall der Qualitätsunterschiede in »Deutsche Markenbutter«, »Deutsche Molkereibutter« usw. Für die Qualität ist allein der Hersteller verantwortlich, und der Kunde entscheidet.

Außer der <u>Sauerrahmbutter</u> und der selten angebotenen <u>Süßrahmbutter</u> finden wir die neue Sorte <u>»Mildgesäuerte Butter«</u> in den Regalen. Ihr darf ein Konzentrat aus Milchsäure oder der Zusatzstoff »E 270 Milchsäure« zugegeben werden. Der Reifungsprozeß des Butterfettes entfällt bei diesem Angebot.

Die neue Butterverordnung stellt schärfere Anforderungen an die Streichfähigkeit der Butter, zu diesem Zweck dürfen ohne Deklaration verschiedene Butterpartien gemischt werden.

Beim Butterkauf empfiehlt es sich, mehr noch als früher die Kennzeichnungen auf den Packungen zu studieren bzw. selbst die Qualität zu testen. Eine noch wichtigere Unterscheidung ist die Herkunft der Milch; ohne Frage ist Sauerrahmbutter aus kontrollierter ökologischer Herkunft die bessere (und teurere) Qualität. Mit ihrem Resteiweißgehalt von ca. 0,5% ist Butter – von wenigen Krankheitsfällen abgesehen – für die Kostform tier-eiweißfreie Vollwertkost bestens geeignet.

Abgesehen von der vorgeschriebenen Wärmebehandlung der Milch, sind alle übrigen Herstellungsstufen der Butter mechanische Maßnahmen. So ist es im Gegensatz zu zahlreichen technisch-chemisch behandelten Fetten erlaubt, die Sauerrahmbutter als (einigermaßen) naturbelassenes Fett zu bezeichnen.

Der Buttergeschmack, an den wir seit Jahrtausenden angepaßt sind, ist unübertroffen.

Der Schmelzpunkt der Butter (das Fett geht vom festen in den flüssigen Zustand über) liegt bei Körpertemperatur, der Erstarrungspunkt liegt etwa zwischen 17 und 23°C.

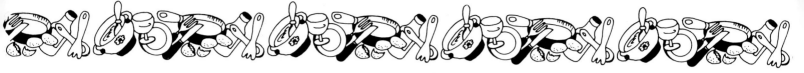

Der Rauch- oder Siedepunkt liegt bei der Butter mit ca. 140–160°C verhältnismäßig niedrig; damit ist sie nur in den unteren Temperaturbereichen zum Braten geeignet.

Butter ist sehr gut für Vollkorngebäcke zu verwenden, denn sie garantiert eine mürbe Beschaffenheit, zarte Krumenstruktur, feine Porung, längere Haltbarkeit, erhöht das Aroma und den Genußwert, ermöglicht typische Lockerung bei Plunderteigen, und das auch ohne Einsatz von Eiern und Quark.

Interessant ist das »Muster« der Fettsäuren in der Butter; danach ist es erlaubt, von einem Idealfett für die menschliche Ernährung zu sprechen:

58–65% gesättigte Fettsäuren als wichtiger Nährstoff
29–37% einfach ungesättigte Fettsäuren
2,9–4,6% zweifach ungesättigte Fettsäuren
0,9– über 2% hochungesättigte Fettsäuren

unges. Fetts. sind als Vitalstoffe kein Mengenproblem!

(Aus: »Unsere Nahrung, unser Schicksal«, Dr. M. O. Bruker).

Nachweislich hat die Butter nichts mit der Arteriosklerose zu tun, sondern der jahrzehntelange Verzehr raffinierter Kohlenhydrate wie Fabrikzucker und Auszugsmehle verursacht diese weitverbreitete Gefäßerkrankung.

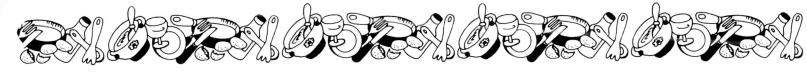

Milchhalbfett

wird aus Butter oder Sahne hergestellt und enthält 39–41% Fett. Außerdem sind hier Zusätze von Zitronensäure, Speisegelatine, Emulgatoren und höchstens 6,4% Milcheiweißerzeugnisse erlaubt. Der Wasseranteil beträgt ca. 52–57%.

Milchhalbfett muß als Fabrikfett eingestuft werden, in der tier-eiweißfreien Vollwertkost hat es daher keinen Stellenwert.

Butterschmalz – Butterreinfett

wird durch Ausschmelzen von Lagerbutter gewonnen. Sie ist jetzt frei von den Resteiweißsubstanzen und fast wasserfrei mit ca. 99% Fettanteil. Die Brateigenschaften von Butterschmalz sind wegen des höheren Siedepunktes günstiger. Der Geschmack und die Beschaffenheit der frischen Butter ist eingebüßt. Butterfett ist ein Lagerfett geworden und damit kein naturbelassenes Lebensmittel mehr.

Bei dem Zusatz von ›Stigmasterin‹ handelt es sich um eine Fettsäure, die zur Unterscheidung zur frischen Butter zugegeben werden muß; sie gilt als unschädlich.

Durch den Abbau des »EG-Butterberges« ist das Angebot an Butterschmalz sehr zurückgegangen. So richtig nachweinen brauchen wir dem Butterfett also nicht...

Speiseöle

in der Vollwertküche sollten stets aus der ersten und sog. Kaltpressung kommen. So gewonnen, sind sie nach der schonenden Pressung sofort speisefähig. Die Fettausbeute aus der jeweiligen Ölsaat ist allerdings relativ gering.

Die Wahl des Öls ist eine Geschmacks-, bisweilen eine Geldfrage. Doch Sonnenblu-

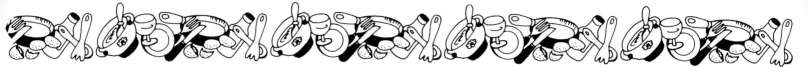

men-, Distel-, Lein- bzw. Oliven-, Walnuß- oder Sesam-Öl einmal kennenzulernen, kann sehr reizvoll sein.

Bei der schonenden Speisenzubereitung mit Öl in der Vollwertküche stehen die Erhitzungsverluste in keinem Verhältnis zu den totalen Einbußen an biologischen Wirkstoffen bei den üblichen fabrikatorischen Gewinnungsverfahren, wobei das natürliche Gefüge der Fettsäuren total verändert wird. Dabei handelt es sich um Mehrfachpressungen, Heißpressungen bis hin zu Extraktionsverfahren, bei denen Leichtbenzin zur absoluten Fettausbeute (wirtschaftlicher Faktor) eingesetzt wird. Diese Verfahren bringen »Rohöle« in ungenießbarer Form mit zahlreichen unerwünschten Begleitstoffen hervor. Die erforderlichen Raffinationsverfahren sind: Reinigen mit Hilfe von Katalysatoren, hohen Temperaturen, Entsäuern, Bleichen, Desodorisieren, alles mit dem Ziel, die unerwünschten Begleitstoffe herauszubringen. Das Ergebnis sind hygienisch einwandfreie, klare, neutralschmeckende, lagerfähige – jedoch biologisch gesehen, tote Fabriköle.

Margarine
Die Margarine des üblichen Lebensmittel-Einzelhandels wird aus den soeben beschriebenen Fabrikölen hergestellt. Ihre flüssige Konsistenz wird teils labormäßig so verändert (hydriert = das Fett wird gehärtet), daß ein streichfähiges Fett entsteht. Zum anderen erfolgen Zugaben von Fetten mit harter Konsistenz. Aus flüssigen, weichen und harten Stoffen kann so in der Mischung ein pastenartiges, streichfähiges Fett, eben die Margarine, entstehen.

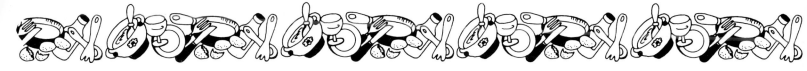

Ihre Fettsubstanz macht wie bei der Butter ca. 82% aus, der Rest sind Wasser, Magermilchpulver, Vitamine, Farb- und Aromastoffe, sowie Aufschäummittel, um dem Buttercharakter zu entsprechen, ferner als Emulgator, der alles zusammenhält, Lezithin. Dieses »technische Fett« ist lange haltbar; mit einem natürlichen Lebensmittel hat es nichts mehr gemeinsam, auch nicht dann, wenn auf der Packung steht ... »aus reinem Sonnenblumenöl hergestellt«.

Reform-Margarine
ist mit ihrer biologischen Qualität höher einzustufen. Erst einmal werden die Öle aus der schonenden Kaltpressung (naturbelassene Öle) verwendet, d. h., das natürliche Gefüge der Fettsäuren und die Vitalstoffe der jeweiligen Ölsaat bleiben erhalten. Um nun aus flüssig = pastig-streichfähig zu machen, werden pflanzliche Fettsubstanzen, z. B. Kokosfett, mit natürlich harter Konsistenz zugemischt. Damit wird nur ein Teil des Fettes fabrikatorisch bearbeitet. Auf die Fetthärtung wird weitestgehend verzichtet. Dennoch ist auch die Reformhaus- oder Naturkost-Margarine im strengen Sinne kein naturbelassenes, sondern ein technisches (haltbares) Fett mit naturbelassenen Zutaten.

Anmerkungen zur
Spezialmargarine »Ziehfett«
Der Bäcker stellt an das Fett zum Einziehen in den Teig (= Ziehfett) besondere Anforderungen.
- ★ Es soll geschmeidig und dehnbar sein, damit es beim Einarbeiten in den Teig (Tourieren genannt) nicht bricht;
- ★ es soll in seiner Festigkeit und Formbarkeit den Teigeigenschaften entsprechen;

Becker: »Praktischer Rat bei Allergien«
© Verlag »NundG« Eberhard Cölle, Ditzingen

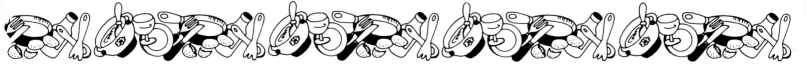

★ es soll bei niedrigen wie hohen Backstubentemperaturen in der Festigkeit etwa gleich bleiben;
★ es soll bei Mundtemperatur (37°C) geschmolzen sein, damit kein talgiger Geschmack entsteht.

Diese backtechnischen Voraussetzungen werden durch die Auswahl der Fettrohstoffe, spezielle Herstellungsverfahren, diverse Zusatzstoffe und insgesamt durch einen erhöhten Fettanteil in der Ziehmargarine (über 90%) erreicht. Der Einsatz von Ziehfett ermöglicht eine Teigführung von Mehl : Fett im Verhältnis 1:1 für sog. Splittergebäcke. Wegen ihres niedrigeren Schmelzpunktes und der vergleichsweise geringeren emulgierenden Wirkung können diese gewünschten (technischen) Ergebnisse mit Butter nicht erreicht werden, darum ist die Verwendung von Ziehfett für Vollkornbackwaren in der gewerblichen Bäckerei nicht auszuschließen. Ziehfett ist im Handel nicht erhältlich.

Kokosplattenfett

Kokosöl ist in warmen Anbaugebieten flüssig. In unseren kalten Zonen ist dieses Öl fest und wird deshalb hier Kokosfett genannt. Grundlage von Kokosfett ist das aus Copra (= dem Fruchtfleisch der Kokosnuß) vornehmlich durch Auspressen gewonnene Öl. Es ist im Rohzustand je nach Erzeugungsland gelblich-weiß bis braun und hat einen von mild bis stechend zu bezeichnenden Geruch sowie einen meist scharfen Geschmack. Deshalb wird Kokosöl raffiniert, d. h. Fettsäure wird durch Verseifung neutralisiert (entzogen), sodann die Farbe durch Bleichung mit Bleicherde aufgehellt, wobei sich Farbstoffe und Bleicherde verbinden. Nach Filtration erhält man schließlich ein aufgehelltes Öl.

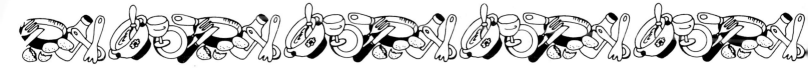

Durch Dämpfung, d.h. mit Hilfe von sprudelndem Dampf durch das unter Vakuum gesetzte Fett, werden Geschmacks- und Geruchsstoffe entfernt.

Dieses sog. Kokosraffinat wird im erwärmten (= flüssigen!) Zustand in Formen gegossen und erstarrt durch Kälte. Verfestigt wird die Platte aus den Formen ausgeschlagen und verpackt. Manche Kokosfette werden noch einer Fetthärtung unterzogen. Leider besteht nicht die Möglichkeit, naturbelassenes (= nicht raffiniertes) Kokosfett in der Vollwertküche einzusetzen, da diese rohe Qualität wegen der riesigen Entfernung zum Anbaugebiet schlecht kontrollierbar ist und sowieso geschmacklich nicht unseren europäischen Ansprüchen gerecht wird.

In der Vollwertküche – Sonderform tier-eiweißfrei – kommen wir mit Butter als Streichfett, gelegentlich Sahne und Sauerrahm zur Verfeinerung bzw. Verbesserung der Speisen, und im Wechsel mit einigen naturbelassenen Speiseölen, bestens zurecht. Immer wieder werden ja zu den Mahlzeiten einige Ölsaaten unerhitzt – gerieben, geschnitten bzw. geschrotet – mitverzehrt. Diese ›Lebensmittel‹ schaffen den erforderlichen Ausgleich für Verluste an biologischen Wirkstoffen – Verluste, die durch mechanische Abtrennungsverfahren bei der Ölherstellung entstehen.

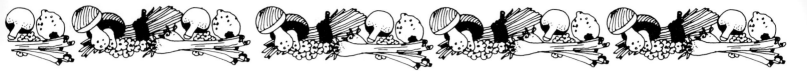

Gewürze / Würzmittel

Bei strenger Auslegung müßten wir unter Gewürzen alle Substanzen verstehen, die wir zum Aromatisieren unserer Speisen verwenden. Also neben den gemahlenen und gerebelten Pflanzenteilen auch Honig, Essig, Senf, Nüsse, Butter, Sahne, usw. Belegt ist der Gewürz-Begriff für uns jedoch mit Wild- und Kulturkräutern in den verschiedenen Darreichungsformen. Von der Gewürzmühle Brecht wird im »Würz-Seminar für Anfänger und Fortgeschrittene« ausgeführt:

»Was der Wurzelsepp oder die Kräuterhexe einmal gesammelt haben, waren aromatische, heilwirkende Wurzeln. Der Name Wurzel ging im Frühmittelalter bald auf alle Kräuter über. Ihr Sammelname hieß einmal Gewurz. Vom neunten bis zum elften Jahrhundert kamen in der deutschen Sprache dann die Umlaute auf, und aus dem Gewurz wurde Gewürz.«

Die Geschichte der Gewürze ist überaus bemerkenswert. Was wir heute ganz selbstverständlich an zerriebenen Blüten-, Blatt- und Wurzelteilen oder Samen von Pflanzen in ansprechenden Gläschen und Döschen aus den Regalen nehmen, dazu bedurfte es vor einigen hundert Jahren monatelanger, abenteuerlicher Reisen über die Weltmeere. Aus Indien, Ostasien, Südostasien, dem Orient, aus dem Mittelmeerraum oder auch aus Südamerika wurden die kostbaren Gewürze herbeigeschafft (›von da, wo der Pfeffer wächst‹). Erst waren es die Araber in der Aera der großen Pharaonen, die den Gewürzhandel lange Zeit beherrschten. Durch sie kamen erstmals Nelken und Muskatnuß von den südlichen Molukken in das antike Athen und Rom. Christoph Columbus machte sich

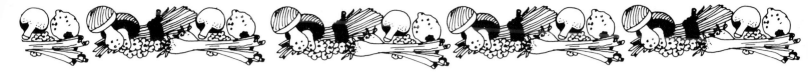

Gewürze – aus der Wurzel, doch meist aus den Früchten, der Rinde, den Samen oder Blüten.

Neben der heimischen Wacholderbeere haben sich vor allem die exotischen Gewürze behauptet. Sie verleihen vor allem den Desserts und Gebäcken einen feinen Geschmack ...

Wacholderbeere

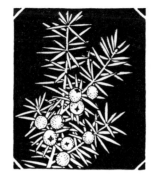

Zimt

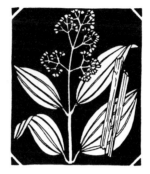

Gewürznelke

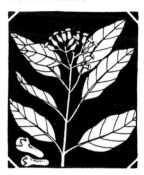

Vanille

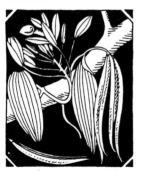

Piment

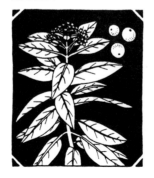

Muskatnuß

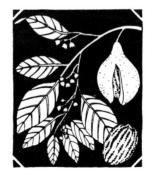

Pfeffer

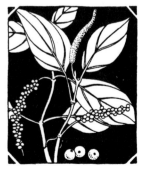

Becker: »Praktischer Rat bei Allergien«
© Verlag »NundG« Eberhard Cölle, Ditzingen

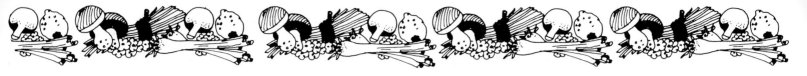

nicht zuletzt wegen der großen Gewürz-Nachfrage auf, den Seeweg nach Indien zu suchen. Schließlich waren es portugiesische Kaufleute, die um 1500 n. Chr. den Gewürzhandel zu seiner höchsten Blüte führten. Ihre Monopolstellung währte fast 100 Jahre lang, und Lissabon kam durch die sehr hohen Gewinnspannen im Gewürzhandel zu bisher nicht gekanntem Wohlstand. Die Holländer brachen irgendwann das portugiesische Gewürzmonopol. In kriegerischen Auseinandersetzungen gelang es ihnen, die Gewürzanbaugebiete in niederländischen Besitz zu bringen. Noch rigoroser als zuvor wurden Anbau, Ernte und Handel in den Kolonialgebieten kontrolliert. Die Engländer als aufstrebende Kolonialmacht vertrieben die Holländer aus Ostasien. London war damals und ist noch zu unserer Zeit einer der bedeutendsten Umschlagplätze für Gewürze aus Asien und Amerika.

Mit diesem Hintergrundwissen ist es leicht vorstellbar, daß jahrhundertelang die Gewürze äußerst knapp und kostbar waren und damit nur den oberen Bevölkerungsschichten zugänglich wurden.

Der überwiegende Teil der Gewürzpflanzen ist in tropischen und subtropischen Gegenden beheimatet und muß importiert werden. Sind Gewürzpflanzen wie Basilikum, Bohnenkraut, Liebstöckel usw. lange schon auch bei uns heimisch geworden, so sind sie kleinwüchsiger und kälteempfindlich geblieben.

Wir unterscheiden herbe (pikante) und süße Würzformen. Hier einige Beispiele:

<u>Herb</u>: Pfeffer, Muskatnuß und -blüte, Currypulver, Koriander, Majoran, Basilikum, Knoblauch, Kümmel, Petersilie, Nelken u. a., ferner Salz.

<u>Süß</u>: Zimt, Anis, Fenchel, Ingwer, Nelken, Koriander, Sternanis, Kardamom und Vanille.

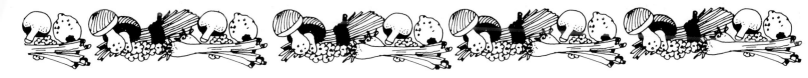

Zweiwertige Gewürze (süß oder herb): Anis, Koriander, Fenchel, Ingwer, Nelken und Kardamom.

Am einfachsten und schnellsten sind Gewürzpflanzen kennenzulernen, wenn sie im eigenen Garten angebaut oder als Wildpflanzen bei Wanderungen bestimmt und gesammelt werden. Jedes Jahr können 5–10 neue Pflanzen hinzukommen; in 3–4 Jahren wird dann die Lektion weitestgehend gelernt worden sein.

Für uns verfügbar sind frische Pflanzen, getrocknete Pflanzen bzw. Blatteile davon; ganze Samen, gemahlene Samen;
frische Wurzeln / geriebene, pulverisierte Wurzeln.

Im frischen Zustand sind Eigen- und Wohlgeschmack von Blatt- und Wurzelteilen am höchsten. Unzerkleinerte Sämereien lassen sich ohne Verluste länger lagern, z. B. Anis, Fenchel, Koriander, Kümmel, dann Pfefferkörner, Muskatnüsse usw. Für Getreidespeisen könnten die Samen mit den Körnern vermengt gemahlen werden, der Würzeffekt ist erstaunlich. Versuchen Sie's mal mit Roggen und Kümmel beim Sauerteigbrot!

Die Dosierung der Gewürze steht meistens in den Rezepten, dennoch ist es ratsam, am Anfang von den Sorten eher etwas weniger zu nehmen und später nachzuwürzen. Im übrigen läßt sich die sog. hohe Schule der Würzkunst allein durch Üben und Ausprobieren erlernen. Denn viel mehr Sorten passen harmonisch zusammen, als wir es am Anfang erahnen können.

Hinsichtlich der Beschreibung der einzelnen Sorten darf ich auf Fachbücher verweisen, die reichlich mit farbigen Abbildungen angeboten werden.

Die regelmäßige Verwendung von Gewürzen läßt im übrigen automatisch das Koch-

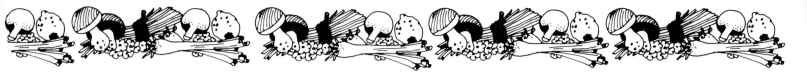

salz in den Hintergrund treten. Wir kommen schnell von dem statistisch hohen Tagessatz über 10 g/Person auf 3–2 g täglich hinunter. Von nun an schmecken unsere Speisen nicht mehr nur salzig-süß-sauer, sondern rundherum angenehm aromatisch.

Wissenschaftliche Arbeiten belegen, daß über das (lustbetonte) Geschmacksempfinden hinaus etliche Gewürze die Bildung von Körpersäften fördern und damit das Verdauungssystem einschl. der Herz- und Kreislauftätigkeit günstig beeinflussen.

Von der Gewürzmühle Brecht, 7514 Eggenstein, kann für DM 1,– »Das ABC der Würzbeispiele mit Würzseminar« angefordert werden. Die in der Küche aufhängbare Übersicht kann besonders in der Anfangsphase der Kost- und damit auch Würzumstellung helfen.

Kochsalz *(Natrium-Chlorid)*
Es gibt die Variationen Steinsalz, Siedesalz, Meersalz, Vollmeersalz, Kräutersalz. Kochsalz besteht aus ⅔ Chlor und ⅓ Natrium.

Steinsalz *(NaCl = ca. 99,5%)*
wird bergmännisch abgebaut, es geht letztlich auf Verdunstungsrückstände früherer Meere zurück. Große unterirdische Salzfelsen sind von wasserundurchlässigen Schichten überdeckt. Steinsalz kann zum Teil sehr rein, also speisefähig gewonnen werden, teils muß es nach der Förderung gereinigt werden.

Siedesalz *(Solesalz, NaCl = ca. 99,5%)*
Es wird in Erdtiefen zwischen 150 und 300 m abgebaut, indem die kochsalzführenden Schichten mittels Grundwasser aufgelöst werden. Die gesättigte Salzlösung (Sole) wird

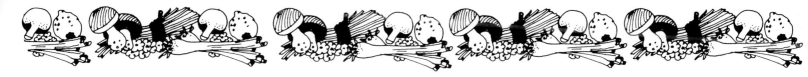

hinaufgepumpt und in großen Pfannen gesiedet, d. h. das Wasser verdampft, und das Salz kristallisiert.

Meersalz

Es wird von den Anliegerstaaten des Mittelmeeres aus dem Meerwasser durch Sonnenverdampfung gewonnen. Der Kochsalzgehalt macht zwischen 90 und 99% aus. Die leichtlöslichen Mineralsalze wie Kalium und Magnesium fließen bei der Salzgewinnung in »Salzgärten« mit der sog. Mutterlauge entweder wieder in's Meer zurück, oder sie werden zu technischen Zwecken genutzt.

Vollmeersalz

wird durch die Verdampfung von Nordatlantikwasser gewonnen. Der geringe Salzgehalt von 3,2% bedingt eine Verdampfung über mehrere Stufen. Abgesehen von geringfügigen Verlusten durch die Trocknungsverfahren enthält Vollmeersalz fast alle mineralischen Bestandteile des Meerwassers, d. h. etwa 21 verschiedene Spurenelemente. $NaCl$ = ca. 85%.

Kräutersalz

ist eine Mischung (von Anbieter zu Anbieter variierend) gemahlener Gewürzsamen, -blätter und -wurzeln mit einem Kochsalzanteil zwischen 50 und 80%. Die Würzung pikanter, herber Speisen gelingt damit leichter bei weniger Kochsalzanteil.

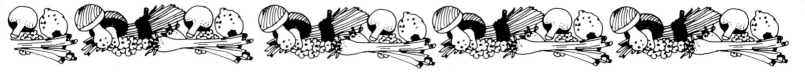

Geschichtliches zum Salz

Einige Jahrtausende umfaßt die Geschichte des Salzes und seiner Verwendung. Etwa um 10 000 v. Chr. begann vermutlich die regelmäßige Verwendung von Salz. So bestimmte in Urzeiten das Vorhandensein von Salz, ebenso wie das von Wasser, die Entscheidung über die Errichtung einer Siedlung. Das damalige Salzvorkommen beschränkte sich auf die Meeresküsten oder die Nähe von Salzseen. Bereits früh wurde die Ortschaft von sog. »Salzgärten« beherrscht. Erst später entdeckte man auch Salzvorkommen »unter Tage«, und so entstanden Salzbergwerke. In Deutschland fanden sich große und unterirdische Salzlager bei Reichenhall und Berchtesgaden sowie bei Schwäbisch Hall. Berühmte Produktions- und Handelszentren für Salz waren im Mittelalter Lüneburg und Halle/Saale. Lange Zeit war Salz ein begehrtes Handelsgut und stand deshalb auch oft im Mittelpunkt von bewaffneten Auseinandersetzungen. Hohe Salzsteuern und Salzgesetze, die die Armen am härtesten trafen, führten insbesondere in Frankreich zu Volksaufständen. Große Handelswege der Vergangenheit waren vielfach Salzwege; der Begriff »Salzstraße« ist etwa 3000 Jahre alt. Die bekanntesten Salzstraßen in Deutschland gingen im Mittelalter von Halle/Saale und Reichenhall aus. Die Route Lüneburg–Lauenburg–Mölln–Lübeck trägt noch heute diesen Namen. Viele Ortsnamen mit »Salz« und »Hall« weisen noch heute auf die Verbindung zum Salz hin.

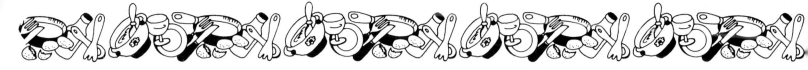

Kakao

Der Kakaobaum wuchs ursprünglich wild im Amazonasgebiet und in den tropischen Urwäldern von Südamerika. Bereits 500 Jahre v. Chr. wurde Kakao von den Mayas in großen Plantagen in Mittelamerika kultiviert. Der schwedische Pflanzensystematiker Carl von Linné gab der Kakaopflanze im Jahre 1735 den wissenschaftlichen Namen »Theobroma cacao«, was nach den beiden Wortteilen Theo (Gott) und broma (Speise) also »Speise der Götter« bedeutet. So nannten die Indianer das außergewöhnlich nahrhafte und wohlschmeckende Getränk. Kakaobohnen waren so etwas wie ein Zahlungsmittel und wurden als Tribut abgeliefert: für 100 Kakaobohnen, so heißt es, konnte man einen Sklaven kaufen.

Die Kakaobohnen sind die Samen des Kakaobaumes; er trägt sie in den Kakaofrüchten, die am Stamm und den Hauptästen wachsen. Meistens reifen an einem Baum 40 Früchte aus; sie ergeben im trockenen Zustand 1–2 kg Kakaobohnen, einzeln von der Größe einer Mandel. Zum Gedeihen benötigt der Kakaobaum eine gleichmäßige Wärme von 22°C und reichlich Niederschläge.

Nach der Ernte sind die Bohnen weißlich-gelb; sie werden mehrere Tage der Sonne ausgesetzt, dabei entsteht Gärung (Fermentierung), und die Bohnen bekommen die bekannte kakaobraune Farbe. Moderne Anlagen setzen für diese Vorgänge Heißlufttrockner ein. Die fermentierten, getrockneten Kakaobohnen werden von den Importfirmen gereinigt, geröstet (dadurch entsteht analog zur Kaffeebohne das typische Kakaoaroma), ferner geschält, gebrochen, gemahlen und gewalzt. Durch den hohen Fettgehalt von 46 bis 52% entsteht ein dünnflüssiger Brei, die Kakaomasse. Sie ist der Ausgangsstoff für Kakaopulver als Getränk, Schokoladenmassen und Kuvertüren. Die maschinelle Pul-

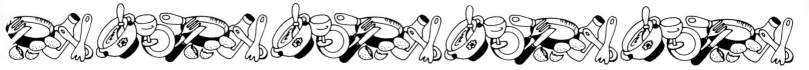

verisierung der Kakaomasse zu Pulver läßt sich erst durchführen, nachdem der größere Teil der Kakaobutter abgepreßt worden ist. Kakaopulver wird als schwach entölt (ca. 20% Kakaobutter) und stark entölt (ca. 10% Kakaobutter) angeboten. Bei höherem Fettgehalt ist der Geschmack voller; stark entöltes Pulver hat einen größeren Gerbstoffgehalt. Über die Fettmenge hinaus besteht die Kakaobohne aus 12–15% Eiweiß, Kohlenhydrate und u. a. 1,5% Theobromin. Dieser Stoff wirkt zwar etwas schwächer, jedoch ähnlich wie Koffein, d. h. bei regelmäßigem Genuß anregend. **Die Kakaobutter** ist weißlich-gelb, hat einen niedrigen Schmelzpunkt und zählt zu den teuersten Fetten. Sie wird, soweit sie den Schmelzschokoladen nicht wieder zugesetzt wird, in der pharmazeutischen und kosmetischen Industrie verwendet.

Durch die erforderlichen fabrikatorischen Gewinnungsverfahren ist Kakaobutter leider nur als ›Fabrikfett‹ einzuordnen.

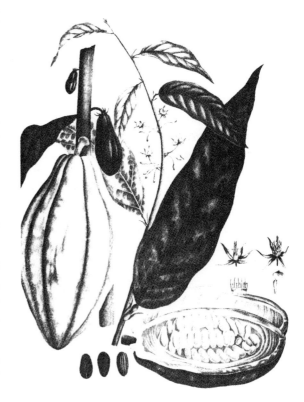

Die Kakaofrucht (unten: Kakaobohnen)

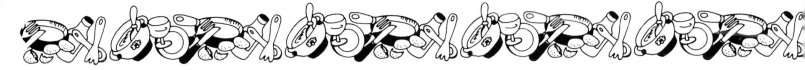

Carob

Johannisbrot oder Carob wird die Frucht eines immergrünen Baumes genannt, der bis zu 30 m hoch werden kann. Der Carob-Baum ist im östlichen Mittelmeerraum heimisch, wo er von alters her kultiviert wurde. Auch in Mittel- und Südamerika wird er angetroffen.

Seine länglichen, trockenen Früchte werden seit Jahrhunderten als Nahrungsmittel für Mensch und Tier verwendet. Die Namensgebung Johannisbrot soll ihren Ursprung darin haben, daß die Früchte des Carobbaumes dem heiligen Johannis das Leben in der Wildnis ermöglicht haben.

Die Schoten bedürfen einer Trocknung; dabei verfärben sie sich dunkelbraun. Für gute Carob-Qualitäten werden lediglich die fruchtigen Mittelstücke der Carobschote zu Pulver gemahlen.

Das in Naturkostläden und Reformhäusern angebotene Carobpulver soll garantiert nicht mit Methylbromid gegen Insektenbefall begast worden sein – so steht es auf der Verpackung.

Carobpulver ist mineralstoffreich und hat ca. 40% natürlichen Zuckergehalt; deshalb kann bei der Zubereitung zu Getränken, Gebäck, süßen Speisen, Suppen und Soßen weitestgehend auf den Honig verzichtet werden.

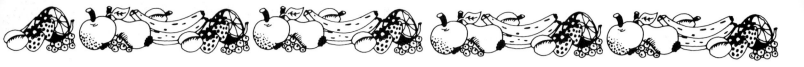

Honig, besser als sein Ruf!

Über kaum ein anderes Lebensmittel gibt es derart widersprüchliche Aussagen und herrscht in Konsumentenkreisen ein weitverbreitetes Mißtrauen wie beim Honig; da wird vom Verlängern mit Zuckerlösung, vom unerlaubten Erhitzen und manchem Etikettenschwindel berichtet. Preiswerte Importware wird oftmals mit besonderer Skepsis belegt.

Nun spielt ja Honig in der Vollwertküche eine bestimmte Rolle, ohne ihn geht es nicht, vor allem nicht in der Umstellungszeit. Die folgenden Informationen mögen helfen, Auswahl- und Einkaufssicherheit zu gewinnen.

Nach der EG-weiten Verordnung ist Honig »ein flüssiges, dickflüssiges oder kristallines Lebensmittel, das von Bienen erzeugt wird, indem sie Blütennektar sowie andere Sekrete durch körpereigene Sekrete bereichern und verändern, in Waben speichern und dort reifen lassen«.

Alle Honigimporte müssen diesen gesetzlichen Voraussetzungen entsprechen. Wir unterscheiden:

Honigarten:Blütenhonige, überwiegend aus Blütennektaren; Honigtauhonig (Waldhonig), überwiegend aus anderen Sekreten – Farbe von hellbraun bis schwarz möglich.

Honigangebote:Reiner Trachtenhonig = Honigernte der Bienen von überwiegend einem Blütenfeld, z. B. Klee-, Akazie-, Lindenblüten-Honig; Mischtrachten heißen Ho-

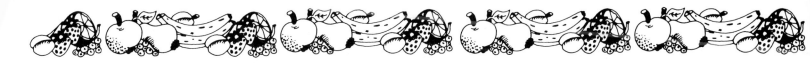

nige, die von verschiedenen Blütensorten stammen, z. B. Sommertracht, Wildblütenhonig usw.

Deutsche Honige, über Imkereien im Deutschen Imkerbund vertrieben, sind sehr rar, lediglich ca. 15–20% des gesamten bundesdeutschen Honigkonsums können in guten Jahren durch sie gedeckt werden. Unser Land ist absolut auf Honigimporte angewiesen.

Für überragende Qualitäten darf das Prädikat »Auslese« vergeben werden.

Fast jeder Honig kandiert irgendwann, das heißt, er wird durch Kristallisation seiner hohen Zuckergehalte fest. Raps- und Löwenzahnhonig kann bereits nach wenigen Tagen kandieren; Akazienhonig oft erst nach Jahren; Waldhonig nach einigen Monaten, er bleibt dann meist zähflüssig.

Zum Zwecke der Abfüllung von kandierten Honigen (Importware in großen Fässern) darf entsprechend der rechtlichen Grundlagen nicht über 40°C erwärmt und damit wiederverflüssigt werden. Wenn ein Honig (außer Akazienhonig) nicht mehr kandiert, deutet dies auf unerlaubte chemische Zusätze oder Wärmeschädigung hin.

Die Reife eines Honigs wird durch seinen Wassergehalt charakterisiert. Hohe Anteile lassen auf unreifen Honig schließen, er neigt dann zum Gären. Im allgemeinen darf der Wassergehalt höchstens 21% betragen, mit der Ausnahme für Heide- und Kleehonige bis höchstens 23%.

Eine weitere Qualitätsbeurteilung sind Fermentbestimmungen der hitzelabilen Fermente Diastase und Invertase (mindestens 8 und 7 Punkte). Eine Behandlung der Honige über 45°C, u. U. auf 70°C, schwächt und tötet das Ferment Invertase. So ist auf sehr einfache Weise festzustellen, ob ein Honig naturbelassen oder hitzebehandelt wurde.

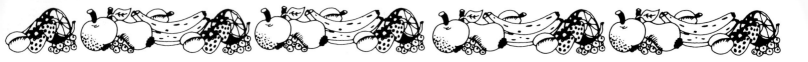

Auch die Reifung des Honigs kann nicht stattfinden, wenn Invertase-Fermente geschädigt wurden.

Die Untersuchung auf Wärme- und Lagereinflüsse hat im Rahmen der Honigbeurteilung eine zentrale Bedeutung. Bei unsachgemäßer Behandlung bildet sich im Honig die chemische Verbindung eines Alkoholderivates = Hydroxymethylfurfural = HMF genannt, gemessen in ppm. Frisch geschleuderter Honig enthält kein oder nur sehr wenig vom HMF-Faktor, der höchstzulässige Wert ist 40 ppm (mg/kg). Wird Honig bei höheren Temperaturen gelagert oder erwärmt bzw. erhitzt, bildet sich aus dem im Honig enthaltenen Zucker, insbesondere aus dem Fruchtzucker durch Wasserabspaltung, HMF. Die Menge HMF hängt von der einwirkenden Temperatur und zusätzlich von der Zeit ab.

Ich zitiere aus »Der Honig« von Zander/Maurizio, S. 124, um für Sie die annähernde Zeit zu dokumentieren, in der ein Honig bei verschiedenen Temperaturen 30 ppm HMF bildet:

Temperatur °C	Zeit
30	150–250 Tage
40	20– 50 Tage
50	4,5– 9 Tage
60	1– 2,5 Tage
70	5– 14 Stunden

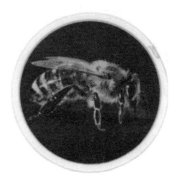

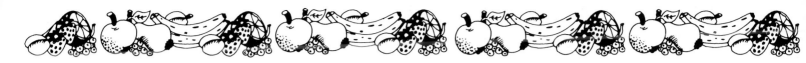

Bei durchschnittlicher Temperatur zwischen 12 und 15°C (Kellertemperatur) ist die jährliche Zunahme des HMF-Gehaltes gering, unterschiedlich jedoch bei den Honigarten.

Aus diesen wissenschaftlich begründeten Erkenntnissen ergibt sich eine klare Aussage für die ideale Lagerung von Honigen. Dunkel und kühl bei Temperaturen zwischen 12 und 15°C in verschlossenen Gefäßen. Der Vorrat sollte nicht länger als bis zur nächsten »Ernte« reichen. Wir wissen ja: Auch die Bienen holen sich jedes Jahr ihr Winterfutter neu!

Immer wieder werden Honige wegen ihres hohen natürlichen Zuckergehaltes (ca. 80–85%) mit Fabrikzucker auf eine Stufe gestellt. Die dem Honig über Zuckerstoffe hinaus innewohnenden Vitalstoffe werden dabei gering bis bedeutungslos angesehen. Jedoch bei rein analytischer Betrachtung wird ein wesentliches Unterscheidungsmerkmal des Honigs übersehen, und zwar: Mit Honig konnten und können Bienenvölker Jahrmillionen überleben (!), mit Nährlösung aus Fabrikzucker stürbe ein Volk über kurz oder lang aus.

Jeder Honig enthält Eiweiß aus den Pollen, eine Vielzahl von Vitaminen, Mineralstoffen, Fermenten, Säuren, Aromastoffen und antibakteriellen Substanzen (sog. Inhibinen), die das Bienenvolk vor Krankheiten bewahren helfen. Der von den Ammenbienen im Stock aus Wabenhonig und körpereigenen »Zutaten« den Larven verabreichte Futtersaft entscheidet auch zeitlich darüber, ob die Jungbienen zu Arbeiterinnen, Drohnen oder gar zu einer Königin heranreifen. Damit die Bienenkönigin ihre schwere Arbeit des Eierlegens vollbringen kann, muß sie mit Gelee-Royal, dem Königinnenfuttersaft, gefüttert

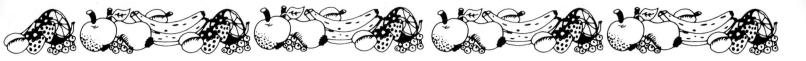

werden. Mit einer Fülle von essentiellen Wirkstoffen ausgerüstet, wird Gelee-Royal gern auch als Heilmittel angeboten.

Die Herkunftsbestimmung der Honige erfolgt über die Identifizierung der Pollen. Lebensmittel-Chemiker können sich bei Honig-Instituten zusätzlich zum Pollenprüfer ausbilden lassen. Von den möglichen 5000–6000 Pollenfunden müssen geübte Prüfer auf Anhieb 500–600 unterschiedliche Pollen identifizieren können. Überwiegt im Honig eine Pollenart, darf er z. B. Linden-, Klee- oder Orangenblütenhonig aus Ungarn, Deutschland, Mexiko usw. genannt werden. Dabei ist die Relation zu berücksichtigen, denn es gibt pollenreiche und relativ pollenarme Blüten.

Nach Aussagen des Bremer Honig-Prüfungs-Instituts sind die Honige, vor allem Import-Honige, besser als ihr Ruf. Verstöße gegen die Honig-Verordnung werden zwar immer wieder festgestellt, im Verhältnis zu den Importmengen seien es jedoch nur geringe Partien. Auch toxische Rückstände würden in Honigen nur geringfügig ausgemacht. Die bisweilen »verdächtig« günstigen Preise der Importhonige hängen mit großen Angeboten aus devisenschwachen, tropischen Ländern zusammen, wo wesentlich längere Blütenzeiten und größere Blütenfelder vorherrschen als in unseren Landen.

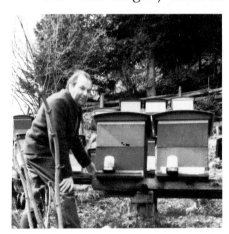

Der Imker besucht seine Bienenvölker dort, wo die Umwelt noch Blüten hat...

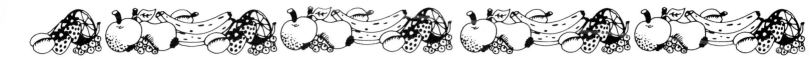

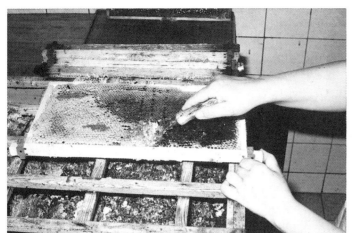 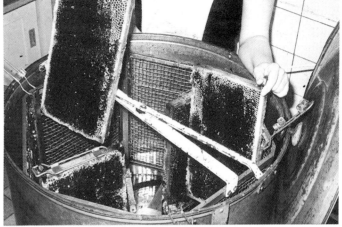

Nach getaner Arbeit »einen Sommer lang« liegt er bereit – Honig, das dickflüssige Lebensmittel, von Bienen aus Blütennektar durch körpereigene Sekrete zur Reife gebracht.
Links: Der Imker schabt Wabenhonig aus dem Rahmen.
Rechts: Honigwaben werden in der Zentrifuge geschleudert.

Becker: »Praktischer Rat bei Allergien«
© Verlag »NundG« Eberhard Cölle, Ditzingen

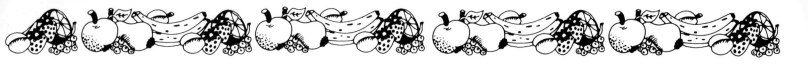

Tips für den Honigeinsatz in der Vollwertküche

Helle, geschmacksneutrale Honige sind, vor allem zu Beginn einer Kostumstellung, für Gebäcke und alle süßen Zubereitungen günstiger für's Aussehen und für den Geschmack. Wo es möglich ist, sollten wir den Honig nach dem Kochprozeß der abgekühlten Speise zufügen. Besonders wertvolle Trachtenhonige sind eher zum Naschen für besondere Gelegenheiten da. Bitte bedenken Sie, daß Honig löffelweise genossen auch eine Karies begünstigt, denn die Zuckerstoffe werden genauso über verschiedene Säurestufen im intermediären Stoffwechsel abgebaut.

Wird Honig stets aus dem Vorratsglas oder 5-kg-Eimer in das kleinere Arbeitsgefäß zugewogen, bedeutet dies keinen Umladeverlust.

Ein kurzes Rühren mit dem Handrührgerät ergibt ein erstaunliches Aufhellen auch dunkler Honige und für alle Zubereitungen eine cremige Konsistenz, die auch beim Stehenlassen erhalten bleibt. Mengenmäßig wird am Anfang das Verhältnis 1 : 1 (gegenüber dem früheren Fabrikzucker-Einsatz) stimmen, bald jedoch reichen 75 g Honig, wo früher 100 g Fabrikzucker eingerührt wurde. Honig, das »süße Geschenk« der Natur, vermittelt uns nicht nur die süße Note, sondern eine Vielzahl von Geschmacksnuancen.

Im Rahmen der vitalstoffreichen Vollwertkost wird Honig in der »Kollath-Tabelle« als Lebensmittel eingestuft.

Quellen: Zander/Maurizio »Der Honig«. – »Allos«-Walter Lang, Imkerhof »Honigbroschüre«. – Korrespondenz Honig-Forschungs-Institut Bremen.

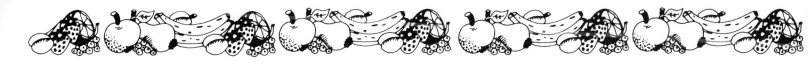

Trockenfrüchte

– Süßungsmittel in der Vollwertküche –

Über den Honig hinaus sind weitere naturbelassene, alternative Süßungsmittel verwendbar:

Süße frische Früchte wie Bananen, Birnen, mildmürbe Äpfel, Sommerfrüchte wie Pfirsiche, Aprikosen, Erdbeeren, süße Kirschen usw. Insbesondere in der Form des Fruchtpürees können wir Speisen abwechslungsreich und sehr aromatisch würzen, und zusätzlich genießen wir den Vollwert dieser Lebensmittel.

Als Trockenfrüchte bieten sich an: Datteln, Feigen, Backpflaumen, ferner Aprikosen, Bananen, Weinbeeren, Äpfel und Birnen. Diese weisen einen zum Teil hohen natürlichen Zuckergehalt auf. Werden Trockenfrüchte als eine Sorte bzw. im Fruchtgemisch über Nacht oder auch länger im kalten Wasser eingeweicht, ergibt sich mit dem Einweichwasser ein köstlich schmeckendes, flüssiges Süßungsmittel – genannt »süße Würze«. Sie ist für Speisen und Gebäcke, Suppen und Soßen bestens geeignet.

Die vollgesogenen Früchte lassen sich vielfältig auch als Fruchtpüree verwenden. Vorsicht ist bei zu langem Einweichen bzw. Stehenlassen geboten, denn bei Zimmertemperatur kann leicht Gärung eintreten (durch Schaumbildung erkennbar).

Es ist davon abzuraten, Trockenfrüchte regelmäßig in großen Mengen uneingeweicht zu verzehren. Der relativ hohe Gehalt an natürlichem Zucker kann unter ungünstigen Bedingungen auch Karies und sogenannte Unverträglichkeitserscheinungen hervorru-

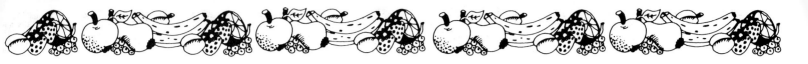

fen. Im eingeweichten Zustand wird durch die Wasseraufnahme beinahe der relative Zuckergehalt frischer Früchte erreicht, und damit ist die Kariesgefahr nicht gegeben.

Die Einordnung von Trockenfrüchten in der vitalstoffreichen Vollwertkost rangiert unter ›gelegentliche Zutaten‹ zur Verbesserung und Verfeinerung der Speisen. Für die Getreide-Frischkost sollten sie schon deshalb nicht genommen werden, weil wir das ganze Jahr über frisches Obst in Artenvielfalt zur Verfügung haben. Das Trocknen ist nun einmal ein Konservierungsvorgang, vermutlich sogar das älteste Verfahren der Obsthaltbarmachung überhaupt. Das früher übliche Auslegen der Früchte in der Sonne oder das in unseren Breiten praktizierte Trocknen auf Herden oder in Backöfen (Backobst!) ist längst von anspruchsvollen Verfahren der industriellen Gewinnung abgelöst. Drei Ziele sind damit verbunden: Lange Trocknungszeiten zu verkürzen, das unansehnliche Aussehen zu verbessern und die Lagerstabilität zu erhöhen.

Dazu werden einige der Früchte geschält, und zwar entweder mechanisch, bzw. mit Hilfe von Dampf oder Laugen. Es erfolgt eine Sulfit-Zugabe zur Verhinderung des Braunwerdens (Sulfit = Salz der schwefeligen Säure).

Zur beschleunigten Trocknung werden die Früchte mit Natronlauge oder Kaliumcarbonat erhitzt, um die natürliche Wachsschicht der belassenen Fruchtschalen aufzuweichen und diese durchlässiger für den Wasserentzug zu machen. Nach ein, maximal zwei Wochen ist der Trocknungsvorgang in den modernen Anlagen abgeschlossen.

Das Universal-Trocknungsverfahren der Firma Hoechst steht zur Patentierung an: Raffiniertes Olivenöl wird mit Alkohol und Kalilauge versetzt. In dieses Reaktionsprodukt werden Früchte für einige Minuten getaucht und dann getrocknet, eine Schwefelung ist dabei sogar überflüssig.

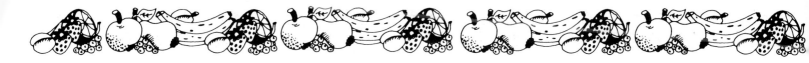

Ungeschwefelte Produkte werden mit Citronensäure bzw. Sorbinsäure*) konserviert. Der Oberflächenglanz wird nach dem Trocknen durch Überziehen einer Trennmittelschicht erreicht, die Früchte kleben außerdem nicht aneinander.

Das Weichmachen der Trockenfrüchte (»Soft-Biß« wird bevorzugt!) erreicht man durch Erhitzen. Das Auskristallisieren der Zuckerstoffe bleibt aus, die Behandlung der Oberfläche mit Paraffin und Glycerin wirkt verstärkend.

Zum Schutz vor Milbenbefall (insbesondere bei Feigen) werden Trockenfrüchte oftmals mit den toxischen Substanzen Blausäure, Äthylenoxid und Methylbromid begast.

All die skizzierten Behandlungsmaßnahmen und eingesetzten chemischen Stoffe sind lebensmittelrechtlich erlaubt und in ihrer Einzelprüfung als unbedenklich für den menschlichen Verzehr eingestuft (zitiert nach Udo Pollmer, Lebensmittelchemiker).

Im Rahmen der vitalstoffreichen Vollwertkost – mit Blick auf die toxische Gesamtsituation**) gilt der Grundsatz, jegliche Fremdstoffe zu meiden, wo immer es geht.

Darum ist es ratsam, Trockenfrüchte für den gelegentlichen Einsatz zu bevorzugen, die als ungeschwefelte Ware in Reformhäusern und Naturkostläden angeboten werden, hart sind und z. B. bei Backpflaumen nicht glänzend-dunkel, eher stumpf und leicht grau aussehen.

---

* Sorbinsäure = organische Verbindung, die in Ebereschenbeeren und Kirschen vorkommt und gegen Schimmelpilze, Hefen und bestimmte Bakterien wirksam ist.
** toxische Gesamtsituation = ein Begriff von Prof. Eichholtz, Heidelberg, der die weltweite Belastung von Luft, Wasser und Boden (Nahrung) bereits 1957 voraussagte.

Becker: »Praktischer Rat bei Allergien«
© Verlag »NundG« Eberhard Cölle, Ditzingen

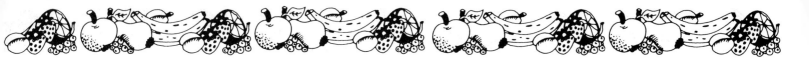

Mit dieser Art Kaufentscheidung werden höchstwahrscheinlich zahlreiche fabrikatorische Bearbeitungsvorgänge bzw. chemische Hilfsmittel, die zum Zwecke des besseren Verkaufsimages weit verbreitet sind, von vornherein vermieden.

Selbstverständlich steht der Selbsttrocknung von Obst aus dem eigenen Garten nichts im Wege, zumal es sog. Dörrapparate gibt, die ein gutes Gelingen garantieren.

Die getrockneten Beeren des Weinstocks heißen Rosinen, Sultaninen, Korinthen und Weinbeeren. Wo liegt der Unterschied?

Die Rosine (die »echte«) sollte als dunkelfarbige, getrocknete Beere Kerne enthalten. Rosinen kommen aus Australien, Afrika, Spanien und von der Insel Cypern. Die Früchte trocknen entweder nach der Ernte an der Sonne oder bleiben als Trauben am Weinstock, bis sie trocken sind. Ihr Wassergehalt reduziert sich dabei von ca. 80 auf 25%.

Die Sultanine stammt von den Sultanatrauben ab. Sie sind die kernlose Variante zur Rosine und haben auch im trockenen Zustand eine hellere, goldgelbe Farbe. Sie schmecken süß und saftig, ihr Fruchtfleisch ist zarter als das der Rosine. Ursprünglich stammte die Sultanine aus Kleinasien. Wir bekommen sie heute aus der Türkei, dem Iran, aus Australien, Griechenland, Chile und Rußland.

Die Korinthe, die violett-schwarze bis rötlich-blaue Beere ist der kleinste Vertreter der Trockenbeeren. Die Korinthen sind nach der Stadt Korinth benannt, denn Griechenland ist das Hauptanbaugebiet für die kernlosen Früchte. Interessant ist: Korinthen dürfen, im Gegensatz zu allen anderen Trockenbeeren, grundsätzlich nicht geschwefelt werden. Die schwefelige Säure, die einmal als Antioxidans, zum anderen zur Farberhaltung eingesetzt wird, ist bei den Korinthen überflüssig.

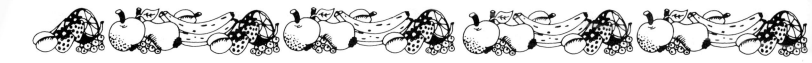

Weinbeeren von kalifornischen Weinstöcken sind ein Angebot der Reformhäuser. Am Weinstock sind die frischen Beeren noch von heller Farbe, erst beim Trocknen entwikkeln sie die typisch purpurblauen Früchte. Sie werden schonend auf einen Restwassergehalt von 15% getrocknet. Die Weinbeere ist eine kernlose Beere; streng genommen, müßte sie Sultanine heißen.

Das Zitronat (Kunstwort von Zitrone), auch Sukkade genannt, wird folgendermaßen hergestellt: Die Fruchtwand der unreifen Zitronat-Zitrone (das sind große, dickschalige Früchte) wird erst in Salzwasser eingelegt und anschließend in einer Zuckerlösung eingekocht. Das Zitronat dient als Backgewürz.

In der Vollwertküche ist es nicht gut einzusetzen, weil der Fabrikzuckeranteil – sei er noch so gering – bei empfindsamen Menschen die eingangs geschilderten Unverträglichkeitserscheinungen auslösen kann.

Ähnlich verhält es sich mit Orangeat; dies ist die kandierte, von der inneren, weißen Haut befreite Schale der bitteren Orange Pomeranze.

Es lassen sich von Zitronen und Orangen, die zum Zwecke der Schimmelverhütung n i c h t an der Oberfläche chemisch behandelt wurden, durch Abreiben der Schalen die gleichen Gewürze gewinnen. Das ›Zitronengelb‹ bzw. ›Orangengelb‹ kann entweder in hellem, neutral schmeckendem Honig (z. B. Akazienhonig) im Schraubglas aufbewahrt werden; es steht dann beliebig für süße Gebäcke und Speisen zur Verfügung. Oder die Schalen werden sehr dünn von der frischen Frucht abgeschält und an der Luft getrocknet (sie sollten sich nicht dunkel oder gar schwarz verfärben, denn dann war die Temperatur zu hoch). Zusammen mit Getreide können dann später die Teile der getrockneten Zitronen- oder Orangenschale mitgemahlen werden; auf diese Weise entsteht ein hauch-

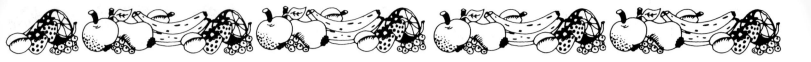

zartes Gewürz in der Speise oder im Gebäck. Und das ist genau das, was wir wünschen!

Gemeinhin wird immer von der ›nicht gespritzten‹ Zitrone oder Orange gesprochen. Korrekt müßte es heißen: Zitrusfrüchte, die an der Schale nicht mit wachsartigen Antioxidantien behandelt wurden. Die konservierenden (Schimmel verhütenden) Substanzen können Orthophenylphenol oder Diphenyl sein. Die Behandlung geschieht durch Baden der Früchte in diphenylhaltiger Emulsion, durch Einwickeln mit entsprechend imprägniertem Seidenpapier oder durch Einlegen von getränkten Papierblättern in die Kisten. Diphenyl gilt als gesundheitsschädlich. – Zitronen/Orangen ›nicht gespritzt‹ würde streng bedeuten, daß diese Früchte ohne chemische Pflanzenbehandlungsmittel im naturnahen Anbau gewachsen sind.

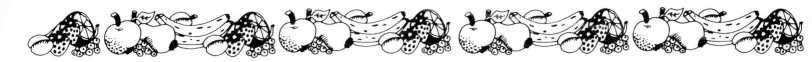

Zucker-Austauschstoffe

Sirup oder Dicksaft aus Zuckerrüben, Zuckerrohr, Äpfeln, Birnen und dem Saft des USA- und Kanada-Ahornbaumes werden in Naturkostläden und Reformhäusern als alternative Süßungsmittel angeboten. All diese Produkte werden über mehrere Fabrikationsstufen und unter lang andauernder Hitzeeinwirkung eingedickt, bis Zuckerkonzentrationen – je nach Fruchtart – zwischen 50 und 85% erreicht werden.

Melasse ist das Abfallprodukt bei der Zuckerherstellung meist aus Zuckerrohr; ein schwarzbrauner, klebriger, Lakritze ähnlich schmeckender Sirup mit ca. 67% Zuckergehalt.

Zuckerrohrsaft wird in getrockneter Form unter der Bezeichnung »Ursüße« oder »Sucanat« (ca. 93% Zuckergehalt) angeboten.

Diese Konzentrate können aus der Sichtweise vitalstoffreicher Vollwertkost n i c h t als Lebensmittel eingestuft werden, obwohl sie zum Teil gewisse Mengen an Mineralstoffen, Spurenelementen und Vitaminen enthalten. Ihr regelmäßiger Verzehr birgt die gleichen gesundheitlichen Risiken in sich wie Fabrikzucker; auch müssen empfindsame Menschen davon ausgehen, daß diese Zuckerkonzentrate – auch in kleinen Mengen genossen – die naturbelassenen Lebensmittel (Getreide- und Gemüse-Frischkost) unverträglich machen.

Sorbit ist ein Auszug aus Pflanzen und Früchten; er wurde 1968 von Boussingault entdeckt und bereits seit Jahrzehnten als Zuckeraustauschstoff für Diabetiker genutzt.

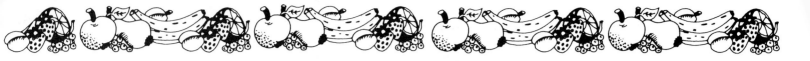

Heute wird Sorbit industriell aus Maisstärke gewonnen. Seine Süßkraft ist halb so stark wie die des Haushaltszuckers. »Aufgesüßt« auf die volle Fabrikzucker-Süßkraft wird Sorbit mit dem Süßstoff Saccharin.

Xylit wird aus der Xylose (Holzzucker) gewonnen. Er kommt u. a. in Früchten, Beeren, Gemüse und Pilzen vor. Xylit gibt es bereits seit ca. 90 Jahren, es ist ein geruchloses, weißes Pulver, leicht wasserlöslich und kochfest. Seine Süßkraft entspricht dem Haushaltszucker. Industriell wird Xylit heute aus Birkenholz gewonnen und in der Nahrungsmittelindustrie (Kaugummi, Limonaden, Fruchtbonbons) eingesetzt.

Süßstoffe sind seit über 100 Jahren bekannt. Es sind chemische Verbindungen mit einer Süßkraft, die jene des Fabrikzuckers um ein Vielfaches übersteigt. Es werden heute in flüssiger bzw. Tabletten-Form angeboten:

Saccharin	Süßkraft 1:400–500
Cyclamate	Süßkraft 1:10–15
Saccharin-Cyclamat-Mischungen	Süßkraft 1:90
Aspartam und Acesulfam	Süßkraft 1:200

Nach Dr. M. O. Bruker (»Ärztlicher Rat aus ganzheitlicher Sicht«) haben gründliche Prüfungen über lange Zeit gezeigt, daß bei Verzehr von kleinen Mengen keine gesundheitlichen Schäden durch chemische Süßstoffe aufgetreten sind. Dennoch ist ein ›Zucker raus – Süßstoff rein‹-Verfahren für täglich nicht anzuraten, weil es kein Loskommen vom Süßen gibt, d. h. die Abhängigkeit an das Süße bleibt bestehen. 3–4 Wochen ungesüßte Getränke und Speisen überwiegend mit dem arteigenen Geschmack genossen, genügen oftmals, um endgültig die frühere, stark ausgeprägte süße Richtung zu ändern.

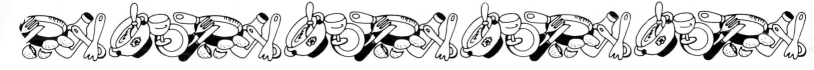

Menüzusammenstellungen   Was paßt zusammen für mittags oder abends?

Frühjahr – Sommer   Rezept-Nr.

1.) All-in-Methode »Melone«   77
 Apfel-Pfannkuchen   139
 Tomatensoße – kalt –   115
 Edel-Pellkartoffeln   191

2.) Lauch-Frischkost   82
 Kartoffeln mit Béchamel-Soße   197
 Bohnensalat   167
 Keks-Creme   212

3.) All-in-Methode »Eisbergsalat«   75
 Porréecremesuppe   90
 Bananen-Küchlein (als Dessert)   213

4.) Chicorée-Salat in Currysoße   78
 Blumenkohl-Suppe   92
 Hefe-Kartoffelpuffer   196
 Rhabarber-Creme   205

5.) Tomaten-Birnen-Salat   79
 Pfannkuchen extra fein   141
 Bunte Sauerrahm-Soße   113
 Grüne Bohnen   166
 Früchte-Creme   207

6.) Weizenspeise mit Kräutern   10
 Obstsuppe mit Hartweizen   102
 Zwiebelfladen   262

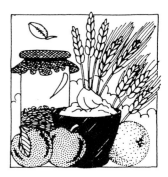

Becker: »Praktischer Rat bei Allergien«
© Verlag »NundG« Eberhard Cölle, Ditzingen

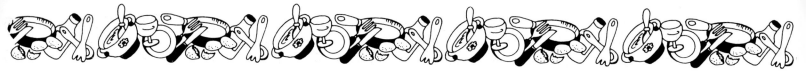

7.) Balkan-Schüssel 85
  Kürbissuppe 100
  Maisbällchen 156
  Gemüsepfanne 163

8.) Wildkräuter-Salat 83
  Möhrencremesuppe 97
  Nudelauflauf 138

9.) All-in-Methode »Paprika« 76
  Hartweizen-Bratlinge mit
  Sonnenblumenkernen 144
  Gemüsesoße 122
  Kümmelkartoffeln 188

10.) Weißkohl-Salat 82
  Dinkel-Sellerie-Suppe 106
  Champignon-Toast 70
  Mais-Creme 221

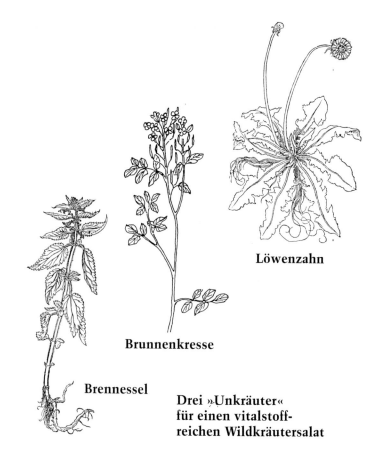

Löwenzahn

Brunnenkresse

Brennessel

Drei »Unkräuter« für einen vitalstoffreichen Wildkräutersalat

Becker: »Praktischer Rat bei Allergien«
© Verlag »NundG« Eberhard Cölle, Ditzingen

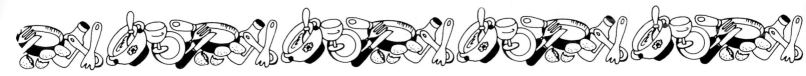

Herbst – Winter　　　　　　　　　Rezept-Nr.

- 11.) Tomaten-Birnen-Salat　　　　　79
  Gebackene Kartoffelstäbchen　　193
  Fenchelgemüse　　　　　　　　177
  Mohnpielen　　　　　　　　　　216

- 12.) Sauerkraut-Frischkost　　　　　80
  Französische Kartoffelsuppe　　　96
  Grießspeise – sturzfähig –　　　222

- 13.) Rote Bete-Frischkost　　　　　84
  Sauerkraut-Kartoffel-Auflauf　　185
  Sanddornspeise mit Reismehl　　218

- 14.) Winter-Frischkost　　　　　　87
  Vollkorn-Spätzle mit gerösteten Zwiebeln　　　　　　　　　135
  Kräuter-Pfannenkuchen　　　　145
  Kürbisspeise als Kompott　　　215

- 15.) Weißkohl-Salat　　　　　　　83
  Dinkel-Sellerie-Suppe　　　　　106
  Kartoffelrösti　　　　　　　　192
  Orangengelee mit Schokosahne　217

- 16.) Bunte Hirsespeise – herb –　　17
  Kartoffel-Auflauf　　　　　　202
  Tomaten-Soße – kalt –　　　　115
  Brottorte　　　　　　　　　　242

- 17.) Hafer-Obstsalat　　　　　　127
  Weißkohl-Bratlinge　　　　　142
  Rotkohlgemüse　　　　　　　169
  Kartoffel-Pürée　　　　　　　201

- 18.) Winter-Frischkost　　　　　　87
  Champignon-Suppe　　　　　　99
  Kartoffelklöße　　　　　　　204
  Backobst-Fruchtsoße　　　　227

- 19.) All-in-Methode »Sellerie«　　74
  Reispfanne mit Gemüse　　　130
  Bratapfel – gefüllt –　　　　214

- 20.) All-in-Methode »Möhren«　　73
  Hafer-Weizen-Klößchen in pikanter Soße　　　　　　153
  Edel-Pellkartoffeln　　　　　191
  Apfelspeise – unerhitzt –　　211

Becker: »Praktischer Rat bei Allergien«
© Verlag »NundG« Eberhard Cölle, Ditzingen

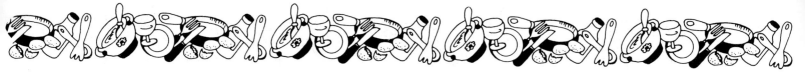

Vorschläge für festliche Speisen *mittags und abends*

Rezept-Nr.

1.) Austernpilz-Salat 86
Feine Zwiebelsuppe 93
Gemüsespieße 160
Edel-Pellkartoffeln 191
Bunte Sauerrahm-Soße 113
Dessert á la ›Rote Grütze‹ 219
Vanillesoße – unerhitzt – 224

2.) All-in-Methode »Melone« 77
Champignon-Suppe 98
Reis-Klößchen auf Apfel-
scheiben 149
Gebackene Kartoffelstäbchen
(Pommes frites) 193
Soße »ganz schnell« 109
Sanddorn-Creme 208

3.) Chicorée-Salat in Curry-Soße 78
Gedünstete Bananen auf
Curry-Reis 133
Apfelstrudel 228

4.) All-in-Methode »Eisbergsalat« 75
Französische Kartoffelsuppe 96
Pilzstrudel 264

5.) Wildkräuter-Salat 84
Vollkorn-Spaghetti mit Pilz-
Ragout-fin 136
Apfelspeise – unerhitzt – 211

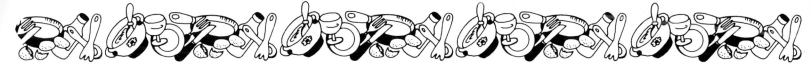

Vorschläge für festliche Speisen *mittags und abends*

Rezept-Nr.

6.) Tomaten-Birnen-Salat	79
Pfefferbrötchen	32
Gemüsebutter	64
Zwiebelbutter	60
Marzipan-Konfekt	257
7.) Kartoffelsalat	199
Gebackene Ananasscheibe	210
8.) Sauerkraut-Frischkost	80
Rotkohl-Rouladen mit pikanter Füllung	180
Folien-Kartoffeln	189
Schoko-Nuß-Törtchen	250
9.) Reisspeise mit Kräutern	18
»Unordentliche Gemüsebrötchen«	33
Kräuterbutter	59
Meerrettich-Creme	62
Kartoffelhörnchen	244
10.) Getreide-Salat	125
Zwiebelfladen	262
Balkan-Schüssel	86

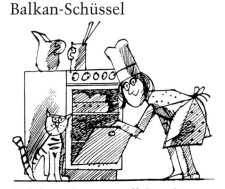

Sind die Folien-Kartoffeln schon gar?

Becker: »Praktischer Rat bei Allergien«
© Verlag »NundG« Eberhard Cölle, Ditzingen

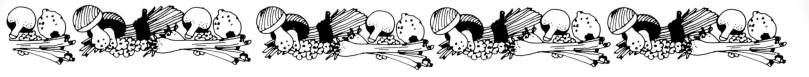

Speisenplan

für 10 Tage im Sommer
– Ziel: möglichst viel Frischkost –

Frisch-kost-Tages-Bilanz	morgens	mittags	abends
ca. 65%	Weizenspeise **Rezept-Nr. 1** (30%)	All-in-Methode »Paprika« **Nr. 76** (17%) Nudelauflauf **Nr. 138** (0%) 2 Kokoskugeln **Nr. 243** (0%)	All-in-Methode »Melone« **Nr. 77** (17%) Rest Nudelauflauf (0%)
ca. 77%	Getreidespeise aus Keimlingen **Nr. 4** (30)	All-in-Methode »Möhren« **Nr. 73** (17) Zwiebel-Bratlinge **Nr. 146** (0) Bunte Sauerrahm-Soße **Nr. 113** (5) Kartoffelspeise ganz schnell **Nr. 200**	Balkan-Schüssel **Nr. 85** (20) Vollkornbrot (0) Sonnenblumencreme **Nr. 57** (5)
ca. 60%	Weizenflocken-Speise **Nr. 7** (30)	Lauch-Frischkost **Nr. 81** (15) Spargelsuppe **Nr. 91** (0) Kartoffelsalat **Nr. 199** (5)	Hafer-Obstsalat **Nr. 127** (10) Grüne Pizza **Nr. 261** (0)

Maximale Punktzahl für Frischkost: morgens 30, mittags + abends je 35 (zus. 100%)
Prozentualer Frischkostanteil (Circa-Wert!) je Speise = Zahl in Klammern
Voraussetzung: morgens ausschl. Frischkost, mittags + abends ca. die halbe Mahlzeit als Frischkost

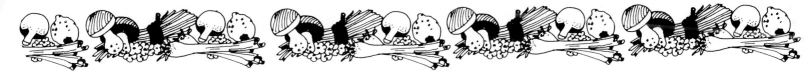

ca. 90%	Haferflockensuppe unerhitzt **Nr. 6** (30)	Weißkohl-Frischkost satt **Nr. 85** (35)	Wildkräuter-Salat **Nr. 83** (20) Vollkorn + Gemüsebutter **Nr. 64** (5)
ca. 70%	Getreide-Creme **Nr. 9** (30)	All-in-Methode »Eisberg« **Nr. 75** (18) Pfannkuchen extra fein **Nr. 141** (0) Nudelsalat **Nr. 137** (5)	Rest von mittags (17) Doppel-Suppe **Nr. 101** (0)
ca. 69%	Weizenspeise mit Kräutern **Nr. 10** (30)	Lauch-Frischkost **Nr. 81** (17) Kartoffelpuffer **Nr. 194** (0) Apfelspeise unerhitzt **Nr. 211** (5)	Getreide-Salat »Dinkel satt« **Nr. 125** (12) 100 g Kirschen (5)
ca. 80%	6-Korn-Speise **Nr. 3** (30)	All-in-Methode »Melone satt« **Nr. 77** (35)	Frischkorn-Mix **Nr. 9** (10) Butter-Reis **Nr. 129** (0) Tomatensoße kalt **Nr. 115** (5)
ca. 66%	3-Korn-Speise **Nr. 2** (30)	Balkan-Schüssel **Nr. 86** (17) Hirsespeise **Nr. 128** (3) Rhabarber-Creme **Nr. 205** (3)	Hafer-Obstsalat **Nr. 127** (10) Vollkornbrot und Meerrettich-Möhren-Butter **Nr. 63** (3)
ca. 75%	Frischkorn-Speise in Etagen **Nr. 8** (30)	All-in-Methode »Möhren« **Nr. 73** (18) Paprikareis mit Lauch **Nr. 132** (0) Früchtecreme **Nr. 207** (5)	Rest von mittags (17) Vollkornbrot mit Zwiebelbutter **Nr. 60** (5)
ca. 65%	Frischkorn-Mix **Nr. 9** (30)	Tomaten-Birnen-Salat **Nr. 79** (18) Vollkorn-Spätzle mit gerösteten Zwiebeln **Nr. 135** (0) Paprikasoße **Nr. 120** (0)	Weizenspeise mit Kräutern **Nr. 10** (17) Broccoli-Suppe **Nr. 99** (0)

Becker: »Praktischer Rat bei Allergien«
© Verlag »NundG« Eberhard Cölle, Ditzingen

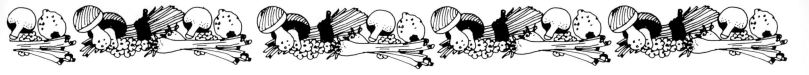

Speisenplan

für 10 Tage im Winter
– Ziel: möglichst viel Frischkost –

Frisch-kost-Tages-Bilanz:	morgens	mittags	abends
ca. 70%	Weizenspeise **Nr. 1** (30)	Weißkohl-Frischkost **Nr. 82** (17) Französische Kartoffelsuppe **Nr. 96** (0) Grießspeise **Nr. 222** (3)	Obstteller (17) Vollkornbrot mit Sonnenblumencreme **Nr. 54** (3)
ca. 70%	3-Korn-Speise **Nr. 2** (30)	All-in-Methode »Sellerie« **Nr. 74** (18) Gemüseeintopf **Nr. 162** (0) Sanddorn-Creme **Nr. 208** (5)	Frischkost von mittags (17) Bananenküchlein **Nr. 213** (0)
ca. 70%	6-Korn-Speise **Nr. 3** (30)	Winter-Frischkost **Nr. 87** (18) Doppel-Suppe **Nr. 101** (0) Kartoffel-Auflauf **Nr. 202** (0)	Weißkohl-Salat **Nr. 82** (17) Obstsuppe mit Hartweizen **Nr. 102** (5)

Maximale Punktzahl für Frischkost: morgens 30, mittags + abends je 35 (zus. 100%)
Prozentualer Frischkostanteil (Circa-Wert!) je Speise = Zahl in Klammern
Voraussetzung: morgens ausschl. Frischkost, mittags + abends ca. die halbe Mahlzeit als Frischkost

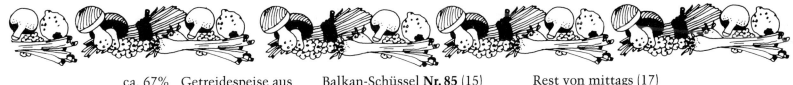

ca. 67%	Getreidespeise aus Keimlingen **Nr. 4** (30)	Balkan-Schüssel **Nr. 85** (15) Kartoffelrösti **Nr. 192** (0) Gemüsepfanne **Nr. 163** (0) Grünkernklößchen **Nr. 152** (0)	Rest von mittags (17) Apfelspeise unerhitzt (5)
ca. 74%	Haferflockensuppe unerhitzt **Nr. 5** (30)	Sauerkraut-Frischkost **Nr. 80** (17) Selleriescheiben geb. **Nr. 159** (0) Kartoffel-Apfel-Püree **Nr. 201** (0)	Chicorée-Salat **Nr. 78** (20) Vollkornbrot mit Orangenbutter **Nr. 53** (2) Mais-Creme **Nr. 221** (5)
ca. 62%	Weizenflockensuppe **Nr. 6** (30)	Lauch-Frischkost **Nr. 81** (17) gefüllte Paprikaschote mit Sauerkrautgemüse **Nr. 164** (0) Folien-Kartoffeln **Nr. 189** (0)	Hafer-Obstsalat **Nr. 127** (10) Vollkornbrot mit Frühlings-schnitte **Nr. 58** (5)
ca. 65%	Frischkornspeise in Etagen **Nr. 7** (30)	Rote Bete-Frischkost **Nr. 84** (18) Bratkartoffeln **Nr. 190** (0) Grünkohl-Gemüse **Nr. 192** (0)	Rest von mittags (17) Sellerie-Orangen-Suppe **Nr. 95** (0)
ca. 70%	Getreide-Creme **Nr. 8** (30)	All-in-Methode »Möhren« **Nr. 73** (17) Hartweizen-Klößchen **Nr. 150** (0) Kapernsoße **Nr. 119** (0) Orangengelee **Nr. 217** (5)	Tomaten-Birnen-Frischkost **Nr. 79** (18) Butter-Reis **Nr. 129** (0)
ca. 67%	Frischkorn-Mix **Nr. 9** (30)	Weizenspeise mit Kräutern **Nr. 10** (20) Blumenkohl-Suppe **Nr. 93** (0)	Winter-Frischkost **Nr. 87** (17) Sellerie-Apfel-Auflauf **Nr. 181** (0)
ca. 70%	Weizenspeise mit Kräutern **Nr. 10** (30)	Wildkräuter-Salat **Nr. 83** (18) gefüllte Kohlwickel **Nr. 179** (0) Pellkartoffeln (0) Rotes Apfelmus **Nr. 209** (0)	Rest von mittags (17) Phantasiebrote **Nr. 71** (5)

Becker: »Praktischer Rat bei Allergien«
© Verlag »NundG« Eberhard Cölle, Ditzingen

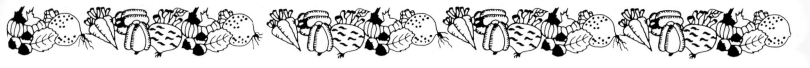

Speisenplan *für 1 Woche [100% Frischkost = Idealernährung]*

morgens	mittags	abends
Weizenflocken-Speise **Nr. 7**	All-in-Methode »Möhren« **Nr. 73**	Tomaten-Birnen-Salat **Nr. 79**
6-Korn-Speise **Nr. 4**	Winter-Frischkost **Nr. 87**	Rote Bete-Frischkost **Nr. 84**
Haferflocken-Suppe – unerhitzt – **Nr. 6**	All-in-Methode »Sellerie« **Nr. 74**	Lauch-Frischkost **Nr. 81**
Getreide-Creme **Nr. 9**	Balkan-Schüssel **Nr. 85**	Weizenspeise mit Kräutern **Nr. 10**
Getreidefrischkost in Etagen **Nr. 8**	Weißkohl-Salat **Nr. 82**	All-in-Methode »Eisbergsalat« **Nr. 75**
3-Korn-Frischkost **Nr. 2**	Wildkräuter-Salat **Nr. 83**	Getreidespeise aus Keimlingen **Nr. 4**
Weizenspeise **Nr. 1**	Sauerkraut-Frischkost **Nr. 80**	Frischkorn-Mix **Nr. 9** mit Obstsalat

Becker: »Praktischer Rat bei Allergien«
© Verlag »NundG« Eberhard Cölle, Ditzingen

Vorratsliste   *für ca. 10–14 Tage (Verbrauchsmengen grob geschätzt)*

	für 1–2 Personen	für 3–4 Personen
Getreide für Frischkost		
Hafer, Weizen, Dinkel	je 500 g	je 1000 g
für Getreidespeisen		
Gerste, Grünkern, Reis, Hirse, Buchweizen	je 500 g	je 750 g
für Vollkornbäckerei (Brot)		
Weizen	1000 g	2500 g
Hartweizen	250 g	500 g
Ölsaaten		
Nüsse sortiert (+ Mandeln)	500 g	1000 g
Leinsaat, Sesam, Sonnenblumenkerne	je 25 g	je 50 g
Öle		
Sonnenblumenöl	ca. 500 ml	ca. 1000 ml
Olivenöl	ca. 250 ml	ca. 400 ml
andere Öle nach Wahl		

Becker: »Praktischer Rat bei Allergien«
© Verlag »NundG« Eberhard Cölle, Ditzingen

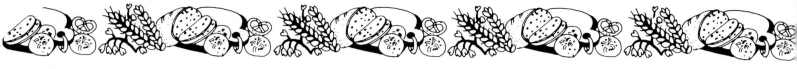

Butter
als Brotaufstrich ca. 500 g ca. 1500 g
zum Backen ca. 250 g ca. 500 g

Sahne 30%ig ca. 4 Becher á 250 ml ca. 10 Becher á 250 ml

Sauerrahm 30%ig ca. 2 Becher á 150 ml ca. 6 Becher á 150 ml

Honig
für Frischkost usw. ca. 1 Glas 500 g ca. 2 Gläser á 500 g
für Gebäcke ca. 1 Glas 500 g ca. 1 Glas á 500 g

Trockenfrüchte – sortiert –
bzw. im Wechsel ca. 250 g ca. 500 g

Gewürze, Erstausstattung:
Kräutersalz, Vollmeersalz je 500 g   Muskatnuß ganz (+ Muskatnuß gemahlen)
Gewürze (in Döschen)   Muskatnußblüte (gemahlen)
Vanillepulver   Kümmel ganz (+ Kümmel gemahlen)
Zimtpulver   Zitronenmelisse (als Pulver)
Nelkenpulver (+ Nelken ganz)   Pfeffer schwarz und weiß (als Pulver)
Anispulver (+ Anissamen ganz)
Rosmarinpulver   Fenchelpulver   Majoran (gemahlen)
Salbeipulver   Korianderpulver   Thymian (gemahlen)
Delikata und Delifrut-Gewürz (Brecht)   Basilikum (gemahlen)

Ferner Senf (ohne Fabrikzucker), Tomatenmark, Kräuter- und Obstessig; Zitronen (Schale unbehandelt), Zwiebeln, Knoblauch, Äpfel, Kartoffeln, Möhren, Rote Bete, Sellerie, Tomaten, Paprikaschoten.

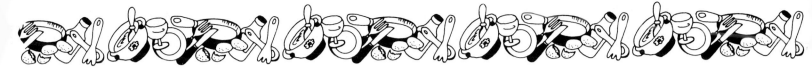

Literaturverzeichnis

Ziehr	Das Brot von der Steinzeit bis heute; Atlantis-Verlag
Jacob	6000 Jahre Brot; Bioverlag
Simonis	Korn und Brot; Verlag Freies Geistesleben, Stuttgart
Renzenbrink	Die Sieben Getreide; R. Goering-Verlag, Goetheanum/Dornach
Kollath	Die Ordnung unserer Nahrung; Haug Verlag, Heidelberg
Kollath	Getreide und Mensch – eine Lebensgemeinschaft; Schwabe-Verlag, Bad Homburg
Kollath	Zivilisationskrankheiten und Todesursachen; Der Vollwert der Nahrung; Regulatoren des Lebens – Redox-Systeme; alle Haug Verlag, Heidelberg
Zeller	Vollwert-Getreidegerichte aus echtem Schrot und Korn; Bircher-Benner-Verlag, Bad Homburg
Zeller	Hirse: Demeter-Blätter Stuttgart, Herbst 1985
	Reis: Demeter-Blätter Stuttgart, Herbst 1978
Gammerit	Lebendiges Ganzkorn; Verlag Neues Leben, Bad Goisern
Körber-Grohne	Nutzpflanzen in Deutschland, Kulturgeschichte und Biologie; Konrad Theiss Verlag, Stuttgart
Benz u. a.	Backwarenherstellung – Fachkunde für den Bäcker; Schroedel-Schulbuchverlag

Becker: »Praktischer Rat bei Allergien«
© Verlag »NundG« Eberhard Cölle, Ditzingen

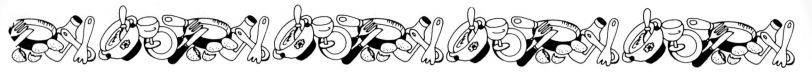

Schünemann/Treu	Technologie der Backwarenherstellung, Fachkundliches Lehrbuch für Bäcker; Neue Gildefachverlag GmbH
Schlieper	Grundfragen der Ernährung; Verlag Büchner Handwerk und Technik
Mann/Küsthardt	Warenkunde für den Fachkaufmann; Deutscher Reform-Verlag
Stahl/Mann	Ernährungslehre und Warenkunde für den Fachkaufmann; Deutscher Reform-Verlag
AID, Bonn	Broschüren Fette/Getreide/Schalenobst/Salz/Hülsenfrüchte/Süßstoffe
Warenkunde:	Informationen aus dem Backmittelinstitut e. V., Bonn, über Zusatzstoffe
	Monats-Schrift Spektrum der Wissenschaft Ausg. März 1984 (Warenkunde Reis)
Binder/Wahler	»Zucker – Nein danke!«; Heyne TB 9150
Bruker	»Unsere Nahrung – unser Schicksal«;
Bruker	Ärztlicher Rat aus ganzheitlicher Sicht;
Bruker	Allergien müssen nicht sein;
Bruker	»Zucker, Zucker: Krank durch Fabrikzucker«; »Wer Diät ißt, wird krank!«
Bruker/Gutjahr	Biologischer Ratgeber für Mutter und Kind;
Bruker	Kleinschriften Fett (Nr. 13), Eiweißbedarf (Nr. 22), Allergie-Problem (Nr. 27), Ernährung des Kindes (Nr. 31), Neurodermitis (Nr. 32); sämtlich emu-Verlag, Lahnstein

Becker: »Praktischer Rat bei Allergien«
© Verlag »NundG« Eberhard Cölle, Ditzingen

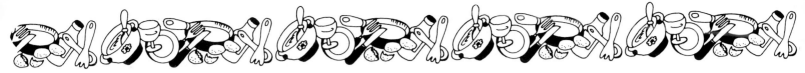

Spiller		»Neurodermitis« – Krankheit ohne Ausweg? Verlag »Natürlich und Gesund«, Ditzingen
Spiller		Ernährungstherapie bei Allergischen Erkrankungen; Leser-Service Verlag »Natürlich und Gesund«, Ditzingen
Cölle		Öko-Ratgeberbücher »Natürliche Gesundheit«, Verlag Eberhard Cölle, Ditzingen
Cölle		»Handbuch der Haushalts-Getreidemühlen«;
Cölle		»Handbuch für den gesunden Urlaub« (Adressen D-A-CH für vollwertiges Speisen auf Reisen); Verlag Eberhard Cölle, Ditzingen
GGB, Lahnstein		Monatszeitschrift »Der Gesundheitsberater«; emu-Verlag, Lahnstein
GGB, Lahnstein		Vollkorn-Definition (Plakat); emu-Verlag, Lahnstein
Bircher-Benner		»Mein Testament« – Vom Werden des neuen Arztes; Bircher-Benner-Verlag
Bircher		Ursprünge der Tatkraft;
Bircher		Gesünder durch weniger Eiweiß; Wendepunkt Verlag
Heiß		Wildgemüse und Wildkräuter; Waerland Verlagsgenossenschaft
Preuschen		»Mensch und Natur – Partner oder Gegner?«; Leopold Stocker Verlag
Zander/Maurizio		»Der Honig« – Handbuch Bienenkunde; Verlag Ulmer, Stuttgart
Warenkunde:		Honigbroschüre Allos; Walter Lang, Imkerhof, Mariendrebber

Becker: »Praktischer Rat bei Allergien«
© Verlag »NundG« Eberhard Cölle, Ditzingen

Deutsche Bioprodukte sind an folgenden Warenzeichen zu erkennen:

	biologisch-dynamisch	organisch-biologisch	Biokreis Ostbayern	naturgemäß	naturnah
Initiatoren	Rudolf Steiner	Dr. Hans Müller Dr. Hans-Peter Rusch			Leo Fürst
Jahr der Gründung	1924	Schweiz 1930 BRD 1971	1979	1982	1962
Warenname und Schutzzeichen	demeter	Bioland	BIO KREIS e.V. OSTBAYERN	Naturland	ANOG
Bei Umstellungsware	biodyn	»Bioland-Erzeugnisse aus dem Umstellungsbetrieb«	aus dem Umstellungsbetrieb	aus dem Umstellungsbetrieb	aus dem Umstellungsbetrieb
Anbaufläche (ha)	14 100	14 400	930	1 780	1 340
Zahl der Betriebe	833	847	70	114	65
Adresse	Forschungsring für biologisch-dynamische Wirtschaftsweise e. V. Baumschulenweg 11 64295 Darmstadt	Bioland – Verband für organisch-biologischen Landbau e. V. Barbarossastraße 14 73066 Uhingen	Biokreis Ostbayern e. V. Rosensteig 13 94034 Passau	Naturland Verband für naturgemäßen Landbau e. V. Kleinhadener Weg 1 82166 Gräfelfing	ANOG-Arbeitsgemeinschaft für naturnahen Obst-, Gemüse- und Feldfruchtanbau e. V. Josef-Schell-Str. 17 53121 Bonn

ifoam

(Stiftung Ökologischer Landbau, Kaiserslautern)

Becker: »Praktischer Rat bei Allergien«
© Verlag »NundG« Eberhard Cölle, Ditzingen

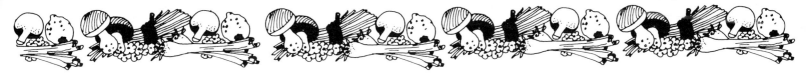

Praktischer Ratgeber bei Allergien

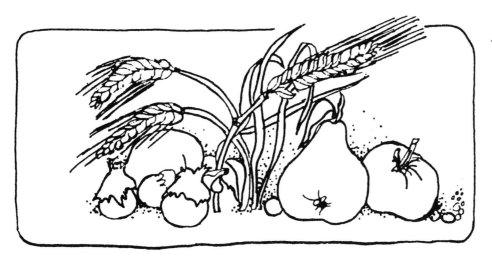

Waltraud Becker:

**REZEPT-
TEIL**

(Vollwert-Rezepte
1–270)

Rezeptteil: 270 leckere und leicht umsetzbare Rezepte der tier-eiweißfreien Vollwertkost bei Allergien; für Rheumatiker, Asthmatiker oder für die ganze Familie.

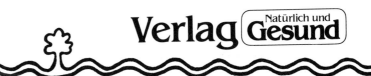

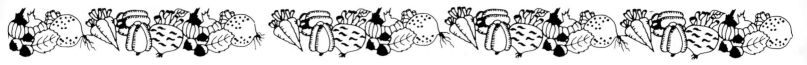

Waltraud Becker:

Praktischer Ratgeber bei Allergien

REZEPTTEIL

– Vollwertige Ernährung ohne tierisches Eiweiß –

Ein Doppelbuch (Warenkunde und Rezeptteil) mit umfassender Einführung in die vitalstoffreiche, tier-eiweißfreie Vollwertkost; Fragen in der Umstellungsphase; Getreide und weitere Naturkost; umfassende Warenkunde mit ca. 500 Seiten voller Tips, Rezeptideen und praktischen Ernährungsratschlägen (nicht nur!) bei Allergien.

2. Auflage 1994
© Copyright by Verlag Eberhard Cölle, »Natürlich und Gesund«, Ditzingen, Postfach 51 42, D-71247 Ditzingen 5, ☎ + fax (0 71 56) 95 13 39

Alle Rechte vorbehalten. Nachdruck, auch auszugsweise, sowie Verbreitung durch Film, Funk und Fernsehen, durch fotomechanische Wiedergabe, Tonträger und Datenverarbeitungssysteme jeglicher Art nur mit schriftlicher Genehmigung des Verlages. Die Ratschläge und Rezepte in diesem Buch sind von Autor und Verlag sorgfältig geprüft, dennoch kann eine Garantie nicht übernommen werden. Eine Haftung des Autors bzw. des Verlages für Personen-, Sach- und Vermögensschäden ist ausgeschlossen.

Umschlaggestaltung und Herstellungsüberwachung:
Eberhard Cölle, Ditzingen; Fotos + Tabellen: »NundG«-Archiv.
16 Getreidetafeln (Farbteil): Fotos Heinrich Becker, Oldenburg-Hundsmühlen, Zeichnungen: Otto Fritz, Oldenburg-Bloh.
4 Fototafeln: Rezeptfotos Jürgen Kläger, Baiersbronn, und Heinrich Becker, Oldenburg.

Satz, Druck und Buchbindung: Wesel, Baden-Baden

ISBN 3-924877-10-6

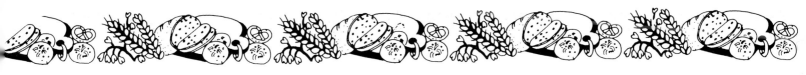

(1) Weizenspeise — *Getreidefrischkost* —

Zutaten für 1 Person:
50–60 g Weizen (3 geh. EL)
100 ml Leitungswasser
1 TL Honig
1–2 TL Zitronensaft
10–12 Nüsse (Sorte im Wechsel)
etwa 125 g Obst der Jahreszeit
2–3 EL Sahne

Zutaten für das Familienrezept (3–4 Personen):
150 g Weizen
300 ml Leitungswasser
1 EL Honig (oder mehr)
1–2 EL Zitronensaft
50–60 g Nüsse
300–350 g Obst
5–6 EL Sahne

Zubereitungsart: Am Abend: Getreide grob schroten, mit der Wassermenge einweichen.
Am Morgen zubereiten:
Honig, Zitronensaft zufügen, verrühren; Obst der Jahreszeit zerkleinern, Nüsse reiben oder schneiden, untermengen; mit Sahne verfeinern.
Speise sofort anrichten.
Eine Kombination mit anderen Getreidesorten ist möglich und empfehlenswert (siehe Rezepte »3-Korn-Speise« bzw. »6-Korn-Speise«).
Einweichzeit für groben Schrot: 2–10, höchstens 12 Stunden.
Feines Mahlgut für cremige Konsistenz kann sofort verarbeitet werden.

Tips & Kniffe: Wer's herb mag, kann gern Honig und Sahne weglassen. Der Zitronensaft erübrigt sich bei sauren Früchten.
Diese Speise kann zu jeder Tageszeit verzehrt werden. Sie eignet sich nicht zum Aufbewahren; längeres Stehenlassen bringt Verluste an Geschmack und Aussehen.
Gelingt es, Getreidefrischkost für Augen und Gaumen »wohlschmeckend« zuzubereiten, dann wird sie auch regelmäßig verzehrt.
In großer Menge zubereitet, schmeckt Getreidefrischkost besser als in kleiner Portion.

Abkürzungen: EL = Eßlöffel; TL = Teelöffel; MS = Messerspitze; Ltr. = Liter; geh. = gehackt(e); g = Gramm; ml = Milliliter

Becker: »Praktischer Rat bei Allergien«
© Verlag »NundG« Eberhard Cölle, Ditzingen

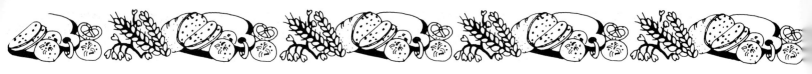

(2) 3-Korn-Speise — *Getreidefrischkost* —

Zutaten für 1 Person:
50–60 g (3 geh. EL) Getreidemischung aus
   Weizen, Hafer und Gerste
100 ml Leitungswasser
1 TL Honig
½ Orange ⎫
½ Apfel ⎬ bzw. Obst der Jahreszeit
2 TL Sesamsamen
2–3 EL Sahne

Zutaten als Familienrezept (3–4 Personen):
150 g Getreidemischung aus Weizen,
   Hafer und Gerste
300 ml Leitungswasser
1 EL Honig (oder etwas mehr)
1 Orange
1 Apfel
2 EL Sesamsamen
5–6 EL Sahne

Zubereitungsart: Am Abend: Getreide grob schroten, mit der Wassermenge einweichen.
Am Morgen zubereiten: Honig, Sahne und Sesamsamen einrühren, Orange und Apfel würfeln, der Speise zufügen.
Wer mag, kann den Frischkornbrei im Warmwasserbad zubereiten, das bringt eine leichte Erwärmung der Speise und ist besonders im Winter zu empfehlen.
Für den Einkauf von Hafer und Gerste siehe auch warenkundliche Hinweise zu »Nackthafer« und »Nacktgerste«.

Tips & Kniffe: Bei der Getreidemischung kommt es nicht auf ein genaues Mengenverhältnis an: Getreidemischungen bringen Abwechslung im Geschmack und eine reiche Palette an Vitalstoffen, denn die Getreidesorten haben unterschiedliche Inhaltsstoffe. Entscheidend für die Getreideauswahl – das gleiche gilt für Nüsse und Obst – soll jeweils Ihr persönlicher Geschmack sein. Denn nur so kann am ehesten erreicht werden, daß diese so überaus wichtige Speise täglich verzehrt wird.

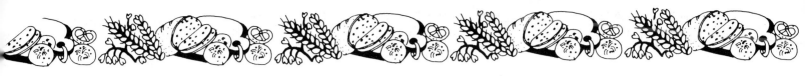

(3) 6-Korn-Speise — Getreidefrischkost —

Zutaten für 1 Person:
50–60 g Getreidemischung (6-Korn aus Weizen, Hafer, Gerste, Roggen, Hirse, Buchweizen)
100 ml Leitungswasser
1 TL Weinbeeren
2 TL Zitronensaft
½ Banane, ½ Birne
½ Pfirsich oder 2 Aprikosen
10 Mandeln
2–3 EL Sahne

Zutaten für das Familienrezept (3–4 Personen):
150 g Getreidemischung
300 ml Leitungswasser
2 EL Weinbeeren
2 EL Zitronensaft
1 Banane, 1 Birne
1 Pfirsich, 3 Aprikosen
50–60 g Mandeln
5–6 EL Sahne

Zubereitungsart: Am Abend: Getreidemischung grob schroten, mit den Trockenfrüchten einweichen. Bei langer Einweichzeit Trockenfrüchte u. U. separat einweichen, damit möglicherweise eine Gärung vermieden wird.
Am Morgen zubereiten: Zitronensaft zugeben, Früchte kleinschneiden, schnell unterheben. Mandeln grob oder fein reiben, einrühren oder zum Schluß über die Speise streuen.
Mit der Sahne verfeinern.

Tips & Kniffe: Trockenfrüchte sollten nur gelegentlich – vorzugsweise im Winter – verwendet werden, und dann als ungeschwefelte Ware. Für die sichere Auswahl und Verwendung der Getreidearten verweise ich auf den Warenkundeteil.

Becker: »Praktischer Rat bei Allergien«
© Verlag »NundG« Eberhard Cölle, Ditzingen

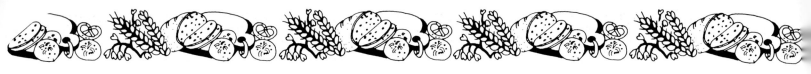

(4) Getreidespeise aus Keimlingen – *Getreide-Obstsalat* –

Zutaten für 1 Person:
50–60 g Getreidekörner z. B. Weizen, oder Dinkel, oder Gerste, Hafer, Roggen, Hirse, Reis
Im gekeimten Zustand ungefähr doppelte Gewichtsmenge!
2 TL Zitronensaft
1–2 EL Honig
2–3 EL Sahne
125–150 g Obst der Jahreszeit
10–12 Haselnußkerne

Zutaten für das Familienrezept (3–4 Personen):
150 g Getreidekörner
Im gekeimten Zustand ungefähr doppelte Gewichtsmenge!
2 EL Zitronensaft
2 EL Honig
5–6 EL Sahne
300–350 g Obst
50–60 g Nüsse

Zubereitungsart: (2 Tage Vorlaufzeit erforderlich): Getreide Ihrer Wahl in eine Ton- oder Glasschale geben bzw. in einen Keimapparat geben, einige Stunden im Wasser bei Zimmertemperatur aufquellen lassen. Die Keimlinge unter fließendem Wasser (in einem Sieb) gründlich abspülen, nunmehr einige Stunden ohne Wasser stehen lassen. Diese Prozedur noch einmal wiederholen.
Je nach Küchentemperatur und Jahreszeit sollten nach 2 Tagen die Keimlinge gerade sichtbar sein. Keinesfalls dürfen lange Keime und Wurzelhärchen erscheinen.
Wärme- und feuchtigkeitsliebende Getreide (siehe warenkundliche Hinweise) benötigen u. U. 1 Tag länger für den Keimprozeß, darum besser jede Sorte für sich keimen lassen.
Vor der Zubereitung die Keimlinge gründlich mit kaltem Wasser abspülen. Sodann mit den übrigen Zutaten zu einem Obstsalat verarbeiten.
Variation: Gekeimtes Getreide mit Gemüse-Frischkost anrichten bzw. auf die Suppen-Portion streuen.
Werden die Keimlinge mit Küchenpapier oder mit einem Küchentuch gut abgetrocknet, können mit etwas Mühe in der Flockenquetsche auch Flocken für den Sofortverzehr hergestellt werden.
Für die Kleinkind-Ernährung bietet sich für den Sofortverzehr auch das Pürieren der Keime an.

(5) Haferflockensuppe, unerhitzt — *Hafer-Frischkost* —

Zutaten für 1 Person:
50–60 g Sprießkornhafer
100 ml warmes Wasser
1–2 TL Honig
1 EL geriebene Nüsse
3 EL zerkleinertes Obst der Jahreszeit
1 EL Orangensaft
2 EL Sahne

Zutaten für das Familienrezept (3–4 Personen):
150 g Hafer
300 ml warmes Wasser
1–2 EL Honig
3 EL geriebene Nüsse
6–8 EL Obst
Saft von 1 Orange
6 EL Sahne

Zubereitungsart: Hafer frisch quetschen oder feinflockig mahlen, mit dem warmen Wasser vermengen, Honig, Orangensaft und Sahne zufügen. Es soll eine suppenartige Konsistenz entstehen.
Das zerkleinerte Obst und die geriebenen Nüsse zufügen.
Speise sofort anrichten.
Hafer nicht einweichen oder die fertige Speise lange stehen lassen, es entwickeln sich Bitterstoffe.

Tips & Kniffe: Diese Speise sieht dem früher gegessenen traditionellen Haferbrei ähnlich; gewiß wird sie deshalb gerne angenommen. Fertigflocken sind nicht mehr Vollkorn (siehe Warenkunde/»Flocken«). Seit einiger Zeit gibt es in Reformhäusern/Naturkostläden ein Flockenquetschgerät (per Hand oder elektrisch betrieben).

Becker: »Praktischer Rat bei Allergien«
© Verlag »NundG« Eberhard Cölle, Ditzingen

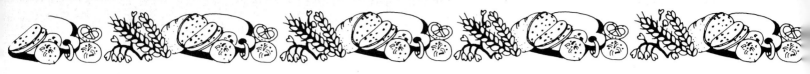

(6) Weizenflocken-Speise – *Getreidefrischkost* –

Zutaten für 1 Person:
50–60 g frischgequetschte Weizenflocken
150 ml warmes Wasser
2 TL Honig
1 EL geriebene Mandeln
3 EL Sommerbeeren (Erdbeeren, Himbeeren, Johannisbeeren o. ä.)
3 EL Sahne

Zutaten für das Familienrezept (3–4 Personen):
150 g Weizenflocken
350 ml warmes Wasser
2 EL Honig
3 EL geriebene Mandeln
6–8 EL Sommerbeeren
(es können auch nicht blanchierte, gefrorene Früchte verwendet werden)
8 EL Sahne (geschlagen)

<u>Zubereitungsart:</u> Frisch gequetschte Flocken mit warmem Wasser, Honig und den geriebenen Mandeln gut vermengen. Die Konsistenz sollte eher flüssig sein. Früchte hinzugeben, mit Sahne verfeinern.
<u>Variation:</u> Früchte püriert zufügen, Sahne im geschlagenen Zustand unterheben.

Tips & Kniffe: Bei der Frischkost kommt es auf den gesunderhaltenden Wert des unerhitzten Getreides an. Obst, Nüsse, Sahne, Honig usw. dienen als geschmacksverbessernde Zutaten, damit der zunächst unbekannte Getreidegeschmack akzeptiert wird. Die Verzehrmenge pro Tag/Person sind 3 EL Getreide (= 50–60 g; Kinder erhalten entsprechend weniger).

Getreide- und Frühstücksrezepte

Das Frischkorngericht am Morgen vertreibt allerlei Kummer und Sorgen ..., bildet zumindest den vitalen Anfang für jeden Tag. Es läßt sich abwechslungsreich gestalten, wie die Rezepte in diesem Ratgeberbuch beweisen: bitte schmökern Sie im Rezept-Abc nach – oder Sie nehmen sich die Zeit, alle 270 Rezepte anzulesen, um ihre getreidemäßigen Zutaten kennenzulernen (siehe Seiten 203–472).

Körner lassen sich sehr gut keimen und werden dabei für allergiekranke Menschen besser verträglich. Oder Sie flocken z. B. Hafer roh. Oder man nehme Dinkel, begieße ihn kurz und kräftig mit Wasser und lasse es 20 Min. einwirken – auch dann kann relativ hartes Getreide mit dem Frischkornflocker verarbeitet werden.

Meist jedoch wird Getreide mit der Haushalts-Getreidemühle gemahlen bzw. geschrotet. Die sinnvolle Aufbewahrung und Verarbeitung von Getreide (und dazu zählt Weizen, Hafer, Gerste, Roggen, Reis, Mais und Hirse sowie Buchweizen und Dinkel) wird ausführlich in der Warenkunde (ab Seite 38) abgehandelt.

Bleibt immer wieder zu betonen, daß es eigentlich selbstverständlich ist, nur Getreide aus ökologischem Anbau zu erwerben.

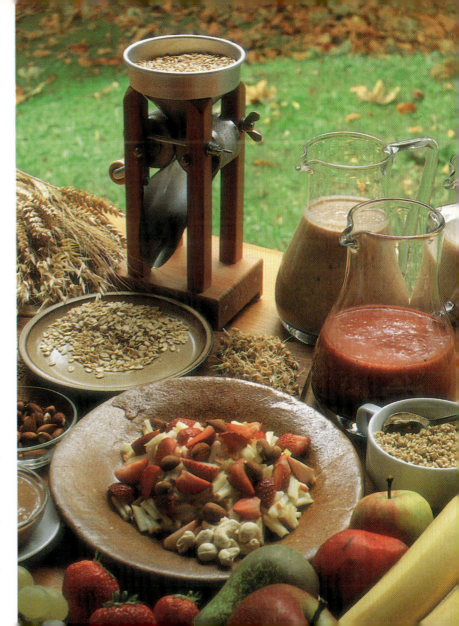

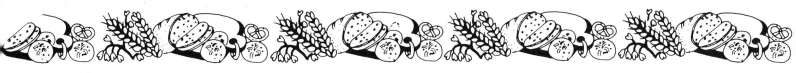

(7) Frischkornspeise »in Etagen«

Zutaten pro Person:
30 g Vollkornmehl (Weizen, Dinkel, Hafer oder Gemisch)
30 g geriebene Nüsse/Mandeln
150–200 g Obst der Jahreszeit
für die Soße:
50 ml Sahne
1 EL Honig
1 EL Fruchtpüree oder Saft von 1 Orange
Vanillegewürz

Zutaten für das Familienrezept (3–4 Personen):
120 g Vollkornmehl
120 g geriebene Nüsse/Mandeln
500 g Obst der Jahreszeit
200 ml Sahne
3 EL Honig
3 EL Fruchtpüree oder Saft von 2 Orangen
Vanillegewürz

Zubereitungsart: Erforderlich sind: 1 große klarsichtige Glasschüssel, wahlweise entsprechende Portionsschalen. Obst der Jahreszeit (= 3–4 Sorten) kleinschneiden, sortenweise in das Glasgefäß schichten; dabei nicht rühren! Auf die Obstschichten die halbe Menge des Vollkornmehl-Nuß-Gemischs geben.
Jetzt folgen erneut Obstschichten, schließlich darauf die restliche Menge des Mehl-Nuß-Gemischs. Dann mit zurückgelassenen, besonders ansprechenden Obstteilen garnieren.
Für die Soße: Die Sahne etwas luftig schlagen (nicht steif), Honig, Fruchtpüree oder Orangensaft und Vanillegewürz zugeben. Diese fruchtige Soße kann zu der »Etagen-Speise« gereicht werden.

Tips & Kniffe: Dies ist ein Getreidefrischkost-Angebot, das durch sein ansprechendes Aussehen hoffentlich auch Skeptiker anlockt und »verführt«. Im Hinblick auf die Bedeutung von Getreideverzehr ist das kleine Mehr an Arbeitsaufwand sicherlich gerechtfertigt.

(8) Getreidecreme

– *Getreidefrischkost in Glasschälchen* –

Zutaten pro Person:
1–2 EL Vollkornmehl (Weizen, Dinkel)
1–2 EL Nuß- oder Mandelmehl
50–60 ml Wasser
2 TL Honig
1 MS Vanillepulver
1 TL Zitronensaft
2 EL pürierte Früchte
2 geh. EL geschlagene Sahne

Zutaten für das Familienrezept (3–4 Personen):
4–5 EL Vollkornmehl
4–5 EL Nuß- oder Mandelmehl
150 ml Wasser
2 EL Honig
2 MS Vanillepulver
1 EL Zitronensaft
5–6 EL pürierte Früchte
100 ml Sahne, geschlagen

Zubereitungsart: Frisch gemahlenes Vollkornmehl mit den feingeriebenen Nüssen oder Mandeln mischen. Dem Mehlgemisch das Wasser, Honig und Gewürze zugeben.
Aus Früchten der Jahreszeit (Sommerbeeren eignen sich ihrer intensiven Farben und ihres guten Geschmacks wegen besonders) ein Püree herstellen. Geschlagene Sahne, Früchtepüree und Gewürze vermengen. In diese cremige Masse das Vollkorngemisch einarbeiten.

Tips & Kniffe: Sofern diese Speise gut gelingt, könnte sie als Dessert gereicht werden.
Es handelt sich um eine Getreidefrischkost-Speise mit verborgenem Getreide-Angebot. Vermutlich wird hiermit die Idealmenge von 50 g Getreide pro Person noch nicht verzehrt. Infolge der fast unmerklich einsetzenden Geschmacksänderung wird sicher bald mehr genommen. Geduld und die liebevolle Zubereitung sind dafür wichtige Voraussetzungen.

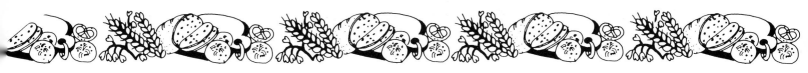

(9) Frischkorn-Mix — *Getreidespeise trinkbar* —

Zutaten pro Person:
50 g Vollkornmehl (Weizen, Dinkel, Hafer)
150 ml Wasser
Saft 1 Orange, einschl. Fruchtfleisch
2 TL Honig (oder mehr)
1 TL Sonnenblumenkerne
1 TL Leinsaat
1 gehäufter EL geschlagene Sahne

Zutaten für das Familienrezept (3–4 Personen):
150 g Vollkornmehl (Weizen, Dinkel, Hafer)
450 ml Wasser
Saft von 2 Orangen, einschl. Fruchtfleisch
2 EL Honig (oder mehr)
1 EL Sonnenblumenkerne
1 EL Leinsaat
3 EL geschlagene Sahne

Zubereitungsart: Frisch gemahlenes Vollkornmehl – entweder Weizen, Dinkel, Hafer oder eine Mischung – mit dem Wasser glatt verrühren. Honig, Orangensaft zufügen.
Sonnenblumenkerne und Leinsaat in einem Mixgerät pürieren. Dieses Ölsaatenschrot ebenfalls in die Speise einrühren. Zum Schluß die geschlagene Sahne unterheben. Die Speise sollte eher flüssig sein.

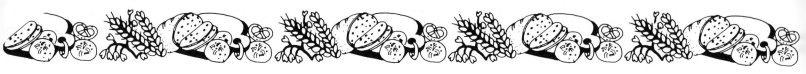

(10) Weizenspeise mit Kräutern — *Getreidefrischkost für den Abend* —

Zutaten pro Person:
50 g Weizenflocken
100 ml Wasser
1 Prise Kräutersalz
1 kleine Zwiebel
2 TL Schnittlauchröllchen
1 TL Sonnenblumenöl
½ mürben Apfel
¼ rote Paprikaschote
1 EL Sauerrahm

Zutaten für das Familienrezept (3–4 Personen):
150 g Weizenflocken
300 ml Wasser
1 Prise Kräutersalz
1 große Zwiebel
2 EL Schnittlauchröllchen
1 EL Sonnenblumenöl
1 mürben Apfel
½ rote Paprikaschote
2 EL Sauerrahm

Zubereitungsart: Frisch gequetschte Weizenflocken mit Wasser und den Gewürzen vermengen. Die Zwiebel sehr fein schneiden, Apfel und Paprikaschote in kleine Würfel schneiden. Alle Teile zufügen, mit Öl und Sauerrahm abschmecken.

Variante: Die Speise läßt sich ebenso aus grobem Weizen-(oder Dinkel-)schrot – einige Stunden mit der angegebenen Wassermenge eingeweicht – herstellen.

(11) Weizenspeise süß — warmes Getreidegericht –

Zutaten:
150 Weizenschrot (grob)
500 ml Wasser
1 Prise Salz
2 EL Honig

2 EL Zitronensaft
3 EL Weinbeeren
2 EL Sauerrahm
5 EL süße Sahne

Zubereitungsart: Weizenschrot nach dem Mahlen in einem trockenen Topf bei mäßiger Hitzezufuhr wenige Minuten leicht anrösten (darren), bis es würzig, leicht malzig duftet. Das kalte Wasser unter kräftigem Rühren zugießen, ca. 1–2 Minuten kochen lassen. Die Weinbeeren zugeben, ohne Hitzezufuhr kurze Zeit quellen lassen.
Die Speise mit den restlichen Zutaten leicht süß-säuerlich abschmecken.
Variationen: Anstelle von Trockenfrüchten könnten auch frische Früchte der Jahreszeit genommen werden. Die Zubereitung kann ohne Sahne erfolgen; diese wird bei Tisch über die Weizenspeise gegossen. Zusätzlich können frisch griebene Nüsse oder Mandeln übergestreut werden.

Tips & Kniffe: Wird Getreideschrot eingeweicht (z. B. 1–2 Stunden oder über Nacht), genügt einmaliges Aufkochen, und die Speise ist gar. Erfahrungsgemäß wird eine solche warme Getreidespeise gern im Winter genommen.

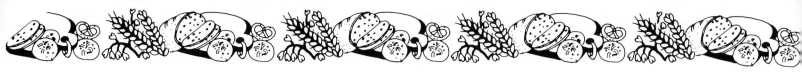

(12) Gerstenspeise süß — *warmes Getreidegericht* –

Zutaten:

150 g Gerstenschrot (grob)
500 ml Wasser
1 Prise Salz
2 EL Honig

2 EL Zitronensaft
250 g Aprikosen, frisch
1 EL Butter

Zubereitungsart: Gerstenschrot nach dem Mahlen in einem trockenen Topf bei mäßiger Hitzezufuhr wenige Minuten leicht anrösten (darren), bis es würzig, leicht malzig duftet. Das kalte Wasser unter kräftigem Rühren zugießen, etwa 2 Minuten kochen lassen. Den Topf von der Hitzestelle nehmen, kurze Zeit nachquellen lassen.
Inzwischen die Aprikosen in kleine Stücke schneiden, der Speise zusammen mit den Gewürzen und der Butter zugeben.
Die Speise kann warm oder kalt serviert werden.
Variation: Anstelle der frischen Aprikosen könnten im Winter auch getrocknete Früchte gewählt werden, die nicht geschwefelt sind.
Als Frischobst könnten Pflaumen, Kirschen, im Winter auch Äpfel, Orangen oder Birnen gewählt werden.

Tips & Kniffe: Warme Getreidespeisen sind sehr schnell und leicht zuzubereiten, sie können zu allen Tageszeiten gegessen werden. Besonders empfehlenswert für Menschen mit großem Appetit und kleinem Budget!

Becker: »Praktischer Rat bei Allergien«
© Verlag »NundG« Eberhard Cölle, Ditzingen

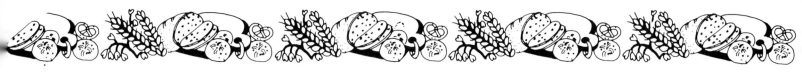

(13) Haferspeise mit Backpflaumen – *warmes Getreidegericht* –

Zutaten:

150 g Nackthafer (grob geschrotet oder gequetscht)
500 ml Wasser
1 Prise Salz
1 EL Honig
2 EL Zitronensaft

75 g ungeschwefelte Backpflaumen
1 Orange
1 EL Butter
oder 5 EL Sahne

Zubereitungsart: Den frisch geschroteten oder gequetschten Hafer mit kaltem Wasser verrühren, zum Kochen bringen, dabei ständig rühren, damit die Speise nicht ansetzt. Einmal Aufkochen genügt, den Topf von der Kochplatte nehmen, die Backpflaumen ganz oder zerkleinert zugeben. Die Speise im geschlossenen Gefäß ca. 5 Minuten nachquellen lassen. Die Orange in Würfel schneiden, zusammen mit den Gewürzen, der Butter oder Sahne die Haferspeise leicht säuerlich-süß abschmecken.

Tips & Kniffe: Im erkalteten Zustand wird die Speise fest, für »Fortgeschrittene« kann sie durchaus als Dessert gelten!

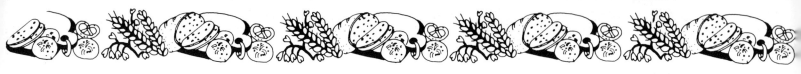

(14) Haferspeise pikant — *warmes Getreidegericht* —

Zutaten:

150 g Nackthafer (grob geschrotet oder gequetscht)
500 ml Wasser
1–2 EL Weinbeeren
für die Soße:
1 Becher Sauerrahm
1 Banane

1 Zwiebel
1 TL Salz bzw. Kräutersalz
¼ TL Currypulver
je 1 MS Koriander, Nelkenpulver und Paprikapulver
3 EL gehackte Mandeln
2 EL Schnittlauchröllchen und geh. Petersilie

Zubereitungsart: Haferschrot bzw. -flocken ca. 15 Minuten in 500 ml Wasser einweichen, danach zum Kochen aufsetzen. Bei ständigem Rühren 1–2 Minuten kochen lassen, den Topf von der Kochstelle nehmen, die Weinbeeren zugeben, nachquellen lassen.
Die Soße: In den glattgerührten Sauerrahm die gemuste Banane, die feingeschnittene Zwiebel und die Gewürze geben. Die Soße unter den gequollenen Hafer geben, sehr pikant abschmecken. Dann die Speise mit den gehackten Mandeln und frischen Kräutern überstreut servieren.
Wer's mag, kann gern 2 Knoblauchzehen (fein geschnitten bzw. ausgepreßt) zufügen.

Tips & Kniffe: Die Speise kann zu jeder Tageszeit verzehrt werden. Ein Rest kann am Abend – mit Butterflöckchen versehen – im Ofen aufgebacken werden.

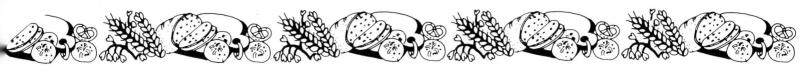

(15) Bunte Hirsespeise süß — warmes Getreidegericht —

Zutaten:
200 g Hirsekörner
600 ml Wasser, 1 Prise Salz
2 EL Honig
2 EL Zitronensaft

¼ TL abger. Zitronenschale
2 EL Butter
oder 100 ml Sahne
150–200 g Obst der Jahreszeit

Zubereitungsart: Hirsekörner mit kaltem Wasser 2–4 Stunden einweichen und mit dem Einweichwasser zum Kochen bringen. Die Kochplatte auf Stufe Null stellen – die restliche Hitze reicht aus, die vorgeweichten Hirsekörner zu garen.
Möglichst zu keinem Zeitpunkt rühren, auch nicht den Deckel öffnen. Nach etwa 10 Minuten Quellzeit ist die Flüssigkeit völlig aufgesogen und die Hirsekörner gar.
Die Speise mit den vorgeschlagenen Zutaten leicht süß-säuerlich abschmecken.
Kleine Früchte (Sommerbeeren) ganz, bzw. große Früchte gewürfelt der Speise zugeben. Bei sehr sauren Früchten kann auf Zitronensaft verzichtet werden.
Die Speise wird lockerer, wenn die Sahne geschlagen untergehoben wird.
Variante: Hirse mit Butter abschmecken, in eine Schüssel füllen, in die Mulde das bunte Obstgemisch schichten, die geschlagene Sahne obenauf.
Ein Stück von verzehrbarer (unbehandelter) Zitronen- oder Orangenschale während der Kochzeit mitziehen lassen.

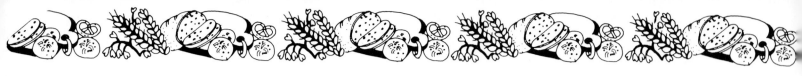

(16) Bunte Hirsespeise herb — warmes Getreidegericht —

Zutaten:

200 g Hirsekörner
600 ml Wasser
1 TL Salz oder Kräutersalz
2 EL Butter
1 kleine Zwiebel
2 Radieschen

½ Paprikaschote grün
½ Paprikaschote rot
1 feste Tomate
ein Stück Lauch oder etwas Zwiebelgrün
2 EL Kräuter der Jahreszeit

Zubereitungsart: Die Hirsekörner mit dem kalten Wasser 2–4 Stunden einweichen, danach mit dem Einweichwasser zum Kochen bringen.
Die Kochplatte auf Stufe Null stellen – die restliche Hitze reicht aus, die vorgeweichten Hirsekörner zu garen. Möglichst zu keinem Zeitpunkt rühren, auch nicht den Deckel öffnen. Nach etwa 10 Minuten Quellzeit hat sich die Flüssigkeit völlig aufgesogen und die Hirsekörner sind gar.
Nunmehr die Butter in der Speise auflösen, die Gewürze sowie die feingeschnittenen bzw. gehackten Gemüse und Kräuter zugeben, alles kurz vermengen. Im heißen Zustand servieren.

Tips & Kniffe: Schmeckt Hirse leicht oder sogar sehr bitter, so handelt es sich vermutlich um überlagerte Ware. Bitte lesen sie den Warenkundeteil.

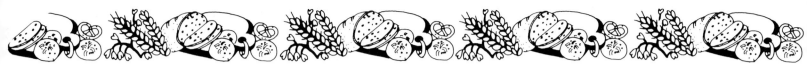

(17) Reisspeise mit Früchten — *warmes oder kaltes Getreidegericht* —

Zutaten:
150 g Langkorn-Naturreis
500 ml Wasser
1 Prise Salz
2 EL Honig
2 EL Zitronensaft
1 Stück verzehrbare (unbehandelte) Zitronen- oder Orangenschale

2 MS Vanillegewürz,
1 MS Delifrut-Gewürz
2 EL Butter
oder 100 ml Sahne
200 g Obst der Jahreszeit

Zubereitungsart: Die Reiskörner mit dem kalten Wasser 2–4 Stunden oder auch über Nacht einweichen. Dann mit dem Einweichwasser und dem Stück Zitronen- bzw. Orangenschale zum Kochen bringen. Die Kochplatte sofort auf Stufe Null stellen, die restliche Hitze reicht aus, die vorgeweichten Reiskörner zu garen.
Sofern nicht gerührt und nicht der Deckel geöffnet wird, ist nach etwa 10 Minuten die Flüssigkeit voll aufgesogen und der Reis gar. Zitronen- oder Orangenschale entfernen, die Gewürze, Butter und zerkleinertes Obst zugeben, kurz unterheben. Nicht unnötig rühren, sonst entsteht ein unansehnlicher Brei.
Die Speise kann warm oder kalt serviert werden.

Variation (Reisauflauf): Gegarten, abgeschmeckten Reis zur Hälfte in eine Auflaufform füllen, als Zwischenschicht das zerkleinerte Obst füllen, den restlichen Reis obenauf geben. Mit ca. 50 g zerkleinerten Nüssen oder Mandeln, etwas Sauerrahm, etwas Semmelbrösel und Butterflöckchen abschließen. 20–25 Minuten bei 200°C im Ofen überbacken.

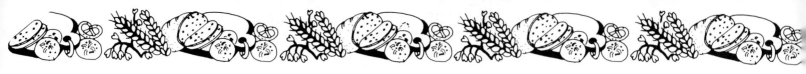

(18) Reisspeise mit Kräutern — *warmes Getreidegericht* —

Zutaten:
150 g Langkorn-Naturreis
500 ml Wasser
1 TL Salz oder Kräutersalz
1 große Zwiebel mit 5–6 Nelken gespickt
1 Stange Lauch

1 kleiner säuerlicher Apfel
2 EL Butter
3 EL gehackte Kräuter, z. B. Schnittlauch, Zwiebelgrün, etwas Thymian, Liebstöckel, Basilikum

Zubereitungsart: Die Reiskörner mit dem kalten Wasser 2–4 Stunden oder über Nacht einweichen. Danach mit dem Einweichwasser und der nelkengespickten Zwiebel zum Kochen bringen. Die Kochplatte sofort auf Stufe Null stellen, die restliche Hitze reicht aus, die vorgeweichten Reiskörner zu garen.
Sofern nicht gerührt und nicht der Deckel geöffnet wird, ist nach etwa 10 Minuten die Flüssigkeit voll aufgesogen und der Reis gar. Die nelkengespickte Zwiebel entfernen, Salz und Butter zugeben, den in feine Streifen geschnittenen Lauch, den gewürfelten Apfel zugeben, kurz unterheben. Möglichst nicht unnötig rühren, sonst entsteht ein klebriger Brei.
Die gehackten Kräuter überstreuen, die Speise warm servieren.
Ein Rest kann in der Bratpfanne bzw. im Ofen aufgebacken werden.

Tips & Kniffe: Die Lagerzeit von Naturkorn-Reis ist begrenzt, weil das zarte ›Silberhäutchen‹ Oxydationsvorgänge zuläßt. Lesen Sie mehr darüber im warenkundlichen Teil von »Reis«.

Becker: »Praktischer Rat bei Allergien«
© Verlag »NundG« Eberhard Cölle, Ditzingen

(19) Maisspeise süß — *warmes Getreidegericht* —

Zutaten:
150 g feines Maisgrieß (= Polenta)
500 ml Wasser
2 EL Weinbeeren
1 Apfel
1 Orange

1 Prise Salz
2 EL Honig
2 EL Butter (leicht gebräunt)
100 ml Sahne geschlagen

Zubereitungsart: Das Maisgrieß in kochendes Wasser geben, bei geringster Hitzezufuhr etwa 5–7 Minuten kochen lassen – immer wieder rühren. Die Weinbeeren zugeben, die Speise von der Kochstelle nehmen und kurze Zeit nachquellen lassen.
Inzwischen die Früchte würfeln, nach der Quellzeit der Speise zufügen, mit Honig und Salz kräftig abschmecken. Die leicht gebräunte Butter über die Maisspeise gießen, zusammen mit der geschlagenen Sahne servieren.

Tips & Kniffe: Die harten Popcorn-Maiskörner lassen sich in Haushaltsgetreidemühlen nur dann in mehreren Durchgängen mahlen, wenn die Motoren sehr leistungsfähig sind. Maisgrieß (Polenta) gibt es in Reformhäusern/Naturkostläden vorgemahlen grob und fein. Wir sollten ihn nur dort kaufen, wo die Ware schnell umgeschlagen wird; siehe auch warenkundliche Hinweise zum »Mais«.

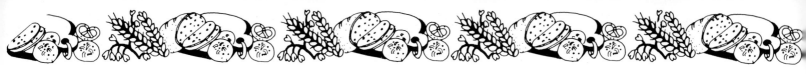

(20) Maisgrießspeise – herb   – warmes Getreidegericht –

Zutaten:

150 g feines Maisgrieß (= Polenta)
500 ml Wasser
1 TL Salz oder Kräutersalz
¼ TL Muskatblüte
je 1 MS Currypulver, schwarzen
  Pfeffer, Thymian

1 kleine Stange Porrée
1 Zwiebel
1 kleiner Apfel
2 EL Butter
2 EL gehackte, frische Kräuter:
  Schnittlauch, Petersilie

Zubereitungsart: Maisgrieß in kochendes Wasser geben, bei geringster Hitzezufuhr etwa 5–7 Minuten kochen lassen – immer wieder rühren. Die Speise von der Kochstelle nehmen und kurze Zeit nachquellen lassen.
In der Zwischenzeit die Porréestange in feine Streifen, Zwiebel und Apfel in kleine Würfel schneiden, dem Maisbrei zugeben, mit den Gewürzen kräftig abschmecken, mit der Butter verfeinern.
Die gehackten frischen Kräuter auf die fertige Speise streuen.
Wer's mag, kann 2–3 Knoblauchzehen (fein gehackt) zugeben.

Tips & Kniffe: Diese Speise paßt gut als Abendmahlzeit.
Wird grobes Maisgrieß 2–4 Stunden eingeweicht, verkürzt sich die Kochzeit erheblich.

(21) Weizen-Vollkornbrötchen — *Grundrezept für schnelles, sicheres Gelingen* —

Zutaten für 1 Backblech:
350 g kaltes Leitungswasser
20 g Hefe
1 TL Salz
500 Weizenvollkornmehl, frisch gemahlen

Der Teig ergibt 12–16 Brötchen bzw. 1 Brot (ca. 750–800 g).

Zubereitungsart: In einer ausreichend großen Schüssel das abgewogene (nicht abgemessene) Wasser gießen, die Hefe hineinbröckeln, das Salz zufügen, alles gründlich mit einem Holzlöffel verrühren.
Zum Schluß das Weizenvollkornmehl auf einmal zugeben, mit dem Rührlöffel bzw. mit einer Hand gründlich in die Flüssigkeit einkneten. Wurden alle Zutaten genau abgemessen, ist der Teigkloß leicht von der Schüssel zu lösen, klebt nicht und ist elastisch.
Den Teig in die Schüssel legen, gut zudecken (Pergamentpapier + Küchentuch, damit der nicht austrocknet), bei Zimmertemperatur ca. 20–30 Minuten ruhen lassen.
Inzwischen ein Backblech gründlich mit etwas Butter fetten; dies gelingt mit einem Pinsel oder einem Stück Pergamentpapier.
Den Backofen auf 250 °C einstellen. Auf den Boden des Backofens einen feuerfesten Becher oder eine Schale, gefüllt mit heißem Wasser stellen. Das Wasser sollte möglichst kochen, wenn die Brötchen eingeschoben werden. Kochendes Wasser bedeutet Dampf im Backraum. Er bewirkt die braune Farbe, das gute Aufgehen und eine elastische Teighaut der Gebäcke.

Tips & Kniffe: Weitere Fragen im Zusammenhang mit sog. kalter Teigführung bei Hefegebäck aus Vollkorn werden im warenkundlichen Teil unter »Bäckerhefe« beantwortet.

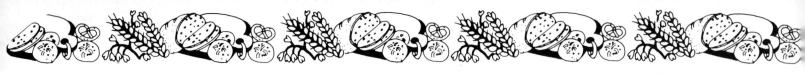

(22) Weizen-Vollkornbrötchen — *Fortsetzung Grundrezept* —

Zutaten für die Variation Rosinenbrötchen:
350 g kaltes Leitungswasser
20 g Hefe
½ TL Salz
150 Weinbeeren
500 g Weizenvollkornmehl

Arbeitsweise wie Grundrezept (21); die Weinbeeren zusammen mit Hefe und Salz in die Flüssigkeit geben, gründlich mit dem Vollkornmehl verkneten.

Zubereitungsart: Nach Ablauf der Teigruhezeit den Teigkloß gründlich kneten, er sollte geschmeidig und fast ohne Streumehl ausformbar sein. Das Erkennungszeichen: läßt sich der Teig an den Rändern stark drücken, ohne zu reißen, so dürfte seine Beschaffenheit richtig sein.
Den Teigkloß in 4 gleiche Teile schneiden; jedes Teil wird zu einer Rolle geformt, und davon werden je 3 oder 4 Stücke abgetrennt (3 × 4 = 12 bzw. 4 × 4 = 16 Brötchen). Jedes Teil zu einem Brötchen rollen und mit Abstand auf's gefettete Blech legen. Teiglinge möglichst gleichmäßig groß formen, damit sie auch gleichmäßig backen.
Nach dem Ausformen mit einem Pinsel jeden Teigling vorsichtig mit kaltem Wasser (kalter Kaffee oder Tee geht auch) abstreichen, das bringt Bräunung der Teighaut.
Alle Teiglinge mit einer Küchenschere ca. ⅓ tief einschneiden, der Einschnitt bringt viel Kruste! Backen: bei 250 °C etwa 25 Minuten.
Wann sind Brötchen fertig gebacken? Optisch erkennbar an ihrer goldbraunen Farbe; die Klopfprobe: Klingen Brötchen (auch Hefe-Weizenvollkornbrote) von unten her hohl, so ist dies ein sicheres Zeichen.
Nach dem Backen die Brötchen sofort auf einen Rost geben, damit sie auskühlen und knusprig bleiben. Die Temperatur bis zum Schluß einwirken lassen.
Tips & Kniffe: Brötchen auf Vorrat backen! Lediglich ca. 15–17 Minuten backen lassen, dann sind Brötchen gar, jedoch noch sehr weich. Möglichst heiß (ausnahmsweise, damit die Feuchtigkeit erhalten bleibt) in kleiner Stückzahl einfrieren. Bei Bedarf aus dem Frost sofort in den vorgeheizten Ofen (wieder mit Schwaden) geben, die restlichen ca. 10 Minuten ausbacken.

Becker: »Praktischer Rat bei Allergien«
© Verlag »NundG« Eberhard Cölle, Ditzingen

Gemüse und Salate für die Frischkost

Salate aus Gemüse, Obst und Getreide nehmen den größten Anteil innerhalb der vitalstoffreichen Vollwertkost (tier-eiweißfrei) ein, denn Frischkost brauchst du zu jeder Zeit, die Natur stellt sie für dich bereit …, zumindest können wir unsere Phantasie walten lassen und allerlei leckere Zutaten zu einer vollwertigen Frischkost zusammenstellen – dieser Ratgeber gibt Ihnen auch einfach nachzuvollziehende Rezepturen für spezielle Saucen – bitte dort mal nachschlagen, denn wir wirken dem bösartigen Vorurteil entgegen, tier-eiweißfreie Vollwertkost sei fade und langweilig.

Der Geschmack der Frischkost wird sehr von verwendeten Kräutern bestimmt; lassen Sie auch dort reichlich und variationsfreudig zusammenstellen – dem guten Geschmack zuliebe! Im Winter werden auch getrocknete Küchenkräuter verwendet – oder Sie plündern die Vorräte aus dem Tiefkühlfach.

Sehr viele Gemüsesorten (vor allem Wurzelgemüse) lassen sich frisch/roh verarbeiten, von denen das kaum jemand vermutet: Rote Bete, Kohlrabi, Sellerie. Oder Spargel(!). Ansonsten spielen die Avocado, Kohl (Sauerkraut!) bzw. Gurken, Tomaten, Melonen etc. eine leckerschmeckige Rolle.

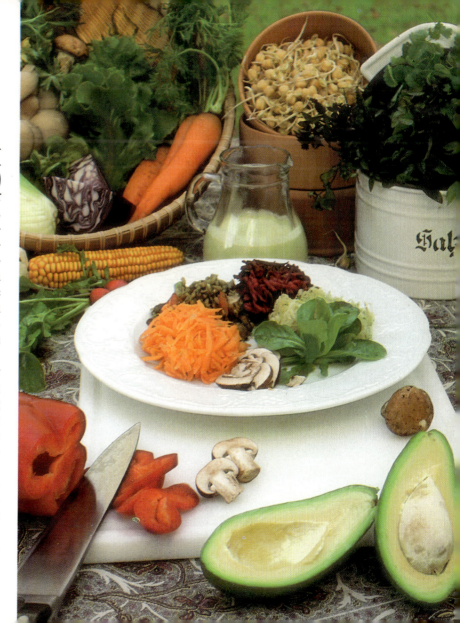

(23) Sonntagsbrötchen — *Hefe-Weizenvollkorngebäck* —

Zutaten:

350 g Flüssigkeit,
   davon ca. 150 g Sahne, Rest Wasser
10 g Hefe
8 g Salz

500 g Weizenvollkornmehl –
   davon ca. 150 g Hartweizenanteil
15 g Honig (1 EL)
15 g Butter (1 EL)

Zubereitungsart: Die kalte Flüssigkeit in eine Schüssel wiegen, die Hefe einbröckeln, Salz zufügen, alles gründlich auflösen.
Das frisch gemahlene Vollkornmehl auf einmal einarbeiten, erst zum Schluß Honig und weiche Butter zugeben. Den geschmeidigen Hefekloß in der Schüssel ca. 1 Stunde gut zugedeckt ruhen lassen.
Ausformen: Den Teig kurz geschmeidig kneten, möglichst ohne Streumehl arbeiten. 16 gleiche Teile schneiden, zunächst rund, dann länglich formen. Teiglinge auf's gefettete Backblech legen – Abstand beachten. Mit einer Teigkarte in jeden Teigling einen Längseindruck nach Art der ›Berliner Schrippen‹ machen. Mit Wasser bzw. Sahnegemisch die Teighaut abpinseln.
Backen: 25–30 Minuten im vorgeheizten Ofen mit Schwaden bei ca. 225 °C. Nach dem Backen sofort auf einen Rost legen.
Durch den Fettanteil aus Sahne und Butter halten sich diese Gebäcke länger als Brötchen nur mit Wasserteig.

Tips & Kniffe: Das Ausformen von Brötchen: Ein Teigling soll zwischen Arbeitsplatte und Handteller bei schneller Drehung und starkem Druck »geschleift« werden. Dadurch bildet sich an der Unterseite des Teiglings der sog. »Teigschluß«, der normalerweise die Brötchenunterseite bildet. Werden ›Rosenbrötchen‹ gewünscht, braucht der Teigschluß lediglich nach oben gedreht werden. Geübte »Eigenbrötler« schaffen sehr bald 2 Teiglinge auf einmal.

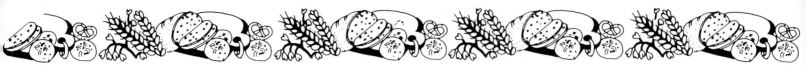

(24) Gefüllte Brötchen – Überraschungsbrötchen

– Hefe-Weizenvollkorngebäck –

Zutaten:
400 g kaltes Wasser
10 g Hefe
1 TL Salz
650 g Weizenvollkornmehl
50 g Honig
50 g Butter
20 eingeweichte Backpflaumen ohne Stein (ungeschwefelt)

Zubereitungsart: Das kalte Wasser in eine Schüssel wiegen, die Hefe einbröckeln, Salz und Honig zugeben, alles gründlich auflösen.
Das frisch gemahlene Vollkornmehl auf einmal einarbeiten. Erst zum Schluß die weiche Butter zugeben.
Den geschmeidigen Hefekloß in der Schüssel ca. 1 Stunde gut zugedeckt ruhen lassen.
Ausformen: Den Teig geschmeidig kneten, möglichst ohne Streumehl arbeiten. 20 gleiche Teile schneiden. Jedes Teil zunächst rund wirken, dann mit linken Handballen eine kleine längliche Teigplatte drücken. 1 Backpflaume auf die Fläche legen und mit einer Teigkarte in der rechten Hand unterstützend, einrollen; Teigschluß nach unten. Die Teiglinge sehen wie kleine Tönnchen aus.
Teighaut mit Wasser bzw. Sahnegemisch abpinseln. Alle »Tönnchen« erhalten mit einem Zackenmesser einen Längseinschnitt.
Backen: 25–30 Minuten im vorgeheizten Ofen mit Schwaden bei ca. 225 °C. Nach dem Backen sofort auf einen Rost legen.
Die »Überraschung« ist die eingehüllte Backpflaume, sie bewirkt interessanten Geschmack und längere Haltbarkeit. Besonders als Schulbrot geeignet, ohne Aufstrich mitzugeben.

Tips & Kniffe: Fetthaltige Zutaten im Teig sind für das Wachstum der Hefepilze ausgesprochene Bremser. Größere Fettmengen (auch Nüsse, Mandeln, Sonnenblumenkerne) darum erst nach der Teigruhezeit einarbeiten oder längere Stehzeiten einplanen.

(25) Apfelbrötchen — *Hefe-Weizenvollkorngebäck* —

Zutaten für 1 Backblech:

300 g kaltes Wasser
10 g Hefe
½ TL Salz
50 g Honig
30 g Butter

50 g Mandeln (fein gerieben)
¼ TL Vanillegewürz
½ abgeriebene Zitronenschale
500 g Weizenvollkornmehl
4 säuerliche Äpfel; Zimt

Zubereitungsart: Das kalte Wasser in eine Schüssel wiegen, Hefe einbröckeln, Salz und Honig sowie die Gewürze zugeben, alles gründlich auflösen. Das frisch gemahlene Vollkornmehl auf einmal einarbeiten, zum Schluß folgen die weiche Butter und fein geriebene Mandeln. Den geschmeidigen Hefekloß in der Schüssel ca. 1 Stunde gut zugedeckt ruhen lassen.

Die 4 Äpfel (ausnahmsweise) schälen, vom Kernhaus befreien und vierteln, mit etwas Zitronensaft beträufeln, damit die Stücke hell bleiben.

Ausformen: Von dem geschmeidig gekneteten Teig 16 gleiche Teile schneiden. Jedes Teil zunächst rund wirken, in die Mitte ein Apfelstück mit dem Muster nach oben drücken – den Rand u. U. hochziehen, mit Zimt bestreuen. Teiglinge gleichmäßig – mit Abstand – auf ein gefettetes Blech setzen, mit Wasser oder Sahnegemisch abpinseln.

Backen: 25–30 Minuten im vorgeheizten Ofen mit Schwaden bei ca. 225 °C. Nach dem Backen sofort auf einen Rost legen.

Tips & Kniffe: Die Backtemperatur ist bei fetthaltigen Teigen (aus Butter, Sahne, Nüssen, Mandeln usw.) etwas geringer, weil keine so starke Kruste ausgebacken wird wie bei reinen Wasserteigen.

Becker: »Praktischer Rat bei Allergien«
© Verlag »NundG« Eberhard Cölle, Ditzingen

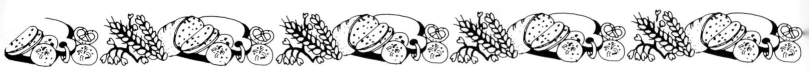

(26) Anisbrötchen – Ringbrötchen — *Hefe-Weizenvollkorngebäck* —

Zutaten für 1 Backblech:

300 g kaltes Wasser
10 g Hefe
½ TL Salz
1 EL Anispulver

50 g Honig
500 Weizenvollkornmehl
50 g Butter
etwas Anissamen zum Bestreuen

Zubereitungsart: Das kalte Wasser in eine Schüssel wiegen, Hefe einbröckeln, Salz und Honig sowie Anispulver zugeben, alles gründlich auflösen. Das frisch gemahlene Vollkornmehl auf einmal einarbeiten. Erst zum Schluß die weiche Butter einkneten.
Den geschmeidigen Hefekloß in der Schüssel ca. 1 Stunde gut zugedeckt ruhen lassen.
Ausformen: Den Teig in 16 gleiche Teile schneiden. Jedes Teil zunächst rund wirken (Teigschluß unten). Mit dem Zeigefinger ein Loch in die Mitte des noch auf der Arbeitsplatte liegenden Teiglings bohren. Den Teigling mit dem Zeigefinger hochheben, den anderen Zeigefinger einführen und den Teigling solange um die beiden Finger kreisen lassen, bis eine markstückgroße Öffnung und damit ein Ring entstanden ist. Alle Teile mit Wasser bzw. Sahnegemisch abpinseln, mit etwas Anissamen bestreuen.
Backen: 25–30 Minuten im vorgeheizten Ofen mit Schwaden bei 225 °C. Nach dem Backen sofort auf einen Rost legen.

Tips & Kniffe: Derartiges Gebäck ist gut geeignet, Kinder mitarbeiten zu lassen. Es ist erstaunlich, mit welcher Begeisterung sie bei der Sache sind und phantasievoll mitgestalten.

(27) Kuchenbrötchen — *Hefe-Weizenvollkorngebäck* —

Zutaten für 1 Backblech:
200 g kaltes Wasser
10 g Hefe
½ TL Salz
75 g Korinthen
Saft und abgeriebene Schale
  von ½ Zitrone oder Orange

500 g Weizenvollkornmehl
100 g weiche Butter
75 g fein geriebene Mandeln (oder Nüsse)
75 g Honig
Vanillegewürz

Zubereitungsart:
1. Teigstufe: 200 g kaltes Wasser in eine Schüssel wiegen, Hefe und Salz zugeben, gründlich auflösen. 300 g Vollkornmehl einkneten. Den Hefekloß in der Schüssel ca. ½ Stunde gut zugedeckt ruhen lassen.
2. Teigstufe: In einer separaten Schüssel den Honig cremig rühren, die Butter zufügen, innig mit dem Honig verbinden. Gewürze, fein geriebene Mandeln und Korinthen zugeben, alles gut vermengen. Diese Masse dem Teigansatz zufügen und gründlich einkneten. Mit dem restlichen Vollkornmehl – 200 g – einen geschmeidigen Teig bereiten.
2. Teigruhezeit – gut zugedeckt in der Schüssel – ca. 30 Minuten.
Ausformen: Von dem geschmeidig gekneteten Teig 16 gleiche Teile schneiden. Jedes Teil rund wirken, mit Teigschluß nach unten, auf's gefettete Blech setzen. Mit kaltem Wasser bzw. Sahnegemisch alle Teiglinge gründlich abpinseln und sie anschließend mit dem Apfelteiler eindrücken. Damit erhalten sie ein edles Muster.
Backen: Ca. 25–30 Minuten im vorgeheizten Ofen ohne Schwaden bei 225 °C.
Nach dem Backen auf einen Rost zum Auskühlen legen.
Diese Gebäcke sind einige Tage aufbewahrbar.

Becker: »Praktischer Rat bei Allergien«
© Verlag »NundG« Eberhard Cölle, Ditzingen

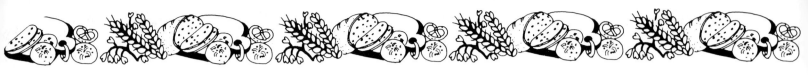

(28) Kleine Pflaumen-Apfel-Brote — *Hefe-Weizenvollkorngebäck* —

Zutaten für 1 Backblech:
400 g kaltes Wasser
10 g Hefe
10 g Salz
650 g Weizenvollkornmehl
2 Äpfel

10–12 Backpflaumen (ungeschwefelt)
75 g Mandeln
50 g Honig
50 g Butter

Zubereitungsart:
1. Teigstufe: 400 g kaltes Wasser in eine Schüssel wiegen, Hefe und Salz zugeben, gründlich auflösen. 350 g frisch gemahlenes Vollkornmehl einkneten. Den Hefeteig (weich!) in der Schüssel ca. ½ Stunde gut zugedeckt ruhen lassen.
2. Teigstufe: In einer separaten Schüssel den Honig cremig rühren, die Butter zufügen, innig mit dem Honig verbinden. Die geriebenen Mandeln, die geraffelten Äpfel sowie kleingeschnittenen bzw. im Mixer zerkleinerten Backpflaumen mit der Honig-Butter-Mischung verbinden.
Nach der Teigruhe diese Masse in den Teigansatz einarbeiten. Zum Schluß die restlichen 300 g Vollkornmehl einkneten. Den Teig u. U. mit etwas Streumehl korrigieren, bis ein glatter, elastischer Kloß entstanden ist.
Wieder Teigruhe ca. 30 Minuten in der Schüssel – gut zugedeckt.
Ausformen: Von dem wieder geschmeidig gekneteten Teig 16 gleiche Teile schneiden. Jedes Teil zunächst rund wirken, dann länglich. Teiglinge mit Abstand auf's gefettete Blech setzen, mit kaltem Wasser bzw. Sahnegemisch abpinseln.
Jedes Teil sollte über die Fläche verteilt 3 Quereinschnitte erhalten, entsprechend dem Erscheinungsbild großer Brote.
Backen: Ca. 30 Minuten im vorgeheizten Ofen mit Schwaden bei 225 °C.
Nach dem Backen auf einen Rost zum Auskühlen legen.
Diese Gebäcke halten sich einige Tage frisch. Bestens als Schulbrot ohne Aufstrich mitzugeben.

Becker: »Praktischer Rat bei Allergien«
© Verlag »NundG« Eberhard Cölle, Ditzingen

(29) Sesam-Sahne-Hörnchen — *Hefe-Weizenvollkorngebäck* —

Zutaten für 1 Backblech (12 Stück):

350 g Flüssigkeit –
  ½ Anteil Sahne, ½ Anteil Wasser
10 g Hefe
½ TL Salz

1 TL Honig
1 TL Butter
500 g Weizenvollkornmehl
2 EL Sesam-Samen (geschält)

Zubereitungsart: Die kalte Flüssigkeit in eine Schüssel wiegen, Hefe einbröckeln, Salz und Honig zufügen, alles gründlich auflösen.
Das frisch gemahlene Vollkornmehl auf einmal einarbeiten. Erst zum Schluß den Klecks weiche Butter unterkneten. Den geschmeidigen – etwas weichen – Teig in der Schüssel ca. 1 Stunde gut zugedeckt ruhen lassen.
Ausformen: Den Teig noch einmal gründlich kneten, 12 gleiche Teile schneiden. Jedes Teil zunächst rund wirken, danach etwa 15–20 cm lange Stränge rollen, die in der Mitte etwas stärker sind und an den Enden leicht spitz auslaufen. Die Stränge jeweils hufeisenförmig zusammenführen. Die Teiglinge vorsichtig auf's gefettete Blech legen, mit Sahne abpinseln, mit Sesam-Samen dicht bestreuen.
Die Anordnung auf dem Blech ist am günstigsten mit 3 Reihen mit je 4 Teiglingen.
Backen: Ca. 25–30 Min. im vorgeheizten Ofen mit Schwaden bei 200° C.
Nach dem Backen sofort auf einen Rost legen.
Bestens geeignet als Frühstücks-Hörnchen.

Tips & Kniffe: Wer Sesam nicht mag, kann Mandelsplitter bzw. Kokosraspeln wählen (= Mandel-Sahne-Hörnchen oder Kokos-Sahne-Hörnchen!)

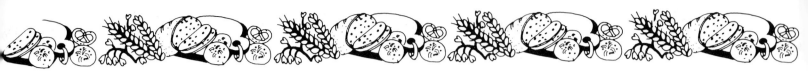

(30) Türkische Fladen — *Hefe-Weizenvollkorngebäck* —

Zutaten für 1 Backblech (12 Stück):
350 g kaltes Wasser
10 g Hefe
10 g Salz

450 g Weizenvollkornmehl
 (50 g Hartweizenanteil wäre günstig)
50 g feines Maisgrieß (= Polenta)
2 EL Sesam-Samen (geschält)

Zubereitungsart: Die kalte Flüssigkeit in eine Schüssel wiegen, Hefe einbröckeln, Salz zufügen, alles gründlich auflösen.
Das frisch gemahlene Vollkornmehl zusammen mit dem Maisgrieß auf einmal einarbeiten. Den geschmeidigen Teigkloß 30–40 Minuten bei Zimmertemperatur gut zugedeckt in der Schüssel ruhen lassen.
Ausformen: Den Teig noch einmal gründlich kneten, 12 gleiche Stücke teilen. Jedes Teil zunächst rund wie Brötchen wirken, dann jedoch dünn zu einem runden Fladen flachdrücken. Die Teiglinge in Reihen 3 × 4 auf's gefettete Blech legen – es schadet kaum, wenn sie infolge Platzmangel aneinander backen.
Die Oberflächen mit einer Teigkarte rautenförmig einkerben, wenn vorhanden, mit einem kleinen Rollholz kurz über die Teiglinge rollen, damit die Einkerbungen flacher erscheinen.
Mit Sahne abpinseln und Sesam-Samen aufstreuen.
Backen: Etwa 20–25 Minuten im vorgeheizten Ofen mit Schwaden bei 225 °C gut braun backen lassen. Die Gebäcke könnten sofort warm serviert werden.

Tips & Kniffe: Sesam-Samen gibt es geschält und ungeschält im Reformhaus oder Naturkostladen. Der geschälte Sesam erscheint nach dem Backen goldbraun und ist somit ansehnlicher.
Mehr über diese Ölsaat finden Sie im warenkundlichen Teil unter »Ölsaaten – Sesam«.

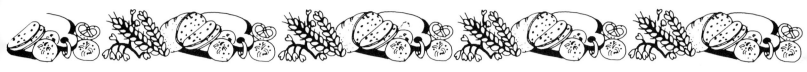

(31) Krustenbrötchen mit süßer Füllung — *Hefe-Weizenvollkorngebäck* —

Zutaten für 1 Backblech:
175 g Flüssigkeit (= ½ Sahne, ½ Wasser)
¼ TL Salz
10 g Hefe
500 g Weizenvollkornmehl
  (150 g Anteil Hartweizen wäre günstig)

75 g Honig
150 g Butter
Saft und Schale von 1 Zitrone
Für die Füllung: Rohkonfitüre oder Nußmus;
  siehe Rezepte »Brotaufstriche« ab Nr. 48

Zubereitungsart:
1. Stufe: Die kalte Flüssigkeit in eine Schüssel wiegen, Hefe einbröckeln, Salz zufügen, alles gründlich auflösen. 250 g frisch gemahlenes Vollkornmehl einarbeiten. Den kleinen Teigkloß gut zugedeckt 30–40 Minuten bei Zimmertemperatur ruhen lassen.
2. Stufe: In einer separaten Schüssel Honig und Butter cremig rühren, Saft und abgeriebene Schale der Zitrone zufügen. Nach Ablauf der Ruhezeit diese Masse in den Teigansatz einarbeiten, mit den restlichen 250 g Vollkornmehl einen geschmeidigen Hefeteig bereiten. Gut zugedeckt sollte er ca. 1 Stunde in der Teigschüssel ruhen.
Ausformen: In 2 Partien Rechtecke oder Quadrate ausrollen, sie zu je 8 kleinen Stücken von ca. 10 × 12 cm teilen. Auf jedes Teigteil 1 TL Konfitüre geben, von 2 Seiten die Teigteile zur Mitte legen, fest andrücken. Den Teigschluß nach unten gerichtet die Teiglinge auf das gefettete Backblech legen.
Nochmalige Teigruhe ca. 15 Minuten – gut zugedeckt.
Danach die Teighaut mit Sahne abstreichen.
Backen: Ca. 25–30 Minuten im vorgeheizten Ofen ohne Schwaden bei 225 °C; knusprig backen.
Sofort verzehrbares Gebäck, andererseits bleibt es auch 2–3 Tage frisch.

Tips & Kniffe: Wann sollen Gebäcke in den vorgeheizten, wann in den kalten Ofen geschoben werden? Bei Brot und Brötchen ist es stets richtig, den Ofen auf die gewünschte Anbackzeit vorzuheizen.
Bei Hefeteigen mit viel Fett könnte der Backprozeß auch mit langsam ansteigender Hitze gewählt werden, weil die »Fettbremse« das Auseinanderlaufen der Teiglinge verhindert.

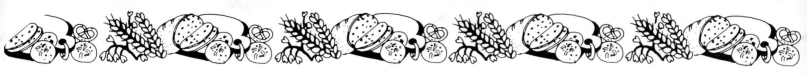

(32) Pfefferbrötchen – Doppelbrötchen – Hefegebäck mit Roggenanteil –

Zutaten für 1 Backblech (12 Stück):
450 g kaltes Wasser
10 g Hefe
10 g Salz
500 g Weizenvollkornmehl
   (100 g Anteil Hartweizen wäre günstig)

150 g Roggenvollkornmehl
30 g Zwiebelbutter
2 EL grüne Pfefferkörner (gefriergetrocknet)
etwas Streumehl

Zubereitungsart:
1. Teigstufe: 250 g Wasser in eine Schüssel wiegen, Hefe einbröckeln, gründlich im Wasser auflösen. 350 g von dem Vollkornmehlgemisch einarbeiten. Den Teig in der Schüssel gut zugedeckt ca. 30–40 Minuten Ruhezeit geben.
2. Teigstufe: In den Teigansatz die restlichen 200 g Wasser, Salz, Zwiebelbutter und Pfefferkörner einarbeiten. Mit den restlichen 300 g Vollkornmehlgemisch einen geschmeidigen Teig bereiten.
2. Teigruhezeit in der Schüssel: 30–40 Minuten.
Durch den Roggenanteil zeigt sich der Teig etwas klebrig.
Ausformen: Den Teigkloß noch einmal gründlich kneten, u. U. muß etwas Streumehl genommen werden. 24 gleiche Stücke teilen, sie zunächst rund wirken, 2 Teile aufeinander legen, schnell zu einer Rolle formen (nicht exakt, eher unordentlich. So entstehen 12 Doppelbrötchen in Kleinbaguettform.
Letzte Teigruhezeit: Ca. 5–7 Minuten auf dem Blech.
Vor dem Backen Oberhaut mehrmals einritzen, mehlig belassen.
Backen: Ca. 25–30 Minuten im vorgeheizten Ofen mit Schwaden bei 250 °C.
Sofort verzehrbares Gebäck, es eignet sich gut für abendliche Bewirtung.

(33) Unordentliche Gemüsebrötchen   – Hefe-Weizenvollkorngebäck –

Zutaten für 1 Backblech:
330 g kaltes Wasser
10 g Hefe
8 g Salz
je 1 MS Paprikapulver, Kümmelpulver, Salbeipulver, Thymian
500 g Weizenvollkornmehl
 (100 g Anteil Hartweizen wäre günstig)

50 g weiche Butter
1 kleine Paprikaschote
1 feste Tomate
Frühlingszwiebeln oder 1 Zwiebel
2 EL frische gehackte Kräuter der Jahreszeit

Zubereitungsart:
1. Teigstufe: Wasser in eine ausreichend große Schüssel geben, die Hefe einbröckeln, Salz und Gewürze zufügen, gründlich in der Flüssigkeit vermengen.
400 g Vollkornmehl einkneten. Der Teig wird bewußt zunächst weich geführt. Gut zugedeckt ca. 30–40 Minuten bei Zimmertemperatur ruhen lassen.
2. Teigstufe: Nach der Ruhezeit die weiche Butter, die gehackten Kräuter und die sehr fein geschnittenen Gemüse zugeben, gründlich in den Vorteig einarbeiten.
Zum Schluß die restlichen 100 g Vollkornmehl einkneten.
Möglichst bis zum Ausformen in der Schüssel arbeiten, damit kein Streumehl genommen wird. 2. Teigruhe in der Schüssel ca. 30 Minuten.
Ausformen: Den Teig in der Schüssel gründlich kneten. Mit nassen Händen 16 möglichst gleiche Teile abtrennen, recht »unordentlich«, also ohne zu formen oder zu schleifen, die Teiglinge auf's Blech legen. Zum Schluß mit Wasser oder Sahne abstreichen.
Backen: Ca. 25–30 Minuten im vorgeheizten Ofen mit Schwaden bei 225 °C; braun backen lassen.
Sofort verzehrbares Gebäck, gut geeignet für abendliche Bewirtung.

Tips & Kniffe: Dieses Gebäck eignet sich gut zum Einfrieren: Lediglich 20 Minuten backen lassen, heiß einfrieren, bei Bedarf knapp 10 Minuten aufbacken.

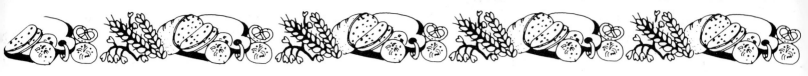

(34) Butter-Hörnchen

— *Hefe-Plunder bzw. Splittergebäck* —

Zutaten für 1 Backblech:
175 g kaltes Wasser, 10 g Hefe
¼ TL Salz
500 g Weizenvollkornmehl
  (150 g Hartweizenanteil wäre günstig).

Schale und Saft von 1 Zitrone
75 g Honig
250 Butter

Zubereitungsart:
1. Teigstufe: 175 g Wasser in eine Schüssel geben, die Hefe und das Salz darin gründlich auflösen. 250 g Vollkornmehl einkneten. Den Teig gut zugedeckt ca. 30–40 Minuten ruhen lassen.
2. Teigstufe: Aus Honig, Butter und Gewürzen eine cremige Masse herstellen. Nach der Ruhezeit in den Vorteig einarbeiten. Das restliche Vollkornmehl zugeben, zu einem geschmeidigen, ausrollfähigen Teig verarbeiten; u. U. mit etwas Streumehl korrigieren. 2. Teigruhe in der Schüssel: Ca. 1 Stunde gut zugedeckt.
Ausformen: Den Teig gründlich kneten, er sollte ohne Streumehl zu bearbeiten sein. 2 gleiche Stücke teilen, jeweils zu einer Platte von etwa 20 × 40 cm ausrollen. Mit einem Kuchenrad Dreiecke ausradeln (einfach das Kuchenrad schräg hinaus und herunter führen). Möglichst 2 × 6 bzw. 2 × 8 Dreiecke ausradeln. Die Dreiecke von der breiten Seite zur Spitze lose aufrollen, leicht zur Hörnchenform biegen, auf's gefettete Blech legen.
Letzte Teigruhezeit: Ca. 15–20 Minuten auf dem Blech – zugedeckt!
Backen: 20–25 Minuten im vorgeheizten Ofen ohne Schwaden bei 225 °C.
Variation: Honig kann weggelassen werden, dafür sind Gewürze und Kräuter hinzuzugeben; das bringt pikantes Gebäck.
Die Butter-Hörnchen lassen sich ausgezeichnet einfrieren; 2–3 Tage halten sie sich bei Zimmertemperatur frisch.

Tips & Kniffe: Tier-eiweißfreie Vollwertkost läßt keinen Quark zu, darum kann Hefe-Plunder-Gebäck an die Stelle von Quarkblätterteig treten. Selbstverständlich könnten die Teig-Dreiecke mit Füllung gebacken werden.

(35) Spezialbrötchen bzw. -Brot — *Hefe-Hafergebäck mit Hartweizen* —

Zutaten für 1 Backblech (1 Brot und 6 Brötchen):

600 g kaltes Wasser
10 g Hefe
15 g Salz

500 g Hafer-Vollkornmehl
500 g Hartweizen-Vollkornmehl

Zubereitungsart:
Variation: Anstelle von Hafer 500 g Gersten-Vollkornmehl; Wassermenge: 650 g.
1. Teigstufe: 300 g kaltes Wasser in eine Schüssel geben, Hefe einbröckeln, gründlich auflösen. Die halbe Menge des Hafer-Hartweizen-Vollkorn-Mehlgemisches einkneten. Den Teig gut zugedeckt bei Zimmertemperatur etwa 1 Stunde ruhen lassen.
2. Teigstufe: Dem ersten Ansatz die restlichen 300 g Wasser und Salz zufügen, gut vermengen. Die restlichen 500 g Mehlgemisch einkneten. Dem Teig wieder ca. 1 Stunde Ruhezeit geben.
Ausformen: Den Teig nunmehr auf der Arbeitsplatte gründlich einige Minuten kneten – möglichst kein Streumehl einarbeiten.
Die Teigmenge beträgt ca. 1600 g brutto. Für 1 Brot könnten 1100 g abgetrennt und für 6 Brötchen 500 g verarbeitet werden.
Das Brot zuerst ausformen, am besten länglich, dann verbleibt für die Brötchen ausreichend Platz auf dem Backblech.
Letzte Teigruhe auf dem Blech: Ca. 12–15 Minuten – gut zugedeckt. Vor dem Backen die Teiglinge mit Wasser abstreichen.
Backen: Im vorgeheizten Ofen mit Schwaden bei 250 °C 25–30 Minuten; Brötchen sind fertig, Wassergefäß entfernen. 20–25 Minuten Restbackzeit für das Brot ohne Schwaden bei 200 °C.
Gebäcke sofort auf einen Rost zum Auskühlen legen.
Brötchen zum Sofortverzehr, Brot möglichst erst am nächsten Tag anschneiden.

Tips & Kniffe: Hafer gehört nicht zu den sog. Brotgetreiden, weil er keine ausreichende Menge und Qualität des Klebereiweißes besitzt. Mit 50% Hartweizen, der überreich an Mehleiweißen mit klebriger Eigenschaft ist, läßt sich mit der »langen Teigführung« auch Hefe-Hafergebäck herstellen; siehe auch den warenkundlichen Teil.

Becker: »Praktischer Rat bei Allergien«
© Verlag »NundG« Eberhard Cölle, Ditzingen

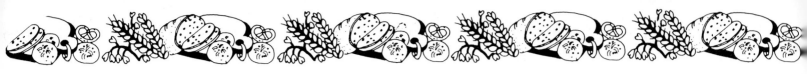

(36) Fladenbrot — *eine Art Knäckebrot* —

Zutaten für 1 Backblech:
125 g Wasser
5 EL Sonnenblumenöl
½ TL Salz – oder mehr
30 g Sesam (geschält)
250 g Weizenvollkornmehl
(½ Anteil Dinkel wäre günstig)

Zubereitungsart: Flüssigkeit, Salz und Sesam mischen, frisch gemahlenes Vollkornmehl einkneten. Das Ziel ist ein geschmeidiger Teig, der an den Rändern nicht bricht – u. U. die Konsistenz mit etwas Wasser korrigieren. Mittlerweile ein Backblech fetten.

Den Teig mit einem Rollholz (möglichst ohne Streumehl) in den ungefähren Maßen des Backbleches ausrollen. Die Platte auf das Backblech legen, mit einer kleinen Rolle den Teig gleichmäßig über die gesamte Fläche ausrollen. Die dünne Platte mit einer Gabel gleichmäßig einstechen. Die gewünschte Gebäckgröße mit einem Kuchenrand perforieren, sonst lassen sich nach dem Backen keine gleichen Teile abbrechen.

Die Teigplatte mit Sahne bepinseln, u. U. Sesam, Mohn, Leinsaat, Sonnenblumenkerne, Mandelsplitter oder auch geröstete Zwiebelringe auftragen.

Backen: 12–15 Minuten bei 200 °C auf der 2. Schiene von oben. Sofern der Ofen ungleich backt, sollten Sie das Blech nach der halben Backzeit wenden.

Das Gebäck ist sofort verzehrbar – andererseits in einer Keksdose auch gut lagerfähig.

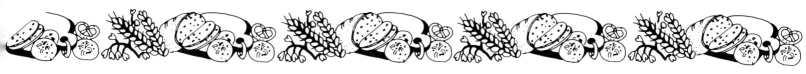

(37) Hefe-Gewürzfladen

Zutaten für 1 Backblech:

125 g Wasser
10 g Hefe
½ TL Salz
je 2 MS Kümmelpulver und Thymian
75 g Sauerrahm (35% Fett i. Tr.)
3 EL Sonnenblumenöl

250 g Weizenvollkornmehl
1 große Zwiebel (feingeschnitten)
2 EL feingehackte Kräuter (z. B. Schnittlauch,
   Petersilie, Estragon oder Basilikum)
100 g grob geriebene Mandeln

Zubereitungsart: Wasser, Sauerrahm und Öl miteinander verrühren, Salz und Gewürze sowie Hefe gründlich darin auflösen. Das frisch gemahlene Vollkornmehl einkneten. Den Teig gut zugedeckt in der Schüssel ca. 45–60 Minuten ruhen lassen.
Anschließend die zerkleinerte Zwiebel, die gehackten Kräuter und grob geriebenen Mandeln einarbeiten.
Den Teig auf ein gefettetes Backblech gleichmäßig verteilen. Dies gelingt am leichtesten mit einer Hand (= Drücken und Schieben des Teiges). Eine ungleiche Teigverteilung bringt automatisch ein ungleichmäßiges Backergebnis: hier noch sehr hell, u. U. nicht gar, dort bereits dunkelbraune, verbrannte Teile. Mit einem Kuchenrad bzw. Messer rautenförmige Einteilung radeln bzw. schneiden, damit nach dem Backen gewünschte kleine Fladen abzutrennen sind.
Backen: Das Blech in den kalten Ofen – 2. Schiene von oben – geben, bei 200 °C etwa 15–20 Minuten backen lassen. Das Gebäck kann warm serviert werden. Es paßt als pikante Knabberei zu Genußgetränken genauso wie als Beilage zu Suppe und/oder Gemüsefrischkost.

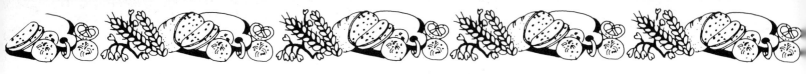

(38) Weizen-Vollkorngebäcke mit Hefe

– *Grundrezept »lange Teigführung« oder »Mehrstufen-Teigführung« –*

Zutaten für 2 Brote auf 1 Backblech:
700 g kaltes Leitungswasser
10 g Hefe, 15 g Salz
1000 g Weizenvollkornmehl (frisch gemahlen)
Bitte die Arbeitsschüssel entsprechend bemessen!

Zubereitungsart:
1. Stufe: 175 g kaltes Leitungswasser in die Schüssel wiegen, 10 g Hefe einbröckeln, gründlich auflösen lassen, 250 g Weizenvollkornmehl zugeben, alles gut vermengen.
Arbeitsschüssel mit Pergamentpapier und Küchentuch zudecken, bei Zimmertemperatur etwa 45–60 Minuten stehen lassen.
2. Stufe: Teig anfrischen (den Hefepilzen und anderen Kleinorganismen »neues Futter« geben!): Wasser dem gärigen Teig zugeben, vermengen, 250 g Weizenvollkornmehl einkneten.
Arbeitsschüssel wieder gut zudecken, bei Zimmertemperatur erneut 45–60 Minuten stehen lassen.
3. Stufe: 350 g Wasser dem jetzt heftig gärenden Teig zugeben, 15 g Salz einrühren und die restlichen 500 g Weizenvollkornmehl gründlich einkneten.
Diesen Hauptteig etwas länger kneten, bis ein glatter, elastischer Teig entsteht, der gewissermaßen selbst seine Schüssel ausputzt.
Letzte Teigruhe ca. 20 Minuten, gut zugedeckt in der Schüssel.
Danach 2 gleichgroße Brote ausformen und die Teiglinge gut zugedeckt auf dem Blech ca. 10 Minuten gehen lassen.

Tips & Kniffe: Nach dem ersten Versuch einer »langen Teigführung« erkennen Sie klar den Unterschied. Während die schnelle Teigführung für Brötchen zufriedenstellende Ergebnisse bringt, zeigen sich bei Broten Nachteile: Trockenes, sehr krümeliges Gebäck, das sich kaum schneiden läßt. Die Mehrstufen-Teigführung bringt ein sehr aromatisches, lagerfähiges, nicht krümelndes, sondern gut schneidfähiges Brot, eine Qualität, die für den etwas größeren Arbeitsaufwand reichlich entschädigt. Lange Knetprozesse können immer dann entfallen, wenn die Hefe am Anfang absolut in der Flüssigkeit aufgelöst wird; dadurch und mit der idealen Teigtemperatur beginnt das Hefepilz-Wachstum spontan.

Becker: »Praktischer Rat bei Allergien«
© Verlag »NundG« Eberhard Cölle, Ditzingen

Brot, Brotaufstriche und Backwaren

Wie segensreich das Korn auch sein mag – gerade die daraus hergestellte Frischkost ist nicht jedermanns Sache, weil er/sie denkt, das verträgt man nicht. Das gilt auch für allerlei Backwaren, egal, ob süß oder pikant gestaltet. Dabei liegt das Problem der Unverträglichkeit in einem ganz banalen Detail, das meist unerkannt bleibt: Dem Fabrikzucker, der indirekt in Gewürzen, kommerziellen Brotaufstrichen oder als Konservierungsmittel den Gurken, dem Tomatenketchup oder der Salatsauce beigemischt wird. Unser Appell an alle:

Haben Sie wieder Mut, Brot und Backwaren zu essen. Und Brot – das gelingt Ihnen auf Anhieb, wenn Sie die Rezepte in diesem Ratgeber anwenden. Kinderleicht ist der Hefeteig. Oder das Backfermentbrot. Auch das Sauerteigbrot (Rezept 47) ist kein Hexenwerk und sollte nach sorgfältigem Studium der Rezepturen gut gelingen. Was Phantasiebrote sind, erklärt Ihnen die Autorin anhand mancher Brotaufstriche. Bei der vollwertigen Grundlage (sprich: Vollkornbrot) sollten Sie auch dem Belag große Aufmerksamkeit zollen. Auch in dieser Hinsicht erweist sich der »Praktische Ratgeber bei Allergien« als unerschöpfliche Anleitung – bitte mal in den Rezepten nachlesen.

Zwar: Der Mensch lebt nicht vom Brot allein, es darf auch mal was Leck'res sein. Doch ohne Brot ist alles nichts!

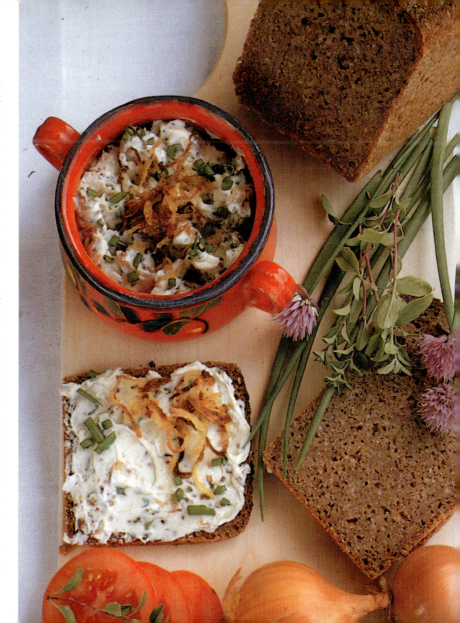

(39) Grundrezept »lange Teigführung« — *Fortsetzung von Rezept (38)* —

Zutaten für die Variation Rosinenbrot:
700 g kaltes Leitungswasser
10 g Hefe, 10 g Salz
250 g Weinbeeren
1000 g Weizenvollkornmehl

Arbeitsweise wie Grundrezept (38); die Weinbeeren werden dem Teig zusammen mit dem Salz bei der 3. Stufe zugegeben.

Zubereitungsart: Backofen rechtzeitig auf 250 °C vorheizen; Schale mit heißem Wasser auf den Boden des Ofens stellen; eine starke Dampfentwicklung zu Beginn des Backprozesses ist günstig für Bräunung und gutes Aufgehen der Brote.
Backen: Ca. 15–20 Minuten bei 250 °C mit Schwadeneinwirkung, ca. 20–30 Minuten bei 200 °C ohne Schwadeneinwirkung.
Die genaue Backzeit ist leider nicht vorhersehbar, denn die Öfen arbeiten unterschiedlich, auch ist die Backzeit unmittelbar abhängig von der Größe der Gebäcke. Klopfprobe!
Gebäcke nach dem Backen sofort auf einen Rost zum Auskühlen legen. Anschneiden erst nach dem Erkalten.
Butter, geriebene Mandeln/Nüsse/Sonnenblumenkerne, Honig usw. sollten erst bei der 3. Stufe eingearbeitet werden. Bei mehr als 50 g Butter und 30 g Honig müßte u. U. die Flüssigkeitsmenge etwas reduziert bzw. Streumehl als Ausgleich zugegeben werden.

Tips & Kniffe: In den 3 Stufen sind verarbeitet worden: 1000 g Weizenvollkornmehl, 700 g kaltes Wasser, 15 g Salz und nur 10 g Hefe.
Mit kaltem Wsser aus der Leitung und frisch gemahlenem Vollkornmehl erreichen wir gewissermaßen automatisch eine Teigtemperatur von 22–26 °C, also im Mittel das ideale Wachstumsmilieu für Hefepilze und andere Kleinorganismen im Teig. Über ihre Stoffwechselprozesse gewinnen wir im Gebäck mehr Duft, Aroma, längere Haltbarkeit, bessere Schneidfähigkeit, besseres Aussehen, dabei weniger Knetarbeit – und das alles ohne Backhilfsmittel.
Zeitlich fällt das Teiganfrischen kaum in's Gewicht.
Sofern diese Arbeitsweise durchschaut wird, ist es auch nicht mehr nötig, sich genau an die Mengenaufteilung zu halten. Die Verarbeitungsmenge Mehl:Wasser könnte innerhalb des Gesamtrezeptes verschoben werden.
Die warenkundlichen Erläuterungen im Abschnitt »Backhefe« erhellen die Hintergründe, warum mit extrem wenig Hefe gute Backergebnisse erzielt werden.

Becker: »Praktischer Rat bei Allergien«
© Verlag »NundG« Eberhard Cölle, Ditzingen

(40) Grundrezept »lange Teigführung« — *Fortsetzung von Rezept (38)* —

Zutaten für die Variation Sonnenblumenbrot:
700 g kaltes Leitungswasser
10 g Hefe, 15 g Salz
150 g Sonnenblumenkerne
1000 g Weizenvollkornmehl

Zubereitungsart: Arbeitsweise wie Grundrezept (38); die Sonnenblumenkerne (im Mixer zerkleinert) werden bei der 3. Stufe dem Teig zugegeben. Einige Kerne zurückbehalten, um die Brote damit zu verzieren.

Tips & Kniffe: Bei kleinen Haushaltsmengen (Hefegebäcke höchstens 2 kg) kann stets eine Flüssigkeitsmenge von 70% im Verhältnis zur Vollkornmehlmenge angenommen werden. Das heißt z. B.: 1000 g Mehl : 700 g Wasser oder 500 g Mehl : 350 g Wasser. Die unterschiedlichen Quelleigenschaften der Getreide sind zwar vorhanden, sie machen sich jedoch erst bei großen Backmengen bemerkbar.
Bei der Herstellung von (Alltags-)Brot, Grundrezept 1000 g Vollkornmehl könnte so verfahren werden: 1 großen länglichen Brotlaib formen, etwa ¼ des Teiges für Brötchen verwenden, die auf den freien Flächen des Backbleches plaziert werden. Die Backzeit mit Schwaden wird auf die Backzeit der Brötchen verlängert und erst danach ist die Temperatur zu senken. Damit steht am ›Backtag‹ Kleingebäck zur Verfügung, das sofort verzehrbar ist.
Allzeit »Gut Brot«!

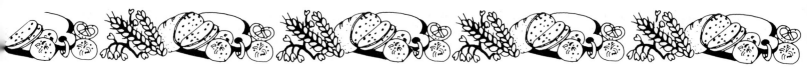

(41) Vollkorn-Baguettes — *Hefegebäck mit Roggenanteil* —

Zutaten für 1 Backblech (= 2 Baguettes à 500 g):
450 g kaltes Wasser
10 g Hefe, 10 g Salz
50 g Roggenvollkornmehl

600 g Weizenvollkornmehl
  (100 g Hartweizenanteil wäre günstig)
20 g Butter

Variation: Mais-Baguettes:
450 g kaltes Wasser
10 g Hefe
10 g Salz

550 g Weizenvollkornmehl
100 g Polenta – Maisgrieß, Feinstufe
20 g Butter

Zubereitung wie »Vollkorn-Baguettes«

Zubereitungsart:
1. Teigstufe: 300 g Wasser in eine Schüssel wiegen, die Hefe einbröckeln, gründlich im Wasser auflösen. Die halbe Menge Vollkornmehl, 325 g, in die Flüssigkeit einkneten, der Teig ist relativ weich. Teigruhezeit in der Schüssel – gut zugedeckt – ca. 30–40 Minuten.
2. Teigstufe: Die restlichen 150 g Wasser in den Vorteig einarbeiten, Salz, die weiche Butter sowie das restliche Vollkornmehl einkneten, einen geschmeidigen Teig arbeiten (durch den Roggenanteil wird er etwas klebrig sein). 2. Teigruhe in der Schüssel ca. 30–40 Minuten.
Ausformen: Den Teig halbieren, 2 Stränge auf die gesamte Länge des Backbleches ausrollen, Knetfalten nach unten legen. Teiglinge mit der flachen Hand etwas zusammendrücken.
Gut zugedeckt auf dem Blech: letzte Teigruhe ca. 12–15 Minuten. Die Teiglinge mit Wasser oder Sahnegemisch abstreichen, mehrmals längs oder quer mit einem Zackenmesser die Teighaut einritzen.
Backen: Ca. 30–35 Minuten im vorgeheizten Ofen mit Schwaden bei 250 °C.
Das Gebäck am besten frisch servieren.

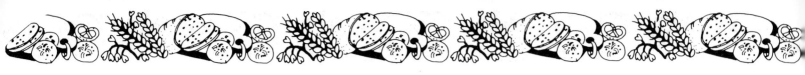

(42) Frühstückszopf — *Hefe-Weizenvollkorngebäck* —

Zutaten für 1 Backblech (= 2 Hefezöpfe à 650 g):

550 g Flüssigkeit, davon
   ca. 200 g Sahne, Rest Wasser
10 g Hefe, 10 g Salz
150 g Weinbeeren

100 g Honig, 100 g Butter
Schale und Saft von 1 Zitrone
1000 g Weizenvollkornmehl
   (Hartweizenanteil 200 g wäre günstig)

Zubereitungsart:

1. Teigstufe: 350 g kaltes Wasser in eine Schüssel wiegen, die Hefe einbröckeln, gründlich auflösen. 500 g Weizenvollkornmehl einkneten. Teigruhezeit in der Schüssel – gut zugedeckt – ca. 30–40 Minuten.

2. Teigstufe: Dem lebhaft gärenden Teig die restliche Flüssigkeit, 250 g Sahne, das Salz, Zitronensaft und Abgeriebenes der unbehandelten Schale, die Weinbeeren sowie vorher cremig gerührte Honig-Butter zugeben und alle Teile gründlich einarbeiten.

Zum Schluß das restliche Vollkornmehl (= 500 g) einkneten. Der Teig sollte geschmeidig und gut formbar sein.

2. Teigruhe in der Schüssel: Ca. 30–40 Minuten.

Ausformen: Den Teig insgesamt gründlich kneten, bis er erneut geschmeidig ist. Die Menge halbieren, aus jedem Teil 3 gleichlange Stränge von ca. 40–45 cm rollen. Nacheinander 2 Zöpfe aus je 3 Strängen zusammenlegen.

Letzte Teigruhe auf dem Blech: Ca. 15–20 Minuten.

Vor dem Backen die Teiglinge mit Sahne abstreichen.

Backen: Im vorgeheizten Ofen mit wenig Schwaden bei 225 °C ca. 15 Minuten, danach ohne Schwaden bei 200 °C ca. 20–30 Minuten.

Die letzten 10 Minuten sollten die Gebäcke mit Pergamentpapier abgedeckt werden. Nach dem Backen sofort auf einen Rost legen, erkalten lassen; dann kann angeschnitten werden. 2–3 Tage bleibt das Gebäck frisch.

Becker: »Praktischer Rat bei Allergien«
© Verlag »NundG« Eberhard Cölle, Ditzingen

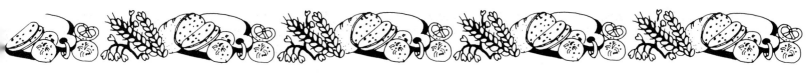

(43) Butter-Zwieback — *Hefe-Weizenvollkorngebäck* —

Zutaten für 1 Backblech:
225 g Flüssigkeit (= 75 g Sahne, 150 g Wasser)
10 g Hefe, ¼ TL Salz
2 EL Zitronensaft

500 g Weizenvollkornmehl
    (250 g Hartweizenanteil wäre günstig)
60 g Honig, 75 g Butter

Zubereitungsart:
1. Teigstufe: Die gesamte Flüssigkeit von 225 g in eine Schüssel wiegen, Hefe einbröckeln, Salz zugeben, alles gründlich auflösen. 300 g Vollkornmehl einkneten. Den Teig gut zugedeckt in der Schüssel ca. 45 Minuten ruhen lassen.
2. Teigstufe: Honig und Butter cremig rühren, Zitronensaft zugeben, diese Masse in den Teigansatz einarbeiten. Die restlichen 200 g Vollkornmehl gründlich einarbeiten, einen elastischen Teig bereiten. 2. Teigruhezeit in der Schüssel: Ca. 45 Minuten.
Ausformen: Den Gesamtteig gründlich kneten, 3 mehr eckige Teigstränge von etwa 5 cm Durchmesser formen, auf ein gefettetes Backblech legen – Knetfalten nach unten, Teiglinge leicht niederdrücken.
Letzte Teigruhe auf dem Blech: Ca. 10–12 Minuten.
Vor dem Backen gründlich mit Sahne abstreichen.
Backen: Einback: Im vorgeheizten Ofen mit Schwaden bei 225 °C etwa 20–25 Minuten. Nach dem Backen auf einem Rost gründlich auskühlen lassen.
Zwieback: Von den Strängen ca. 1 cm dicke Scheiben schneiden, auf den Backrost legen, bei ca. 150 °C (ohne Schwaden) ca. 20 Minuten leicht rösten lassen.
Ausgekühlt läßt sich dieser Zwieback im knusprigen Zustand in einer gut verschließbaren Dose eine Zeitlang aufbewahren.

Becker: »Praktischer Rat bei Allergien«
© Verlag »NundG« Eberhard Cölle, Ditzingen

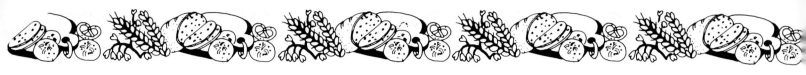

(44) Sahne-Toastbrot (= Sonntagsbrot) — *Hefe-Weizenvollkorngebäck* —

Zutaten für 2 Brote in Kastenformen gebacken (je ca. 800 g):

700 g Flüssigkeit
  (davon ca. 200 g Sahne, Rest Wasser)
10 g Hefe, 10 g Salz

1000 g Weizenvollkornmehl
  (150 g Hartweizenanteil wäre günstig)
30 g Honig, 50 g Butter

Zubereitungsart:

1. Teigstufe: 350 g Flüssigkeit in eine Flüssigkeit wiegen, die Hefe einbröckeln, gründlich auflösen. 500 g frisch gemahlenes Vollkornmehl einkneten. Den Teig in der Schüssel – gut zugedeckt – ca. 45 Minuten ruhen lassen.
2. Teigstufe: Die restliche Flüssigkeit – 350 g Sahne-Wassergemisch – das Salz, Honig und weiche Butter in den Teigansatz einarbeiten. Mit den restlichen 500 g Vollkornmehl einen geschmeidigen Hefeteig arbeiten.
2. Teigruhezeit in der Schüssel: 45 Minuten.
Ausformen: Den Teig noch einmal gründlich kneten, 2 gleiche Teile schneiden. Jede Hälfte zu einem dicken Strang entsprechend der Länge der Kastenform rollen. Die Teiglinge in die ausgebutterten, mit Semmelmehl ausgestreuten Kastenformen legen (höchstens zu ¾ befüllen).
Letzte Teigruhe: Ca. 20 Minuten gut zugedeckt.
Vor dem Backen die Teighaut mit Sahne bestreichen.
Backen: Im vorgeheizten Ofen zuerst mit Schwaden bei 250 °C ca. 15 Minuten, danach ohne Schwaden bei 225 °C ca. 30 Minuten.
Die ersten 15 Minuten mit Deckel bzw. einem aufgelegten Pergamentblatt backen.
Brote sofort nach dem Backen auf einen Rost stürzen; anschneiden möglichst erst nach Stunden bzw. am nächsten Tag.

(45) Kürbisbrot

– Hefe-Weizenvollkorngebäck –

Zutaten für 1 Backblech (= 2 Brote à 900 g):

450 g kaltes Wasser
10 g Hefe, 10 g Salz
1000 g Weizenvollkornmehl
  (150 g Hartweizenanteil wären günstig)
500 g Kürbis – grob gerafelt –
  (entspricht ca. 650 g ungeschälter Ware)

30 g Honig
150 g Weinbeeren
100 g geriebene Mandeln
¼ TL Nelkenpulver
2 MS Ingwerpulver und Zimt
Saft und Schale 1 Zitrone

Zubereitungsart:
1. Teigstufe: 350 g Wasser in eine große Schüssel wiegen, Hefe einbröckeln, gründlich auflösen. 500 g frisch gemahlenes Vollkornmehl einkneten. Den Teig in der Schüssel gut zugedeckt ca. 45 Minuten ruhen lassen.
2. Teigstufe: Dem gärigen Teig nun die restlichen 100 g Wasser, alle Gewürze, die Rosinen, die feingeriebenen Mandeln sowie den grob gerafelten Kürbis (roh) zugeben, gründlich einarbeiten. Dieser weiche Teig nimmt die restlichen 500 g Vollkornmehl so auf, daß ein geschmeidiger Teig entsteht, der nur mit wenig oder gar keinem Streumehl weiterverarbeitet werden kann.
2. Teigruhe in der Schüssel: Ca. 45 Minuten.
Ausformen: Die Teigmasse gründlich durchkneten, 2 gleichgroße Laibe formen, mit reichlich Abstand auf das gefettete Blech legen, wieder gut zugedeckt letzte Teigruhe ca. 10 Minuten.
Vor dem Backen die Teiglinge mit einem Zackenmesser vorsichtig längs einritzen.
Backen: Im vorgeheizten Ofen zuerst mit Schwaden bei 250 °C 15 Minuten, dann ohne Schwaden bei 200 °C ca. 30 Minuten.
Die Brote nach dem Backen sofort auf einen Rost legen, damit die Kruste nicht wieder weich wird.
Anschneiden der Brote möglichst erst nach dem absoluten Auskühlen, besser erst am nächsten Tag.

(46) Gewürzbrot — *Hefegebäck mit Roggen* —

Zutaten für 1 Backblech (= 2 große Brote à 1000 g):

525 g kaltes Wasser
750 g Weizenvollkornmehl
   (250 g Hartweizenanteil wäre günstig)
400 g warmes Wasser (ca. 40°C)
500 g Roggenvollkornmehl
10 g Hefe, 20 g Salz
je 1 TL Anis-, Kümmel-, Fenchel-,
   Koriander-, Nelkenpulver

Zubereitungsart:

1. Teigstufe: 350 g kaltes Wasser in eine große Schüssel wiegen, die Hefe einbröckeln, gründlich auflösen. 500 g frisch gemahlenes Weizenvollkornmehl einkneten. Die Schüssel gut zudecken und den Teigansatz ca. 45 Minuten ruhen lassen.

In eine separate Schüssel 400 g warmes Wasser wiegen, alle Gewürze zugeben, gut vermengen, 500 g frisch gemahlenes Roggenvollkornmehl einarbeiten. Gut zugedeckt diesen Teig ca. 1½ Stunden quellen lassen.

2. Teigstufe: Dem Hefeansatz die restlichen 175 g kaltes Wasser zugeben, gut einarbeiten, mit 250 g Weizenvollkornmehl einen geschmeidigen Teig kneten. Wieder gut zugedeckt ca. 45 Minuten Teigruhe geben.

3. Teigstufe: Nach Ablauf der Teigruhe den gequollenen Roggenteig in den gärigen Weizenansatz einarbeiten. Unter Umständen mit nassen Händen arbeiten, wenn der Teig sehr klebt. Möglichst in der Schüssel kneten, damit kein Streumehl genommen werden muß. Nach gründlichem Vermengen beider Teige die Schüssel gut zudecken und letzte Teigruhe von ca. 30 Minuten geben.

Ausformen: Die Teigmasse in 2 gleiche Teile schneiden und 2 längliche Laibe ausformen – hier wird sicherlich Streumehl erforderlich sein. Die Teiglinge entweder gleich auf das gefettete Backblech oder in Brotkörbchen zur letzten Gare legen; gut zudecken.

Vor dem Backen rasch längs 1 × oder quer 3 × die Teighaut einritzen.

Backen: Im vorgeheizten Ofen mit Schwaden bei 250°C ca. 15 Minuten, danach ohne Schwaden bei 225°C ca. 35–40 Minuten.

Anschneiden möglichst erst am nächsten Tag.

(47) Roggensauerteigbrot — ein schnelles, leichtes Rezept für Backformen —

Zutaten für ein großes Brot (ca. 1 750 g) oder zwei kleine Brote (je ca. 850 g)

Jede beliebige Menge Sauerteig (genannt Starterkultur) kann mit der 10fachen Menge frisch gemahlenem Roggen-Vollkornmehl (fein) bzw. -schrot (grob) und warmem Wasser im Verhältnis 1:1 für einen vorzuversäuernden Vorteig angesetzt werden. Danach kann das folgende Rezept verdoppelt oder halbiert werden.

Zubereitungsart:

1. Teigstufe (= Vorteig): 50 g Starterkultur, 500 g warmes Wasser, 500 g Roggenvollkornmehl.
Zutaten in einer großen Schüssel gründlich vermengen, gut zugedeckt über Nacht bzw. 8–10 Stunden bei Zimmertemperatur gären lassen.

2. Teigstufe am Morgen: 100 g warmes Wasser, 2 gestr. EL Salz, 200 g Roggenvollkornmehl
dem Vorteig zufügen, Salz gründlich einarbeiten; Vollkornmehl in den weichen Teig einkneten, wieder zudecken, ca. 1 Stunde Teigruhe vorsehen.

3. Teigstufe zur gleichen Zeit: 10 g Frischhefe, 250 g kaltes Wasser, 300 g frisch gemahlenes Weizenvollkornmehl.
Diese Zutaten in einer separaten kleinen Schüssel vermengen, zugedeckt ca. 50 Minuten ruhen lassen – zwischendurch ein-, zweimal durchkneten.

4. Teigstufe 1 Stunde später: 1 Becher Roggenvollsauer entnehmen, offen im Kühlschrank aufbewahren, stellt Starterkultur fürs nächste Backen dar.
Gärigen Weizenteig in die große Schüssel zum Roggenteig geben, Teile gründlich per Hand vermengen – ggf. die knetende Hand in warmes Wasser tauchen, dann klebt der Teig nicht.
100–150 g Roggen- oder Weizenvollkornmehl zusätzlich einarbeiten, damit sich ein geschmeidiger Teig ergibt, der sich leicht von der Schüssel löst. – Teigruhezeit ca. 30 Minuten.
Anschließend den Teig nach kurzem letzten Kneten entweder in eine große oder zwei kleine Backformen füllen, die vorher ausgefettet und mit Semmelmehl ausgestreut wurden. Die Teigoberfläche kann mit nasser Hand glattgestrichen werden.
Teigformen wieder zudecken, letzte Teigruhezeit ca. 20/25 Minuten.

Backen: Backform/en mit Deckel bzw. einer Abdeckung aus Alufolie in den kalten Ofen schieben, 250 °C einschalten. Sobald die Temperatur erreicht ist (nach 20–25 Minuten) Hitze auf 200 °C zurückschalten. Innerhalb von 50–60 Minuten großes Brot bzw. 40–50 Minuten kleine Brote ausbacken lassen.

Tip: Wer gern mehr Kruste haben möchte, kann das Brot ohne Form weitere 10 Minuten auf dem Rost nachbacken lassen.
Gesamtteigmenge: ca. 2 000 g, Brotgewicht ca. 1 750 g.

Becker: »Praktischer Rat bei Allergien«
© Verlag »NundG« Eberhard Cölle, Ditzingen

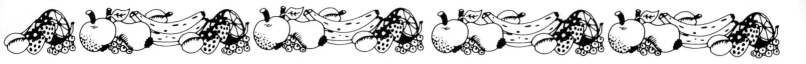

(48) Marmelade (unerhitzt) — *süßer Brotaufstrich* —

Zutaten:
150–200 g Trockenobst: Pflaumen, Aprikosen, Feigen, Datteln
150–200 g frische Früchte: Sommerbeeren: Erdbeeren, Himbeeren, Kirschen, Johannisbeeren u. a.
Geürze: Zitronensaft, Zimt, Vanillepulver, Honig bei Bedarf.
Menge: In einem 500 g-Honig-Glas aufbewahrbar.
Wichtig in der Vollwertküche: Ein Mixgerät.

Zubereitungsart:
Im Verhältnis 1:1 läßt sich aus pürierten Trockenfrüchten und anpürierten frischen Früchten (zuzüglich Gewürze und Honig) ein Fruchtmus herstellen, das nach kurzer Zeit leicht geliert und als marmeladenartig erscheint.
Durch Fruchtsäuren und natürlichen Zuckeranteil geschützt, hält sich dieser Brotaufstrich – im verschraubten Glas im Kühlschrank – einige Zeit ausgezeichnet frisch.
Die Verwendung von intensiv schmeckenden frischen Früchten wie Johannisbeeren, Himbeeren, Brombeeren ist vorteilhaft, weil dabei der Eigengeschmack der Trockenfrüchte zurücktritt.
Interessante Kombinationen: Trockenpflaumen + frische Pflaumen; trockene Aprikosen + frische Aprikosen.
Nach den bisherigen Erfahrungen werden von allen Trockenfrüchten die Pflaumen eindeutig bevorzugt.

Tips & Kniffe: Bei dem Trockenobst sollte es sich stets um ungeschwefelte Ware handeln; Aprikosen sind dann dunkler, härter und sauer. Weiche, glänzende Trockenpflaumen haben eine zusätzliche chemische Behandlung erfahren. Es ist besser, die harten Trockenfrüchte zu wählen und sie zur Verarbeitung 1–2 Stunden in Wasser weichen zu lassen.

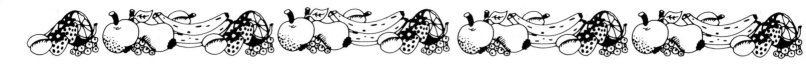

(49) Pflaumenmus/Aprikosenmus – süßer Brotaufstrich –

Zutaten:

125 g entsteinte, ungeschwefelte Trockenpflaumen
  (Wahlweise Aprikosen)
100 g Wasser
¼ TL Zimt

1 TL Zitronensaft
75 g Mandeln (fein gerieben)
1–2 TL Honig (nur bei Aprikosenmus erforderlich)

Zubereitungsart: Trockenobst in der angegebenen Wassermenge 2–4 Stunden weichen lassen, die Früchte abtropfen und in einem Mixer pürieren. Die feingeriebenen Mandeln (mit der Zimthaut) zufügen, mit den Gewürzen abschmekken.
Von dem Einweichwasser nur so viel verwenden, wie das Mus verträgt, ohne zu weich zu werden.
Die Rezepte sind für den alsbaldigen Verbrauch bestimmt.

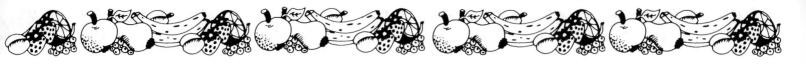

(50) Himbeercreme/Erdbeercreme – *süßer Brotaufstrich oder Tortenfüllung* –

Zutaten:
125 g weiche Butter (Zimmertemperatur)
125 g Himbeeren oder Erdbeeren
1–2 TL Akazienhonig
einige Tropfen Zitronensaft (bei sehr sauren Früchten unnötig)

Zubereitungsart: Früchte in ein hohes Gefäß geben, Honig und Gewürze zufügen, mit einem Mixstab fein pürieren. Die weiche Butter zufügen. Das Gefäß in ein Warmwasserbad mit 45–40 °C Wassertemperatur stellen, jetzt 1–2 Minuten mit dem Handrührgerät (Schaumschläger) Früchte und Butter cremig verbinden.
Das Warmwasserbad darf nicht wärmer sein, denn Butter hat einen geringen Schmelzpunkt (um 30 °C), sie soll lediglich angeschmolzen werden, keinesfalls aufgelöst. Während des Anschmelzens entsteht bei schneller Bewegung die cremige Konsistenz, die im Kühlschrank wieder fest wird. Hingegen würde eine aufgelöste Butter in Kombination mit Fruchtsäure flüssig bleiben.
Rote, weiße und schwarze Johannisbeeren, Kirschen und Brombeeren, auch Äpfel, Ananasfrucht eignen sich gut für einen derartigen Brotaufstrich.
Menge: ½ Honigglas – zum alsbaldigen Verzehr gedacht.

Tips & Kniffe: Anstelle der frischen Früchte könnten – besonders im Winter – auch tiefgefrorene (= leicht angetaut) verwendet werden.

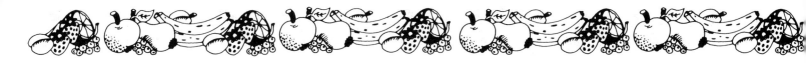

(51) Nußcreme extra fein — *süßer Brotaufstrich* —

Zutaten:
100 g Haselnußkerne, wahlweise Mandeln
2 EL Honig – hell, neutral schmeckender Akazienhonig
1–2 EL Kakaopulver – oder wahlweise Carobpulver
25 g (1 geh. EL) weiche Butter
Vanillegewürz

Zubereitungsart: Die Haselnußkerne in den Mixer geben und darin feinst zerkleinern – das ist wichtig für die cremige Konsistenz; Honig, Kakaopulver und weiche Butter und Gewürz zugeben, alle Teile gut vermischen.

Das Ergebnis sollte eine geschmeidige, mittelbraun glänzende Creme sein, die nicht übersüß schmecken darf.

Unter Umständen die Konsistenz mit 1–2 EL kaltem Wasser korrigieren – z.B. wenn 2 EL Kakaopulver genommen werden.

Dieser Brotaufstrich hält sich im verschraubten Glas, im Kühlschrank aufbewahrt, ca. 1 Woche frisch.

Nußcreme extra fein eignet sich außerdem als Torten- oder Keksfüllung und kann zu Kugeln oder Quadern als Nuß-Konfekt verarbeitet werden.

Tips & Kniffe: Im Gegensatz zu den aus Fabrikzucker und allerhand Präparaten hergestellten, erhitzten Fertig-Nußmusen werden mit diesem Rezept naturbelassene, unerhitzte Zutaten eingesetzt. Das heißt, trotz der Einstufung als Naschwerk braucht es (abgesehen vom Sattsein) keine Begrenzung beim Verzehr zu geben.

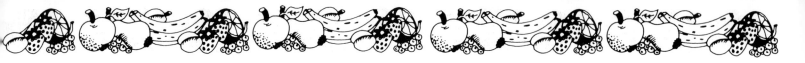

(52) Zitronenbutter — *süßer Brotaufstrich* —

Zutaten:
250 g weiche Butter
1–2 TL fein gehackte Zitronenmelisse
1–2 Blättchen Pfefferminze
1 TL Honig
2 TL Zitronensaft
1 TL Abgeriebenes der unbehandelten Zitronenschale

Variation: Honig weglassen, dafür 1 MS Paprikapulver edelsüß und 2 MS weißen Pfeffer zufügen.

Zubereitungsart: Die Butter in einem hohen Gefäß etwa 1–2 Minuten im Warmwasserbad rühren, bis sich alle Teile innig miteinander verbunden haben und eine cremige Konsistenz entstanden ist.
Dieser aparte Brotaufstrich ist zum alsbaldigen Verzehr bestimmt.

Tips & Kniffe: Ein Rest der Zitronenbutter läßt sich auch zu einer feinen Buttersoße für Gemüse-, Getreide- und/oder Kartoffelspeisen einschmelzen.

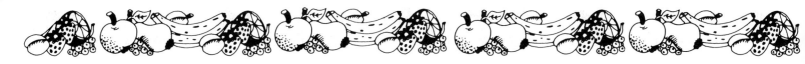

(53) Orangenbutter — *süßer Brotaufstrich* —

Zutaten:
250 g weiche Butter
1–2 TL Orangenblütenhonig (oder Akazienhonig)
2 MS Ingwerpulver – oder 1 TL-Spitze Abgeriebenes der Ingwerwurzel –
    Saft und abgeriebene Schale von 1 kleinen Orange (oder ½ große Frucht)

Zubereitungsart: Die weiche Butter in einem hohen Gefäß ca. 1–2 Minuten im Warmwasserbad rühren, bis sich alle Teile innig miteinander verbunden haben und eine cremige Konsistenz entstanden ist.

Tips & Kniffe: Nicht gewachste Orangen werden im allgemeinen nur ab November bis Februar angeboten; meist handelt es sich auch um sehr saure Sorten. Um die unbehandelten Schalen länger zu nutzen, können wir das Abgeriebene z. B. in Orangenblütenhonig im Schraubglas konservieren.
Die andere Möglichkeit wäre, die Früchte hauchdünn zu schälen und die Schalen an der Luft zu trocknen. Vorzerkleinerte, getrocknete Orangenschalen können auch separat oder zusammen mit Getreide in der Mühle gemahlen werden. Gebäcke bzw. Speisen erhalten damit ein apartes Aroma.

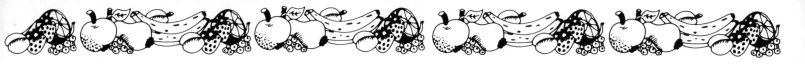

(54) Zitronen-Reiscreme — *süßer Brotaufstrich* —

Zutaten:
50 g weiche Butter
50 g Sauerrahm (mindestens 30% Fett i. Tr.)
1 TL Honig
½ TL feingehackte Zitronenmelisse, 1–2 Blättchen Pfefferminze
1 TL Zitronensaft
etwas abgeriebene Schale einer unbehandelten Zitrone
100 g gekochten Reisbrei (Rezept siehe unten)

Zubereitungsart: Die weiche Butter, Sauerrahm sowie die Gewürze in einem hohen Gefäß ca. 1–2 Minuten im Warmwasserbad rühren, bis sich alle Teile innig miteinander verbunden haben und eine cremige Konsistenz entstanden ist. Zum Schluß den gekochten Reisbrei unterrühren.
Dieser Brotaufstrich hält sich – im Schraubglas kühl gelagert – einige Tage frisch.
Herstellung von Reisbrei:
In 150 g kaltes Wasser 50 g Reismehl (Naturreis in der Mühle mehlfein gemahlen) einrühren, einmal aufkochen, abkühlen lassen. Damit stehen 200 g gekochter Reisbrei zur Verfügung für die rasche Zubereitung eines weiteren Brotaufstriches – z. B. »Senf-Creme« usw.

Tips & Kniffe: Reisbrei hat eine helle Farbe und schmeckt neutral; damit eignet er sich als Streckungs- und Bindemittel immer dann, wenn Brotaufstriche aus viel Butter nicht oder nicht immer ankommen. Kühl im Schraubglas aufbewahrt, kann Reisbrei 3–4 Tage auf Vorrat gehalten werden, so daß die Zubereitung von unterschiedlichen Brotaufstrichen sehr rasch geht.

Desserts für die leckerschmeckige Vollwertkost

Bevor es zur 2. Auflage dieses Ratgeberbuches kam, erhielten wir viel Lob wegen der ausführlichen Warenkunde und den praktischen Tips innerhalb der Rezepte, so daß die eigentliche Nutzanwendung gerade in dieser Kombination liegt. Profitieren Sie davon!

Zum Dessert kann nicht nur ein reifes Stück Obst gereichen – das nehmen wir allzu gern für den kleinen Hunger zwischendurch. Nein, Dessert in unserem Sinne ist allerlei Gutes, Leckeres, Exotisches, das meist aus Obst für einen süßen Abschluß des tier-eiweißfreien Menüs gezaubert wird.

Auch kaltgerührte Marmeladen sind ein wichtiger Teil der Vollwertkost – zubereitet aus reifem Obst, bzw. in der Winterzeit aus kurzzeitig eingeweichtem Trockenobst (ökologisch angebaut und schonend verarbeitet). Derartige Brotaufstriche halten sich ca. 7–10 Tage im Kühlschrank. Wer es mag, gönnt sich als Dessert ein frisch gebackenes Vollkornbrot, mit Butter bestrichen und einem süßen Belag zuoberst. Wichtig zu wissen, daß alle Desserts oder süßen Brotaufstriche ohne Fabrikzucker hergestellt werden – sonst sind sie nicht vollwertig. Welche Rolle dabei der Bienenhonig spielt, ist in der Warenkunde nachzulesen. A propos Warenkunde: Gerade was die süßen Sachen betrifft (u. a. Äpfel, Nuß und Mandelkern), ist dort sehr ausführlich aus der Sicht der Vollwertkost erklärt worden.

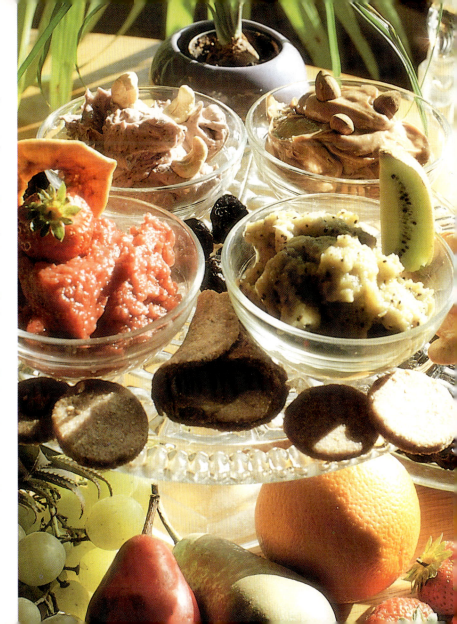

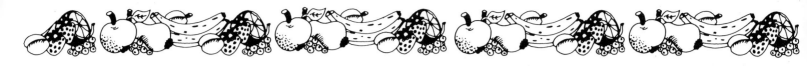

(55) Sonnenblumencreme — *süßer Brotaufstrich* —

Zutaten:
50 g Sonnenblumenkerne
125 g weiche Butter
1 TL Akazienhonig
1 TL Zitronensaft
2 MS Zitronenmelissen-Pulver
(oder einige frische Blättchen fein gehackt)

Zubereitungsart: Die Sonnenblumenkerne in einer trockenen Pfanne leicht anrösten (das kann in 2–3 Minuten erfolgt sein), auskühlen lassen und ähnlich wie Nüsse fein pürieren.
Die weiche Butter mit dem Sonnenblumen-Mehl vermengen, mit den Gewürzen leicht süß-säuerlich abschmecken.

Tips & Kniffe: Günstig für die Verarbeitung sind die kleinen, grauen kalifornischen Sonnenblumenkerne, die sehr preiswert angeboten werden.

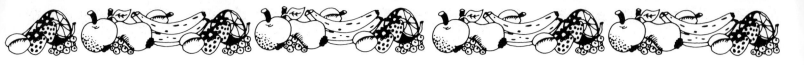

(56) Erdnußcreme — *Brotaufstrich süß und herb* —

Zutaten für die süße Richtung:
125 g Erdnußkerne (entsprechen ca. 200 g in der Hülle)
80–100 g weiche Butter
2 TL Honig
2–3 TL Zitronen- oder Orangensaft
½ Apfel fein püriert

Zutaten für die herbe Richtung:
125 g Erdnußkerne
80–100 g weiche Butter, ½ TL Salz oder Kräutersalz
etwas Pfeffer, Paprikapulver, ½ TL Senf
2 TL frische Kräuter wie Petersilie, Schnittlauch, Estragon
1 feinstgeschnittene, kleine Zwiebel

Zubereitungsart: Erdnüsse fein reiben oder im Mixer zu Mehl pürieren, die weiche Butter zugeben, ebenso Gewürze und andere Zutaten. 1–2 Minuten im Wasserbad (ca. 35 °C) gerührt, bringt eine cremige Konsistenz. Brotaufstriche für den alsbaldigen Verzehr bestimmt – möglichst im Schraubglas im Kühlschrank aufbewahren. Ein Rest könnte als Soße verarbeitet werden: etwas Wasser einrühren, nachwürzen.

Tips & Kniffe: Diese Rezepte werden Ihnen nur gefallen, wenn Sie ohnehin den besonderen Geschmack der Erdnuß schätzen, denn trotz aller Würzung bleibt er stets dominant.

(57) Sonnenblumencreme — *Brotaufstrich herb* —

Zutaten:
50 g Sonnenblumenkerne
125 g weiche Butter
2 MS Salz oder Kräutersalz

1 MS Paprikapulver
1 MS schw. Pfeffer

Zubereitungsart: Die Sonnenblumenkerne in einer trockenen Pfanne leicht anrösten (das kann in 2–3 Minuten erfolgt sein), auskühlen lassen und so wie Nüsse fein pürieren.
Die weiche Butter mit dem Sonnenblumen-Püree vermengen, mit den Gewürzen leicht scharf abschmecken.

Variante ohne Butter:
100 g Sonnenblumenkerne leicht rösten, im Mixer zerkleinern,
etwas Salz oder Kräutersalz,
½ feinst geschnittene Zwiebel, sowie
1 zerkleinerte, feste Tomate (u. U. 1 TL Tomatenmark) zufügen und mit
2 TL feingehackten Kräutern (Schnittlauch, Basilikum) würzen,
dann zu einer pikanten Creme verarbeiten.

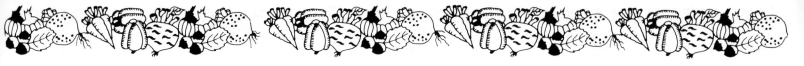

(58) Frühlingsschnitte — *Brotaufstrich herb* —

Zutaten:
4 EL Sauerrahm – mind. 30% Fett i. Tr. –
2 EL weiche Butter
1 Zwiebel, feinst geschnitten

1–2 TL Schnittlauchröllchen
2–3 Radieschen
etwas Salz oder Kräutersalz, Pfeffer

Zubereitungsart: Weiche Butter cremig rühren, Sauerrahm zufügen, Zwiebel, Kräuter und Gewürze zugeben. Diese pikante Creme auf 4–5 Vollkornbrot-Scheiben häufen, Radieschen in feine Scheiben geschnitten zur Garnierung obenauf legen.
Die Creme ist zum alsbaldigen Verzehr gedacht; vorzüglich auch zu Pellkartoffeln geeignet.
Wahlweise könnten
★ geröstete Zwiebeln oder Pilze,
★ blättrig geschnittene rohe Zuchtpilze,
★ feine Apfelschnitzel,
anstelle von Radieschenscheiben aufgehäuft werden.

Tips & Kniffe: Dieses Angebot mag helfen, wenn gelegentlich – besonders zu Beginn der Kostumstellung – das Verlangen nach Quark – oder Käseaufstrich noch vorhanden ist.

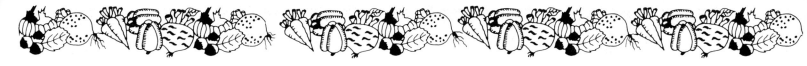

(59) Kräuterbutter — *Brotaufstrich herb* —

Zutaten:
250 g weiche Butter
2–3 EL fein gehackte Kräuter der Jahreszeit
Wildkräuter blattweise – ebenfalls sehr fein gehackt u. U. 1 Zwiebel, fein geschnitten
u. U. 2–3 Zehen Knoblauch, fein geschnitten oder ausgepreßt
1 Prise Salz oder Kräutersalz

Einzeln oder in Kombination eignen sich an Küchenkräutern:
Petersilie, Schnittlauch, Dill
Sellerieblatt, Borretsch, Estragon, Salbei (sehr wenig)
Basilikum, Zitronenmelisse, Minze
Petersilie, Kerbel, Schnittlauch,
Majoran, Estragon, Pimpinelle.

<u>Wildkräuter:</u> Löwenzahn, Sauerampfer, Brennesselspitzen, Spitz- und Breitwegerich, Vogelmiere, Giersch, Gänseblümchen, Schafgarbe, Hirtentäschel u. v. a. m.

Zubereitungsart: Die weiche Butter in ein hohes Gefäß geben, mit dem Handrührgerät im Warmwasserbad Butter mit Kräutern und anderen Zutaten innig verrühren.

Butter hat einen niedrigen Schmelzpunkt, im warmen Wasserbad schmilzt sie an (löst sich jedoch nicht auf), und während des Rührens entsteht eine leichte Emulsion mit den übrigen Zutaten. Das bedeutet cremeartige Beschaffenheit der Kräuterbutter.

Tips & Kniffe: Ein Rest kann leicht erwärmt als feine Kräuter-Buttersoße zu Kartoffeln, Getreide oder Gemüse gereicht bzw. in Brotteig verarbeitet werden.

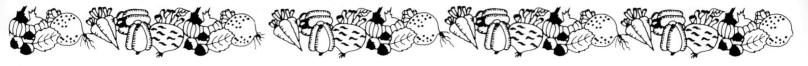

(60) Zwiebelbutter — *Brotaufstrich herb* —

Zutaten:
250 g weiche Butter
2–3 große Zwiebeln
¼–½ TL Kräutersalz
1 MS Majoranpulver bzw. 1 TL gehackte frische Majoran-Kräuter
Öl zum Rösten von Zwiebeln

Zubereitungsart: Ausreichend Öl in eine Pfanne geben, die geschälten, in feine Scheiben geschnittenen Zwiebeln zugeben, den Deckel aufsetzen und bei mäßiger Hitzezufuhr goldbraun werden lassen – gelegentlich umrühren. Der Vorgang dauert etwa 3–4 Minuten.
Die gerösteten Zwiebeln aus dem Fettbad herausnehmen, auf einem flachen Teller erkalten lassen, dabei werden sie knusprig. Die Butter in ein hohes Gefäß geben, in's warme Wasserbad stellen, mit dem Handrührgerät geschmeidig rühren, die gerösteten Zwiebeln und die Gewürze zugeben.
Nach wenigen Minuten ist ein würziger Brotaufstrich fertig, der schmalzähnlich schmeckt und einige Tage, im Schraubglas kühl gestellt, aufbewahrt werden kann.
Ein Rest kann leicht erwärmt als Buttersoße zu Kartoffel-, Getreide- und/oder Gemüsespeisen gereicht werden. Besonders interessant können mit 30–50 g Zwiebelbutter Zwiebelbrötchen oder -brot hergestellt werden; siehe Rezept (32) »Pfefferbrötchen«.

Tips & Kniffe: Das zurückgebliebene Öl kann am selben Tag gut für die Zubereitung von Bratkartoffeln, Rösti oder Backkartoffeln verwendet werden. Bei all diesen Brat-Vorgängen ist es für das gewünschte Ergebnis günstiger, wenn ausreichend Öl genommen wird, damit die Zwiebeln, Getreidebratlinge, Kartoffeln o. ä. nicht am heißen Pfannenboden rösten und schnell schwarz werden, sondern daß es goldbraun geröstete Ergebnisse gibt.
Siehe auch warenkundliche Hinweise über »Speisefette«.

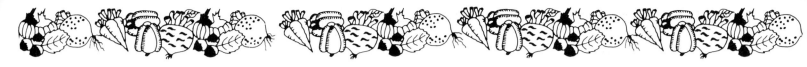

(61) Senf-Creme — *Brotaufstrich herb* —

Zutaten:
50 g weiche Butter
50 g Sauerrahm
1 TL Senf, 1 Prise Salz
1 TL feine Schnittlauchröllchen
1 kleine Zwiebel, feinst geschnitten
100 g gekochten Reisbrei (siehe Rezept 54)

Zubereitungsart: Die Butter cremig rühren, Sauerrahm, Gewürze, Kräuter und Zwiebel unterrühren, zum Schluß den Reisbrei dazugeben.
Mit Schnittlauchröllchen bestreut servieren.
Das wäre ein Brotaufstrich zum alsbaldigen Verzehr, der auch sehr gut zu Pellkartoffeln paßt.

Tips & Kniffe: Alle am Markt befindlichen Getreidemühlen mahlen Naturreis problemlos zu Reismehl. Reismehl kann im übrigen auch gut zu süßen Speisen verwendet werden. Es hat eine feine Konsistenz, helle Farbe, gute Quelleigenschaft bei neutralem Geschmack.

Becker: »Praktischer Rat bei Allergien«
© Verlag »NundG« Eberhard Cölle, Ditzingen

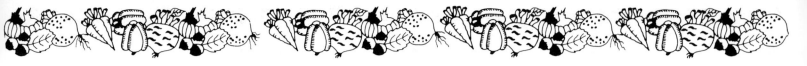

(62) Meerrettich-Creme — *Brotaufstrich herb* —

Zutaten:
50 g weiche Butter
50 g Sauerrahm
1–2 TL Meerrettich frisch gerieben
   bzw. aus dem Glas ohne Mayonnaise
1 Prise Salz
1 kleine Zwiebel (feinst geschnitten)
$^1/_2$ mürben Apfel (geraffelt)
100 g gekochten Reisbrei (siehe Rezept 54)

Zubereitungsart: Die Butter cremig rühren, Sauerrahm, Gewürze, gekochten Reisbrei cremig einrühren, zum Schluß Zwiebel-Stücke und Apfelschnitzel (die sofort beim Raffeln mit etwas Zitronensaft geschützt werden sollten) einrühren.

Tips & Kniffe: Frisch geriebener Meerrettich ist wesentlich schärfer als vorgefertigter aus dem Gläschen. Vorsicht beim Einkauf, etliche Angebote im Glas sind Kombinationen mit Mayonnaise!

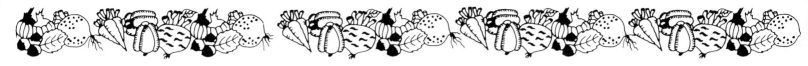

(63) Meerrettich-Möhren-Butter — *Brotaufstrich herb* —

Zutaten:
125 g weiche Butter
1–2 TL frisch geriebenen Meerrettich
   oder aus dem Glas ohne Mayonnaise

1 mittelgroße Möhre
etwas Zitronensaft, 1 Prise Salz
Schnittlauchröllchen

Zubereitungsart: Die weiche Butter in ein hohes Gefäß geben, die sehr fein geriebene Möhre, geriebenen Meerrettich und die Gewürze zugeben, im warmen Wasserbad kurz rühren. Es ergibt sich eine cremige Konsistenz, weil die Butter bereits bei ca. 30 °C anschmilzt.
Mit Schnittlauchröllchen bestreut in einem kleinen Glasschälchen servieren.
Pikanter Brotaufstrich für 1–2 Tage haltbar.
Ein Rest kann leicht eingeschmolzen werden für Kartoffel- und/oder Gemüsezubereitungen.

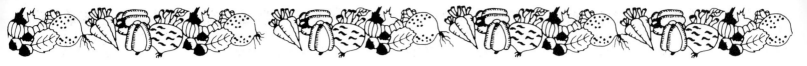

(64) Gemüse-Butter — *Brotaufstrich herb* —

Zutaten:
125 g weiche Butter
100 g sehr fein geschnittenes Gemüse; es eignen sich: Paprikaschoten (grün, gelb, rot), Tomaten. Radieschen, kleine Rettiche, grüne Gurke, Zucchini, Zwiebeln, Zwiebelgrün, Knoblauch, sowie viele frische Kräuter
1 EL grüne Pfefferkörner
¼ TL Kräutersalz

Zubereitungsart: Weiche Butter in ein hohes Gefäß geben, die gewählten Gemüse evtl. sogar mit dem Kräuterwiegemesser zerkleinern, 1–2 EL fein gehackte Kräuter und die übrigen Gewürze zugeben, alles im Warmwasserbad einige Minuten rühren. Es ergibt sich eine bunte, cremige Substanz. Pikant abschmecken.
Die grünen Pfefferkörner können weggelassen werden.
Dieser willkommene Brotaufstrich – aus vielen Gemüseresten herstellbar – paßt besonders gut zu frisch gebackenen Baguettes oder würzigem Roggenvollkonbrot.
Ein Rest kann leicht eingeschmolzen zu Kartoffelspeisen genommen werden.
Variation Gemüse-Creme:
anstelle der 125 g Butter nur 50 g nehmen, ferner 50 g Sauerrahm und 100 g gekochten Reisbrei (lt. Rezept 54), sonst alles wie vorstehend.

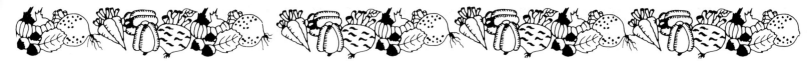

(65) Linsen-Creme — *Brotaufstrich herb* —

Zutaten:
50 g weiche Butter
50 g Sauerrahm (mindestens 30 % Fett i. Tr.)
100 g gekochter Reisbrei (lt. Rezept 54)
2 EL gekeimte Linsen
je 1 Prise Salz, Pfeffer
$^1/_2$ TL geh. frischen Majoran
1 TL geh. Petersilie

Zubereitungsart: Die weiche Butter mit Sauerrahm und gekochten Reisbrei cremigrühren, Gewürze und Kräuter zugeben, zum Schluß die gekeimten Linsen.
Mit gehackter Petersilie bestreut servieren.
Zum alsbaldigen Verzehr bestimmt.
Ein Rest könnte im Eintopfgericht verarbeitet werden.
Variation: 25 g Linsen und 25 g Naturreis mahlen, dieses Mehlgemisch mit 150 g Wasser kurz aufkochen, abkühlen lassen. Anstelle von gekeimten Linsen und Reisbrei mit Butter, Sauerrahm und Gewürzen verwenden.
Keimen von Linsen: 2 EL Linsen in einer Schale einige Stunden mit Wasser bedeckt stehen lassen, abspülen, wieder einige Stunden (oder über Nacht) ohne Wasser quellen lassen. Diese Prozedur noch einmal wiederholen. Dann müßten sich die Keime bei den Linsen zeigen.

Tips & Kniffe: Reformhäuser/Naturkostläden bieten verschiedene Keimapparate an. Damit ist es möglich, gleichzeitig verschiedene Samen zum Keimen zu bringen.

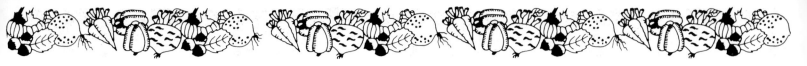

(66) Tomaten-Zwiebel-Aufstrich — *Brotaufstrich herb* —

Zutaten:
2–3 frische Tomaten
1 kleine Dose Tomatenmark
1 kleine Zwiebel
2 EL Sonnenblumen- oder Olivenöl
2 EL Sauerrahm, 30% Fett i. Tr.
¼ TL Hefegewürz Vitam-R
Prise Kräutersalz
MS Pfeffer
2 TL Schnittlauchröllchen
einige Blättchen Basilikum, fein gehackt (wahlweise ½ Blatt Borretsch)

Zubereitungsart: Die Tomaten und die Zwiebel sehr fein schneiden, mit dem Tomatenmark, dem Öl, Sauerrahm und den Gewürzen sowie frischen Kräutern gründlich vermengen; pikant-würzig abschmecken.
Dieser Brotaufstrich ist sehr weich und zieht bei längerem Stehenlassen leicht Saft.
Wird anstelle von Öl ca. 50 g weiche Butter eingearbeitet, ergibt sich eine cremig-pastige Konsistenz, die 1–2 Tage im Kühlschrank aufbewahrt werden kann. Meine Erfahrung: Geschmacklich wird Öl bevorzugt.
Ein übriggebliebener Rest kann zu Kartoffel- und Nudelspeisen gereicht werden.

(67) Avocadocreme — *Brotaufstrich herb* —

Zutaten:
1 Avocado-Frucht
½ Becher Sauerrahm (30% Fett i. Tr.)
1–2 TL Zitronensaft
1 Prise Salz, 1 MS Pfeffer
1 kleine Zwiebel *(feinst geschnitten)*
Schnittlauchröllchen, etwas Basilikum *(fein gehackt)*

Zubereitungsart: Die Avocadofrucht einige Tage bei Zimmertemperatur reifen lassen, bis sie sich weich anfühlt. Die Frucht für die Zubereitung der Länge nach teilen, den Kern entfernen, das Fruchtfleisch mit einem Löffel bzw. einem Messer herausschälen (die Schale ist nicht verzehrbar), in ein hohes Gefäß geben. Die übrigen Zutaten zufügen, mit dem Mixstab eine Creme herstellen, die pikant abgeschmeckt werden sollte. Im Glasschälchen mit Schnittlauchröllchen garniert servieren.
Brotaufstrich – oder Soße, mit Wasser und Öl leicht verdünnt – zum alsbaldigen Verzehr bestimmt.
<u>Variation</u>: süße Richtung mit etwas Honig, Zitronensaft, Zitronenmelisse und Minze als Gewürz, geraffelter oder fein geschnittener halber Apfel.

Tips & Kniffe: Die Avocadofrucht ist interessanterweise sehr fettreich, darum läßt sich das Fruchtfleisch auch gut pürieren. Avocados reifen in warmen Ländern, kommen unreif, damit hart und nicht genießbar zu uns; einige Tage sollten sie bei Zimmertemperatur nachreifen, bis sie weich werden. Vorsichtig beim Test, damit es keine Druckstellen gibt. Beim Einkauf sollten Früchte mit dunklen, schwarzen Flecken gemieden werden.

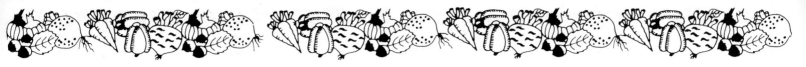

(68) Grünkern-Butter — *Brotaufstrich herb* –

Zutaten:
50 g Grünkernmehl
100 g Wasser
50 g weiche Butter
2 EL Sauerrahm
1 kleine Dose Tomatenmark
½ TL Kräutersalz

1 TL Majoran frisch (fein gehackt)
2 TL Schnittlauchröllchen
je 1 MS Delikata, Basilikum
1 TL Hefegewürz (Vitam-R)
1 kleine Zwiebel (feinst geschnitten)

Zubereitungsart: Das Grünkernmehl mit dem Wasser kurz aufkochen, abkühlen lassen. Im lauwarmen Zustand die übrigen Zutaten einarbeiten, sehr würzig-pikant abschmecken.
Dieser Brotaufstrich sollte ca. 1 Stunde im Kühlschrank durchziehen können, er gewinnt damit an Wohlgeschmack. Brotaufstrich; zum alsbaldigen Verzehr gedacht.
Ein Rest kann zu einer Soße verarbeitet werden: etwas Wasser oder Öl zugeben, leicht erwärmen.

Tips & Kniffe: Grünkern-Kerne sind die unreif (milchreif) geernteten Dinkelkörner, die nach der Ernte in der Ähre künstlich getrocknet (gedarrt) werden. Dabei erfolgt ein sog. Dextrinierungsvorgang (Vermalzen), der Grünkernen ihren arteigenen, würzigen Duft und Geschmack verleiht. Mehr über Dinkel und Grünkern im warenkundlichen Teil.

(69) Pilz-Nuß-Creme — *Brotaufstrich herb* —

Zutaten:
100 g frische Pfifferlinge
50 g Cashewkerne – wahlweise geschälte Mandeln
50 g Butter
50 g Sauerrahm (30% Fett i. Tr.)
1 TL Zitronensaft, 1 Prise Salz
2 TL grüne Pfefferkörner
1 TL frische Zitronenmelisse (fein gehackt)
1 EL gewürfelte Orange
Öl zum Dünsten der Pilze

Zubereitungsart: Die Pilze in Öl goldbraun dünsten, aus dem Fettbad herausnehmen. Im abgekühlten Zustand mit den fein geschnittenen Nüssen bzw. Mandeln, der Butter, dem Sauerrahm sowie den Gewürzen gründlich vermengen. Pikant-scharf abschmecken, in einem Glasgefäß servieren, die Orangenwürfel überstreuen.
Dieser Brotaufstrich ist zum alsbaldigen Verzehr bestimmt. Ein Rest könnte zu einer Pilz-Soße verarbeitet werden.

Tips & Kniffe: Näheres über Cashew-Kerne im warenkundlichen Teil »Nüsse«.

Becker: »Praktischer Rat bei Allergien«
© Verlag »NundG« Eberhard Cölle, Ditzingen

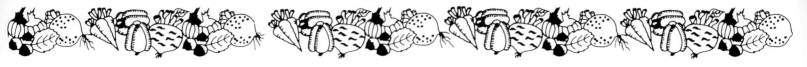

(70) Champignon-Toast — *für 3–4 Personen* —

Zutaten:

4–6 Scheiben Vollkorntoast
200 g Champignons
2 Zwiebeln (fein in Scheiben)
Öl zum Rösten der Pilze und Zwiebeln

Kräutersalz
2 TL geh. Petersilie
1 mildsäuerlicher Apfel
2 EL Butter

Zubereitungsart: Champignons blättrig schneiden und zusammen mit den Zwiebelscheiben im heißen Öl goldbraun rösten, aus dem Fettbad herausnehmen, mit Kräutersalz würzen, mit Petersilie überstreuen. Im etwas abgekühlten Zustand auf die mit Butter bestrichenen Toastscheiben häufen, Apfelschnitzel obenauf legen, mit Butterstückchen versehen auf ein Backblech bzw. -Rost legen.
Bei ca. 200 °C etwa 10 Minuten im Ofen überbacken.

Tips & Kniffe: Vollkorntoastbrot enthält etwas Butter im Teig, damit ist es zum Aufbacken geeignet. Übliches Weizenvollkornbrot – Wasserteig – würde beim Überbacken ledrig werden.

(71) Phantasiebrote — *Anregungen für die Kostumstellungszeit* —

Zutaten:
Vollkornbrotscheiben, Butter
Obst in Scheiben
Kräuter und Wildkräuter der Jahreszeit

geröstete Zwiebeln
blättrig geschnittene Pilze
Paprikaschoten in Streifen

Zubereitungsart: Fallen Brotaufstriche üblicher Art weg, bedarf es besonders in der Übergangszeit einiger Anregungen über Tomate, Gurke, Radieschen als ›belegte Brote‹ zum Abendessen, als Wegzehrung, Schulbrote usw.
Dazu aus der Erfahrung einige Tips:
Vollkornbrotscheiben (in Artenvielfalt) als Unterlage,
Butter oder Butterzubereitungen als Aufstrich, darauf dann ganz nach Geschmack und Jahreszeit:
★ Kräuter – besonders auch blattweise Wildkräuter (= alles fein gehackt),
★ Zwiebelwürfel oder -ringe, geröstete Zwiebeln,
★ rohe oder geröstete Pilze, blättrig geschnitten,
★ Teile oder Scheiben von etlichen Obstsorten, z. B. Äpfel, Birnen, Aprikosen, Pfirsiche, Orangen, Ananas usw. oder auch Gemüseteile.

Bleiben pikante Bratlinge oder Kartoffelpuffer übrig, könnten auch sie auf's Brot gelegt werden. Gerade der Röstgeschmack hilft am Anfang sehr, all das Gesottene und Gebratene früherer Zeiten gar nicht zu vermissen.

Tips & Kniffe: Wer unter sehnsüchtigen Erinnerungen an frühere Quarkbrote leidet, könnte sich (gelegentlich!) so helfen: Vollkornbrot mit Butter und etwas <u>Sauerrahm</u> (30%ig) bestreichen, entweder pur genießen oder variabel kombinieren mit Rohmarmelade, Honig, Kräutern bzw. den oben angeführten Auflagemöglichkeiten.

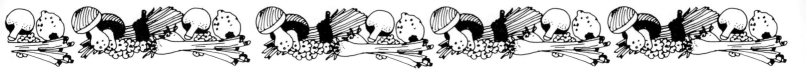

(72) Gemüsefrischkost für eilige Leute – »All-in-Methode« (Grundrezept)

Zutaten als Familienrezept für 3–4 Personen:
400–500 g verzehrbarer Anteil verschiedener Gemüse und Obstsorten in Kombination;
Entsprechend der Jahreszeit verwendbar:

Blattsalate:	Kopfsalat, Eisbergsalat, Endiviensalat, Feldsalat, Spinat, Radiccio rosso, Lollo rosso,	*zerrupft oder kleingeschnitten;*
Kohlarten:	Weißkohl, Wirsingskohl, Spitzkohl, Rosenkohl, Grünkohl, Broccoli, Blumenkohl	*kleingeschnitten, gerafelt;*
Knollengemüse:	Kohlrabi, Fenchelgemüse	*kleingeschnitten, gerafelt;*
Wurzelgemüse«	Möhren, Rote Bete, Sellerie, Kohlrüben, Radieschen, Rettiche	*gerafelt, püriert;*
Fruchtgemüse:	Tomaten, Gurken, Zucchini, Paprikaschoten, Melonen	*kleingeschnitten;*
Pilze:	Zuchtpilze wie Champignons, Austernpilze	*blättrig geschnitten;*
Küchenkräuter:	Petersilie, Schnittlauch, Dill, Sellerieblatt, Fenchelblatt, Estragon, Borretsch, Basilikum, Liebstöckel, Zitronenmelisse, Thymian, Majoran, Pimpinelle, Minze	*fein gehackt;*
Salatsoße:	2–3 EL Zitronensaft oder Essig 3–4 EL Öl oder Sahne, 3–4 EL Wasser	*leichte Emulsion herstellen;*
Obst:	Äpfel, Birnen, Orangen, Clementinen, Ananas, Weintrauben, Erdbeeren, Himbeeren, Brombeeren, Pflaumen, Aprikosen, Pfirsiche	*kleinschneiden oder ganz lassen.*

Zubereitungsart: Gemüse- und Obstteile einfach übereinander schichten, erst nach Übergießen der schnellen Soße kurz umrühren – so bleiben Formen und Farben gut erhalten; wahlweise Salatplatte oder -teller herrichten. Anrichten im Glasgefäß, reichlich gehackte Kräuter überstreuen. Jeder kleine Rest einer Gemüse(Obst-)-Art kann verarbeitet werden.

Es besteht die Möglichkeit, von dem Gemüse-Obstgemisch eine Portion in ein verschließbares Gefäß zu geben (ohne Soße) und im Kühlschrank für Abendmahlzeit (u. U. für den nächsten Tag) wegzustellen. Der Verlust an Vitalstoffen ist vertretbar, wenn anderenfalls keine Zeit für Frischkost-Zubereitung vorhanden ist.

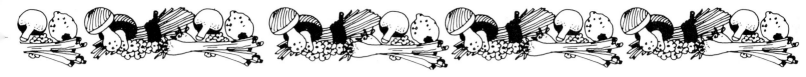

(73) »All-in-Methode«-Variation — *Gemüsefrischkost* —

Zutaten Familienrezept für 3–4 Personen:
250 g Möhren
100 g junge Zuckererbsenschoten
4–5 Blatt Löwenzahn
3–4 Aprikosen
2–3 Stiele Zwiebelgrün
je 2 TL Zitronenmelisse, Schnittlauchröllchen

für die Soße:
1–2 EL Zitronensaft
3–4 EL Sonnenblumenöl

Zubereitungsart: Möhren sauber bürsten, sie müssen nicht geschält werden, grob oder fein raffeln.
Die Zuckererbsenschoten entfädeln, feinschneiden – egal, ob bereits Erbsen gebildet sind oder noch nicht. Löwenzahnblätter zusammen mit den anderen Kräutern feinschneiden bzw. hacken.
Die Aprikosen in Würfel schneiden, zu den Gemüsen geben.
Alle Teile verschütteln bzw. gut vermengen.
Zitronensaft mit Öl vermengen und gleichmäßig über den Salat gießen.

Hinweis: Mit dieser »All-In-Methode« kommen wir dem idealen Ziel, nämlich in der täglichen Gemüsefrischkost möglichst Artenvielfalt – »über und unter der Erde Gewachsenes« zu genießen, am ehesten nahe. Die bunte Mischung bringt sehr viel Geschmack – mildes/süßes Obst gleicht u. U. strengen Gemüsegeschmack aus – darum ist im allgemeinen eine komplette Salatsoße nicht erforderlich.
Gemüsefrischkost und Getreidefrischkost sind die wichtigsten Säulen der vitalstoffreichen Vollwertkost. Damit sie regelmäßig und gern gegessen werden, sind der anlockende Anblick, Abwechselung und feine, phantasievolle Zubereitungen wichtige Voraussetzungen.

Becker: »Praktischer Rat bei Allergien«
© Verlag »NundG« Eberhard Cölle, Ditzingen

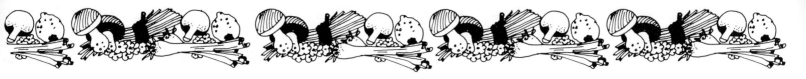

(74) »All-in-Methode«-Variation — *Gemüsefrischkost* —

Zutaten als Familienrezept für 3–4 Personen:
250 g Sellerieknolle, 1–2 Stengel vom Blatt
2 Boskop-Äpfel
100 g Ananas – 1 dicke Scheibe
100 g Weintrauben (grüne oder blaue)
50–75 g Haselnußkerne

für die Soße:
2 EL Zitronensaft, 3 EL Wasser
2 EL Sonnenblumenöl
5–6 EL süße Sahne
1 EL geh. Petersilie
1 Prise Kräutersalz, 1 MS schw. Pfeffer,
  etwas Paprikapulver

Zubereitungsart: Die Sellerieknolle dünn schälen, zusammen mit den ungeschälten Äpfeln grob raffeln, sofort mit etwas Zitronensaft beträufeln, damit die Speise weiß bleibt.
Ananas in Wüfel schneiden, Weintrauben halbieren, entkernen, Haselnußkerne entweder fein schneiden oder einfach mit dem Gemüse raffeln.
Aus Zitronensaft, Öl und Sahne die Soße bereiten, leicht pikant würzen, Sellerieblatt und Petersilie fein hacken, einrühren. Die Gemüse-Obst-Mischung mit der Soße vermengen.

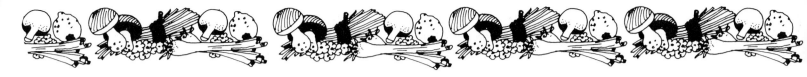

(75) »All-in-Methode«-Variation — *Gemüsefrischkost* —

Zutaten als Familienrezept für 3–4 Personen:
½ Eisbergsalat
6–8 Radieschen
100 g Blumenkohl oder Broccoli
2–3 Möhren
10–12 Erdbeeren

für die Soße:
3 EL Sauerrahm, 3 EL süße Sahne
3 EL Wasser, 2 EL Sonnenblumenöl
1 TL oder mehr Senf
1 Prise Salz, 1 MS Pfeffer
2 TL Zitronensaft, 1 TL Honig (besser 2 EL Einweichwasser von Trockenfrüchten)

Zubereitungsart: Eisbergsalat nach dem Putzen, Waschen und Trockenschleudern kleinschneiden, ebenso die Radieschen; Blumenkohl entweder zusammen mit den Möhren grob raffeln oder blättrig schneiden.
Die Erdbeeren halbieren.
Die Gemüseteile trocken mischen, in eine Glasschale bzw. auf eine Platte häufen.
Aus den weiteren Zutaten eine pikante Senfsoße bereiten, in einem Schälchen gesondert dazu stellen.

Tips & Kniffe: Einweichwasser von Trockenfrüchten, sog. »Süße Würze« eignet sich besser als Honig für Salatsoßen. Trockenfrüchte 1–2 Tage gut mit Wasser bedeckt weichen lassen. 1–2 × könnte aufgefüllt werden. Im Sommer die Schale besser in den Kühlschrank stellen, anderenfalls könnte schnell Gärung einsetzen.

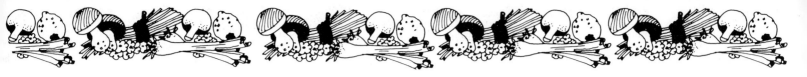

(76) »All-in-Methode«-Variation — *Gemüsefrischkost* —

Zutaten als Familienrezept für 3–4 Personen:
250 g Sellerieknolle
1 rote Paprikaschote
1 kleine Zucchini
1 kleinen Apfel
3–4 Endivienblätter

für die Soße
2 EL Essig, 2 EL Sonnenblumenöl
2 EL Sauerrahm, (30% Fett i. Tr.)
5 EL süße Sahne, 2 TL Meerrettich (frisch)
2–3 EL Einweichwasser von Trockenfrüchten
    (»Süße Würze«)

Zubereitungsart: Sellerieknolle putzen, grob raffeln, mit ein wenig Zitronensaft schützen, Paprikaschote, Zucchini und Apfel in kleine Würfel schneiden, untermengen.
Die Endivienblätter sternförmig auf eine Platte legen, das Gemüsegemisch aufhäufen.
Aus den übrigen Zutaten eine pikante Soße bereiten, ein wenig davon über das Gemüse gießen, den Rest besser gesondert zur individuellen Bedienung dazu stellen.

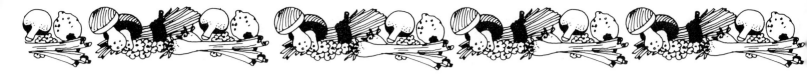

(77) »All-in-Methode«-Variation — *Melonen-Cocktail* —

Zutaten als Familienrezept für 3–4 Personen:
*Besonders geeignet als Vorspeise eines festlichen
    Abendessens:
300 g Wassermelone (verzehrbarer Anteil)
je ½ rote, grüne und gelbe Paprikaschote
10–15 kleine Zucker- oder Partytomaten
1–2 Kolben Gemüsemais
1 große Zwiebel
100 g süße Kirschen*

*für die Soße:
1 Becher Sauerrahm + 6 EL süße Sahne
2 EL Zitronensaft, 2 EL Sonnenblumenöl
1 TL Tomatenmark, 2 MS Senf, Prise Salz, Pfeffer,
    Paprikapulver,
2–3 EL »Süße Würze« (Einweichwasser von Trocken-
    früchten)*

Zubereitungsart: Wassermelone entkernen, verzehrbare Teile würfeln, ebenso die Paprikaschoten. Die kleinen Tomaten ganz lassen oder halbieren (je nach Größe). Die Maiskörner mit einem scharfen Messer (von oben nach unten) vom Kolben schneiden, die Zwiebel würfeln; Kirschen müßten nicht entsteint werden.
Wird in einer großen Glasschale angerichtet, könnten die Sorten geschichtet werden, in Portionsschälchen besser vorher alles schnell vermengen.
Von der pikanten Soße ein wenig übergießen, den Rest gesondert dazu reichen. Einige Kirschen mit Stiel eignen sich zur Dekoration.

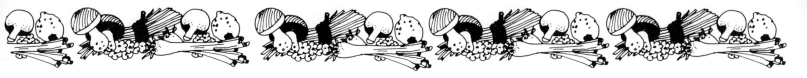

(78) Chicorée-Salat in Curry-Sahne – *Gemüsefrischkost* –

Zutaten:

2–3 Chicorée-Sprossen (etwa 300–400 g)
2 säuerliche Äpfel, 2 Möhren, 1 Banane

für die Soße:
1 Becher Sauerrahm (30% Fett i. Tr.)
5 EL Wasser

3 EL süße Sahne
¼ TL Kräutersalz
½ TL Currypulver
2 MS Paprikapulver edelsüß
3 EL Sonnenblumenöl
1 Knoblauchzehe (fein geschnitten oder gepreßt)
2–3 TL Zitronensaft

Zubereitungsart: Sahne, Wasser, Gewürze, Öl und Zitronensaft zu einer Soße rühren, die Banane zerdrücken, zugeben.
Chicorée-Sprossen von den äußeren Blättern befreien, den bitteren Strunk keilförmig herausschneiden, Würfel schneiden, ebenso von den Äpfeln; die Möhren grob raffeln.
Die Gemüse sofort in die Soße geben, gut vermengen. Mit gehackter Petersilie oder Schnittlauchröllchen bestreuen.

Hinweis: Das Rezept (78) ist eine Winterfrischkost, die Blatt-, Frucht- und Wurzelgemüse umfaßt. Chicorée-Sprossen wachsen im übrigen aus der Zichorienwurzel als Blattaustrieb zu Beginn des zweiten Jahres mit dem Ziel, Blüten und Samen zu bilden. Damit hätte die Pflanze ihren Wachstumsauftrag erfüllt. Im ersten Jahr bildet sie in der Wurzel reichlich Nährstoffe für das erneute Sprossen in der nächsten Vegetationsperiode. Dieser Vorgang betrifft alle anderen Wurzelgemüse, darum schätzen wir sie als besondere Nährstoff-Speicher.

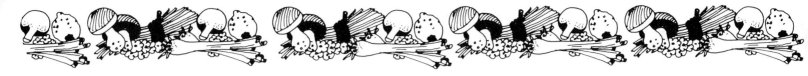

(79) Tomaten-Birnen-Salat — *Gemüsefrischkost* —

Zutaten als Familienrezept für 3–4 Personen:
2 mittelgroße Birnen
2 große Fleischtomaten
50–70 g Haselnußkerne

für die Soße:
5 EL süße Sahne

1 EL Sauerrahm (30% Fett i. Tr.)
2 EL Öl
1–2 EL Zitronensaft
1 MS weißen Pfeffer
1 TL geh. Zitronenmelisse
2 TL Schnittlauchröllchen

Zubereitungsart: Birnen vom Kernhaus befreien, mit der Schale würfeln, das Innere der Tomaten absondern, die festen Teile ebenfalls würfeln, die Nußkerne fein schneiden bzw. grob raffeln.
Sahne, Sauerrahm, Öl und Zitronensaft gut vermengen, leicht scharf würzen. Die gehackten Kräuter zusammen mit dem Tomateninneren unterrühren.
Die Speise ist zum alsbaldigen Verzehr bestimmt.

Hinweis: **Die Erfahrung lehrt, daß besonders Kinder diese Frischkost gern nehmen; sie ist sehr saftig und obstsalatähnlich.**

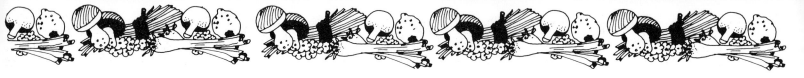

(80) Sauerkraut-Frischkost

— *Gemüsefrischkost* —

Zutaten als Familienrezept für 3–4 Personen:
300 bis 400 g Sauerkraut
150–200 g Weintrauben
1–2 mürbe Äpfel
1 kleine Zwiebel
2–3 EL Sonnenblumenöl
3–4 EL süße Sahne
2 EL Schnittlauchröllchen

Variation:
300 bis 400 g Sauerkraut
150 g Möhren
2–3 milchsaure Gurken
1 mürber Apfel
1 kleine Zwiebel

Zubereitungsart: Sauerkraut zerschneiden, wenn es sehr langfaserig ist, die Äpfel würfeln, die Weintrauben halbieren, möglichst ihre Kerne entfernen. Die Zwiebel ebenfalls in feine Würfel schneiden. Alle Teile vermengen, das Öl, die Sahne übergießen. Mit Schnittlauchröllchen bestreut servieren.

Variation: Sauerkraut-Speise ganz schnell:
Sauerkraut etwas zerschneiden, lediglich mit etwas Öl und Kümmelpulver vermengen – fertig!

Tips & Hinweise: Die beste Sauerkraut-Qualität aus dem Gärtopf ist loses »Demeter-Sauerkraut«, d. h. Weißkohl aus biologisch-dynamischer Anbauweise. Ab Oktober gibt es von frühen Kohlsorten das erste schnelle Sauerkraut. Die milchsaure Gärung hält den Kohl, der roh eingestampft wird, bei richtiger Handhabung ca. 6 Monate frisch.
Alle Sauerkohl-Angebot in Gläsern oder Dosen wurden nach der Abfüllung pasteurisiert, d. h. über 70 °C erhitzt. »Richtige« Frischkost sind sie deshalb leider nicht.

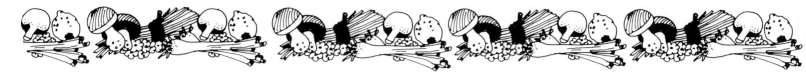

(81) Lauch-Frischkost — *Gemüsefrischkost* —

Zutaten als Familienrezept für 3–4 Personen:

300–400 g Lauch
   (verzehrbarer Anteil)
2 mürbe Äpfel
2 mittelgroße Möhren

für die Soße:
3 El Sonnenblumenöl
3 EL Wasser
2 EL Sauerrahm
1 EL Zitronensaft
1 TL Honig
2 EL geh. Petersilie

Zubereitungsart: Vom Lauch die äußeren Blätter entfernen, die Stangen der Länge nach aufschneiden, waschen, gut abtropfen lassen. Sehr feine Scheiben schneiden, die Äpfel würfeln, die Möhren grob raffeln. Die Soße über das Gemüse geben, kurz vermengen. Mit der gehackten Petersilie bestreut servieren.

Tips & Hinweise: Gemüse und Obst aus kontrolliertem ökologischem Anbau zeigt – besonders als Frischkost genossen – einen höheren Wohlgeschmack. Die Haltbarkeit ist länger, damit einhergehend der geringere Verderbnisanteil. Verlangen Sie Demeter- oder Bioland-Produkte, allein das Angebot »Biogemüse« genügt nicht.

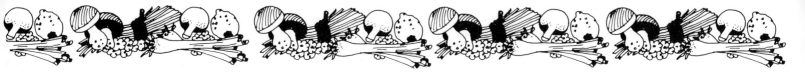

(82) Weißkohl-Salat — *Gemüse-Frischkost* —

Zutaten als Familienrezept für 3–4 Personen:
300 g Weißkohl – oder Spitzkohl
2 kl. mürbe Äpfel
1 große Orange oder 2 Clementinen
für die Soße:
½ Becher Sauerrahm (30% Fett i. Tr.)
5–6 EL süße Sahne
1 EL Essig, Prise Kräutersalz, MS Senf
2 TL Zitronenmelisse, fein gehackt
2 TL Petersilie, fein gehackt

Variation:
3 EL Sonnenblumenöl
2 EL Essig oder Zitronensaft
5 EL Wasser
Prise Kräutersalz
MS weißen Pfeffer
je 2 TL Zitronenmelisse und
Petersilie, fein gehackt

Zubereitungsart: Weißkohl (wahlweise Spitzkohl) raffeln oder sehr fein schneiden, Äpfel und Orange würfeln. Alle Teile mit der Soße vermengen. Einige Orangenstückchen zur Verzierung auflegen.

Tips & Hinweise: Anfänglich wird erfahrungsgemäß Zitrone als Säuerungsmittel dem Essig vorgezogen. Später wird der Essig mehr geschätzt. Für die Salate wird im allgemeinen das einigermaßen neutral schmeckende Sonnenblumenöl vorgeschlagen. Es eignen sich dafür auch Olivenöl, 3-Frucht-Öl, auch Sesam-Öl. Selbstverständlich sollten die Öle alle sog. »kaltgepreßte« sein, die garantiert nicht raffiniert wurden. Reformhäuser/Naturkostläden bieten reiches Angebot.

Becker: »Praktischer Rat bei Allergien«
© Verlag »NundG« Eberhard Cölle, Ditzingen

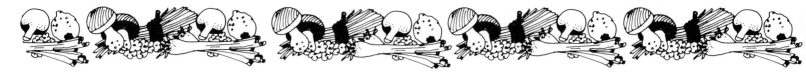

(83) Wildkräuter-Salat — *Gemüsefrischkost »Spezial« —*

Zutaten als Familienrezept für 3–4 Personen:
Wildkräuter entsprechend der Jahreszeit und nach Geschmack
2–3 Handvoll oder mehr: Brennesselspitzen – Löwenzahn, Sauerampfer – Breitwegerich – Spitzwegerich – Giersch – Hirtentäschl – Gänseblümchen – Gundermann – Eisbergsalat – Spinat – Freiland-Blattsalat
100–200 g Blattsalat
5–6 Radieschen
2–3 kleine Rettiche »Eiszapfen«
1 Zwiebel, 1 Apfel, 50 g Erdbeeren
Soße:
2–3 EL Kräuteressig, 3 EL oder mehr Sonnenblumenöl, 3 EL Wasser, je 1 Prise Kräutersalz, weißen Pfeffer

Zubereitungsart: Wildkräuter und Blattsalat gründlich waschen, im Küchentuch bzw. in der Salatschleuder wieder gut trocknen, anschließend feinschneiden. Die anderen Gemüse, auch Zwiebel und Apfel – ebenfalls feinschneiden. Erdbeeren würfeln. Die Teile lediglich übereinander schichten, möglichst nicht rühren. In einer großen Glasschüssel wirken die Farben intensiver!
Aus den Soßenzutaten eine würzige Emulsion rühren, über das Gemüse gießen.

Tips & Hinweise: Wildkräuter zu sammeln, kann heute in der freien Kulturlandschaft schwierig sein, vor allem wegen chemischer Pflanzenbehandlungsmittel der nahen Felder. Am besten, wir gönnen Wildkräutern in unserem Garten hier und da einen Lebensraum, dabei lernen wir sie am ehesten kennen und schätzen.
Ein Wegweiser: »Wildgemüse und Wildfrüchte«, Erich Heiß, 2. verbesserte Auflage; in der Waerland Verlagsgenossenschaft eG, Mannheim für DM 20,– erschienen.

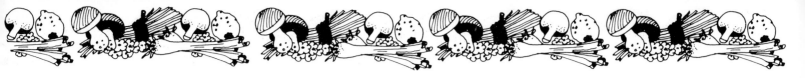

(84) Rote Bete-Frischkost

Zutaten als Familienrezept für 3–4 Personen:
300–400 g Rote Bete
2 Zwiebeln
1 grüne Paprikaschote
1 TL Kümmelpulver
2 EL Obst- oder Kräuteressig
3 EL Öl

Zubereitungsart: Rote Bete-Knollen putzen, grob oder fein raffeln, auf eine Platte häufen. Zwiebeln in feine Ringe und Paprikaschote in feine Streifen schneiden.
Kümmelpulver gleichmäßig überstreuen, Essig und Öl übertröpfeln, Zwiebelringe und Paprikastreifen obenauf garnieren.

Tips & Hinweise: Der sensorische Vergleich zwischen Produkten aus üblicher – sog. konventioneller Anbaumethode – und ökologisch-kontrolliertem Anbau (Demeter, Bioland) ist gerade bei Rote Bete-Gemüse sehr auffallend. Ein Versuch lohnt sich!

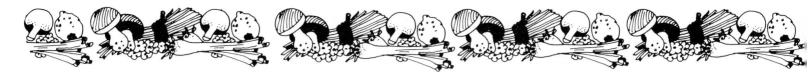

(85) Balkan-Schüssel — *Gemüsefrischkost* —

Zutaten als Familienrezept für 3–4 Personen:

3 Fleischtomaten
1 kleine Schlangengurke (oder ½ große)
1 Zucchini
je 1 rote, grüne, gelbe Paprikaschote
2 Gemüsezwiebeln, 3–4 Zwiebelgrün
6 oder mehr Radieschen

Dill-Soße:
3 EL Kräuteressig
6 EL Wasser
3 EL Olivenöl
Kräutersalz, Pfeffer, Paprikapulver
2 EL fein gehackter Dill

Zubereitungsart: Alle Gemüse in dünne Scheiben schneiden, in einer großen Glasschale übereinander schichten. Es ist günstig, zwischen zwei Gemüse stets einige Zwiebelringe zu legen und mit Zwiebelringen abzuschließen. Die Dillsoße übergießen, nicht rühren.
Um dem Namen »Balkan-Schüssel« gerecht zu werden, dürfte etwas Peperoni, sehr fein geschnitten, nicht fehlen. Vorsicht, besonders vor den kleinen Samen!

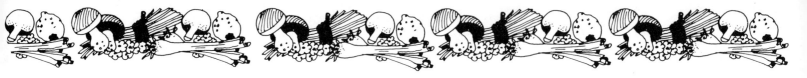

(86) Austernpilz-Salat — *Gemüsefrischkost für Feinschmecker* —

Zutaten als Familienrezept für 3–4 Personen:

300 g Austernpilze
2 feste Tomaten
1 Zwiebel
1–2 Stiele Zwiebelgrün
1 EL frische Kräuter (Dill, Estragon, Petersilie)
½ rote Paprikaschote
etwas grünen Salat: Kopf-, Eisberg-, Endivien- oder Feldsalat

für die Soße:
2 EL Kräuteressig
4 EL Sonnenblumenöl
5 EL Wasser
1 Prise Kräutersalz, 1 MS Pfeffer
1 MS Paprikapulver

Zubereitungsart: Die Pilze von möglichen Fremdteilen trocken säubern, sie dann in feine Streifen schneiden (einige kleine Pilzhüte zur Garnierung zurückbehalten).
Tomaten würfeln oder in dünne Scheiben schneiden, ebenso die Zwiebel und das Zwiebelgrün und Paprikaschote in feine Streifen schneiden. Der Blattsalat kann fein zerrupft bzw. wie Endiviensalat geschnitten werden. Alle Teile im trockenen Zustand kurz vermengen oder schütteln.
Die Salatsoße gleichmäßig übergießen – nicht mehr rühren. Mit den zurückbehaltenen Pilzhüten garnieren.

Tips: Austernpilze sind eine Köstlichkeit und ganzjährig im Fachhandel erhältlich. Sie wachsen ohne Bodenberührung im gehäckselten, feuchten Stroh, das in Säcken in klimatisierten und gut belüfteten Hallen aufgehängt wird. Nach der Ernte werden die Pilze sorgfältig verpackt. Daher brauchen sie in der Küche nicht gewaschen zu werden, denn dabei verlieren sie Duft, Aroma und günstige Beschaffenheit. Mehr über Austernpilze – auch andere Zubereitungen – im warenkundlichen Teil.

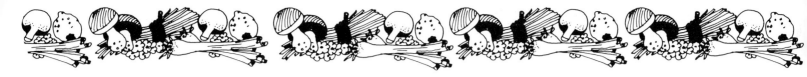

(87) Winter-Frischkost

Zutaten als Familienrezept für 3–4 Personen:

100 g Grünkohl (oder Rosenkohl)
1 gelbe, 1 rote Paprikaschote
3–4 Möhren
100 g Radiccio rosso
100 g Feldsalat
2 Äpfel, 3 Clementinen
einige Blätter Löwenzahn, Sauerampfer

Soße:
2 Orangen entsaften (Fruchtfleisch verwenden)
100 ml süße Sahne + 2 EL Sauerrahm (30% i. Tr.)
3–4 EL »süße Würze« = Einweichwasser von Trockenfrüchten
MS Pfeffer, Muskatblüte, Ingwerpulver

Zubereitungsart: Grünkohl, Radiccio rosso, Feldsalat und Wildkräuter feinschneiden, mit gewürfelten Paprikaschoten, Äpfeln und Clementinen sowie mit den geraffelten Möhren vermischen.
Es gibt eine farbenfrohe Mischung, die nicht garniert zu werden braucht.
Aus den übrigen Zutaten eine pikant säuerlich-süß, leicht scharfe Soße bereiten und sie besser separat servieren.

Tips & Hinweise: Grünkohl ist ein hervorragendes Wintergemüse mit sehr interessanten Nährstoff- und Vitalstoff-Werten (Vitamin C!). Hier ein Angebot, wo dieses Gemüse einmal nicht lange zerkocht wird.

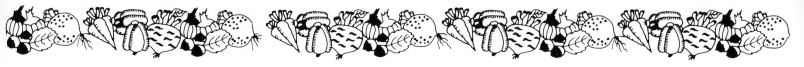

(88) Haferflöckchensuppe — *Frühlingssuppe* —

Zutaten als Familienrezept für 3–4 Personen:
200 g Spargel
100 g junge Erbsen bzw. Gefrierware
100 g Blumenkohl
2 Möhren
1 Ltr. Wasser

Haferflöckchen:
50 g Butter
75 g Hafer-Vollkornmehl
50 g Sahne
¼ TL Muskatblüte, etwas Muskatnuß
1 TL Kräutersalz
1 EL geh. Petersilie

Zubereitungsart: Das Gemüse putzen, kleinschneiden, Blumenkohl in sehr kleine Röschen teilen, in 1 Ltr. Wasser ca. 12–15 Minuten bißfest garen. In der Zwischenzeit Sahne und Butter erwärmen, die Gewürze zugeben, Hafermehl ebenso; nun unter ständigem Rühren bei mäßiger Hitzezufuhr den Teig ›abbrennen‹ – er muß dunkel und glänzend erscheinen. Den Haferteig in ein Haarsieb geben, in die noch siedende Suppe drücken. Einige Minuten mitziehen lassen, sofort servieren. Mit der Schöpfkelle vorsichtig rühren.

Hinweis: Normalerweise wird die Brandteigmasse durch die Bindefähigkeit des Eigelbes erreicht, damit ist die Teigbeschaffenheit für Klößchen gegeben. Tier-eiweißfreie Vollwertkost verzichtet auf Eier, und so sind aus ›Haferklößchen‹ eben Haferflöckchen geworden. Sofern Klößchen gewünscht werden, verweise ich auf das entsprechende Rezept mit Hartweizen.

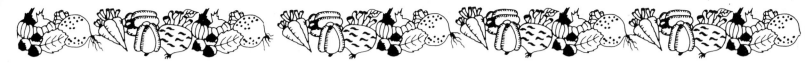

(89) Rustikale Gemüsesuppe mit Grünkerneinlage

Zutaten als Familienrezept für 3–4 Personen:

1 Stange Lauch
2 Möhren
1 Stück Sellerie (möglichst mit Blatt)
  bzw. Staudensellerie
5–6 Kartoffeln
1 Petersilienwurzel
2 Zwiebeln

1–1½ TL Salz bzw. Kräutersalz
1 Lorbeerblatt, etwas Thymian, Basilikum
<u>für die Einlage:</u>
50 g Grünkernmehl
30 g Butter
5 EL Sahne
¼ TL Kräutersalz, 2 MS Delikata, Muskatblüte

Zubereitungsart: Die Gemüse grob zerkleinern, in einen großen Topf geben und mit 1 Ltr. Wasser (oder wenn vorhanden, Gemüsebrühe) auffüllen, das Lorbeerblatt zugeben. Das Gemüse ca. 15–20 Minuten bei geringer Hitzezufuhr köcheln lassen (den Deckel möglichst nicht öffnen). Inzwischen Butter, Sahne und Gewürze in einer Kasserolle erwärmen, das Grünkernmehl zufügen, den Teig schnell ›abbrennen‹. Wenn er glänzt und sich leicht vom Topfrand löst, ist er fertig.

Nach der Garzeit des Gemüses das Lorbeerblatt entfernen, die Gewürze zufügen, den Brandteig einrühren und kräftig abschmecken. Sofern vorhanden, mit frischen Kräutern wie Petersilie, Basilikum, Sellerieblatt, Schnittlauch oder Thymian bestreut servieren.

Tips & Kniffe: Anstelle von Grünkernmehl könnte auch Dinkel-, Hafer- oder Gerstenvollkornmehl verwendet werden. Kleingeschnittene Pfannenbratlinge könnten ebenso als Suppeneinlage genommen werden (Restverwertung).

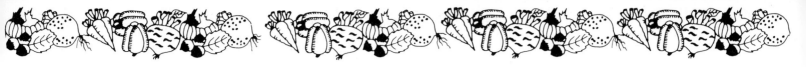

(90) Porrée-Cremesuppe

Zutaten als Familienrezept für 3–4 Personen:
2 EL Reismehl
2 Zwiebeln
500 g Porrée (verzehrbarer Anteil)
1 Ltr. Wasser oder Gemüsebrühe
1–1½ TL Kräutersalz

je 2 MS Pfeffer, Paprikapulver edelsüß,
 Delikatagewürz
40 g Butter
3 EL Sauerrahm (30% Fett i.Tr.)
5 EL süße Sahne
3–4 EL geröstete Brotwürfel

Zubereitungsart: Zwiebeln und Porréegemüse feinschneiden, mit der Butter in einem ausreichend großen Topf andünsten, das Reismehl überstreuen, kurz mitdünsten lassen. Das Wasser bzw. die Gemüsebrühe auffüllen, ca. 8–10 Minuten garziehen lassen.
Mit einem Pürierstab die Suppe cremig pürieren, Sahne und Gewürz zufügen.
Die Suppe mit gerösteten Brotwürfeln servieren.
Brotwürfel:
Weizenvollkornbrot
2–3 dünne Scheiben in Würfel schneiden, mit etwas Butter knusprig rösten, abkühlen lassen.

Tips & Kniffe: Anstelle von Porrée kann ebenso anderes Gemüse genommen werden, z.B. Möhren, Sellerie, Rosenkohl oder Fenchel.

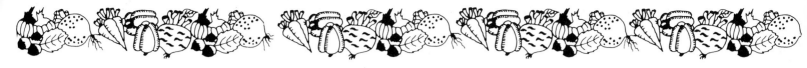

(91) Spargelsuppe

Zutaten als Familienrezept für 3–4 Personen:

500 g Spargel (verzehrbarer Anteil)
1 Ltr. Wasser oder Spargelbrühe, wenn vorhanden
30 g Butter (= 1 EL)
2 EL Weizenvollkornmehl
1–1½ TL Salz

abgeriebene Schale und Saft 1 Zitrone
½ Becher Sauerrahm (30% Fett i. Tr.)
3–4 EL süße Sahne
1 EL Zitronenmelisse (fein gehackt)
1 EL Schnittlauchröllchen

Zubereitungsart: Spargel schälen, von holzigen Teilen großzügig befreien, Stangen in 2–3 cm lange Stückchen teilen. Es besteht die Möglichkeit, von den harten Abschnitten und Spargelschalen eine Gemüsebrühe zu kochen. Spargelstücke in Wasser oder Gemüsebrühe weichkochen, Vollkornmehl einquirlen, 1–2 Minuten mitkochen lassen. Danach mit Butter, saurem und süßen Rahm bzw. den Gewürzen abschmecken.
Auf die Portion etwas von der gehackten Zitronenmelisse und den Schnittlauchröllchen geben.

Tips & Kniffe: Versuchen Sie einmal, Grünspargel einzusetzen, es gibt ihn bei uns während der Spargelzeit als Importware aus Frankreich. Kenner behaupten, Grünspargel hätte mehr Geschmack als Bleichspargel, der im Dunkeln – also innerhalb des Erdhügels – seine Sprosse bildet. Grünspargel dagegen benötigt keine aufgeschütteten Sanddämme, kein Anpflügen, wächst nicht nur auf sandigen, sondern auf warmen Böden, ist also wesentlich arbeitssparender bis zur Ernte und damit preiswerter. Er wächst im Licht, und in der Pflanze kann der Vorgang der Photosynthese ablaufen.

Becker: »Praktischer Rat bei Allergien«
© Verlag »NundG« Eberhard Cölle, Ditzingen

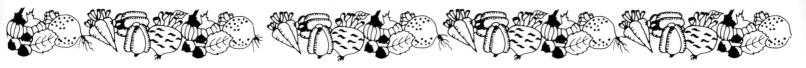

(92) Blumenkohlsuppe mit Hirsemehl

Zutaten als Familienrezept für 3–4 Personen:
300 g Blumenkohl
2 Möhren
1 Ltr. Wasser oder Gemüsebrühe
60 g Hirsemehl
2 EL Sauerrahm (30% Fett i.Tr.)
3–4 EL süße Sahne
etwas Muskatnuß, ¼ TL Muskatblüte

½ TL abgeriebene Zitronenschale
2 EL Zitronensaft
2–3 EL »süße Würze«
    (= Einweichwasser von Trockenfrüchten)
1 EL Butter
2 EL feingeh. Zitronenmelisse und 2 Blättchen Minze

Zubereitungsart: Sehr kleine Röschen von dem Blumenkohl trennen – den Strunk entfernen bzw. zu Gemüsebrühe auskochen.
Die Röschen und die in dünne Scheiben geschnittenen Möhren in Wasser oder Gemüsebrühe ca. 12–15 Minuten garen.
Das frisch gemahlene Hirsemehl unter Rühren einstreuen, wenige Minuten mitziehen lassen.
Mit den Gewürzen, Butter und Rahm fein abschmecken.
Auf die Portion etwas geh. Zitronenmelisse streuen.

Tips & Hinweise: Sollten Sie Hirsespeisen als streng bis bitter antreffen, so ist die Hirse vermutlich zu lange gelagert worden. Speisefähige Hirse sind geschälte Getreidekörner. Bei der Abtrennung der ungenießbaren harten Schalen werden hier und da einige Körnchen an der Keimanlage beschädigt – mit dem bloßen Auge kaum erkennbar – das Keimöl tritt aus, und bei langer Lagerung entstehen Oxydationsprozesse, die den bitteren Geschmack bewirken. Werden die Hirsekörner dann noch zu Hirsemehl gemahlen – also Einwirkung von Reibungswärme und Sauerstoff –, wird die Speise ungenießbar. Bitte Hirse dort kaufen, wo sie stets frisch angeboten wird.

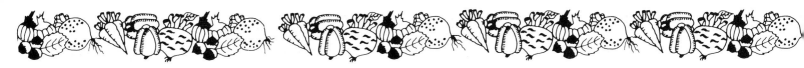

(93) Feine Zwiebelsuppe

Zutaten als Familienrezept für 3–4 Personen:

500 g Zwiebeln
50 g Butter
50 g Hartweizenvollkornmehl
1 Ltr. Wasser oder Gemüsebrühe
1–1½ TL Salz oder Kräutersalz
2 MS schw. Pfeffer, Paprikapulver, Majoran

1 Becher Sauerrahm (30% Fett i.Tr.)
1–2 EL »süße Würze«
*   (= Einweichwasser von Trockenfrüchten)*
Brotwürfel aus
2–3 dünnen Scheiben Weizenvollkornbrot
1 EL Butter

<u>Zubereitungsart:</u> Zwiebel schälen, in feine Ringe schneiden, in der Butter goldbraun dünsten, Hartweizenvollkornmehl die letzten 1–2 Minuten mitdünsten lassen, das Wasser bzw. die Gemüsebrühe auffüllen, noch wenige Minuten leise köcheln lassen.
Mit den Gewürzen und Rahm die Suppe pikant abschmecken, Brotwürfel obenauf streuen, servieren.

<u>Variation:</u> Auf jede Portion einen Klecks Sauerrahm mit einigen Schnittlauchröllchen servieren.

Hinweis: Alles Wissenswerte über Hartweizen im warenkundlichen Teil. Der Geschmack von Hartweizen ist sehr angenehm, er hat eine ausgezeichnete Bindefähigkeit und läßt Speisen gelblich erscheinen.

Becker: »Praktischer Rat bei Allergien«
© Verlag »NundG« Eberhard Cölle, Ditzingen

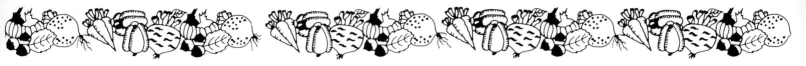

(94) Sellerie-Orangen-Suppe

Zutaten als Familienrezept für 3–4 Personen:
250 g Sellerieknolle – verzehrbarer Anteil
3 mittelgroße Kartoffeln, 3 Möhren
1 Ltr. Wasser bzw. Gemüsebrühe
abgeriebene Schale ½ Orange – unbehandelte Frucht
Saft 1 Orange (Fruchtfleisch mitverwenden)
1 Becher Sauerrahm (30% Fett i.Tr.)
6 EL süße Sahne
1 EL Butter
2 EL Schnittlauchröllchen und Sellerieblatt (fein gehackt)
1–1½ TL Selleriesalz
je 2 MS Pfeffer, Koriander und Nelkenpulver

Zubereitungsart: Das Gemüse und die Kartoffeln kleinschneiden, in 1 Ltr. Wasser bzw. Gemüsebrühe ca. 12–15 Minuten kochen lassen. Mit einem Mixstab sämig pürieren. Noch einmal kurz aufkochen lassen. Anschließend die Gewürze, Sahne und Butter zugeben, pikant abschmecken. Zum Schluß die gehackten Kräuter überstreuen.

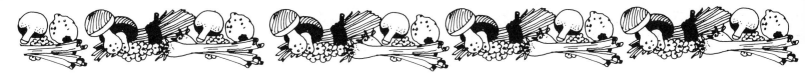

(95) Austernpilz-Suppe

Zutaten als Familienrezept für 3–4 Personen:
500 g Austernpilze
3 mittelgroße Kartoffeln
1 große Zwiebel
1 Ltr. Wasser oder Gemüsebrühe
1–1½ TL Salz

2 EL Butter
½ Becher Sauerrahm (30% Fett i.Tr.)
3 EL frische Kräuter: Dill, Petersilie, Schnittlauch, Liebstöckel, Basilikum o. ä.
Öl zum Dünsten

Zubereitungsart: Öl in einem Topf leicht erhitzen, die zerkleinerte Zwiebel kurz darin andünsten, die feingeschnittenen Pilzhüte und gewürfelten Kartoffeln zugeben, ca. 10 Minuten dünsten lassen. Das Wasser bzw. die Gemüsebrühe auffüllen, nochmals ca. 5 Minuten köcheln lassen.
Wünschen Sie eine gebundene Suppe, kann mit dem Pürierstab sämig püriert werden.
Mit den Gewürzen, der Butter, dem Rahm fein abschmecken.
Zum Schluß die Kräuter überstreuen.
Variation:
Einige Pilzhüte werden roh zurückbehalten, feingeschnitten;
2 kleine feste Tomaten (ohne das Innere) fein würfeln.
Diese Teile können roh als Einlage gereicht werden.
Oder: Brotwürfel in Butter rösten, als Einlage reichen.

Hinweis: Austernpilze siedeln in dichten Kolonien mit meist zusammengewachsenen Stielen. Der einzelne Pilzhut hat die Form einer Schale oder einer Muschel (= Auster). Der Feinschmecker-Pilz trägt vielerlei Namen: Austernseitling, Drehling, Silberauster und Kalbfleischpilz; in der Tat: Biß und Geschmack ähneln Kalbfleisch. Die Frische einer Pilzkolonie erkennen wir an den glatten und nach unten geneigten Huträndern. Durch Wasserberührung verliert jeder Pilz sein feines Aroma, er saugt sich wie ein Schwamm mit Wasser voll, und damit sind bestimmte Zubereitungen erschwert bzw. ausgeschlossen. Mit einem trockenen Tuch reinigen. Weitere Zubereitung siehe Pilz-Gemüse.

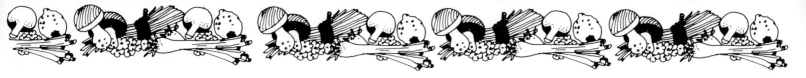

(96) Französische Kartoffelsuppe

Zutaten als Familienrezept für 3–4 Personen:
5 große Kartoffeln, 2 Zwiebeln, 60 g Butter
1 Ltr. Wasser oder Gemüsebrühe
1–1½ TL Salz oder Kräutersalz
2 MS weißer Pfeffer und Muskatnuß, ½ TL Muskatblüte
1 Becher Sauerrahm (30 Fett i.Tr.)
1–2 EL Zitronensaft, 2 EL gehackte Petersilie
½ EL geh. Estragon und Basilikum

Zubereitungsart: Die Kartoffeln schälen, würfeln, die Zwiebeln in dünne Scheiben schneiden. Beides mit der halben Menge Butter andünsten, mit Gemüsebrühe oder Wasser auffüllen, alles ca. 12 Minuten leicht kochen lassen. Anschließend mit einem Mixstab alles sämig pürieren. Die Suppe mit den Gewürzen, der restlichen Butter, dem Sauerrahm abschmecken. Die gehackten Kräuter zum Schluß überstreuen.
Kräutervariationen: Majoran/Thymian; Liebstöckel/Bohnenkraut/Schnittlauch.

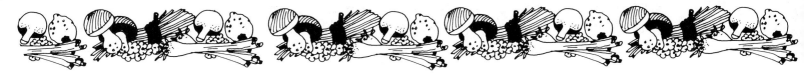

(97) Möhrencremesuppe mit bunter Einlage

Zutaten als Familienrezept für 3–4 Personen:
500 g Möhren, 1 Ltr. Wasser
1 große Zwiebel mit 5–6 Nelken gespickt
150–200 g Gemüsemischung aus Broccoli, Blumenkohl, Erbsen o. ä.
1–1½ TL Salz, je 2 MS Nelkenpulver, Koriander
2 EL Zitronensaft, 1 EL Butter
2 EL Sauerrahm und 5 EL süße Sahne
2 EL fein gehackte Zitronenmelisse + 2–3 Blätter Minze

Zubereitungsart: Möhren putzen, kleinschneiden, mit der nelkengespickten Zwiebel im Wasser ca. 12–15 Minuten garen. Die Zwiebel entfernen, die Möhrenstücke pürieren. Broccoli und Blumenkohl in sehr kleine Röschen teilen, zusammen mit den Erbsen der Flüssigkeit zugeben, weitere 3–5 Minuten köcheln lassen.
Mit den Gewürzen, der Butter, dem Rahm pikant abschmecken.
Auf jede Portion etwas gehackte Zitronenmelisse geben.

Becker: »Praktischer Rat bei Allergien«
© Verlag »NundG« Eberhard Cölle, Ditzingen

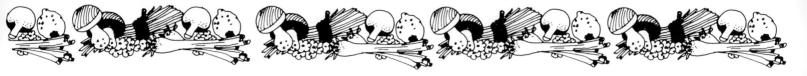

(98) Champignonsuppe

Zutaten als Familienrezept für 3–4 Personen:
400 g Champignons – verzehrbarer Anteil, einige kleine Pilze als Einlage zurückbehalten
3 große Zwiebeln, 4–5 EL Öl zum Dünsten
1 Ltr. Wasser, 3 EL Hartweizenvollkornmehl
2 feste Tomaten, 30 g Butter
3 EL Sauerrahm (30% Fett i.Tr.)
100 ml süße Sahne (leicht geschlagen)
2 EL Zitronensaft – 1 TL abgeriebene Zitronenschale
1–1½ TL Kräutersalz
je 2 MS schw. Pfeffer, Muskatblüte, Paprikapulver
frische Kräuter: je 2 EL geh. Petersilie, Estragon, Pimpinelle

Zubereitungsart: Als Zuchtpilze sind Champignons oftmals so sauber, daß sie nur mit einem Küchentuch trocken abgerieben zu werden brauchen. Jede längere Wasserberührung bedeutet bei Pilzen Geschmacks- und Qualitätsverluste. Pilze blättrig, Zwiebeln in feine Scheiben schneiden, beides in Öl in einer Pfanne mit Deckel einige Minuten braun dünsten (gelegentlich umrühren).
Zwiebel-Pilzgemüse aus dem Fettbad herausnehmen, in einen Topf geben, Hartweizenvollkornmehl überstreuen, ein wenig anrösten, Wasser aufgießen, einige Minuten köcheln lassen.
Schließlich mit Butter, Sauerrahm, den Gewürzen pikant abschmecken.
Zum Schluß die leicht geschlagene Sahne unterheben, die zurückbehaltenen rohen Pilze (als feine Blättchen) und die gewürfelten Tomaten als Einlage zugeben.
Mit den gehackten Kräutern überstreut servieren.

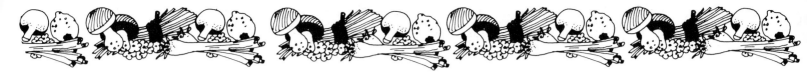

(99) Broccolisuppe — *gebundene Suppe* —

Zutaten als Familienrezept für 3–4 Personen:

300 g Broccoli
2 mittelgroße Möhren
3 mittelgroße Kartoffeln
1 Ltr. Wasser oder Gemüsebrühe

½ Becher Sauerrahm
1 EL Butter
1–1½ TL Salz, etwas Muskatnuß
¼ TL Muskatblüte, Thymian, Basilikum

Zubereitungsart: Das Gemüse putzen, zerkleinern. Die Broccoli-Stiele können weitestgehend mitverwendet werden, die unteren dicken Teile u. U. schälen. In einem ausreichend großen Topf Gemüse und Kartoffeln in 1 Ltr. Wasser ca. 10–12 Minuten garen. Anschließend mit einem Mixstab eine sämige Konsistenz herstellen, noch einmal kurz aufkochen lassen. Sauerrahm, Butter und Gewürze zugeben.
Variationen: Anstelle von Broccoli kann Rosenkohl gewählt werden. Im übrigen kann diese Suppe sehr schnell von Gemüseresten hergestellt werden: Gemüse pürieren, einmal aufkochen lassen, würzen.

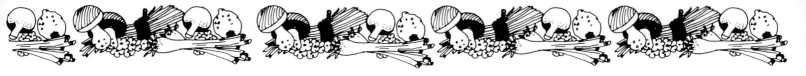

(100) Kürbissuppe — *Fruchtsuppe für den Herbst* —

Zutaten als Familienrezept für 3–4 Personen:
700 g Kürbis – verzehrbarer Anteil (= ca. 1 kg Bruttoware)
½ Ltr. Wasser oder Apfeltee
2 große bzw. 3 kleine süß-säuerliche Äpfel
¼ TL Salz
je 1 MS Cayenne, Koriander, Piment, Nelkenpulver
etwas geriebene Ingwerwurzel bzw. -Pulver
abgeschälte Zitronenschale von ¼ Frucht
1–2 EL Zitronensaft
1–2 EL Honig
etwas ungeschlagene Sahne

Zubereitungsart: Kürbis schälen und würfeln, Äpfel ebenso, mit dem Wasser bzw. dem Apfeltee zum Kochen bringen, die Zitronenschale zufügen und ca. 4–5 Minuten leicht köcheln lassen.
Die Zitronenschale entfernen, die Masse mit dem Mixstab pürieren.
Mit den Gewürzen leicht säuerlich-pikant abschmecken (u. U. sogar den Honig weglassen). Mit einem Schuß Sahne jede Portion verfeinern.

Variation herb: 500 g Kürbis, 2 Äpfel, 3 Kartoffeln, 2 Möhren.
Kartoffeln und Möhren ca. 10 Min. garen, erst dann zerkleinerten Kürbis und Äpfel zugeben, weitere 5 Minuten garen. Würzen mit je 1 MS Cayenne, Koriander, Piment, Nelkengewürz, 1 TL Salz, Ingwerpulver, Zitronenschale und Saft einer Zitrone. 2 EL Butter, 3 EL Sauerrahm; mit Schnittlauchröllchen oder gehackter Petersilie abrunden.

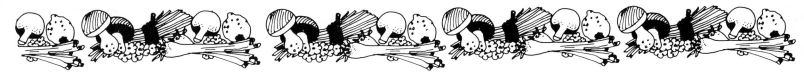

(101) Doppelsuppe — 2 Suppen in einer Tasse —

Zutaten als Familienrezept für 3–4 Personen:
Zwei farblich unterschiedliche Suppen werden zugleich mit 2 Kellen in eine Suppentasse/auf einen Teller gefüllt, die Farben bleiben für sich.
Beispielhafte Kombinationen: Broccoli:Möhren; Sellerie:Möhren; Kräuter-Kartoffeln:Blumenkohl

Broccoli-Möhren-Suppe:
500 g Kartoffeln
250 g Broccoli
250 g Möhren
2 × ¾ Ltr. Wasser oder Gemüsebrühe
2 × ⅓ TL Kräutersalz, je 1 MS weißen Pfeffer, Muskatblüte für Broccoli, Selleriesalz f. Möhren
1 Becher Sauerrahm, 2 EL Butter

Zubereitungsart: Kartoffeln schälen, in wenig Wasser kochen, mit dem Kochwasser zu Mus zerdrücken.
Die Gemüse für sich mit je ¾ Ltr. Wasser oder Gemüsebrühe bißfest garen. Anschließend die Gemüse getrennt mit einem Mixstab pürieren und das Kartoffelmus auf beide Partien aufteilen.
In jede Suppe Salz und weißen Pfeffer geben, getrennt die anderen Gewürze. Je 1 EL Butter und ½ Becher Rahm einrühren.

Tips & Kniffe: Sollten Reste bleiben, können sie einfach zusammengefügt werden.

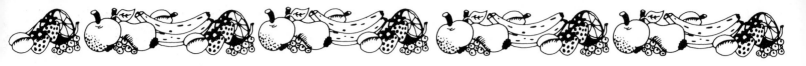

(102) Obstsuppe mit Hartweizen – *sommerliche Obstsuppe* –

Zutaten als Familienrezept für 3–4 Personen:
80 g Hartweizenvollkornmehl
¾ Ltr. Wasser, besser Früchtetee
3 EL Honig und 2–3 EL »süße Würze« (= Einweichwasser von Trockenfrüchten)
1 TL abgeriebene Schale einer unbehandelten Zitrone
2 EL Zitronensaft
Vanillegewürz, Delifrut-Gewürz, Spur Nelkenpulver
400–500 g frisches Obst wie Erdbeeren, Himbeeren, Johannisbeeren, Brombeeren, auch Äpfel, Birnen, Aprikosen, Kirschen usw.
150 g Sahne (leicht geschlagen)

Zubereitungsart: Hartweizenvollkornmehl in einen trockenen Topf geben, bei mäßiger Hitzezufuhr leicht anrösten (darren), sobald ein würziger Duft aufsteigt, mit dem Wasser bzw. dem Früchtetee auffüllen, kurz aufkochen lassen und zugedeckt kurze Zeit quellen lassen.
Den Honig und etwa ⅓ der Früchte im Mixer pürieren, die Gewürze zugeben, alles in die abgekühlte Suppe einrühren, die restlichen Früchte zugeben.
Mit der geschlagenen Sahne verfeinert servieren.

Tips & Kniffe: Die Obstsuppe sieht sehr farbenfroh mit Sommerbeeren aus und schmeckt vollfruchtig; grundsätzlich kann sie zu jeder Jahreszeit und mit allen verzehrbaren Früchten hergestellt werden.
Auch Tiefkühl-Früchte könnten genommen werden.

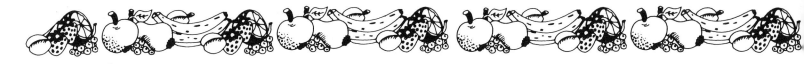

(103) Brotsuppe süß — *als Brot-Resteverwertung* —

Zutaten als Familienrezept für 3–4 Personen:
2 Tassen zerbröckeltes Roggen- bzw. Weizenvollkornbrot
2 EL Weinbeeren
2 mildsäuerliche Äpfel
1 Ltr. Wasser bzw. Apfelsaft oder -tee
1–2 EL Honig
2 EL Zitronensaft
1 Stück Zitronenschale
Gewürze: Zimt, Nelkenpulver, Delifrut, Vanillepulver, Ingwerpulver
100 ml süße Sahne (leicht geschlagen)

Zubereitungsart: Brotreste zusammen mit den Weinbeeren kurze Zeit einweichen, einige Minuten mit dem Einweichwasser (Apfelsaft oder -tee) kochen lassen, zum Quellen wenige Minuten stehen lassen. Das Stück Zitronenschale mitkochen, später entfernen.
Die Äpfel fein raffeln, sofort in die Suppe geben. Mit den übrigen Zutaten süß-säuerlich abschmecken.

Variante herb: Weinbeeren weglassen; 1 Apfel, 2 Möhren, 1 Stück Sellerie, 1 Stück Lauch, Kräutersalz, Butter, Sauerrahm, Kümmelpulver, Paprikapulver. Mit Pfeffer abschmecken.

Tips & Hinweise: Brotsuppen sind bedauerlicherweise in Vergessenheit geraten, wohl weil sie in Kriegs- und Nachkriegsjahren als Notbehelf weit verbreitet und infolge fehlender delikater Zutaten wenig geschmackvoll waren. Heute können sie eine Köstlichkeit sein, zumal wenn feines Roggensauerteigbrot verarbeitet wird.

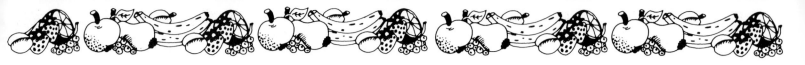

(104) Aprikosen-Gersten-Suppe – *feine Fruchtsuppe* –

Zutaten als Familienrezept für 3–4 Personen:

1 Ltr. Wasser oder Früchtetee
500 g reife Aprikosen
1 süß-säuerlicher Apfel
1 Stück Zitronenschale
1–2 EL Zitronensaft

80 g Gerstenvollkornmehl
1–2 EL Honig
1–2 EL Weinbeeren
Nelkenpulver, Vanillegewürz, Zimt
100 ml Sahne leicht geschlagen

Zubereitungsart: Die halbe Menge Aprikosen – die unreifen bevorzugen – entkernen, teilen, zusammen mit dem zerschnittenen Apfel in Wasser bzw. Früchtetee wenige Minuten garen, dabei die Zitronenschale mitziehen lassen. Gerstenvollkornmehl einrühren und einige Minuten kochen lassen.

Nach dem Kochprozeß die Zitronenschale entfernen, die Früchte im Kochwasser pürieren, die restlichen frischen – besonders die reifen – Aprikosen roh pürieren, der Suppe zugeben, mit den übrigen Zutaten fruchtig-süß abschmekken.

Die geschlagene Sahne unterrühren.

Diese Suppe schmeckt warm wie kalt.

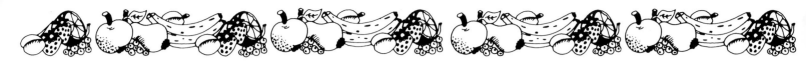

(105) Bananencreme-Suppe

Zutaten als Familienrezept für 3–4 Personen:

3–4 Bananen (gut reif)
50 g Butter, abgeriebene Zitronenschale
   und Saft einer unbehandelten Frucht
1 Ltr. Wasser
2 EL Hartweizenvollkornmehl

½ Becher Sauerrahm
100 ml Sahne (leicht geschlagen)
½ EL Zitronenmelisse (fein gehackt)
1–2 Blättchen Pfefferminze
wahlweise 100 g Sauerkirschen (entsteint)

Zubereitungsart: Bananen schälen, in Scheiben schneiden, in der halben Menge Butter leicht bräunen, das Vollkornmehl überstreuen, Wasser auffüllen, kurz aufkochen lassen. Mit Sauerrahm und den Gewürzen pikant abschmecken. Sahne leicht schlagen, unterheben, die restliche Butter zugeben.

Im Sommer die Sauerkirschen unerhitzt und entsteint zugeben.

Im Winter verwenden wir wahlweise tiefgefrorene Obstmischungen oder Himbeeren, Erdbeeren, Brombeeren für sich.

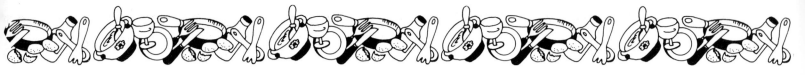

(106) Dinkel-Sellerie-Suppe

Zutaten als Familienrezept für 3–4 Personen:
400 g Sellerieknolle mit einigen Sellerie-Blättern
3 EL Öl
60 g Dinkelvollkornmehl
1 Ltr. Wasser oder Gemüsebrühe
1–1½ TL Selleriesalz

je 2 MS Koriander und Muskatblüte
3 EL Sauerrahm (30% Fett i.Tr.)
3 EL süße Sahne
1 EL Butter
2 EL fein geh. Sellerikraut und Petersilie

Zubereitungsart: Sellerieknolle putzen und kleinschneiden, zusammen mit einigen kleingeschnittenen Sellerieblättern und 3 EL Öl andünsten, nach wenigen Minuten Dinkelvollkornmehl zugeben, mitdünsten. Nach kurzer Zeit Wasser bzw. Gemüsebrühe aufgießen, gut verrühren, etwa noch 10 Minuten leise köcheln lassen.
Mit den Gewürzen, dem Rahm, der Butter abschmecken, mit den gehackten Kräutern überstreut servieren.

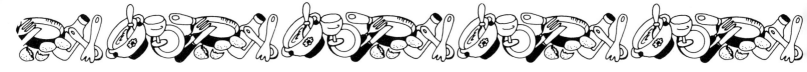

(107) Kartoffelsuppe mit Wildkräutern

Zutaten als Familienrezept für 3–4 Personen:
500 g Kartoffeln
1¼ Ltr. Wasser oder Gemüsebrühe
1 Stange Lauch, 2 Möhren
1 Petersilienwurzel
1 Stück Sellerie mit Blättern
eine große Handvoll Wildkräuter: Brennesselspitzen, Sauerampfer, Löwenzahn, Schafgarbe
als Küchenkräuter: Thymian oder Majoran, Basilikum, Petersilie
2 EL Butter, 100 ml süße Sahne
1–1½ TL Kräutersalz
je 2 MS Muskatnuß und Muskatblüte

Zubereitungsart: Kartoffeln schälen, kleinschneiden und mit ¼ Ltr. Wasser 10 Minuten kochen lassen.
Inzwischen das Gemüse und die gewählten Wildkräuter kleinschneiden, in einem großen Topf mit der Butter dünsten. Die fertigen Kartoffeln mit einem Kartoffelstampfer zerdrücken, zusammen mit 1 Ltr. Wasser zu dem angedünsteten Gemüse geben, etwa 8–10 Minuten köcheln lassen.
Mit den Gewürzen und der Sahne abschmecken, mit den fein gehackten Küchenkräutern überstreut servieren.

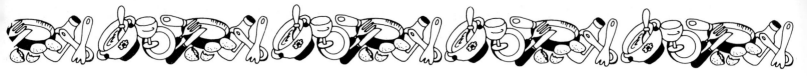

(108) Blumenkohlsuppe mit Aprikosen

Zutaten als Familienrezept für 3–4 Personen

300 g Blumenkohl
4–5 Aprikosen
1 Ltr. Wasser, 1 TL Salz
je 2 MS Koriander, weißen Pfeffer, Nelkenpulver

1 EL Zitronensaft
1 EL Butter
3 EL Sauerrahm und 3 EL süße Sahne
1 EL gehackte Zitronenmelisse und 2 Blättchen Minze

Zubereitungsart: Blumenkohl in kleine Röschen schneiden, zusammen mit den entkernten Aprikosen in 1 Ltr. Wasser ca. 10 Minuten köcheln lassen.
Mit dem Mixstab alles fein pürieren.
Mit Salz, den Gewürzen, der Butter und Sauerrahm leicht pikant-säuerlich abschmecken.
Auf die Portion etwas gehackte Zitronenmelisse geben.

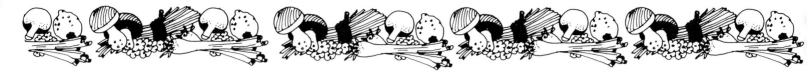

(109) Soßen – ganz schnell — *süße und herbe Richtung* —

Zutaten:
1 Becher Sauerrahm (30% Fett i.Tr.)
5–6 EL süße Sahne
1–2 EL Öl
<u>Wahlweise:</u> Zitronensaft, Orangensaft, Clementinensaft, Kirschsaft o. ä., Honig oder »süße Würze« (= Einweichwasser von Trockenobst), Zitronenmelisse und Minze, Schnittlauchröllchen
Essig, Zitronensaft, Tomatenmark, Meerrettich, Senf, Peperoni, Salz, Kräutersalz, Pfeffer, Paprikapulver, Salbei, Petersilie, Dill, Schnittlauch, Basilikum, Thymian, Majoran.

Zubereitungsart: Sauerrahm mit süßer Sahne und Öl – evtl. noch 3–4 EL Wasser – glattrühren. Für die gewünschte herbe oder süße Richtung die Gewürze und Kräuter zugeben – pikant abschmecken.
Diese Grundsoßen passen zu Gemüsefrischkost, Getreide- und Kartoffelspeisen sowie Obstsalat.

Tips & Kniffe: Diese schnellen Soßen sind bestens geeignet, einen Tag im voraus zubereitet zu werden und lassen sich auch als Rest im Kühlschrank aufbewahren.

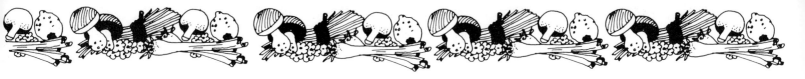

(110) Französische Salatsoße — *für Gemüsefrischkost* —

Zutaten als Familienrezept:

3 EL Weinessig (oder Kräuter- bzw. Obstessig)
1–2 TL scharfer Senf
1 Prise Salz, 1 MS schw. Pfeffer
3–4 EL Sonnenblumen- oder Olivenöl
2 Knoblauchzehen (feinst geschnitten oder ausgepreßt)

1 Zwiebel (feinst gehackt)
5–6 EL kaltes Wasser
1–2 EL fein gehackte frische Kräuter:
    Petersilie, Dill, Schnittlauch, Basilikum, Borretsch

Zubereitungsart: Essig, Öl und Wasser zu einer Emulsion rühren, die Gewürze zugeben, sauer und scharf abschmecken.
Zwiebelwürfel, Knoblauch (kann weggelassen werden) und gehackte Kräuter unterrühren.
Einen Teil der Soße über den Salat gießen, den Rest zur individuellen Bedienung separat servieren.
Es ist besser, reichlich Soße herzustellen, sie läßt sich auch für den nächsten Tag im Kühlschrank aufbewahren.
Diese Soße paßt zu: jeder Art von Blattsalaten, Tomaten-, Gurken-, Zucchini-, Paprikagemüse, auch Blumenkohl, Weiß- und Rotkohl.
Für den Salatteller genügt es oftmals, lediglich den Blattsalat mit der scharfen Soße zu begießen. Andere Gemüseteile werden mit ihrem Eigengeschmack »pur« serviert.

Tips & Kniffe: Bei Blattsalaten jeder Art (auch Kräutern) sollte das Waschwasser möglichst total herauskommen, sonst fällt der Salat schneller in sich zusammen, und die Salatsoße schmeckt verwässert.
Es empfiehlt sich, für wenig Geld eine lange haltbare sog. Salatschleuder im Haushaltswarengeschäft zu erwerben. Selbst bei Zimmertemperatur hält sich Frischkost darin im feuchten Zustand 1–2 Tage lang knackig frisch (Verdunstungskälte!).

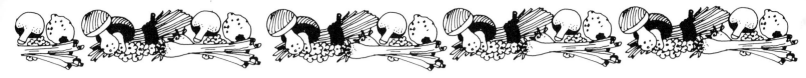

(111) Zitronen-Nuß-Soße — *für Gemüsefrischkost* —

Zutaten als Familienrezept:

100 ml süße Sahne
2 EL Sauerrahm (30% Fett i.Tr.)
2 EL Sonnenblumenöl
2–3 EL Zitronensaft
½ TL abgeriebene Zitronenschale (unbehandelte Frucht)
5–6 EL Wasser

1 Prise Salz
1 MS weißen Pfeffer
2–3 EL Einweichwasser von Trockenfrüchten
 (= »süße Würze«)
2–3 EL fein geriebene Hasel- oder Walnüsse
1 EL feingehackte Zitronenmelisse, 1–2 Blättchen Minze

Zubereitungsart: Sahne, Sauerrahm, Öl und Wasser mit einem Handrührgerät gründlich verquirlen; während des Rührens den Zitronensaft und die übrigen Gewürze zugeben. Zum Schluß die mehlfein geriebenen Nüsse und Kräuter einrühren. Die Soße schmeckt um so besser, je größer die zubereitete Menge ist. Die doppelte Menge könnte zubereitet und in einem Schraubglas im Kühlschrank für den nächsten Tag aufbewahrt werden.
Diese Soße paßt zu: Blattsalaten, Blumenkohl, Möhren- und Selleriefrischkost, vor allem aber Salaten der »All-in-Methode«.

Tips & Kniffe: Eine vom Vortag bereits fertige Soße erleichtert ganz sicher die regelmäßige Zubereitung von Gemüsefrischkost mindestens 1 ×, besser noch 2 × täglich.

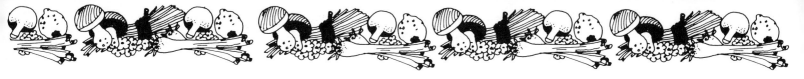

(112) Grüne Soße — kalte Zubereitung —

Zutaten als Familienrezept:
1 Becher Sauerrahm (30% Fett i.Tr.)
5–6 EL süße Sahne
3–4 EL Sonnenblumenöl
1–2 EL Zitronensaft
¼ TL abgeriebene Zitronenschale
1–2 TL Senf
½ TL Hefegewürz (Vitam-R)
½ TL Kräutersalz

2 MS Pfeffer, Paprikapulver
1 kleine Zwiebel (feinst geschnitten)
1 milchsaure Gurke (gewürfelt)
3 EL frisch gehackte Kräuter: Petersilie, Schnittlauch, Dill, Kerbel, Kresse, Borretsch, Estragon, Pimpinelle, Zitronenmelisse o. ä.
2 EL »süße Würze«

Zubereitungsart: Sauerrahm, Sahne und Öl gründlich vermengen, Zitronensaft und andere Gewürze zugeben, sehr würzig-pikant abschmecken, zum Schluß die feinen Zwiebel- und Gurkenwürfel sowie die gehackten Kräuter untermengen. Die Soße kurze Zeit ziehen lassen.
Die Soße paßt zu Getreidespeisen, Kartoffelzubereitungen, Bratlingen, Nudeln, auch zu Gemüsefrischkost.
Für 1–2 Tage im Schraubglas kühl aufzubewahren.

Tips & Kniffe: Die klassische »Grüne Soße aus Frankfurt« verlangt mindestens 7 verschiedene Kräuter. Sind nicht alle Kräuter frisch verfügbar, kann mit Trockengewürzen ausgeholfen werden – oder Sie verzichten auf das eine oder andere Kraut, wenn es nicht verfügbar ist.

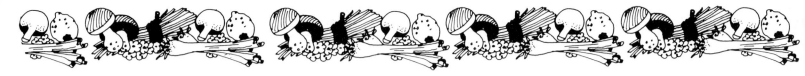

(113) Bunte Sauerrahm-Soße — kalte Zubereitung —

Zutaten als Familienrezept:

2 Becher Sauerrahm (30% Fett i.Tr.)
100 ml süße Sahne
5–6 EL Wasser
2 EL Sonnenblumenöl
½ TL Kräutersalz
1 MS Kümmelpulver, Paprikapulver
1 MS Delikata, Salbeipulver

1 Zwiebel (feinst geschnitten)
2–3 Radieschen (in feine Scheiben geschnitten)
1 EL Gurkenwürfel (frisch)
1 feste Tomate (gewürfelt)
¼ rote Paprikaschote in feine Streifen geschnitten
1–2 milchsaure Gürkchen, gewürfelt
je 1 EL Zwiebelgrün, Schnittlauchröllchen

Zubereitungsart: Sauerrahm, süße Sahne, Wasser und Öl innig miteinander verrühren, die Gewürze zufügen, pikant, leicht scharf abschmecken.
Die fein zerteilten Gemüseteile und gehackten Kräuter untermengen.

<u>Kräuter-Variation:</u> Dill, Borretsch, Estragon, Basilikum, Petersilie.

Diese Soße eignet sich zu Kartoffelspeisen, Getreidezubereitungen, Getreide-Bratlingen und -klößen, ggfs. auch zu Gemüsefrischkost.

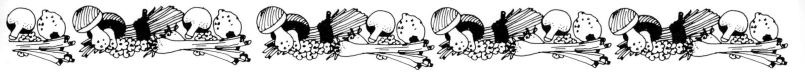

(114) Meerrettich-Sahne-Soße — kalte Zubereitung —

Zutaten als Familienrezept:

1 Becher Sauerrahm (30% Fett i.Tr.)
4–5 EL süße Sahne
1–2 EL Öl
1–2 EL Zitronensaft
½ mürber Apfel (gewürfelt)
1 kleine Zwiebel (fein geschnitten)

¼ TL Salz oder Kräutersalz
1 MS weißen Pfeffer
1–2 EL frischer Meerrettich
1 EL geh. Zitronenmelisse
etwas Dill
1 EL (oder mehr) »süße Würze«

Zubereitungsart: Sauerrahm, süße Sahne und Öl gründlich miteinander vermengen, Zitronensaft und die übrigen Gewürze zugeben, pikant-scharf abschmecken.

Diese Soße paßt zu Getreideklößen, Nudeln, Getreidesalaten, auch zu Bratlingen, vor allem zu Kartoffelspeisen; ggfs. zu Gemüsefrischkost.

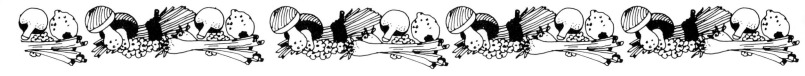

(115) Tomatensoße — *kalte Zubereitung* —

Zutaten als Familienrezept:

500 g reife Tomaten
1 EL Tomatenmark
1 Zwiebel (fein gehackt)
2–3 Knoblauchzehen (fein gehackt bzw. gepreßt)
1 Becher Sauerrahm (30% Fett i.Tr.)
5 EL süße Sahne

2 EL Sonnenblumenöl
1–2 TL Zitronensaft
1 EL Schnittlauchröllchen, ½ EL geh. Basilikumkraut
1–1½ TL Kräutersalz
2 MS weißen Pfeffer
2–3 EL »süße Würze«

Zubereitungsart: Tomaten in einem hohen Gefäß mit dem Mixstab pürieren, Tomatenmark, fein gehackte Zwiebel zugeben, mit Zitronensaft, Salz, Pfeffer, süße Würze sehr pikant abschmecken. Diese Masse mit dem glattgerührten Sauerrahm + Sahne + Öl gründlich vermengen, Kräuter unterrühren oder einfach überstreuen.

Diese Soße paßt zu Nudelgerichten, Kartoffelspeisen, Bratlingen, Gemüsezubereitungen, aber auch zu Gemüsefrischkost (z. B. Melonen-Cocktail).

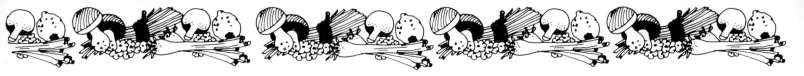

(116) Butter-Soße in Gemüsebrühe

Zutaten:
⅛ l Gemüsebrühe (selbst zubereitet)
1 EL Butter
2 MS Kräutersalz
1 MS schw. Pfeffer
1 TL Zitronensaft

Zubereitungsart: Die Gemüsebrühe gut erwärmen, bei ständigem Rühren mit dem Schneebesen die Butter einquirlen, Gewürze und Zitronensaft zugeben.
Im warmen Zustand über Gemüse- bzw. Kartoffelspeisen gießen, auch zu Gemüsefrischkost reichen.

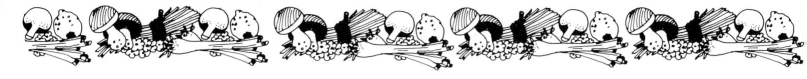

(117) Rahmsoße — *gekochte Universal-Soße* –

Zutaten als Familienrezept:

½ Ltr. Wasser oder Gemüsebrühe
40 g Hartweizenvollkornmehl
 (wahlweise Hirse- und Reismehl)
1 kleine Zwiebel (feinst geschnitten)
30 g Butter
1 Lorbeerblatt, 1 TL Zitronensaft
½ bis 1 TL Salz
2 EL süße Sahne

Zubereitungsart: Das Vollkornmehl in einem trockenen Topf bei mäßiger Hitzezufuhr einige Minuten anrösten (darren), bis feiner Duft hochsteigt. Mit der kalten Flüssigkeit ablöschen, 1–2 Minuten kochen, das Lorbeerblatt mitziehen lassen.
Die übrigen Zutaten zugeben, angenehm abschmecken. Vor dem Anrichten das Lorbeerblatt entfernen.
Die Zwiebel kann im rohen Zustand oder in Butter leicht angedünstet zugegeben werden.

Variationen: ohne Lorbeerblatt als Kräutersoße 2–3 EL fein gehackte Kräutermischung der Jahreszeit
Oder: 1–2 EL Currypulver, 2 MS Delikatapulver ergibt eine Currysoße

Diese Soße und ihre Variationen paßt zu Kartoffelspeisen, Getreidebratlingen, Klößen, Gemüsespeisen.

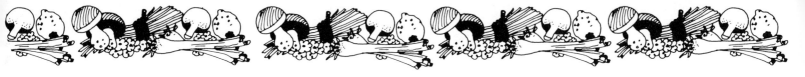

(118) Dillsoße — *gekochte Soße* –

Zutaten als Familienrezept:

½ Ltr. Wasser
2 EL Hartweizenvollkornmehl (wahlweise Hirsemehl, Reismehl)
2 EL fein gehackter Dill
1 TL Salz

1 EL Butter
2 EL Sauerrahm (30% Fett i.Tr.)
2 EL süße Sahne
1 TL Zitronensaft

Zubereitungsart: Wasser zum Kochen bringen, das Vollkornmehl einschütten, kräftig rühren, einmal aufkochen, etwas nachquellen lassen.
Mit den restlichen Zutaten die Soße kräftig abschmecken.

Dillsoße ist geeignet zu Kartoffel-, Getreide- und Gemüsespeisen.

<u>Variationen:</u> anstelle Dill kann ebenso Kresse – Basilikum – Petersilie – Schnittlauch genommen werden.

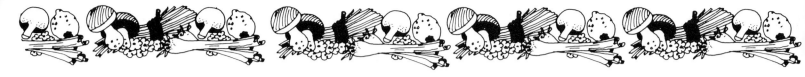

(119) Kapernsoße — gekochte Soße —

Zutaten als Familienrezept:

½ Ltr. Wasser oder Gemüsebrühe
2 EL Hartweizenvollkornmehl
2 EL Butter
2 Zwiebeln
2 EL (oder 1 Gläschen) Kapern ohne Saft
1 kl. Apfel in feine Scheibchen geschnitten
1 TL Kräutersalz

je 1 MS Pfeffer, Delikata, Curry
abgeriebene Schale und Saft ½ Zitrone
1–2 EL »süße Würze«
1 Becher Sauerrahm (30% Fett i.Tr.)
2 EL süße Sahne
1 EL fein gehackte Zitronenmelisse

Zubereitungsart: Die Zwiebeln sehr fein schneiden, mit der Butter glasig dünsten, das Hartweizenvollkornmehl überstreuen, kurze Zeit mitdünsten, Wasser bzw. Gemüsebrühe aufgießen, durchrühren, kurz aufkochen lassen. Kapern, Apfelscheiben und Rahm zugeben, mit den Gewürzen pikant leicht säuerlich-süßlich abschmecken. (»Süße Würze« könnte weggelassen werden.)

Diese Soße paßt z. B. zu »Hartweizen-Klößchen«, zu Nudelspeisen, Kartoffelspeisen, auch zu Gemüsezubereitungen.

Tips & Hinweise: Kapern (gr. kapparis) sind die unreifen Blütenknospen des Kapernstrauches. Er wächst im Mittelmeergebiet als dorniges, lederblättriges Gewächs.
Die Kapern werden in Essig oder Salz eingelegt angeboten.
Oft werden sie jedoch durch Blütenknospen von Besenginster, Scharbockskraut oder auch Kapuzinerkresse ersetzt.

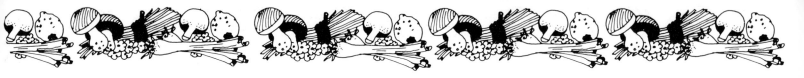

(120) Paprikasoße — *gekochte Soße* —

Zutaten als Familienrezept:

je 1 rote, gelbe und grüne Paprikaschote
1 kleines Stück von einer Peperoni
   oder 2 Knoblauchzehen
2 Zwiebeln
½–1 TL Kräutersalz
½ TL Paprikapulver

2 MS Pfeffer, Muskatblüte
2–3 TL Tomatenmark
1 Becher Sauerrahm (30% Fett i.Tr.)
2–3 EL Schnittlauchröllchen
Öl zum Rösten der Zwiebeln

Zubereitungsart: Die Zwiebeln in sehr dünne Scheiben schneiden, in ausreichend Sonnenblumenöl goldbraun rösten, aus dem Fettbad herausnehmen, auf einem flachen Teller erkalten lassen, dabei werden sie knusprig. Paprikaschoten kleinschneiden, in wenig Wasser innerhalb von ca. 5–7 Minuten bißfest garen, anschließend pürieren. Dem Gemüsepürée das sehr fein geschnittene Peperonistück oder die zerkleinerten (oder gepreßten) Knoblauchzehen zugeben, ebenso die Gewürze. Zum Schluß Sauerrahm unterrühren.
Die Soße in einer Schüssel anrichten, mit den gerösteten Zwiebeln und Schnittlauchröllchen überstreut servieren.

Paprikasoße paßt zu allen Kartoffelgerichten und Getreidespeisen.

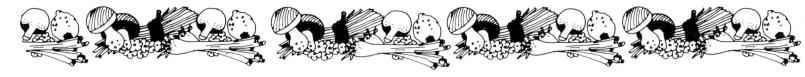

(121) Apfelsoße — *gekochte Zubereitung* —

Zutaten als Familienrezept:
3 säuerliche Äpfel (geeignet sind
    Boskop, Berlepsch, Ontario, auch Ingrid-Marie)
1–2 EL Butter
2 EL Reismehl
½ Ltr. Wasser

2 EL Weinbeeren oder 3–4 Trockenpflaumen
2 EL Sauerrahm (30% Fett i.Tr.)
1 Prise Salz
1 TL feingehackte Zitronenmelisse

Zubereitungsart: Die Äpfel schälen, in kleine Blättchen schneiden, mit etwas Butter dünsten, Reismehl überstreuen, kurz mitdünsten, mit dem Wasser auffüllen, 1–2 Minuten kochen lassen – Weinbeeren oder zerkleinerte Trockenpflaumen mitziehen lassen.
Die Soße mit Rahm, Salz und Zitronenmelisse abschmecken.
Sofern die Äpfel wenig Geschmack haben, kann zusätzlich mit Orangensaft – (½ Frucht) und/oder 2 EL Sanddorn – honigsüß gewürzt werden.
Diese Soße paßt zu Nudelspeisen, Reis- und Hirsegerichten, auch zu Kartoffelspeisen.

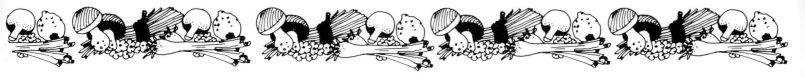

(122) Gemüsesoße — *gekochte Soße* —

Zutaten als Familienrezept:

1 Porréestange
3 rote Zwiebeln
¼ Peperoni-Gewürzschote
2–3 reife Tomaten
½ Zucchini
2–3 Paprikaschoten im Farbspiel
1 mürber Apfel
3 EL Sonnenblumen- oder Olivenöl

1 Tasse Wasser
½–1 TL Kräutersalz
¼ TL Paprikapulver
je 2 MS Pfeffer, Piment, Muskatblüte, Salbei
½ Becher Sauerrahm (30% Fett i.Tr.)
1–2 EL gehackte Kräuter der Jahreszeit:
    Basilikum, Petersilie, Schnittlauch, Kresse o. ä.

Zubereitungsart: Alle Gemüse sehr fein schneiden, in Öl etwas anschwitzen, 1 Tasse Wasser aufgießen, bei Minimalhitze im geschlossenen Gefäß 8–10 Minuten gardünsten lassen. Anschließend mit den Gewürzen pikant abschmecken, zum Schluß den Rahm einrühren.
Die gehackten Kräuter über die Soße streuen, gut heiß servieren.

Gemüsesoße paßt gut zu vielen Kartoffelgerichten, Getreide- und Nudelspeisen.
Entsprechend der Jahreszeit können die Zutaten variieren, auch ist Resteverarbeitung möglich.

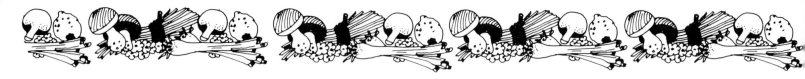

(123) Soßenzubereitung ohne Sahne – *Grundrezept herb und süß* –

Zutaten als Familienrezept:

Herb:
125 g reife Tomaten
100 g weiche Butter oder weniger
½ TL Kräutersalz
1–2 TL Tomatenmark
1 TL Senf
Pfeffer
2 EL frische Kräuter
200 g gekochter Reisbrei lt. Rezept (54)

Süß:
125 g Erdbeeren, Himbeeren o. ä.
100 g weiche Butter
1–2 EL Akazienhonig
2–3 TL Zitronensaft
½ TL abger. Zitronenschale
200 g gekochter Reisbrei lt. Rezept (54)

Zubereitungsart: Die Früchte in einem hohen Gefäß mit dem Mixstab pürieren, die weiche Butter sowie die Gewürze und den gekochten Reisbrei zugeben, im warmen (nicht heißen) Wasserbad kurze Zeit mit dem Handrührgerät zu einer Art Emulsion rühren. Die Butter schmilzt an und verbindet sich während starker Bewegung mit den übrigen Zutaten.
So entsteht eine sahneähnliche Zubereitung in herber oder süßer Richtung.
Gedacht herb für Salate, Gemüse- und Kartoffelzubereitungen, zu Bratlingen, Nudelspeisen o. ä.,
in süßer Geschmacksrichtung für Obstsalat oder Getreidespeisen.
Anstelle von Tomaten kann hauptsächlich Senf oder Meerrettich/Apfel gewählt werden.

Tips & Hinweise: Bei bestimmten Erkrankungsformen rät der Arzt, eine Zeit lang auf Sahne (und Sauerrahm) zu verzichten, weil auch die kleinen Restmengen von tierischen Eiweißen nachteilig wirken. Im allgemeinen kann jedoch die Butter verwendet werden.

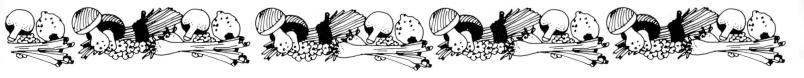

(124) Mandel-Soße süß und herb — *Grundrezept* —

Zutaten als Familienrezept:

süße Richtung
50 g Mandeln, enthülst
100 g gekochter Reisbrei lt. Rezept (54)
100 g Wasser
2 EL Zitronensaft
1–2 EL Honig
1–2 EL püriertes Obst

herbe Richtung
50 g Mandeln, enthülst
100 g gekochter Reisbrei lt. Rezept (54)
100 g Wasser
1 TL Zitronensaft
½ TL Kräutersalz
2 TL fein geh. Kräuter: Schnittlauch, Petersilie, Basilikum, Kresse
2 TL fein geschnittene Zwiebel

Zubereitungsart: Mandeln mit kochendem Wasser überbrühen bzw. kurz darin ziehen lassen, enthülsen. Anschließend im Mixer sehr fein zerkleinern. Mandelmehl mit gekochtem Reisbrei, Wasser und den jeweiligen Gewürzen gründlich verquirlen (Handrührgerät), sehr würzig abschmecken.

Tips und Hinweise: Diese Soßen sind als Alternativen gedacht, wenn eine Zeit lang weder Sahne noch Sauerrahm zur Verfügung stehen.

Variationen: Mandelmenge verdoppeln, enthülste Mandeln leicht anrösten = Mandelcreme mit intensivem, arteigenen Geschmack.

50 g Mandeln, jedoch nur 50 g Wasser = Mandelcreme.

Die Soßen sind für Gemüse- und Obstfrischkost, zu Waffeln und Getreidebratlingen gedacht.

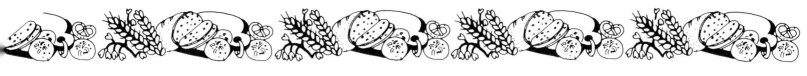

(125) Getreide-Salat — *aus Dinkel-Ganzkorn* —

Zutaten als Familienrezept:
150 g Dinkelkörner
300 g Wasser
2 feste Tomaten
1 große Zwiebel
1 kleine grüne Paprikaschote
1 mürber Apfel
2–3 milchsaure Gürkchen

1½ TL Kräutersalz
je 2 MS Pfeffer, Paprikapulver, Kümmelpulver
1–2 EL grüne Pfefferkörner – gefriergetrocknet
3 EL Öl – 3 EL Essig – 3 EL »süße Würze« (kann weggelassen werden)
2 EL fein gehackte Kräuter wie Kresse, Schnittlauch, Petersilie

Zubereitungsart: Dinkelkörner einige Stunden (oder über Nacht) einweichen, später mit dem Einweichwasser zum Kochen bringen, bei Minimalhitze ca. 30–45 Minuten köcheln lassen.
Aus Öl, Essig und den Gewürzen eine scharf-würzige Marinade herstellen, mit etwas Wasser verlängern. Die zerkleinerten Gemüse usw. zugeben, nach dem Kochen im etwas abgekühlten Zustand mit den Dinkelkörnern vermengen.
Die Speise ca. 1 Stunde durchziehen lassen, später nachwürzen.
Den Salat in einer Glasschüssel servieren und mit den gehackten Kräutern bestreuen.

Variation: Anstelle von Dinkel kann auch Grünkern genommen werden, dann entsteht eine ausgeprägte Gewürz-Note des Grünkern.

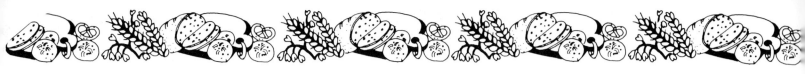

(126) Hartweizen-Sellerie-Salat — *Getreide-Gemüse-Salat* —

Zutaten als Familienrezept:
150 g Hartweizen
300 g Wasser
200 g Sellerieknolle (= verzehrbarer Anteil)
2–3 mürbe Äpfel
75–100 g Hasel- oder Walnüsse (feingeschnitten)

1 TL Salz
1 Becher Sauerrahm, 2 EL Sonnenblumenöl
2 EL Zitronensaft
3 EL fein gehackte Kräuter (Petersilie, Schnittlauch, Kerbel, Kresse, Sellerieblatt)

Zubereitungsart: Hartweizen mit dem Wasser über Nacht einweichen, später ca. 1 Stunde leise köcheln lassen. Sellerieknolle fein raffeln, Äpfel ebenso, sofort mit Zitronensaft beträufeln und unter die etwas abgekühlten Getreidekörner mengen.
Aus Sauerrahm, Öl, Salz, restlichem Zitronensaft eine Marinade bereiten, damit den Salat pikant abschmecken. Zum Schluß die gehackten Kräuter teils untermengen, teils überstreuen.

Der Salat müßte ca. 1 Stunde durchziehen, dann gewinnt er an Wohlgeschmack.
Anstelle von Hartweizen könnten genauso Gersten- und Dinkelkörner gewählt werden.

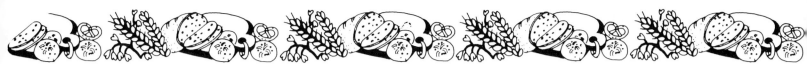

(127) Hafer-Obstsalat — aus Hafer-Ganzkorn —

Zutaten als Familienrezept:
150 g Sprießkornhafer
300 g Wasser
500 g Obst der Jahreszeit – möglichst bunte Mischung – auch Gefrierobst
Saft und abgeriebene Schale ½ Zitrone
3–4 EL Honig – wahlweise »süße Würze« (= Einweichwasser von Trockenfrüchten)
Vanillegewürz – Zimtgewürz
2 EL Butter
150 ml steifgeschlagene Sahne

Zubereitungsart: Hafer mit Wasser einige Stunden einweichen, mit dem Einweichwasser ca. 30 Minuten leise köcheln lassen.
Im lauwarmen Zustand mit den Gewürzen, der Butter und dem kleingeschnittenen Obst vermengen.
Den Getreide-Obstsalat in eine Glasschale füllen mit der steif geschlagenen Sahne servieren.
Anstelle der gekochten Hafer-Körner könnten auch Hafer-Keimlinge genommen werden. Damit wird die Speise in den Stand der Frischkost gehoben.

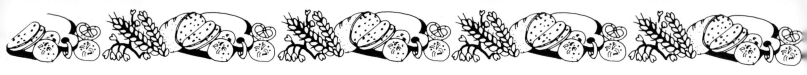

(128) Hirsespeise für mittags und abends – *Grundrezept* –

Zutaten als Familienrezept:
250 g Hirsekörner
550 g Wasser
½ TL Salz
1 Stück Zitronenschale
1–2 EL Butter

Würze süß: 1–2 EL Honig bzw. 3–4 EL »süße Würze«, Zitronenschale, Zitronensaft, Vanillepulver, Zimt, Delifrut-Gewürz, Nelkenpulver und Obst der Jahreszeit.

Würze herb: zusätzlich ½ TL Salz oder mehr, Paprikapulver, Currypulver, Pfeffer, Muskatblüte, Muskatnuß u. a., frisch geh. Kräuter der Jahreszeit, Zwiebeln, Paprikaschoten, Zucchini, Lauch, Tomaten, Radieschen

Zubereitungsart: Hirsekörner 2–4 Stunden mit dem Wasser einweichen, danach zum Kochen bringen. Die Hitzestelle sofort auf ›Null‹ stellen, denn die restliche Wärme reicht aus, die Hirsekörner innerhalb von ca. 5 Minuten zu garen. Voraussetzung: Deckel möglichst nicht öffnen und Hirse nicht rühren. Die Zitronenschale kann mitziehen.
Nach dem Kochen Butter und Gewürze der gewählten Richtung zugeben, Obst oder Kräuter sowie Gemüse im rohen Zustand kleingeschnitten unterheben.
Die gelbe Farbe der Hirse, kombiniert mit Grün, Rot und Weiß aus Früchten usw. bewirkt appetitliches, anlockendes Aussehen der Speisen.

Tips & Hinweise: Im warenkundlichen Teil mehr über das interessante Getreide Hirse.

(129) Butterreis herb oder süß — *Grundrezept* —

Zutaten als Familienrezept:
250 g Naturreis (= Langkornreis)
500 g Wasser
½ TL Salz
1–2 EL Butter
1 Stück Zitronenschale
<u>Würze süß</u>: 1–2 EL Honig bzw. 3–4 EL »süße Würze«, Obst der Jahreszeit
<u>Würze herb</u>: etwas mehr Salz/Kräutersalz, Paprikapulver, Currypulver, fein geh. Kräuter der Jahreszeit, fein geschnittene Gemüse wie Paprikaschoten, Lauch, Radieschen, Zwiebeln

Zubereitungsart: Reis mit dem Wasser 2–4 Stunden bzw. über Nacht einweichen. Mit dem Einweichwasser aufkochen – Kochplatte auf Stellung ›Null‹ schalten. Die Restwärme genügt, den vorgeweichten Reis innerhalb von 5–7 Minuten gar werden zu lassen. Voraussetzung: Deckel nicht öffnen, Reis nicht rühren. Die gesamte Flüssigkeit sollte aufgesogen sein. Die Zitronenschale kann mitziehen. Salz und Butter und andere Gewürze bzw. Zutaten nach Abschluß des Kochprozesses zugeben.
Der Reis wird neutral im Geschmack gegart, die weitere Zubereitung kann wahlweise in die süße und Obst-Richtung bzw. in die herbe und Kräuter-Gemüse-Richtung gehen.

Tips & Hinweise: Die Begriffe Naturreis und Bioreis bedeuten:
Naturreis sagt aus, daß das sog. Silberhäutchen den Reiskern mit der Aleuronschicht und der Keimanlage umschließt, also Vollkornreis ist.
Bioreis bedeutet <u>darüber hinaus</u>, daß der Reis aus kontrolliertem ökologischen Anbau stammt, z. B. aus der Carmargue/Südfrankreich oder italienischer Demeter-Reis von der Po-Ebene.
Mehr über <u>das</u> Getreide Asiens im warenkundlichen Teil.

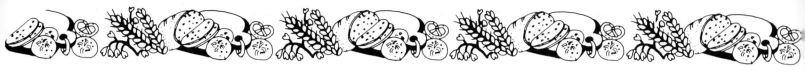

(130) Reispfanne mit Gemüse

Zutaten als Familienrezept:
250 g Naturreis (= Langkornreis)
550 g Wasser
1–1½ TL Kräutersalz (oder Selleriesalz)
je 1 MS Muskatblüte, Paprikapulver, Pfeffer
2 EL Butter
300–500 g (verzehrbarer Anteil) Gemüse: Möhren, Sellerie, Blumenkohl, Broccoli, Petersilienwurzel, Zwiebeln, Paprikaschoten, Tomaten, Zucchini, Rosenkohl, Grünkohl und Lauch
2 EL gehackte Kräuter der Jahreszeit

Zubereitungsart: Reis mit dem Wasser in einer großen Pfanne (mit Deckel) bzw. einem flachen Topf 2–4 Stunden (oder über Nacht) einweichen.
Die vorgeschlagenen und vorhandenen Gemüse (gute Resteverwertung) kleinschneiden, auf den ungekochten Reis verteilen, entweder in Schichten oder als Gemisch bzw. artenweise farbenmäßig angeordnet. Deckel aufsetzen, zum Kochen bringen, mit der geringsten Hitzezufuhr ca. 10 Minuten köcheln lassen – nicht umrühren, einige Minuten auf der Kochstelle ohne Hitzezufuhr nachquellen lassen. Kurz vor dem Anrichten die Gewürze überstreuen, die zerlassene Butter übergießen und mit gehackten Kräutern servieren.

Tips & Kniffe: Die Reispfanne eignet sich ausgezeichnet als schnelles Gericht für Berufstätige: Der Reis kann (vorher eingeweicht) zusammen mit den zerkleinerten Gemüsen bereitstehen. Das fertige Essen kann mittags oder abends innerhalb von 15–20 Minuten auf dem Tisch stehen – gerade genug Zeit, um die mahlzeiteinleitende Frischkost herzurichten.

(131) Bunter Reissalat — *für mittags und abends* —

Zutaten als Familienrezept:
*250–300 g gekochte Reiskörner = als Resteverwertung
   oder direkt zubereitet: ca. 100 g Reis und
   ca. 200 g Wasser*
150 g Sellerieknolle
1 mürber Apfel

1 Birne, 100 g dunkle Weintrauben
2 EL Weinbeeren
2 Clementinen oder 1 Orange
2 EL Zitronensaft
1–2 EL Öl

Zubereitungsart: Es ist unerheblich, ob der Reis als Resteverwertung süß oder herb gewürzt wurde. Bei direkter Zubereitung kann er ohne Würzung gegart werden.
Die Sellerieknolle fein oder grob reiben, sofort mit etwas Zitronensaft beträufeln, damit die Speise weiß bleibt.
Das Obst kleinschneiden; die aufgezählten Sorten müssen nicht, können jedoch alle dabei sein. Es handelt sich hier eher um einen Obstsalat, der von Kindern erfahrungsgemäß gern angenommen wird.
Wahlweise könnten gekochte Hirse oder gekochte Nudeln als Grundlage gewählt werden.

Tips & Kniffe: Naturreis bedingt bekanntlich eine lange Kochzeit (30–40 Minuten). Diese Zeit kann enorm verkürzt werden, wenn die Reiskörner mit dem späteren Kochwasser 2–4 Stunden – u. U. über Nacht – eingeweicht werden. Danach sind lediglich ca. 5 Minuten Garzeit erforderlich.

Becker: »Praktischer Rat bei Allergien«
© Verlag »NundG« Eberhard Cölle, Ditzingen

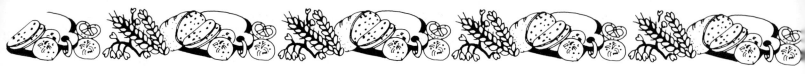

(132) Paprikareis mit Lauch — *würziger Auflauf* —

Zutaten als Familienrezept:

250 g Langkornreis (= Naturreis)
550 g Kochwasser
1 TL Salz
1 TL Paprikapulver edelsüß
¼ TL Currypulver
1–2 TL Tomatenmark
3 Stangen Lauch

2 Zwiebeln, 1 mürber Apfel
40 g Butter – 1 EL für den Reis, Rest als Butterflöckchen –
2 MS Muskatblüte, Muskatnuß, ½ TL Kräutersalz
3 EL Sauerrahm
Semmelbrösel, 2 EL Schnittlauchröllchen

Zubereitungsart: Reis 2–4 Stunden mit der angegebenen Wassermenge einweichen und mit dem Einweichwasser aufkochen lassen. Die Kochstelle sofort auf Stellung ›Null‹ schalten. Die Resthitze reicht im allgemeinen aus, den vorgeweichten Reis innerhalb 5–6 Minuten garwerden zu lassen. Das Kochwasser sollte gänzlich aufgesogen sein. Im geschlossenen Topf ohne Rühren garen. Die Gewürze und 1 EL Butter unterheben, pikant würzen.
Lauchstangen putzen, waschen, in ca. 2 cm breite Streifen, Zwiebeln und den Apfel in dünne Scheiben schneiden, alles in wenig Wasser ca. 5–8 Minuten dünsten, anschließend mit Muskat u. Salz abschmecken.
Eine Auflaufform zunächst mit der halben Menge Paprikareis füllen.
Es folgt etwa die halbe Menge Lauchgemüse, danach der Rest Reis. Mit der restlichen Menge Lauch, darauf 3 EL Sauerrahm gestrichen, Semmelbrösel und Butterflöckchen, schließt der Auflauf ab.
Überbacken im Ofen: Etwa 20–25 Minuten bei 200 °C.
Mit Schnittlauchröllchen bestreut servieren. Besonders gut passen Getreide-Bratlinge dazu.

(133) Gedünstete Bananen auf Curry-Reis

Zutaten als Familienrezept:

250 g Naturreis (= Langkornreis)
550 g Wasser
1 TL Salz
1 TL Currypulver
2 MS Pfeffer

3–4 feste Bananen
10–12 Gewürznelken
2–3 EL Butter
Nelkenpulver zum Überstreuen
etwas Zitronensaft

Zubereitungsart: Reis entsprechend dem Grundrezept Nr. 129 zubereiten.
Die Bananen schälen, in ca. 2 cm dicke Scheiben schneiden.
In jedes Stück 1 Gewürznelke stecken.
Bei mäßiger Hitze in einer Pfanne (mit Deckel) die Bananenstücke in Butter leicht andünsten – sie sollen möglichst nicht zerfallen.
Mit Nelkenpulver und Zitronensaft gewürzt auf Curry-Reis servieren.

Tips & Kniffe: Curry-Pulver ist eine Mischung aus 10 verschiedenen Gewürzen: Kurkuma, Koriander, Paprika, Senfmehl, Ingwer, Bockshornklee, Muskat, Nelken, Pfeffer und Kardamom. Aus dieser Zusammenstellung ist bereits ersichtlich, wofür die Würzung geeignet sein könnte: Herbe-pikante Zubereitungen von Gemüse, Getreide, Suppen, Soßen, Kartoffelspeisen und Hülsenfrüchte, gekonnt angewendet aber auch für süße Speisen.

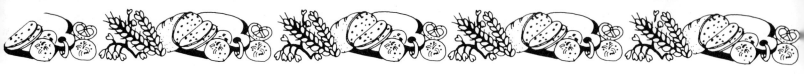

(134) Nudeln aus Hartweizen

Zutaten als Familienrezept
400 g Hartweizen
225 g Wasser
Ergebnis: ca. 550 g abgetrocknete Nudeln

Variation Bunte Nudeln:
400 g Hartweizen
180 g Wasser
50 g Tomatenmark, pürierten Spinat, pürierte Himbeeren, Brombeeren oder Johannisbeeren

Zubereitungsart: Hartweizen fein mahlen, mit dem Wasser zu einem geschmeidigen Teig kneten. Geschmeidigkeit kann heißen: Sofern beim Niederdrücken am Rand keine Bruchstellen entstehen.
Den Teig in 4 oder mehr Teile schneiden, jedes Teil für sich zu einer dünnen Teigplatte ausrollen – u. U. etwas Hartweizenvollkornmehl als Streumehl verwenden. Aus den Teigplatten mit einem scharfen Messer oder dem Kuchenrädchen Streifen für Bandnudeln schneiden.
Stets Streumehl bereithalten, die fertigen Nudeln u. U. darin wälzen, damit sie nicht aneinander kleben.
Nudeln aus Hartweizen sind sofort kochfähig; zur Aufbewahrung sollten sie auf Pergamentpapier ausgebreitet auf einem Rost über Nacht bzw. 24 Stunden trocknen, bis sie splittrig brechen. In diesem Zustand können sie in einer Dose, im Glas kühl und trocken länger aufbewahrt werden.
Kochen: Verhältnis Wasser zu Nudeln 2:1 + Salzzugabe + etwas Öl ins Kochwasser – je nach Nudelstärke Kochzeit = 10–12 Minuten. Kochwasser braucht meist nicht weggeschüttet zu werden. Mit Butter angerichtet, kleben Hartweizen-Nudeln kaum.

Hinweis: In Haushaltswaren-Geschäften gibt es kleine handbetriebene Nudelmaschinen; mit ihnen gelingt es, lange hauchdünne Teigstreifen und einige Nudelformen wie Band-, Makkaroni- und Spaghetti-Nudeln herzustellen. Die ganze Familie könnte sich an dem Spaß beteiligen. Ein anderes, elektrisches Gerät (kommt natürlich aus Italien!) arbeitet mit extrem wenig Flüssigkeit, nämlich auf 500 g Hartweizen lediglich 140 g Wasser. Die mit Motorkraft austretenden Nudeln sind ausgezeichnet kochfähig und (etwas nachgetrocknet) gut zu lagern. Die mögliche Formenvielfalt ist bestechend. Für Nudelfreunde eine gute Sache.

(135) Vollkorn-Spätzle *mit gerösteten Zwiebelringen und Gemüse-Soße*

Zutaten als Familienrezept:
250 g Hartweizen-Vollkorn-Spätzle
   (ohne Eier hergestellte Fertigware)
1 Ltr. Wasser, 1 TL Salz
2–3 Zwiebeln
Öl zum Rösten
etwas Kräutersalz
2 EL gehackte Kräuter der Jahreszeit

Vollkorn-Spätzle selbst gemacht:
200 g Hartweizenvollkornmehl
25 g Leinsaat
300 g kaltes Wasser
Würzen: je 1 MS Salz und Muskatblüte

Gemüse-Soße siehe Rezept (122)

Zubereitungsart: Die Spätzle nach Anweisung kochen.
Inzwischen in einer großen Pfanne mit Deckel die in feine Scheiben geschnittenen Zwiebeln goldbraun rösten, aus dem Fettbad herausnehmen, mit Kräutersalz würzen, mit gehackten Kräutern bestreuen, dann unter die fertigen Spätzle mengen.
Gemüse-Soße entsprechend Rezept (122) zubereiten, zu den Zwiebel-Spätzle reichen.
Selbstherstellung:
Hartweizen und Leinsaat fein mahlen, mit dem kalten Wasser mindestens 30 Minuten quellen lassen, Gewürze zugeben, gut verrühren. Der Teig sollte schwer reißend sein.
Etwa 1½ Ltr. Wasser mit 1 TL Salz zum Kochen bringen, Schaumlöffel und Servierschüssel bereithalten. Spätzleteig in 3–4 Partien nacheinander durch die Spätzlepresse (im Haushaltswarengeschäft erhältlich) in das kochende Wasser geben. Nach etwa 2 Minuten die fertigen Spätzle (sie steigen nach oben) mit dem Schaumlöffel herausheben, sofort ohne weitere Behandlung in die Servierschüssel geben. Mit den restlichen Teigpartien ebenso verfahren.
Sofern keine Spätzlepresse vorhanden ist, können von dem Teig kleine ›Nockerln‹ mit 2 Tee- bzw. Eßlöffeln abgestochen ins kochende Wasser gegeben werden.

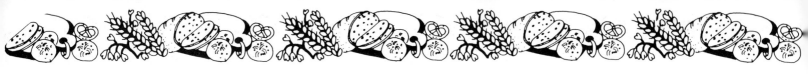

(136) Vollkorn-Spaghetti mit Pilz-Ragout-fin

Zutaten als Familienrezept:
250 g Hartweizen-Vollkorn-Spaghetti und 1–1½ Ltr. Wasser, 1 TL Salz nach Anweisung kochen.
500 g Zuchtpilze (z. B. Champignons, Austernpilze)
3 Zwiebeln
½ Packung gefrorene junge Erbsen (ca. 125–150 g)
2 EL Hartweizenvollkornmehl, 1 Tasse Wasser
abgeriebene Schale von 1 unbehandelten Zitrone

Saft von 1 Zitrone
1 Becher Sauerrahm (30% Fett i.Tr.)
1 EL Butter
1–1½ TL Kräutersalz
je 2 MS Delikatagewürz, schwarzer Pfeffer
2 EL feingehackte Petersilie, etwas Basilikum
Sonnenblumenöl zum Dünsten

Zubereitungsart: Die blättrig geschnittenen Pilze zusammen mit den feingeschnittenen Zwiebeln in ausreichend Sonnenblumenöl dünsten – im geschlossenen Gefäß geht es schneller. Nur die letzten Minuten offen dünsten, dann setzt schnell der leichte Röstprozeß ein.

Das Pilzgemüse kurz aus dem Fettbad heben, das Bratöl abgießen (es könnte z. B. für Bratkartoffeln o. ä. am gleichen Tag genommen werden), Gemüse zurückfüllen, Vollkornmehl überstreuen, kurze Zeit mitdünsten lassen, mit Wasser auffüllen, mit Deckel noch einige Minuten garen lassen.

Die gefrorenen Erbsen zugeben, sie tauen in der kochendheißen Speise sofort auf. Mit den Gewürzen, dem Rahm und der Butter das Ragout pikant abschmecken.

Mit den gehackten Kräutern bestreut servieren.

Die Vollkorn-Spaghetti können in einer großen, flachen Schüssel angerichtet werden; in eine Mulde wird dann das Pilz-Ragout-fin gegeben.

Anstelle von Nudeln können natürlich genauso gut Kartoffeln, Reis und Hirse gereicht werden.

Tips & Kniffe: Die Hartweizen-Vollkorn-Spaghetti (ohne Ei hergestellt) können auch in ca. ½ Ltr. Wasser mit 1 Spritzer Öl + ½ TL Salz gekocht werden. Diese Flüssigkeit wird vollständig aufgesogen, dann braucht kein Nudelkochwasser weggeschüttet zu werden. Mit etwas Butter serviert, kleben die Nudeln nicht aneinander.

(137) Nudelsalat

Zutaten als Familienrezept:

250 g Hartweizen-Vollkornnudeln (Hörnchen, Spätzle oder andere kleine Nudeln eignen sich am besten)
1–1½ Ltr. Wasser, 1 TL Salz
3 EL Essig, 4 EL Sonnenblumenöl
5 EL Wasser, 1 TL Kräutersalz
je 2 MS Pfeffer und Paprikapulver
1–2 TL Senf, wahlweise Tomatenmark

2–3 EL gehackte Kräuter wie Schnittlauch, Basilikum, Petersilie
½ rote, ½ gelbe, ½ grüne Paprikaschote
3–4 Radieschen oder kleine Rettiche
etwas Lauch von Frühlingszwiebeln, 1 Zwiebel
2–3 kleine Gewürzgurken
125 g junge Erbsen

Zubereitungsart: Die Nudeln in Salzwasser nach Anweisung kochen, auf ein großes Sieb schütten, kurz mit kaltem Wasser abspülen.
In einer großen Arbeitsschüssel mit allen Zutaten eine Marinade herstellen, scharf-würzig abschmecken. Kräuter, Zwiebel, Gemüse sowie Gewürzgurken sehr fein schneiden bzw. hacken, zusammen mit den Erbsen (u. U. unaufgetaut) und den Nudeln in der Marinade gründlich vermengen. Den Salat ungefähr 1 Stunde durchziehen lassen.

Tips: Nudelangebote der Reformhäuser/Naturkostläden aus Hartweizenvollkornmehl sind stets Teigwaren ohne Eier bzw. Eimasse. Hartweizen verfügt über große Bindefähigkeit (Kleber-Eiweiße), so daß die Nudelherstellung auch im Privathaushalt möglich ist, siehe Rezept (134) »Nudeln aus Hartweizen«.

(138) Nudelauflauf

Zutaten als Familienrezept:

250 g Hartweizen-Nudeln (Spätzle, Hörnchen, Bandnudeln)
1 Ltr. Wasser
1 TL Salz
400 g Zuchtpilze (Champignons oder Austernpilze)
2 Zwiebeln
Öl zum Dünsten

1 rote, 1 grüne Paprikaschote
1 mürber Apfel
1 dünne Porréestange
1 TL Salz, je 2 MS Pfeffer, Paprikapulver, Muskatblüte
2 EL gehackte Petersilie
2–3 EL Sauerrahm, 2 EL Butter
2 EL Semmelmehl

Zubereitungsart: Die Nudeln nach Packungsanweisung bißfest kochen – in ein großes Sieb schütten, kurz mit kaltem Wasser abspülen.

Pilze putzen, blättrig schneiden, zusammen mit Zwiebelscheiben separat in Öl goldbraun backen, aus dem Fettbad herausnehmen, mit Salz und Pfeffer sowie 1 EL geh. Petersilie bestreuen.

Anschließend das zerkleinerte Gemüse + Apfelstücke in dem Bratfett 5–6 Minuten dünsten. Anschließend ebenfalls aus dem Fettbad herausnehmen und mit Salz, Pfeffer, Paprikapulver und Muskatblüte würzen.

Die halbe Nudelmenge in eine große, flache Auflaufform füllen, als zweite Schicht die gebackenen Pilze und Zwiebeln geben.

Jetzt folgen die restlichen Nudeln, den Abschluß bildet das gedünstete Gemüse.

Die Oberschicht mit Sauerrahm bestreichen, Semmelmehl überstreuen, mit Butterflöckchen belegen.

Im Ofen ca. 20–30 Minuten bei 225 °C überbacken.

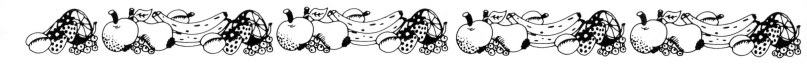

(139) Apfel-Pfannkuchen

Zutaten für 3–4 große Gebäckstücke:
150 g Hartweizen
2 EL Leinsaat
300 g Flüssigkeit – davon 100 g Sahne
20 g Butter
½ TL Salz, 1–2 EL Honig

2 MS Vanillepulver, Zimt- und Nelkenpulver
2 mürbe Äpfel
etwas Zitronensaft
Öl zum Braten

Zubereitungsart: Hartweizen mit Leinsaat fein mahlen, in der Flüssigkeit ca. 30 Minuten einweichen. Anschließend die Gewürze und die weiche bzw. flüssige Butter einrühren.
Die Äpfel vom Kernhaus befreien, dünne Lochscheiben schneiden, mit etwas Zitronensaft beträufeln, damit sie nicht dunkel anlaufen.
In einer Pfanne ausreichend Öl bei mäßiger Hitzezufuhr aufheizen, soviel Teig in die Pfanne fließen lassen, bis der Pfannenboden dünn bedeckt ist. Die Unterseite des Pfannenkuchen knusprig-braun backen lassen, kurz vor dem Wenden (das geht am besten mit 2 sog. Küchenfreunden) 3 oder 4 Apfelscheiben in den Teig drücken. Vorsichtig wenden und die andere Seite braun backen lassen.
Zum Servieren wieder zurückdrehen, damit die mit Apfelscheiben belegte Pfannenkuchen-Seite oben ist.
Wegen der kleinen Reste im Bratfett ist es ratsam, bei jedem Gebäck das Öl zu wechseln bzw. es durch ein Sieb zu geben. Damit vermeiden wir kleine Verbrennungsvorgänge in der Pfanne.
Zu den Apfelpfannkuchen paßt Apfelmus, Obstsalat oder auch geschlagene Sahne. Selbstverständlich können sie auch pur genossen werden.

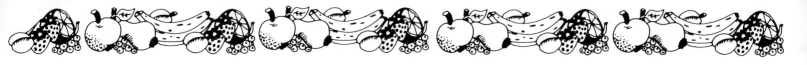

(140) Dinkel-Pfannenkuchen mit Obst

Zutaten als Familienrezept:
100 g Dinkel
50 g Hartweizen
2 EL Sesam, geschält
300 g Flüssigkeit – davon 100 g Sahne
1 EL Butter
½ TL Salz
1–2 EL Honig

50 g Weinbeeren
1 säuerlicher Apfel (geraffelt bzw. kleingeschnitten)
2–3 Aprikosen oder Pflaumen (kleingeschnitten)
Öl zum Backen

Zubereitungsart: Dinkel, Hartweizen und Sesamsaat zusammen fein mahlen, mit der Flüssigkeit, Salz, Honig und Weinbeeren ca. 30 Minuten einweichen. Danach das zerkleinerte frische Obst und die aufgelöste Butter einrühren. In einer großen Pfanne mit ausreichend Öl und mäßiger Hitzezufuhr zügig kleine, dünne Pfannenkuchen ausbacken, möglichst sofort servieren.

(141) Pfannenkuchen »extra fein«

Zutaten für 4 große oder entsprechend viele kleine Bratlinge:
150 g Dinkel oder Hartweizen
75 g Gemisch aus Mandeln, Sesam und Sonnenblumenkernen
300 g Wasser
1–1½ TL Kräutersalz
weitere Gewürze möglich: Thymian, MS Salbei oder Rosmarin,
  auch Liebstöckel, Muskatblüte, Pfeffer
1 große Zwiebel, feingehackt
3 EL frische Kräuter der Jahreszeit (blattweise auch Wildkräuter)
Öl zum Backen

Zubereitungsart: Getreide fein mahlen, mit dem Wasser ca. 30 Minuten zum Quellen vorsehen.
Die Ölsaaten im Haushaltsmixer mehlfein zerkleinern, zu dem Getreidebrei geben. Die Gewürze, Kräuter sowie die zerkleinerte Zwiebel unterrühren. Der Teig sollte zäh-fließend sein, u. U. ist mit etwas Wasser die Konsistenz zu korrigieren.
Mit einer Suppenkelle jeweils 2 Portionen in die mit Öl erhitzte Pfanne fließen lassen. Bei mäßiger Hitzezufuhr von beiden Seiten goldbraune Bratlinge ausbacken. Aus dem Fettbad herausheben, auf einer angewärmten Glas- oder Porzellanplatte servieren.
Dünn ausgebacken – frisch aus der Pfanne schmecken diese Bratlinge am besten. In 2 Pfannen zugleich zu backen, wäre also günstig.
Zu den Bratlingen paßt gut gedünstetes Gemüse, z. B. »Sommer-Gemüse-Schlemmertopf« Rez.-Nr. 170.

Tips & Kniffe: Für die Vorbereitung eines schnellen Essens kann der Teig am Morgen zubereitet und in den Kühlschrank gestellt werden.
Die lange Quellzeit ist eher zuträglich als nachteilig.

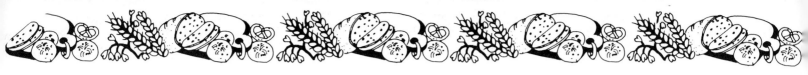

(142) Weißkohl-Bratlinge

Zutaten als Familienrezept:
250 g Weißkohl (feinst geschnitten bzw. gerieben)
125 g Hartweizen-Vollkornmehl
50 g Sonnenblumenkerne
100 ml Sahne

1 TL Salz
¼ TL Muskatblüte/Muskatnuß
1 kleine Zwiebel
Öl zum Braten

Zubereitungsart: Hartweizenvollkornmehl zusammen mit den fein geriebenen Sonnenblumenkernen (im Mixer), dem zerkleinerten Weißkohl, der kleingeschnittenen Zwiebel, Sahne und Gewürzen vermengen. Es entsteht ein weicher Teig, der ca. 30 Minuten quellen sollte, u. U. wird mit 3–5 EL Wasser die Konsistenz korrigiert. Das feine Raffeln bzw. Schneiden ist Voraussetzung für eine gute Teigbindung.
Ausreichend Öl bei mäßiger Hitze aufheizen, mit je 1 gehäuften EL 5–6 kleine Teiglinge zugleich von beiden Seiten goldbraun ausbacken, aus dem Fettbad herausnehmen, auf einer Glas- oder Porzellanplatte servieren.

Tips & Hinweise: Kartoffel- und/oder Gemüsespeisen sowie Aufläufe passen gut zu Getreide-Bratlingen.
Restliche Bratlinge eignen sich gut als kalte Brotauflage!

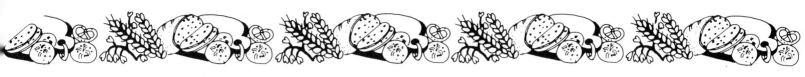

(143) Hafer-Bratlinge mit Wirsing

Zutaten als Familienrezept:
100 g Hafer
50 g Hartweizen
1 EL Buchweizen
2 EL Leinsaat
200 g Wasser
2 EL zerlassene Butter

125 g Wirsingkohl (feinst geschnitten)
1 kleine Zwiebel (fein geschnitten)
Gewürze: 1 TL Salz/Kräutersalz
je 2 MS Muskatblüte, Kümmel und Pfeffer
Öl zum Backen

Zubereitungsart: Hafer, Hartweizen, Buchweizen und Leinsaat gut vermengen, zusammen in der Getreidemühle fein mahlen. Das Getreide mit dem Wasser, den Gewürzen, dem zerkleinerten Kohl sowie der Zwiebel für ca. 30 Min. einweichen. Zum Schluß die zerlassene Butter in den Teig rühren, u. U. mit 3 EL Wasser die Konsistenz korrigieren, eher fließend als zäh.
Ausreichend Öl in einer Pfanne erhitzen, 5–6 kleine Teiglinge zugleich in dem heißen Fett goldbraun ausbacken lassen.
2–3 Backvorgänge können mit einer Fettpartie erfolgen.
Die Bratlinge schmecken am besten, wenn sie dünn und knusprig geraten und sofort nach dem Backen verzehrt werden können.

Becker: »Praktischer Rat bei Allergien«
© Verlag »NundG« Eberhard Cölle, Ditzingen

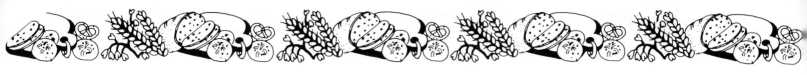

(144) Hartweizen-Bratlinge mit Sonnenblumenkernen

Zutaten als Familienrezept:

150 g Hartweizen
2 EL Buchweizen
300 g Flüssigkeit – davon 100 g Sahne
50 g Sonnenblumenkerne (im Mixer püriert)

1 TL Salz, MS Pfeffer, Paprikapulver, Kümmel
1 Zwiebel (feingeschnitten)
1 kleine Zucchini (feingeschnitten)
Öl zum Backen

Zubereitungsart: Hartweizen und Buchweizen fein mahlen, mit der Flüssigkeit und den pürierten Sonnenblumenkernen ca. 30 Minuten einweichen. Danach das Salz, die zerkleinerte Zwiebel sowie Zucchini zugeben, würzig abschmecken.

Vor dem Zerkleinern können die Sonnenblumenkerne einige Minuten in einer trockenen Pfanne bei mäßiger Hitzezufuhr leicht geröstet werden, dabei entsteht ein aparter Geschmack, der sich natürlich auch in den Bratlingen wiederfindet.

In heißem Fett je Bratvorgang 5–6 kleine Küchelchen goldbraun-knusprig ausbacken.

Tips & Kniffe: Die Bratlinge passen zu Kartoffel- und/oder Gemüsespeisen. Übriggebliebene Teile können kalt, auch anderntags als Brotbelag serviert werden.

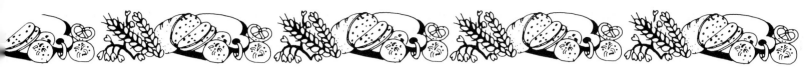

(145) Kräuterpfannkuchen

Zutaten als Familienrezept:
100 g Hartweizen, 50 g Hirse
2 EL Buchweizen, 2 EL fein geriebene Mandeln
300 g Flüssigkeit – davon ca. 100 g Sauerrahm
1 TL Kräutersalz
je 2 MS Delikatagewürz, Kümmel, Koriander
3–4 EL fein gehackte Kräuter der Jahreszeit (z. B. Schnittlauch, Petersilie, Dill, Kerbel, Kresse, Majoran, Thymian, Liebstöckel, Pimpinelle oder Borretsch)
Blattweise Wildkräuter (z. B. Brennesselspitzen, Löwenzahn, Sauerampfer, Wegericharten).
Öl zum Braten

Zubereitungsart: Hartweizen, Hirse und Buchweizen fein mahlen, mit der Flüssigkeit ca. 30 Minuten einweichen. Anschließend mit den Gewürzen und gewählten Kräutern würzig abschmecken.
Im mäßig heißen Öl kleine knusprige Küchelchen ausbacken, möglichst sofort servieren.

Tips & Kniffe: Kräuterpfannkuchen passen zu Kartoffel- und/oder Gemüsespeisen, auch zu Gemüse-Frischkost bzw. Vollkornbrot am Abend.

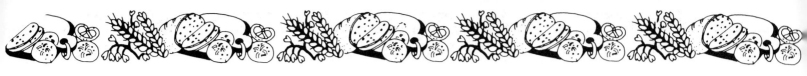

(146) Zwiebel-Bratlinge — *aus Getreidegemisch* —

Zutaten als Familienrezept:

*150 g Getreide: 75 g Hartweizen, 25 g Dinkel,
    25 g Gerste, 25 g Hafer + 2 EL Leinsaat*
300 g Flüssigkeit – davon 100 g Sahne
20 g flüssige Butter
1 TL Salz
*je 2 MS Muskatblüte, Paprikapulver,
    Kümmel, schwarzer Pfeffer*

2 große Zwiebeln
1 Stück Lauch oder Zwiebelgrün
1 kleiner, mürber Apfel
2 EL Schnittlauchröllchen
Öl zum Backen

Zubereitungsart: Das Getreidegemisch einschl. Leinsaat fein mahlen und mit der Flüssigkeit ca. 30 Minuten einweichen.
Anschließend die Gewürze, die flüssige Butter, die sehr fein geschnittenen Zwiebeln und andere Teile zugeben, pikant abschmecken.
In ausreichend heißem Öl kleine Bratlinge knusprig-braun ausbacken.

Tips & Kniffe: Zwiebel-Bratlinge passen gut zu Butterreis, Kartoffelpürée, Pellkartoffeln bzw. zu Vollkornbrot am Abend.

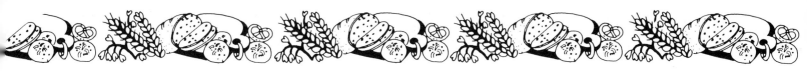

(147) Linsen-Pfannkuchen

Zutaten als Familienrezept:

120 g Linsen
30 g Hartweizen, 1 EL Leinsaat
30 g Butter
250 g Wasser
2 EL fein geriebene Haselnußkerne

1 TL Kräutersalz
je 2 MS Delikatagewürz, Paprikapulver,
   Muskatblüte, Pfeffer
1 EL frischer Majoran (feingehackt)
Öl zum Braten

Zubereitungsart: Linsen, Hartweizen und Leinsaat in der Getreidemühle so fein wie möglich mahlen. Diese Mischung in 250 g Wasser ca. 30 Minuten quellen lassen.
Danach die fein geriebenen Nußkerne, die Gewürze und frischen Kräuter zugeben. Der Teig ist eher zäh als fließend.
Ausreichend Öl in einer Pfanne erhitzen, 5–6 kleine Küchelchen zugleich knusprig-braun backen.
Zu diesen würzigen Pfannenkuchen paßt gut Sauerkraut-Gemüse mit Kartoffelpürée (mit Apfelringen und gerösteten Zwiebeln).
Variation: Anstelle der Linsen können auch Erbsen genommen werden. Die Getreidemühle (wie bei Mais) u. U. zunächst sehr grob einstellen und 2–3 Mahlvorgänge vorsehen.

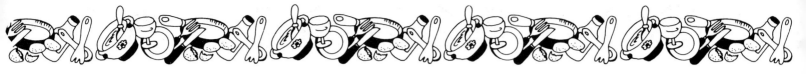

(148) Spargel-Pastete mit Dinkel

Zutaten als Familienrezept:

Teig
200 g Dinkel
1 Prise Salz
100 g Sauerrahm (30–35% Fett i.Tr.)
50 g Öl
50 g warmes Wasser
eine Auflaufform

Füllung:
500–750 g Spargel
½ Ltr. Wasser
½ TL Salz, 1 TL Honig
Zitronensaft und -schale
2 EL Butter
1 EL feingehackte Zitronenmelisse

Zubereitungsart: Frisch gemahlenes Dinkelvollkornmehl mit Salz, Sauerrahm, Öl und warmem Wasser zunächst in einer Schüssel zusammenmengen, auf der Arbeitsplatte zu einem geschmeidigen Teig kneten. Dem Teig ca. 15–20 Minuten Ruhe gönnen.
In der Zwischenzeit Spargel schälen, großzügig von holzigen Teilen befreien. Die Stangen in ½ Ltr. Wasser mit Salz, Honig, etwas Zitronensaft und einem Stück Zitronenschale ca. 12–15 Minuten garen. Spargel mit einem Schöpflöffel herausheben, auf einer Platte bereithalten.
Den Teig nochmals kneten, die Menge halbieren. Einen Teil dünn ausgerollt bzw. mit der Hand so flach gedrückt, daß Boden und Rand der Auflaufform gleichmäßig bedeckt sind. Die Spargelstangen halbieren bzw. dritteln, dann auf die Teigplatte verteilen. Etwas Butter und die feingehackte Zitronenmelisse auf die Füllung geben.
Aus der anderen Teighälfte einen Deckel bereiten und auflegen, an den Rändern festdrücken.
Mit weicher Butter bepinseln.
Backen: Bei 225 °C etwa 25–30 Minuten.
Heiß servieren, indem die Pastete mit einem scharfen Messer in 4 oder mehr Teile geschnitten wird.
Dazu paßt Tomaten-Zwiebel-Frischkost.

(149) Reisklößchen auf Apfelscheiben

Zutaten als Familienrezept:

2 mürbe Äpfel
100 g Naturreis
125 g Flüssigkeit – ca. ½ Anteil Sahne –
50 g fein geriebene Haselnußkerne
50 g Butter

½ TL Salz, ½ TL Basilikum
¼ TL Currypulver und Paprikapulver
2 MS Delikatagewürz, schwarzer Pfeffer
1 kleine Dose Tomatenmark
2 EL Schnittlauchröllchen

Zubereitungsart: Reis in der Getreidemühle zu Reismehl mahlen, im trockenen Topf leicht anrösten (darren), sobald würziger Duft aufsteigt, mit dem Sahne-Wasser-Gemisch auffüllen, kräftig rühren, einmal aufkochen und einige Minuten quellen lassen. Der Teig ist in dieser Phase sehr fest.
In die noch lauwarme Reismasse die im Mixer fein zerriebenen Nüsse, die weiche Butter, Tomatenmark und Gewürze einrühren, sehr pikant abschmecken. Zum Schluß die zerkleinerten Kräuter zugeben.
Die Äpfel vom Kernhaus befreien, 8–10 gleichmäßig dicke Lochscheiben schneiden, mit etwas Zitronensaft beträufeln, damit sie nicht braun werden.
Aus dem Reisteig ebenfalls 8–10 Klöße im ⌀ von ca. 4 cm rollen, auf jede Apfelscheibe 1 Kloß legen.
In wenig Butter oder Öl die belegten Apfelscheiben in einer Pfanne einige Minuten bei mäßiger Hitze andünsten, dabei werden die Klößchen wieder heiß.
Dieses Gericht paßt zu Kartoffel- und Nudelspeisen.

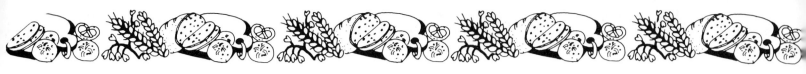

(150) Hartweizen-Klößchen — *als Suppen- und Soßeneinlage oder Gemüse-Beilage –*

Zutaten als Familienrezept:
125 g Hartweizen-Grieß
1½ EL Buchweizenmehl
150 g Flüssigkeit (halb Wasser, halb Sahne)
60 g Butter

¼–½ TL Salz
2 MS Muskatblüte
1 TL Zitronensaft
etwas abgeriebene Zitronenschale

Zubereitungsart: Sahne-Wasser-Gemisch, Butter und Gewürze in einen flachen Topf geben, leicht erwärmen, bis die Butter schmilzt.
Sodann Hartweizengrieß und Buchweizenmehl auf einmal zugeben.
Von nun an bei mäßiger Hitzezufuhr (ca. 1–2 Minuten) ständig rühren, bis sich ein zusammenhängender Kloß im Topf bildet, der nach außen hin glänzend erscheint. Damit ist der Teig fertig »abgebrannt«.
Im warmen Zustand mit 2 Löffeln Nockerln abstechen bzw. zwischen den Handflächen Klößchen rollen.
Die Klößchen in die Suppe oder Soße geben, noch einmal aufkochen lassen.
Als Beilage zu Gemüsespeisen die Klößchen auf einer Platte im Ofen bei ca. 150 °C kurze Zeit überbacken.
Grießherstellung: Hartweizen mittelgrob schroten, in einem Haarsieb einen Teil der Mehlbestandteile abtrennen. Dieses Mehl kann anderweitig (für die Soße bzw. Suppe der Klößchen) im Tagesverlauf verwendet werden. Grieß besteht überwiegend aus den harten Kornbestandteilen.
Das Verhältnis: 175 g Hartweizen = 125 g Grieß und ca. 50 g Feinmehl.

Hinweis: Hartweizen zeichnet sich durch einen hohen Anteil und beste Qualität sog. Kleber-Eiweißes, der Glutene, aus, vergleichbar mit keinem anderen Getreide. Mit Hartweizen ist es darum möglich, ohne die sonst bindende Eigenschaft von Eiern und Quark z. B. Klößchen, Nudeln ohne Ei, Mürbgebäck u. a. in guter Qualität herzustellen; siehe Warenkunde.

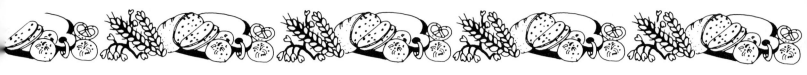

(151) Gewürz-Klößchen — *als Suppeneinlage, für Gemüsefüllung* —

Zutaten als Familienrezept:

125 g Hartweizengrieß
   (entspricht 175 g Hartweizenschrot)
2 EL Sonnenblumenkerne
8–10 Nelken (ganz)
2 MS Muskatblüte

2 MS Currypulver
2 MS Nelkenpulver
½ TL Salz
50 g Butter
100 ml Sahne

Zubereitungsart: Sonnenblumenkerne und Nelken im Mixer fein zerkleinern. Hartweizen mittelfein schroten, ca. 50 g mehlige Substanz im Haarsieb trennen (stehen für Suppe oder Soße zur Verfügung; siehe Rezept 150).
Die restlichen Gewürze unter den Grieß mischen.
Sahne und Butter erwärmen, Grieß darin ›abbrennen‹. Der Teig ist fertig, wenn er sich leicht vom Topfboden löst und glänzend aussieht. Im abgekühlten Zustand zwischen den Handflächen kleine Klößchen rollen.

Die Teigmenge reicht (als Gemüsefüllung) für 3 kleine oder 2 große Paprikaschoten als Füllung.

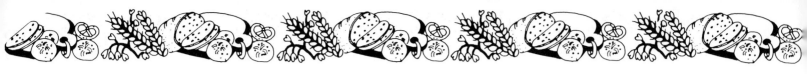

(152) Grünkern-Klößchen — als Suppeneinlage bzw. Gemüsefüllung –

Zutaten als Familienrezept:

100 g Grünkern, 1 EL Leinsaat
100 g Hartweizengrieß
  (entspricht 140 g Hartweizenschrot;
  ca. 40 g Feinmehl im Haarsieb absieben)
100 g Butter

100 ml Sahne
1 TL Kräutersalz
¼ TL Muskatblüte, 2 MS Muskatnuß
2 MS Delikatagewürz, Paprikapulver

Zubereitungsart: Grünkern zusammen mit Leinsaat fein mahlen, Hartweizengrieß separat herstellen. Die Gewürze unter Grieß und Grünkernmehl mischen. In einem großen flachen Topf Butter und Sahne erwärmen, bis die Butter aufgelöst ist, sodann das Getreide zugeben, bei mäßiger Hitzezufuhr ständig rühren (ca. 2 Minuten), bis sich ein Kloß bildet, der sich glänzend und etwas dunkler zeigt und sauber vom Topfboden löst. Den Teig etwas abkühlen lassen, u. U. nachwürzen; beliebig große oder kleine Klöße formen.

Sie sind für Getreide- und Gemüsesuppen geeignet und dienen auch als Beilage zu Gemüseplatten. Schließlich kann der Teig als Füllung in Paprikaschoten bzw. in Kohlblättern gewählt werden.

(153) Hafer-Weizen-Klößchen in pikanter Soße

Zutaten als Familienrezept:

100 g Sprießkornhafer (Nackthafer)
100 g Hartweizengrieß
  (= 150 g Hartweizen mittelfein mahlen und 50 g davon im Haarsieb absondern; anderweitig verwenden)
2 EL Leinsaat
75 g fein geriebene Haselnußkerne
75 g Butter
250 g Flüssigkeit (halb Sahne, halb Wasser)

1 TL Kräutersalz
2 MS Pfeffer, Paprikapulver, Delikatagewürz, Muskatblüte
1–2 EL feingehackte Zwiebel
1–2 EL grüne Pfefferkörner (gefriergetrocknet)
2 EL Schnittlauchröllchen
½ Würfel Gemüsebrühe + ½ Ltr. Wasser
u.U. 1 kleiner mürber Apfel (feingewürfelt)

Zubereitungsart: Hafer und Leinsaat fein mahlen, zusammen mit dem Hartweizengrieß in einen trockenen Topf geben und kurze Zeit anrösten (darren). Sobald würziger Duft aufsteigt, mit der Flüssigkeit auffüllen und gründlich rühren, dann kurz aufkochen lassen. Ein sehr fester Kloß ist durchaus erwünscht.
Den Topf von der Kochplatte nehmen; nun am besten mit einem Handrührgerät Butter, Gewürze, Zwiebelwürfel sowie Kräuter und Nußmehl einarbeiten. Den Teig 10 Minuten nachquellen lassen. Sodann Klöße mit 3–4 cm ⌀ formen.
Gemüsebrühwürfel in ½ Ltr. Wasser auflösen, zum Kochen bringen, die Klöße darin einige Minuten ziehen lassen, dann auf einer Platte warmstellen.

Tips & Kniffe: Zwei bis drei Klöße zurückbehalten, in der Gemüsebrühe zerdrücken, kurz aufkochen, nachwürzen und mit Sauerrahm abschmecken, das wäre eine Soße; diese wird mit 1 EL Pfefferkörnern (wahlweise Kapern) und dem feingewürfelten Apfel angereichert.
Zu dieser Speise passen Pellkartoffeln, Kartoffelpürrée und/oder Sauerkraut/Rotkraut bzw. Grünkohl-Rosenkohl-Gemüse.

(154) Semmelknödel mit Hefe-Dinkelteig

Zutaten als Familienrezept:
2 altbackene Vollkornbrötchen, ca. 100 g
150 g Dinkel, 10 g Hefe
30 g Sonnenblumenkerne, wahlweise Sesamsaat
100 g süße Sahne

½ TL Salz
Dinkelmehl zum Ausformen
Wasser zum Kochen + 1 TL Salz

Zubereitungsart: Die altbackenen Vollkornbrötchen in lauwarmes Wasser einweichen. Frisch gemahlenes Vollkornmehl und im Mixer zerkleinerte Sonnenblumenkerne mit der Hefe in 100 g Sahne einkneten; ca. 30–40 Minuten Teigruhe.
Anschließend die eingeweichten Brötchen gut auspressen, dem Dinkelteig zugeben, Salz zufügen. Mit ausreichend Streumehl einen geschmeidigen Hefeteig kneten. 2. Teigruhe in der Schüssel ca. 20–30 Minuten.
Etwa 1–1½ Ltr. Wasser mit 1 TL Salz zum Kochen aufsetzen. Aus dem Hefeteig 10–12 mittelgroße Klöße formen, auf einmal in das kochende Wasser geben. Knapp 10 Minuten sollten die Klöße leise köcheln, eher sieden. Sobald sie hochsteigen, sind sie gar. Mit einem Schöpflöffel die Klöße auf eine vorgewärmte Platte legen.
Mit gerösteten Zwiebelwürfeln und/oder leicht gebräunter Butter servieren.

Tips & Kniffe: Nicht große Klöße formen! Denn sie müßten zu lange sieden, und dabei besteht die Gefahr, daß sie zerfallen. Sollte allerhand Substanz ins Kochwasser übergegangen sein, könnte es mit Gemüse angereichert und gewürzt als Suppe serviert werden.

(155) Hafer-Rahmklößchen

Zutaten als Familienrezept:
100 g Sprießkornhafer (Nackthafer), 1½ Ltr. Wasser
80 g Hartweizengrieß (= 110 g Hartweizen mittelfein mahlen und 30 g mehlige Substanz absieben
  (für eine anderweitige Verwendung, z. B. Suppe/Soße)
20 g Leinsaat, 100 g Sauerrahm (35% Fett i.Tr.)
100 g Wasser, 1½ TL Salz

Zubereitungsart: Hafer und Leinsaat zusammen sehr fein mahlen und mit dem Grieß vermengen. Dieses Gemisch mit Wasser, Sauerrahm und Salz zu einem festen Teig rühren. Der Teig sollte ca. 20–30 Minuten quellen.
1½ Ltr. Wasser und weitere 1½ TL Salz zum Kochen bringen. Mit einem in heißes Wasser getauchten Eßlöffel Klößchen abstechen und zügig nacheinander in das sprudelnde Wasser geben. Die Klößchen sollten ca. 8–10 Minuten leise köcheln. Bitte eher klein als groß abstechen, damit sie nicht länger als 10 Minuten köcheln. Die Gefahr des Zerfallens ist gerade bei Hafer groß, zumal die sonst üblichen Bindekräfte aus Ei und Quark fehlen.
Hafer-Rahmklößchen könnten Suppen- und Soßeneinlage sein, sie können zu Gemüse genauso wie z. B. zu Apfelmus gereicht werden.
Variation: Der Teig kann auch für Bratlinge genommen werden.

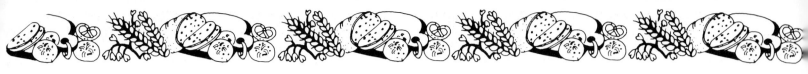

(156) Maisbällchen

Zutaten als Familienrezept:

200 g Maiskörner bzw. Maisgrieß fein (Polenta)
600 g Wasser, 50 g Butter
1–1½ TL Kräutersalz
2 MS Bohnenkraut, Basilikum, Thymian, Kümmelpulver
1–2 feingeschnittene Zwiebeln

2 EL Zwiebelgrün
1 kleines Stück von einer Peperoni
1–2 feste Tomaten
1 Stück Paprikaschote
3 oder mehr EL junge Erbsen

Zubereitungsart: Maisgrieß in 600 g Wasser ca. 15 Minuten einweichen. Anschließend den etwas aufgequollenen Maisgrieß zum Kochen bringen. Während der 3–4 Minuten dauernden Kochzeit ist es erforderlich, den Brei ständig zu rühren.
Nunmehr Butter, Gewürze, Kräuter, fein gehackte Zwiebeln sowie zerkleinerte Gemüse zugeben, kräftig würzen. Mit einem Ausformgerät für Eiskugeln (für wenig Geld im Haushaltswarengeschäft erhältlich) Bällchen auf eine Platte geben. Damit die Maisbällchen heiß serviert werden, können sie für kurze Zeit im Ofen bei 150 °C bzw. im Wasserbad erhitzt werden.
Zu den bunten Maisbällchen paßt einerseits Kartoffelpüree mit Tomatensoße (siehe dort), oder Paprika- und Möhrengemüse.
Im übrigen ließe sich der Teig zu sehr schmackhaften Waffeln verarbeiten.

Tips & Kniffe: Maisgrieß (= Polenta) vorgemahlen sollte in den Geschäften gekauft werden, wo die Ware schnell umschlägt, so daß die Lagerzeit nicht länger als etwa 2 Wochen beträgt.
Getreidemühlen mit einem starken Antriebsmotor mahlen uns im übrigen auch harte Popcorn-Maiskörner in 3–4 Mahlgängen (erst grob, dann feiner einstellen).

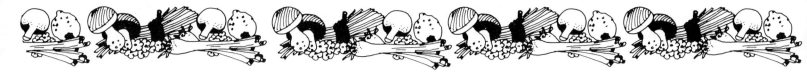

(157) Gemüse-Polenta — *Maisgrieß-Speise* —

Zutaten als Familienrezept:

250 g Maisgries (= Polenta/Feinstufe)
600–700 g Wasser
1–1½ TL Salz bzw. Kräutersalz
40 g Butter
Muskatnuß, Muskatblüte je ¼ TL

Delikatagewürz, weißer Pfeffer
500 g Spinat oder Grünkohl (Gefrierware)
½ TL Salz
3 EL Sauerrahm
1 feste Tomate (gewürfelt)

Zubereitungsart: Maisgrieß mit dem Wasser einweichen (30–60 Minuten oder länger). Mit dem Einweichwasser aufkochen, bei kleinster Einstellung 5–7 Minuten köcheln lassen, dabei immer wieder rühren.
Der Maisbrei kocht sehr dick ein, das ist erwünscht. Im geschlossenen Topf noch einige Minuten nachquellen lassen. Anschließend würzen und die Butter zugeben.
In der Zwischenzeit in einem separaten Topf Spinat- oder Grünkohl-Gefrierware nach Anweisung mit wenig Wasser dünsten, salzen, mit Sauerrahm verfeinern.
Maisgrieß in einer großen Schüssel anrichten, das Gemüse übergießen, mit der gewürfelten Tomate garniert servieren.

Tips & Kniffe: »**Variante Auflauf**«: In eine Auflaufform etwa die halbe Menge Polenta füllen, als Zwischenlage das gegarte Gemüse; mit dem restlichen Maisbrei wird abgeschlossen.
Etwas Sauerrahm, Semmelbrösel und Butterflöckchen obenauf geben, ca. 20–25 Minuten im Ofen bei 200 °C überbacken. Mit gehackten Kräutern bestreut servieren.

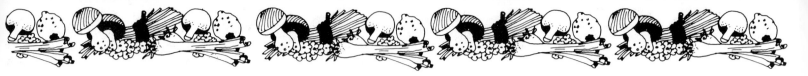

(158) Gebackene Gemüse — *Gemüsebeilage zu Naturreis mit Tomatencreme* —

Zutaten als Familienrezept:
500–750 g Gemüsemischung (= verzehrbarer Anteil; z. B. Paprikaschoten, Zucchini, Zwiebeln, Blumenkohl, Möhren, Broccoli, Pilze, Zwiebeln und Rosenkohl, doch auch Äpfel und Ananas)
Öl zum Braten, Salz
gehackte Kräuter der Jahreszeit
Naturreis: 250 g Langkornreis, 500 g Wasser, 1 TL Salz, 1 EL Butter
Tomatencreme: 3 große Fleischtomaten, 2 TL Tomatenmark, 1 TL Salz, 2 MS Pfeffer, 2 EL Schnittlauchröllchen und Basilikum, 3 EL Sauerrahm

Zubereitungsart: Gewählte Gemüse putzen und zerkleinern, in bunter Mischung auf ein Küchentuch geben, gut abtrocknen.
Reichlich Öl in der Pfanne mäßig erhitzen, jeweils 2 Hände voll vorsichtig ins heiße Fett geben, 2–3 Minuten darin rösten lassen. Bei leichter Bräunung mit einem Schöpflöffel aus dem Fettbad herausnehmen, warmstellen, mit Salz und etwas Pfeffer bestreuen. Zügig den Rest – am besten in 2 Pfannen – backen.
Reis mit dem Wasser 2–4 Stunden (oder über Nacht) einweichen, mit dem Einweichwasser und Salz zum Kochen bringen, Kochplatte sofort auf »Null« stellen, im geschlossenen Gefäß ohne Öffnen des Deckels und Rühren den Reis in 5–8 Minuten ausquellen lassen. Die Butter auf den Reis geben, auflösen lassen.
Tomatencreme: Die Tomaten pürieren, Tomatenmark, Salz, Pfeffer und Sauerrahm zufügen, pikant abschmecken, mit Schnittlauch und Basilikum verfeinern.

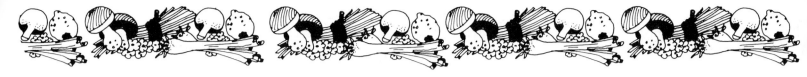

(159) Selleriescheiben — in Pfannkuchenteig gebacken –

Zutaten als Familienrezept:

500 g Sellerieknolle
½ Ltr. Wasser
½ TL Selleriesalz
100 g Hartweizen, 2 EL Leinsaat

100 g Wasser, 100 g Sahne
½ TL Salz, 2 EL Sauerrahm
1 EL feingeh. Petersilie + Sellerieblatt
Öl zum Backen

Zubereitungsart: Die Sellerieknolle halbieren, im Salzwasser mit Selleriesalz ca. 25 Minuten bißfest garen, anschließend ca. 1 cm dicke Scheiben schneiden, gut abtropfen lassen.

Pfannkuchenteig: Hartweizen und Leinsaat fein mahlen, in der Flüssigkeit ca. 30 Minuten weichen lassen. Mit Salz und Sauerrahm, gehackter Petersilie den Teig gut würzen.

Ausreichend Öl in eine große Pfanne geben, mäßig erhitzen, 4–5 abgetropfte Selleriescheiben in den dickflüssigen Teig tauchen, in das heiße Fett geben. Von beiden Seiten einige Minuten goldbraun backen lassen. Auf einer vorgewärmten Platte zu Kartoffelpüree servieren.

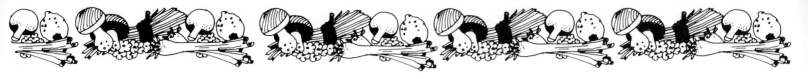

(160) Gemüsespieße

Zutaten als Familienrezept:
Pro Person ist vorgesehen: 1 Spieß, ca. 15 cm lang. Nach Jahreszeit und Vorhandensein könnten folgende Gemüse aufgesteckt werden:

Paprikaschoten im Farbspiel
feste Tomaten, Pilze
Kartoffeln – Salatware –
mürbe Äpfel
Ananasstücke
Möhren – dünne Scheiben –
Sellerie – kleine Stücke –
Blumenkohlröschen

Broccoliröschen
Rosenkohl – halbiert –
Zucchinischeiben
Butter/Öl zum Beträufeln
Kräutersalz

Buttersoße
Sauerrahm

Zubereitungsart: Gemüse putzen, von den weichen Sorten möglichst dicke Stücke/Scheiben vorsehen. Die sauber gebürsteten Kartoffeln könnten mit der Schale – halbiert oder geviertelt – aufgesteckt werden.
Auf die Holz- oder Metallspieße – höchstens 20 cm lang – im Wechsel eine bunte Reihe aufspießen.
Die Gemüsespieße am besten in einem geschlossenen Gefäß dünsten, z. B. eine große Pfanne mit Deckel, besser ein großer Bräter mit Deckel. Eine längliche Auflaufform mit Deckel bzw. Mehrfachlagen mit Pergamentpapier bedeckt, eignet sich auch.
Zu Beginn und mehrmals zwischendurch die Spieße mit Öl bzw. Butter bepinseln, damit die Gemüse nicht austrocknen.
Bratdauer: ca. 30–35 Minuten bei 225 °C.
Die fertigen Spieße auf einer Platte servieren, mit Kräutersalz bestreuen.
Eine Buttersoße, kalte Tomatensoße oder einfach Sauerrahm passen gut dazu. Butterreis könnte als Beilage gereicht werden.

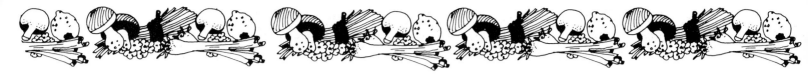

(161) Schlemmerhafter Gemüsetopf – *Gemüse im Ganzen gegart* –

Zutaten als Familienrezept:
1 kg Gemüse oder mehr – entsprechend der Jahreszeit und nach Vorhandensein: Möhren, Sellerie, Petersilienwurzel, Pastinaken, Fenchelknolle, Kohlrabi, Porrée, Blumenkohl, Broccoli, Wirsingkohl, Rosenkohl, Tomaten, Zucchini, Pilze, Zwiebeln, auch Äpfel, Birnen, Ananas und was es sonst noch geben mag...
2–3 Tassen Wasser, 2 TL Kräutersalz, 3–4 EL Butter
3–4 EL feingehackte Kräuter der Jahreszeit

Zubereitungsart: Die Gemüse in einen sehr großen Topf schichten, die Teile ganz lassen oder grob zerkleinern, harte Gemüse nach unten schichten, weiche Sorten weiter oben plazieren. Unter Umständen zwischen die Schichten die für die Sorten typischen Gewürze streuen.
Das Wasser zugeben, Deckel aufsetzen. Nach der Ankochphase auf geringste Hitzezufuhr schalten, Deckel nicht öffnen.
Gesamtgarzeit vermutlich maximal 20 Minuten.
Auf einer vorgewärmten großen Platte die Gemüse wirkungsvoll anrichten. Kräutersalz und gehackte Kräuter überstreuen.
Die Butter zerlassen, dazu reichen.
Köstlich schmeckt die Gemüsebrühe!
Gut hierzu passen knusprige Bratkartoffeln oder Kartoffelpüree.

Tips & Kniffe: Gewürze und Gemüse: Zu Kohlarten Muskatblüte und Muskatnuß (frisch abgerieben); zu Möhren etwas Nelkenpulver; zu Sellerie, Petersilienwurzel, Pastinaken etwas Pfeffer; zu Fenchelknolle = Fenchelpulver; zu Tomaten, Zucchini, Zwiebeln = Basilikum. Paprikaschoten + Paprikapulver + Pfeffer + Kümmel passen zusammen.
Im übrigen ist es reizvoll, selbst die Gewürzkombinationen herauszufinden. Am Ende passen viel mehr Sorten zueinander, als wir ahnen.

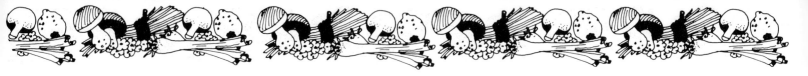

(162) Gemüseeintopf — *jahreszeitlich im Wechsel* —

Zutaten als Familienrezept:
1 kg Gemüse entsprechend der Jahreszeit
500 g Kartoffeln
¾–1 Ltr. Wasser
2 TL Salz/Kräutersalz
2 EL Butter

3 EL geh. Kräuter der Jahreszeit
wahlweise 3 EL geröstete Zwiebeln
Gewürze wie Basilikum, Bohnenkraut, Majoran, Muskatblüte/Muskatnuß, Kümmelpulver im Wechsel

Zubereitungsart: Nach der Jahreszeit bunte Gemüsemischung wählen – günstig für eine Resteverwertung – Gefrierkost ist ebenso geeignet.
Die Gemüse putzen, zerkleinern, zusammen mit den geschälten, gewürfelten Kartoffeln in das Kochwasser geben. Ankochen, mit gut schließendem Deckel bei Minimalhitze ca. 15–20 Minuten köcheln lassen. Salz/Kräutersalz + Gewürze zugeben, die Butter vermengen, mit gehackten Kräutern bzw. gerösteten Zwiebelringen bestreut servieren.
Gemüsemischungen: Möhren, Petersilienwurzel, Pastinake, Sellerieknolle und -blatt, Lauch, Kohlrabiknolle und -blatt; Gewürze: Pfeffer, Muskatblüte, Kümmelpulver

grüne Bohnen, Bohnenkerne (vorher eingeweicht), Möhren, Petersilienwurzel; Gewürze: Bohnenkraut, Pfeffer, Liebstöckel

Blumenkohl, Broccoli, Spargel, Erbsen, junge Bohnen; Gewürze: Muskatblüte, Zitronenmelisse, Bohnenkraut.

Variation: Als Einlage können »Hartweizen-Klößchen« oder »Hafer-Klößchen« zubereitet werden (siehe Rezepte 150, 153, 155).

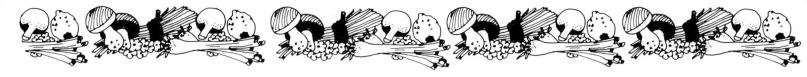

(163) Gemüsepfanne — *eine schnelle Schlemmerei* —

Zutaten als Familienrezept:
500–750 g frisches Gemüse der Jahreszeit, das können sein: Möhren, Sellerie (Knolle und Blatt), Petersilienwurzel, Kohlrabi, Blumenkohl, Broccoli, Paprikaschoten, Lauch, Wirsingkohl, Rosenkohl, Grünkohl, Zwiebeln, Zucchini usw.
1 TL Kräutersalz, 2 EL Butter, 2 EL gehackte Kräuter der Jahreszeit.
Günstig, wenn eine große Pfanne mit Deckel verfügbar ist.

Zubereitungsart: Die gewählten Gemüse grob zerkleinert und sortenweise in die trockene Pfanne schichten. Es macht sich farblich hübsch, wenn Blumenkohl oder Broccoli als großes Teil in die Mitte angeordnet wird, kranzförmig könnten dann die anderen Sorten eingefüllt werden. Die Pfanne nicht überladen, maximal mit dem Rand abschließen. Nun 1–2 Tassen Wasser zugießen, den Deckel aufsetzen und das Gemüse schnell zum Kochen bringen. Sobald sich eine starke Dampffahne zeigt, kann die Hitzezufuhr auf Minimalstufe gedrosselt und der Deckeldrehknopf auf »zu« gestellt werden.
Etwa 15 Minuten dünsten lassen, möglichst zu keinem Zeitpunkt den Deckel während des Garens öffnen, erst kurz vor dem Servieren. Auch niemals rühren, sondern lediglich das Kräutersalz überstreuen, die etwas aufgelöste Butter übergießen, in der Pfanne mit Kräutern überstreut servieren.
Ideale Resteverwertung, auch jedes kleinste Gemüseteil kann verarbeitet werden.
Die Gemüsepfanne paßt zu vielen Kartoffelspeisen, auch zu Hirse-, Reis- und Nudelspeisen.
Bleibt etwas übrig, kann das Gemüse mit dem Sud püriert zu Soße oder Suppe weiterverarbeitet werden.

Tips & Kniffe: Die Gemüsepfanne kann ein gutes Beispiel für schonende Speisenzubereitung sein: Im geschlossenen Gefäß mit minimaler Hitzezufuhr überwiegend bißfest im eigenen Saft gegart. Damit bleiben Duft- und Aromastoffe, Formen und Farben weitestgehend erhalten – am Wohlgeschmack können wir es testen.

Becker: »Praktischer Rat bei Allergien«
© Verlag »NundG« Eberhard Cölle, Ditzingen

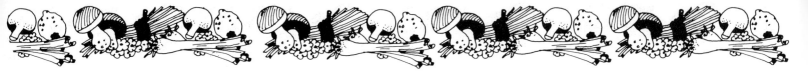

(164) gefüllte Paprikaschoten — *mit Sauerkrautgemüse* —

Zutaten als Familienrezept:

4 Paprikaschoten (= pro Person 1 Schote)
100 g Hartweizen
50 g Grünkern
1 EL Buchweizen
2 EL Sesamsaat (ungeschält)
80 g Butter
6 EL Sahne, 6 EL Wasser

1 TL Kräutersalz
2 MS Muskatblüte, Delikata, Pikata-Gewürz
1 Zwiebel (feinst geschnitten)
1 EL Kräuter der Jahreszeit (fein gehackt)
Öl zum Braten, ½ Becher Sauerrahm für die Soße
500 g Sauerkraut (aus dem Faß), 1 Tasse Wasser,
1 TL Salz, 3 EL Öl, Kümmelpulver

Zubereitungsart: Hartweizen, Grünkern, Buchweizen und Sesamsaat fein mahlen. Die ‚Butter, Sahne, Wasser und Gewürze in eine Kasserolle geben. Bei mäßiger Hitzezufuhr Butter auflösen, das Mehlgemisch einschütten, ständig rühren, bis sich der Teig leicht vom Topfboden löst, etwas dunkler geworden ist und glänzt, u. U. etwas nachwürzen. Zwiebel und gehackte Kräuter zugeben.

Um den Stiel der Paprikaschoten herum vorsichtig eine kleine Öffnung schneiden, die inneren weichen Teile herausholen. Die Schoten mit Teig randvoll füllen. Es wäre gut, wenn ein Teigrest bliebe, der für die Soße genommen werden könnte.

In einer Pfanne bzw. einem Bratentopf mit 4 EL Öl bei mäßiger Hitze im geschlossenen Gefäß die Schoten zunächst an der Unterseite anrösten. Die Pfanne/den Topf kurze Zeit von der Kochstelle nehmen, erst dann den Deckel öffnen, die Schoten wenden und von der anderen Seite bräunen lassen (damit werden unangenehme Fettspritzer vermieden). 2 Tassen Wasser aufgießen und die Schoten ca. 15 Minuten bei Minimalhitze garen lassen.

Aus dem Bratensud kann mit dem Restteig, Sauerrahm und Gewürzen eine sehr pikante Soße bereitet werden. Die Schoten können darin warm bleiben.

Zu beginn des Bratprozesses kann das Sauerkraut (u. U. etwas zerschnitten) mit Wasser aufgesetzt werden. Garzeit bei Minimalhitze ebenfalls 15–20 Minuten. Mit Salz, Öl und Kümmelpulver abschmecken. Pellkartoffeln – etwa gleiche Garzeit – passen gut dazu.

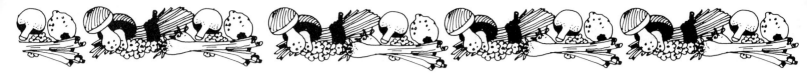

(165) Gemüse-Pilz-Ragout

Zutaten als Familienrezept:

Zucchini, Paprikaschoten, Tomaten,
    Zwiebeln (= je ca. 100 g)
250 g Zuchtpilze
1 mürber Apfel
1 Zwiebel (mit 5–6 Nelken gespickt)

3–4 EL Öl
1–1½ TL Kräutersalz
MS Rosmarin, Salbei, Thymian, Pfeffer, Basilikum
1 Becher Sauerrahm
2 EL frische Kräuter der Jahreszeit

Zubereitungsart: Gemüseteile grob schneiden, Pilze blättrig, Tomaten zurückbehalten. Alle Teile in eine Pfanne (mit Deckel) bzw. einen Bratentopf geben, Öl und die gespickte Nelkenzwiebel zugeben. Andünsten, bei geringer Hitzezufuhr ca. 15 Minuten gardünsten lassen. Wenige Minuten vorher die in Scheiben geschnittenen Tomaten zugeben.
Die Gewürze und Sauerrahm zugeben, pikant abschmecken. Die Gewürzzwiebel entfernen.
Mit den frischen Kräutern bestreut zu Kartoffel-, Reis-, Hirse- oder Nudelspeisen servieren.

Ein Rest des Gemüses ließe sich – schnell püriert – zu einer pikanten Soße verarbeiten.

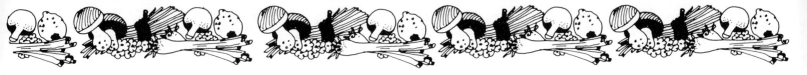

(166) Grüne Bohnen — *Gemüsebeilage* —

Zutaten als Familienrezept:

500 g grüne Bohnen
  (Busch- oder Stangenbohnen)
2 Stiele Bohnenkraut
½ Ltr. Wasser

2 Zwiebeln
1 TL Salz
je 2 EL geh. Petersilie und Bohnenkraut
1 EL Butter

Zubereitungsart: Grüne Bohnen putzen, brechen oder zerschneiden, mit den Bohnenkrautstielen in ½ Ltr. Wasser ca. 15 Minuten garen lassen.
Vor dem Anrichten die Bohnenkrautstiele wieder entfernen. Abschmecken mit Salz, den feinst geschnittenen Zwiebeln, der Butter und den frischen Kräutern.

Bohnensalat als Resteverwertung: 1–2 EL Essig, anstelle Butter 2 EL Öl zugeben, durchziehen lassen. Mit Tomatenscheiben garniert servieren.

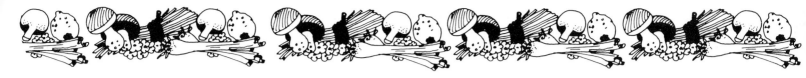

(167) Bohnensalat — *aus Bohnenkernen* —

Zutaten als Familienrezept:

250 g Bohnenkerne – weiß oder rot
500 g Wasser
1–1½ TL Kräutersalz
2 MS weißen Pfeffer, Bohnenkraut, Thymian
2–3 EL Kräuteressig
3–4 EL Sonnenblumen- oder Olivenöl

2 Zwiebeln
1 Paprikaschote
2 Tomaten
2 Salatblätter
2 EL Schnittlauchröllchen

Zubereitungsart: Bohnenkerne einige Stunden – oder über Nacht – einweichen. Mit dem Einweichwasser 30–45 Minuten garkochen lassen. Im nicht mehr sehr heißen Zustand mit den Gewürzen, dem Essig und Öl sowie den kleingeschnittenen Zwiebeln, Paprikaschote, Tomaten vermengen. Der Salat sollte 2–3 Stunden durchziehen können. Auf Salatblättern anrichten – mit Schnittlauchröllchen überstreut servieren.

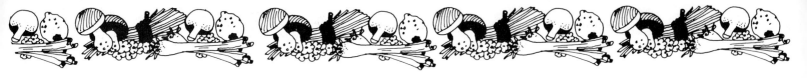

(168) Buntes Gemüse überbacken — *Gemüsebeilage* —

Zutaten als Familienrezept:
500 g Rosenkohl – verzehrbarer Anteil –
300 g Möhren
200 g frische Ananas – wahlweise Äpfel
3 Zwiebeln
Öl zum Rösten

1–1½ TL Kräutersalz
2 MS Muskatblüte
3 EL Sauerrahm
Semmelbrösel
2 EL Butter

Zubereitungsart: Rosenkohl-Röschen im Ganzen, Möhren in 1 cm dicke Scheiben geschnitten, mit wenig Wasser ca. 10 Minuten dünsten. Inzwischen aus den Ananasscheiben bzw. Äpfeln kleine Würfel schneiden; die Zwiebeln als dünne Scheiben in dem Öl knusprig rösten.
In eine Auflaufform etwa die halbe Menge des gedünsteten Gemüses geben, etwas Kräutersalz und Muskatblüte überstreuen.
Auf das Gemüse einen Teil der Ananaswürfel bzw. Apfelstücke plus geröstete Zwiebel geben. Die Schichtung noch einmal wiederholen, mit Ananaswürfel (Apfel) und Zwiebeln abschließen.
Sauerrahm gleichmäßig verteilen, Semmelbrösel überstreuen, Butterflöckchen aufsetzen.
Backen: bei 225 °C etwa 20–25 Minuten.
Zu dem bunten Gemüse paßt sehr gut »Grünes Kartoffelpüree«.

<u>Variante:</u> Sollten gerade einige Getreidebratlinge als Rest vorhanden sein, ließen sich davon Würfel oder Streifen schneiden, die zwischen die Gemüselagen geschichtet werden können.

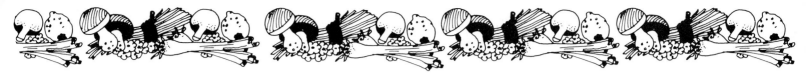

(169) Rotkohl — *Gemüsebeilage* —

Zutaten als Familienrezept:
750 g Rotkohl – verzehrbarer Anteil –
½ Ltr. Wasser
2 Zwiebeln (gespickt mit Nelken)
1 kleiner Apfel
1 Bund Suppengrün

3 EL Weinessig
1–1½ TL Salz
2 MS Pfeffer, Kümmelpulver, Nelkenpulver
100 g Weinbeeren
5 EL Öl

Zubereitungsart: Rotkohl fein schnitzeln, Suppengrün kleinschneiden, mit dem Essig übergießen, Wasser auffüllen, die beiden gespickten Zwiebeln, zerkleinerten Apfel und Weinbeeren zufügen. Alles in einem gut schließenden Gefäß ankochen, bei Minimalhitzezufuhr ca. 25 Minuten köcheln lassen.
Nach Abschluß der Garzeit Salz, Gewürze und Öl zugeben, leicht säuerlich-süß abschmecken.
Rotkohl ist eine in der Winterzeit gern genommene Gemüsebeilage. Es passen alle Kartoffelgerichte, Bratlinge und Getreide- oder Kartoffelklöße dazu.

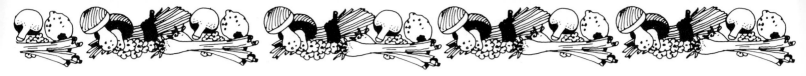

(170) Sommer-Gemüse-Schlemmertopf – erste Ernte aus dem eigenen Garten –

Zutaten als Familienrezept:
1 Kohlrabiknolle mit Blättern
1 Bund junge Möhren (ca. 300 g)
ca. 300 g zarte Bohnen
ca. 300 g Zuckererbsen
1 kleiner Blumenkohl

1 Busch Sellerieblätter
2 EL Butter
1–1½ TL Salz
2 EL geh. frische Petersilie

Zubereitungsart: Die Kohlrabiknolle dünn schälen, grobe Streifen schneiden. Ihre Blätter zusammen mit den Sellerieblättern feinschneiden.
Die Möhren sauber bürsten, im Ganzen belassen, ebenso die Bohnen und Zuckererbsenschoten – sofern sie nicht ausgepult zu werden brauchen.
Blumenkohl in kleine Röschen teilen.
Alle Gemüse bunt mengen, in einen flachen, jedoch breiten Topf geben, lediglich 1 Tasse Wasser zugeben, Deckel gut schließen. Das Gemüse zum Kochen bringen, Deckel möglichst nicht öffnen. Die Hitzezufuhr sofort auf Minimalstufe zurückschalten, gesamte Garzeit ca. 12–15 Minuten.
Das fertige Gemüse in einer flachen Schüssel anrichten, Salz überstreuen, die zerlassene Butter übergießen, die gehackten frischen Kräuter überstreuen.
Neue Kartoffeln, als Pellkartoffeln zubereitet, passen vorzüglich zu dem Schlemmertopf.

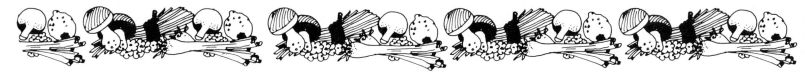

(171) Paprikagemüse — *Gemüsebeilage* —

Zutaten als Familienrezept:
500–600 g Paprikaschoten (farblich gemischt)
1 Gemüsezwiebel bzw. 3 normale Zwiebeln
2 Knoblauchzehen
1 kleines Stück Peperoni
1 große Lauchstange
2 Fleischtomaten

3 EL Öl, 1 Tasse Wasser
1 Becher Sauerrahm (30% Fett i.Tr.)
2 TL Kräutersalz
Paprikapulver, Cayenne, Curry
3 EL fein gehackte Kräuter (Petersilie,
 Schnittlauch, Basilikum, Thymian)

Zubereitungsart: Paprikaschoten, grob zerteilt, in eine große Pfanne geben, Zwiebeln, Knoblauchzehen, Peperoni, Lauch und Tomaten entsprechend zerkleinert zugeben, das Öl und 1 Tasse Wasser draufgießen. Den Deckel aufsetzen, die Pfanne anheizen. Zeigt sich eine starke Dampffahne, auf Minimalhitze zurückschalten, ca. 12–15 Minuten garen lassen.
Danach speisefertig würzen und mit den gehackten Kräutern bestreut servieren.

Butterreis, Butterhirse, Butternudeln, Kartoffeln passen zu Paprikagemüse.

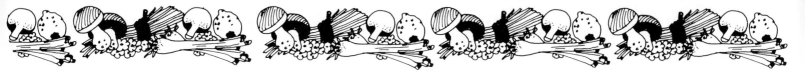

(172) Grünkohl — *Gemüsebeilage* —

Zutaten als Familienrezept:
1 kg Grünkohl (roh, geputzt)
3 EL Sonnenblumenöl
1 Tasse Wasser
2 Zwiebeln (mit einigen Nelken gespickt)
1–1½ TL Salz

1 TL Senf
MS Zimt, Nelkenpulver
3 EL Haferschrot bzw. -flocken
2 EL Butter

Zubereitungsart: Nach dem Waschen und Abtropfen (in der Salatschleuder) den Kohl grob schneiden. Das Öl in einen großen Topf geben, Kohl zugeben, ebenso die gespickten Zwiebeln, 1 Tasse Wasser zugießen.
Im geschlossenen Gefäß schnell anhitzen, bei Minimalhitze während ca. 30 Minuten den Kohl gardünsten.
Nach der Garzeit das Haferschrot bzw. -flocken einstreuen, noch einmal aufkochen lassen, dann speisefertig würzen.

Variante: Anstelle des frischen Kohls könnte auch Gefrierware gewählt werden (500–600 g).
Grünkohlgemüse paßt am besten zu Kartoffeln.

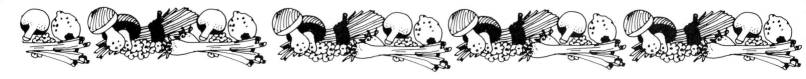

(173) Cashew-Kerne gedünstet — *Gemüse-Beilage* —

Zutaten als Familienrezept:
200 g Cashew-Kerne
2 Paprikaschoten (1 rote, 1 grüne)
1 Porreestange (ca. 150 g netto)
2 Kartoffeln

½ TL Nelkengewürz, ¼ TL Muskatblüte
1 TL Salz
2 EL Sauerrahm
3 EL Sonnenblumen- oder Olivenöl

Zubereitungsart: In einer Pfanne (mit Deckel) bei mäßiger Hitzezufuhr zunächst die Nüsse in dem Öl leicht anrösten, die zerkleinerten Gemüse zufügen, ebenso die Gewürze – Salz erst zum Schluß. Im geschlossenen Gefäß ca. 10–12 Minuten gardünsten, sodann mit Salz abschmecken und Sauerrahm verfeinern.
Die Speise paßt zu Butterreis, Butterhirse, auch Butternudeln und Kartoffelpüree.

Tips & Hinweise: Cashew-Kerne, auch Kaschu- oder Acajou-Nüsse genannt, sind die nierenförmigen Steinfrüchte des kultivierten westindischen »Nierenbaumes«. Heute ist er auch in Afrika, Ägypten, Amerika und auf Hawaii zu finden. Er wächst bis zu 10 m hoch, seine Früchte sitzen auf birnenförmigen, fleischigen Fruchtstielen. Sie müssen geröstet werden, um genießbar zu sein. Geröstete, geknackte und enthäutete Samen sollten rein weiß sein, durch das Rösten wird ihr Geschmack leicht süß, mandelartig verfeinert. Geeignet für alle Gebäcke und Speisen, die wir sonst mit »unseren Nüssen« zubereiten.

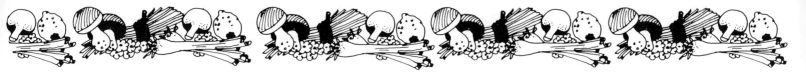

(174) Austernpilz-Gemüse — *Gemüsebeilage* —

Zutaten als Familienrezept:
350–400 g Austernpilze
500 g Gemüse (z. B. Lauch, Paprikaschoten,
  Auberginen, Möhren und Fenchelknolle
  – allein oder gemischt)
2–3 Zwiebeln
3 EL Öl, 2 EL Butter

2 EL Sauerrahm (30% Fett i.Tr.)
1–1½ TL Kräutersalz
2 MS Pfeffer, Paprikapulver
je 2 EL gehackte Kräuter
  (z. B. Petersilie, Schnittlauch, Basilikum)

Zubereitungsart: Das Gemüse grob zerkleinern (harte Gemüse wie Fenchel und Möhren feiner schneiden), kleine Austernpilzhüte ganz lassen, große halbieren, Zwiebeln in dünne Scheiben schneiden. Öl in einen Bratentopf geben, das Gemüse zufügen, andünsten. Mit dem Austritt des Fruchtwassers ist im allgemeinen genügend Flüssigkeit vorhanden, u. U. 1 Tasse Wasser ergänzen. Bei kleinster Hitzezufuhr das Gemüse im geschlossenen Gefäß etwa 12–15 Minuten gardünsten.
Butter, Sauerrahm, Gewürze und Kräuter zugeben, fein abschmecken.
Hierzu passen: Frische Pellkartoffeln, auch Bratkartoffeln, Kartoffelpüree und Butternudeln.

Variation: Anstelle von Austernpilzen einfach Champignons nehmen.

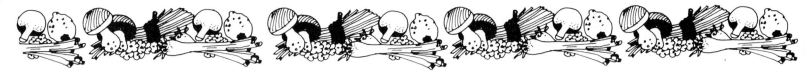

(175) Austernpilze gebraten – *Gemüsebeilage* –

Zutaten als Familienrezept:
500–600 g Austernpilze
Öl zum Braten
½ TL Kräutersalz

2 MS Pfeffer
2 EL geh. Petersilie, Schnittlauch
2 EL geröstete Zwiebelringe

Zubereitungsart: Möglichst kleine oder mittelgroße Pilzhüte wählen, von der Kolonie trennen, mit einem trockenen Küchentuch von möglichen Fremdteilen reinigen. Die kleinen Pilzhüte ganz lassen, die großen halbieren.
In einer Pfanne reichlich Sonnenblumenöl mäßig erhitzen, die zerteilten Pilze hineingeben, 6–8 Minuten braten lassen. Anfänglich kann der Pfannendeckel aufgesetzt werden. Die Pilze einmal wenden; zeigt sich eine leichte Bräunung, sind sie servierfertig. Mit dem Schöpflöffel aus dem Fettbad herausheben, auf eine gewärmte Platte geben, mit Kräutersalz, Pfeffer, gerösteten Zwiebelringen und gehackten Kräutern überstreut, anrichten.
Dazu passen Kartoffelpüree, Nudeln, Reis, Hirse, oder auch Vollkornbrot mit Butter.

Variation: Anstelle der Austernpilze Champignons nehmen.

Tips & Hinweise: Im warenkundlichen Teil können Sie mehr über Austernpilze erfahren.

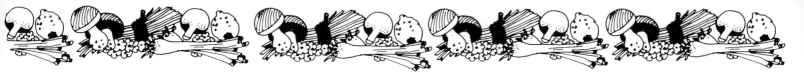

(176) Bleichsellerie *in Rahmsoße*

Zutaten als Familienrezept:
2 oder 3 Stauden Bleichsellerie
3 oder 4 mittelgroße Möhren
3 feste Tomaten
⅜ Ltr. Wasser
1 TL Selleriesalz

Soße: ¼ Ltr. Gemüsekochwasser
½ Becher Sauerrahm
½ TL Salz, MS Pfeffer, Cayenne,
MS Muskatblüte/Muskatnuß
2 TL Zitronensaft
2 EL fein geriebene (geschälte) Mandeln
etwas fein gehacktes Selleriekraut

Zubereitungsart: Selleriestauden waschen, putzen – die kleinen Blatttriebe aufbewahren – sehr harte Stengel mitkochen, aber nicht servieren.
Die von der Länge her halbierten Stauden sowie die längs 1 × durchgeschnittenen Möhren mit dem Wasser aufsetzen und etwa 15–20 Minuten kochen lassen, kurz vorher die in Scheiben geschnittenen Tomaten zugeben, gerade eben noch mitziehen lassen. Mit Selleriesalz würzen.
Das gegarte Gemüse in eine vorgewärmte Schüssel geben, warmhalten. In die heiße Gemüsebrühe die Gewürze, Sauerrahm, geriebene Mandeln geben, pikant abschmecken, mit Selleriekraut abrunden.

Dazu passen Pellkartoffeln – Salzkartoffeln – auch Reis bzw. Nudeln.

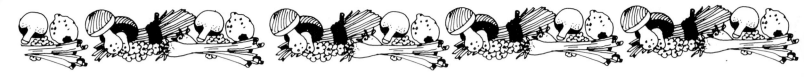

(177) Fenchelgemüse — Gemüsebeilage —

Zutaten als Familienrezept:

2 mittelgroße Fenchelknollen
8 mittelgroße Möhren
¼ Ltr. Wasser
2 Gemüsezwiebeln
1–1½ TL Kräutersalz

2 MS Fenchelpulver, Koriander
2 EL Schnittlauchröllchen
Fenchelkraut (fein gehackt)
2 EL Butter

Zubereitungsart: Fenchelknollen putzen (die feinen Krauttriebe zurückbehalten), in kleine Würfel schneiden. Die Möhren in 1 cm dicke Scheiben schneiden, die Zwiebeln würfeln.
Das Gemüse in einer Pfanne (mit Deckel) bzw. einem Topf mit ¼ Ltr. Wasser ca. 15–20 Minuten dünsten. Anschließend mit Kräutersalz, den Gewürzen abschmecken, mit Butter und frischen Kräutern abrunden.

Dazu passen Kartoffel-, Nudel- und Reisspeisen.

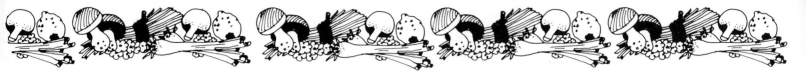

(178) Lauch-Gemüse *mit Sauerrahm*

Zutaten als Familienrezept:

3–4 EL Olivenöl
500 g Lauch
2 große Zwiebeln
300 g Zuchtpilze
1–1½ TL Kräutersalz

2 MS Pfeffer, Basilikumpulver, Currypulver
2–3 EL fein gehackte Kräuter
 (z. B. Schnittlauch, Petersilie, Zitronenmelisse)
1 Becher Sauerrahm

Zubereitungsart: Lauchstangen längs durchschneiden, gründlich waschen, etwa 1 cm breite Streifen schneiden. Die Zwiebeln schälen, halbieren, in feine Scheiben schneiden.
Die Pilze möglichst trocken reinigen, nur große zerteilen, sonst ganz lassen.
Das Olivenöl in eine große Pfanne oder Bratentopf mit Deckel gießen, alle Gemüse zugeben, Deckel aufsetzen. Einige Minuten andünsten, umrühren. 1 Tasse Wasser aufgießen, bei Minimalhitze etwa 12–15 Minuten gardünsten. Danach mit den Gewürzen und frischen Kräutern abschmecken.
Sauerrahm kann entweder untergerührt oder separat serviert werden, besonders dann, wenn z.B. Folien- oder Backkartoffeln gereicht werden.

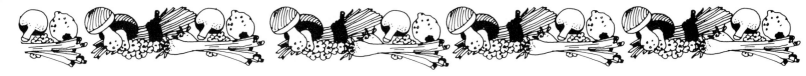

(179) Gefüllte Kohlwickel

Zutaten als Familienrezept:

8–10 Kohlblätter vom Wirsing,
  Weißkohl, Spitzkohl oder Grünkohl
250 g Hartweizen
50 g Leinsaat
3 EL Buchweizen
150 ml Sahne
150 ml Wasser
30 g Butter

1–1½ TL Kräutersalz
Pfeffer, Paprikapulver, Kümmel, Majoran
2 Zwiebeln
½ rote Paprikaschote
2 EL geh. Kräuter
  (z. B. Petersilie, Schnittlauch, Majoran)
Öl zum Braten
1 Becher Sauerrahm f. d. Soße

Zubereitungsart: Die dicken Rippen der Kohlblätter flachschneiden, Blätter u. U. blanchieren. Pro Kohlwickel 2 Blätter – vom Grünkohl vermutlich 4 Blätter – vorsehen.
Für die Füllung: Hartweizen, Buchweizen und Leinsaat fein mahlen. Sahne, Wasser, Butter sowie die Gewürze in einen flachen Topf geben, erwärmen. Das Vollkornmehlgemisch zugeben, bei ständigem Rühren und mäßiger Hitzezufuhr den Teig ›abbrennen‹. Der Vorgang ist abgeschlossen, sobald sich der Teig absolut vom Topfboden löst, dunkler und glänzend erscheint. In den Teig die feinst geschnittenen Zwiebeln, Paprikaschote und gehackten Kräuter einarbeiten, pikant abschmecken.
Etwa 2 EL Teigmasse auf die Kohlblätter geben, gut einwickeln, mit Faden, Nadeln oder Klammern die Wickel zusammenhalten.
Öl in eine große Pfanne bzw. Bratentopf geben, die Wickel hineinlegen, im geschlossenen Topf bei mäßiger Hitzezufuhr von allen Seiten leicht anrösten lassen. 2 Tassen Wasser auffüllen, bei Minimalhitze ca. 20–25 Minuten dünsten lassen. Die fertigen Kohlwickel von Fäden, Nadeln usw. vorsichtig befreien, auf eine Platte legen, warmstellen.
Den Sud mit einem Rest der Füllung verrühren, pikant abschmecken, mit 1 Becher Sauerrahm verfeinern.
Dazu passen Pellkartoffeln, Kartoffelpüree, auch Reis und Hirse.

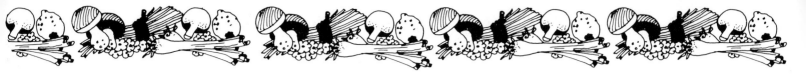

(180) Rotkohl-Rouladen   *mit pikanter Füllung*

Zutaten als Familienrezept:
4 große oder 8 kleine Rotkohlblätter, Öl zum Braten.
Füllung: 1 altes Vollkornbrötchen, eingeweicht, 50 g Grünkern + 1 EL Buchweizen, 2 EL Hartweizen, 1 EL Leinsaat, 100 g Zuchtpilze, 1 Zwiebel, ½ mürber Apfel, 30 g Butter, 1 TL Kräutersalz, 2 MS Delikatagewürz, Nelkenpulver, Majoran.
Soße: Bratensud mit Lorbeerblatt und 1 TL Wacholderbeeren, Salz, ½ Becher Sauerrahm, 2–3 TL »Süße Würze«

Zubereitungsart: Die Kohlblätter zur besseren Handhabung blanchieren, dann die dicken Rippen flachschneiden – Nadeln, Ringe bzw. Bindfaden bereithalten.
Grünkern, Buchweizen, Hartweizen und Leinsaat fein mahlen, mit dem eingeweichten, ausgedrückten Vollkornbrötchen vermengen, blättrig geschnittene Pilze, feingeschnittene Zwiebel und Apfel sowie die weiche Butter mit den Gewürzen in den Teig einkneten, pikant abschmecken. 1–2 EL Teig für die Soße zurückbehalten.
Den Teig durch 4 teilen, jedes Teil in 1 großes bzw. 2 kleine Kohlblätter hüllen, mit einem Ring, 2 Nadeln bzw. einfach Bindfaden festhalten.
Öl in eine Pfanne bzw. einen Bratentopf geben, die Kohlrouladen hineinlegen, aufheizen, von allen Seiten anbräunen. 1 Tasse Wasser aufgießen, Lorbeerblatt und Wacholderbeeren zugeben, im geschlossenen Gefäß bei Minimalhitze ca. 25–30 Minuten garen lassen.
Die Rouladen auf einer vorgewärmten Platte servieren, nachdem die Haltevorrichtungen vorsichtig entfernt wurden.
Den Bratensud u. U. mit Wasser verlängern, Lorbeerblatt und Wacholderbeeren herausfischen, mit Salz, »süßer Würze« und Sauerrahm pikant abschmecken.
Dazu passen eine Kartoffel-, Reis- oder Hirsespeise.

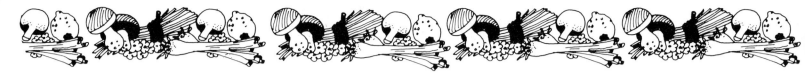

(181) Sellerie-Apfel-Auflauf

Zutaten als Familienrezept:

500 g Kartoffeln ⎫ jeweils
300 g Sellerieknolle ⎬ verzehrbarer
200 g Äpfel ⎭ Anteil

1–1½ TL Selleriesalz, MS Pfeffer
3 EL Sauerrahm, 2 EL Butter
Semmelbrösel
2 EL Petersilie und Sellerieblatt (fein gehackt)

100 g Hafervollkornmehl
75 g Butter, 75 g Wasser
½ TL Salz, Muskatblüte, Delikata, Kümmel

Zubereitungsart: Kartoffeln bürsten, ebenso die Sellerieknolle bzw. das Stück Sellerie, zusammen mit wenig Wasser in der Schale garen.
Inzwischen 75 g Butter und 75 g Wasser mit Gewürzen in eine Kasserolle geben, bei mäßiger Hitze erwärmen. Das Hafervollkornmehl zugeben, bei ständigem Rühren den Teig leicht ›abbrennen‹. Der Vorgang ist abgeschlossen, wenn sich der Teig etwas dunkler und glänzend zeigt. Unter Umständen etwas nachwürzen.
Dieser Haferteig ist als Zwischenlage von Kartoffel und Gemüse gedacht.
Die gekochten Kartoffeln und die Sellerieknolle schälen, in feine Scheiben bzw. Streifen schneiden, die rohen Äpfel gleichermaßen.
Eine Auflaufform mit der halben Menge Kartoffeln, Sellerie und Äpfel füllen – etwas Selleriesalz und Pfeffer überstreuen. Nun folgt der Haferbrandteig. Mit den restlichen Kartoffelscheiben, Sellerie- und Apfelstreifen wird abgeschlossen. Wieder Gewürze aufstreuen. Sauerrahm gleichmäßig obendrüber verteilen, mit Semmelbrösel bestreuen, Butterflöckchen aufsetzen und im Ofen etwa 25–30 Minuten bei 225 °C überbacken.
Den Auflauf mit gehackten Kräutern bestreut servieren.

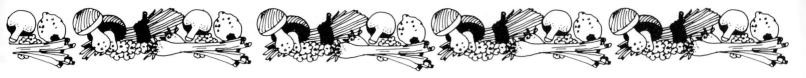

(182) Rosenkohl mit Tomatencreme – Gemüseauflauf –

Zutaten als Familienrezept:

1 kg Rosenkohl (= verzehrbarer Anteil ca. 750 g)
250 g Fleischtomaten
2 TL Tomatenmark
½ Becher Sauerrahm

½ TL Kräutersalz, 2 MS schw. Pfeffer
2 TL fein geh. Basilikum
1 EL Schnittlauchröllchen
1 TL Salz, Semmelbrösel, 1 EL Butter

Zubereitungsart: Rosenkohl putzen, die Röschen in wenig Wasser in 10–12 Min. bißfest garen. Den Kohl mit der Flüssigkeit in eine ofenfeste Form geben, mit Salz und Semmelbrösel bestreuen, Butterflöckchen verteilen. Das Gemüse im Ofen bei ca. 100 °C innerhalb von 15 Minuten überbacken.
In dieser Zeit die Tomaten pürieren, Tomatenmark zugeben, ebenso Sauerrahm, mit Kräutersalz, Pfeffer und Basilikum würzen. Dann mit Schnittlauchröllchen bestreut servieren.
Rosenkohl sehr heiß – Tomatensoße kalt –
dazu passen Pellkartoffeln, auch Reis und Hirse, alle Teile können zur gleichen Zeit gegart sein.

Variation: Anstelle von Rosenkohl kann auch Broccoli und/oder Blumenkohl-Gemüse genommen werden, deren Garzeit 2–3 Minuten kürzer ist. Sonst alles wie vorstehend.

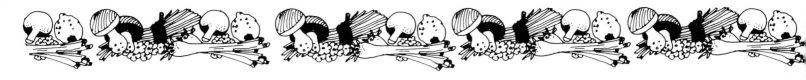

(183) Grünkohl-Auflauf *mit Champignons*

Zutaten als Familienrezept:

*1 kg Grünkohl (Rohware)
   bzw. 500–600 g Gefrierware
3 Scheiben frische Ananas
2 Zwiebeln
250 g Zuchtpilze
   (kleingeschnitten, in Öl gedünstet)*

*2–3 EL Öl, 2 EL Butter
1 TL Salz
2 MS Kümmelpulver, Koriander, Muskatblüte
   und -Nuß, Nelkenpulver
1 TL Senf*

Zubereitungsart: Grünkohl putzen, waschen, kleinschneiden, zusammen mit den kleingeschnittenen Zwiebeln in Öl etwas andünsten, 1–2 Tassen Wasser auffüllen, bei Minimalhitze ca. 20 Minuten garen lassen. Danach die Gewürze und 1 EL Butter zufügen.

Die halbe Menge Grünkohl in eine Auflaufform füllen, auf den Grünkohl die in Würfel geschnittenen Ananasscheiben legen, darauf wird der restliche Grünkohl geschichtet. Den Abschluß bilden die gedünsteten Pilze, leicht gesalzen und mit reichlich Butterflöckchen belegt.

<u>Backen:</u> bei 200 °C ca. 25 Minuten.

Zu dieser Speise können Pellkartoffeln, Salzkartoffeln oder Kartoffelpüree gereicht werden.

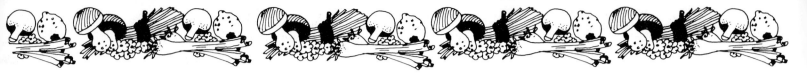

(184) Sauerkrauttopf *nach Elsässer Art*

Zutaten als Familienrezept:

500–600 g Sauerkraut aus dem Faß
2 Zwiebeln, 2 Möhren
½ Stange Lauch
Öl zum Dünsten
1 TL Salz

2 MS Pfeffer, Koriander, Kümmel
½ Ltr. Wasser
1 Zwiebel gespickt mit Nelken
1 großer süß-säuerlicher Apfel
2 Lorbeerblätter

Zubereitungsart: Die halbe Menge Sauerkraut zusammen mit den kleingeschnittenen Zwiebeln, Möhren und Lauch in Öl andünsten. Nach wenigen Minuten das Wasser auffüllen, das restliche Sauerkraut zugeben. Die Zwiebel, gespickt mit Nelken sowie den großen, ganzen Apfel und die Lorbeerblätter zugeben. Bei geringster Hitzezufuhr im gut geschlossenen Topf etwa 20 Minuten garen. Danach die gespickte Zwiebel, Lorbeerblätter, das gelöste Innere des Apfels am Stiel herausnehmen. Das Sauerkraut mit den Gewürzen gut abschmecken, 2–3 EL Öl zusätzlich zugeben. Es passen dazu: Kartoffelpüree, Bratlinge, Kartoffel- oder Getreideklöße.

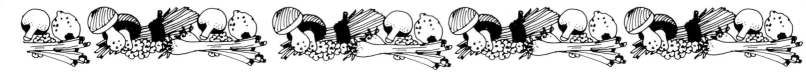

(185) Sauerkraut-Kartoffel-Auflauf *mit Grünkern-Füllung*

Zutaten als Familienrezept
1 kg Kartoffeln
500–600 g Sauerkraut aus dem Faß
¼ Ltr. Wasser
1 Zwiebel, 1 kleiner Apfel
2 TL Salz/Kräutersalz
¼ TL Muskatnuß, Muskatblüte, Kümmelpulver
3 EL Butter

Grünkernfüllung:
100 g Grünkern, 40 g Butter
150 g Sahne – halb süße, halb Sauerrahm
½ TL Kräutersalz
2 MS Delikatagewürz, Muskatblüte, schw. Pfeffer
1 Zwiebel (feinstgeschnitten)
2 EL gehackte Kräuter
 (z. B. Schnittlauch, Majoran, Petersilie)

Zubereitungsart: Kartoffeln als Pellkartoffeln garen, abziehen, in Scheiben schneiden.
Sauerkraut (evtl. etwas zerschneiden) mit dem Wasser, der zerkleinerten Zwiebel und dem Apfel bei Minimalhitze ca. 15 Minuten kochen lassen. Anschließend mit knapp 1 TL Salz würzen.
Butter, Sahne und Gewürze in einer Kasserolle erwärmen, sobald die Butter aufgelöst ist, das Grünkernmehl zugeben, solange rühren, bis der Teig dunkler wird, sich glänzend zeigt und leicht vom Boden löst. Kräftig würzen und zum Schluß feinstgeschnittene Zwiebel sowie gehackte Kräuter zugeben.
Eine Auflaufform mit etwa der halben Menge Kartoffelscheiben füllen, etwas Kräutersalz und Butter verteilen. Das Sauerkraut bildet die nächste Schicht (es ist ja bereits gewürzt). Nun folgt die Grünkern-Masse. Die restlichen Kartoffelscheiben bilden die Abschluß-Schicht. Mit etwas Salz, den Gewürzen und der restlichen Butter wird abgeschlossen.
Backen: ca. 25 Minuten bei 225 °C.

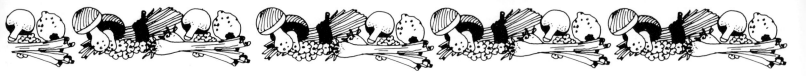

(186) Linsen-Eintopf

Zutaten als Familienrezept:

250 g Linsen
750 g Wasser
2 Bund Suppengrün (1 kl. Stange Lauch, 3 Möhren, 1 Stück Sellerieknolle, 1–2 Petersilienwurzeln)
300–400 g Kartoffeln
2 TL Kräutersalz
¼ TL Majoranpulver
2 MS Pfeffer, Thymian, Kümmelpulver
3 EL Butter
3–4 EL frische Kräuter, fein gehackt (z. B. Petersilie, Schnittlauch, Majoran oder Oregano)
2 EL Obst- oder Weinessig

Zubereitungsart: Linsen einige Stunden bzw. über Nacht mit dem Wasser einweichen. Das zerkleinerte Gemüse sowie die geschälten, gewürfelten Kartoffeln zu den eingeweichten Linsen geben, alles zum Kochen bringen. Bei Minimalhitze im gut schließenden Topf ca. 20–25 Minuten köcheln lassen.
Es könnte sein, daß die Linsen beim Ankochen stark schäumen. Mit einem Schöpflöffel kann der Schaum abgehoben werden.
Mit Kräutersalz, den Gewürzen, der Butter, Essig und frischen Kräutern das Eintopfgericht gut würzen. (Essig kann weggelassen werden.)

Tips & Hinweise: Eintopfgerichte – besonders solche mit Hülsenfrüchten – sind ein wenig aus der Mode gekommen. Dabei können es sehr schmackhafte, gut sättigende, vor allem sehr preiswerte Alltagsspeisen sein, vor allem mit den uns stets verfügbaren feinen Zutaten.

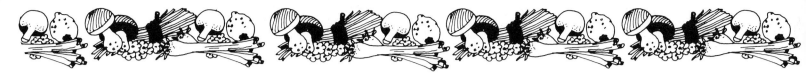

(187) **Kichererbsen gebacken** — *Suppeneinlage – Gemüsebeilage –*

Zutaten als Familienrezept:
125 g Kichererbsen
¾ Ltr. Wasser
2–3 EL Sonnenblumenöl
Prise Salz

Zubereitungsart: Kichererbsen über Nacht mit ¾ Ltr. Wasser einweichen. Mit dem Einweichwasser bei kleinster Hitzezufuhr ca. 30 Minuten köcheln lassen. Kichererbsen zerfallen nicht, wenn das Kochwasser abgegossen wird und für eine Suppe oder Eintopfgerichte Verwendung findet. Die abgetropften Kichererbsen in einer Pfanne in Öl einige Minuten goldgelb rösten, etwas Salz oder Kräutersalz überstreuen.
Die gebackenen Kichererbsen können als Einlage zu Gemüsesuppen, auch Linsen- und Erbsensuppen bzw. als Beilage zu Gemüse gereicht werden. Manch einer schätzt diese Zubereitung als pikantes Naschwerk.

Variation: Gekochte und gebackene (bzw. nur gekochte) Kichererbsen zu Mus pürieren, daraus Suppen und Soßen herstellen bzw. die Masse einem Bratlings-Teig (Kloßteig) zugeben. Reste könnten in dieser Art verbraucht werden.

Tips: Im warenkundlichen Teil werden Kichererbsen kurz beschrieben.

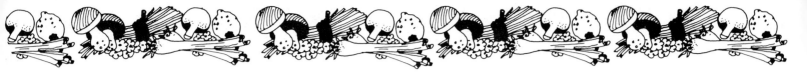

(188) Kümmel-Kartoffeln — sog. »Bircher-Kartoffeln« —

Zutaten als Familienrezept:
1 kg mittelgroße Kartoffeln
1 TL Kräutersalz
1 TL Kümmel (ganz)
4–5 EL Sonnenblumen- oder Olivenöl

Zubereitungsart: Die Kartoffeln gründlich bürsten und abtrocknen. Alle Kartoffeln der Länge nach halbieren. Jede Hälfte mit der angeschnittenen Seite in ein Öl-Salz-Kümmel-Gemisch tauchen. Mit der gewürzten Schnittfläche auf ein gefettetes Backblech setzen. Das restliche Öl-Gewürz-Gemisch großzügig auf die Kartoffeln pinseln.
Backen: Etwa 30–40 Minuten bei 200°C.
Im Heißluftherd besteht die Tendenz zum Austrocknen aller Gebäcke. Darum ist es ratsam, von Anfang an Pergamentpapier aufzulegen.
Zu den Kümmel-Kartoffeln paßt jede Gemüse-Frischkost bzw. zahlreiche Gemüsezubereitungen, auch Getreide-Bratlinge.

Tips & Hinweise: Dieses Rezept geht offenbar auf den großen Schweizer Arzt Dr. med. Max Bircher-Benner zuzrück. Bereits vor einigen Jahrzehnten wurde in der »Bircher-Klinik« am Zürichberg vegetarische vollwertige Kost gereicht. Bircher-Benner verdanken wir die klinische Erfahrung, daß Frischkost Heilkost sein kann.

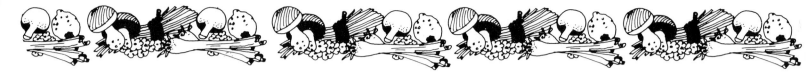

(189) Folien-Kartoffeln

Zutaten:
Pro Person 2–3 mittelgroße Kartoffeln
Öl oder Butter zum Bepinseln

Salz
(Pergamentpapier)

Zubereitungsart: Die Kartoffeln gründlich bürsten und abtrocknen, dann einige Male kreuz und quer einritzen. 2–3 oder mehr Kartoffeln auf mehrere übereinander liegende Blätter nicht gewachstes Pergamentpapier legen, mit Öl einpinseln. Die Kartoffelreihe in die Pergamentpapierblätter einwickeln, auf ein trockenes Backblech legen. Ein Haushaltsbackblech faßt ca. 5–6 Reihen.
Backen: 40–50 Minuten bei 250°C als geschlossene Hülle; 5–10 Minuten bei 250°C Pergamenthülle offen zum leichten Anbräunen. Durch Einstechen prüfen, ob alle Kartoffeln gar sind. Die Kartoffeln entweder in der Pergamenthülle oder lose in einer Schüssel servieren, mit Salz bestreuen. Die Kartoffelschalen sind grundsätzlich verzehrbar. Tomaten-, Gemüse- oder Bunte Rahm-Soße z. B. passen gut zu den Folienkartoffeln.

Tips & Hinweise: Folien-Kartoffeln werden vielfach – danach heißen sie ja auch – in Haushalts-Alufolie gebacken. Es ist bekannt, daß deren Herstellung enorm energie- und materialaufwendig ist. Hinzu kommt, daß ein zweiter oder gar mehrmaliger Gebrauch der Haushaltsfolie aus hygienischen Gründen nicht in Frage kommt. Darum das Angebot, »Folien-Kartoffeln« in Pergamenthüllen zu backen – es geht gut! Im übrigen richten immer mehr Städte und Gemeinden Sammelstellen für Aluminium-Abfälle aus Verpackungen ein.

Becker: »Praktischer Rat bei Allergien«
© Verlag »NundG« Eberhard Cölle, Ditzingen

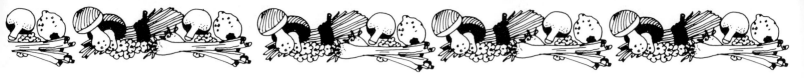

(190) Bratkartoffeln   *mit gerösteten Zwiebeln*

Zutaten als Familienrezept:
750–1000 g Kartoffeln
  (Salatware; festkochende Sorte wählen)
Sonnenblumenöl zum Braten
½ TL Salz

2–3 Zwiebeln
Öl zum Rösten
2 MS Kräutersalz, Majoran

Zubereitungsart: Die Kartoffeln mit wenig Wasser in der Schale bißfest garen, das können je nach Größe 12, 15, maximal 20 Minuten sein. Die Schalen abziehen, Kartoffeln in dünne Scheiben schneiden.
Während der Kochzeit die Zwiebeln schälen, in sehr dünne Scheiben schneiden, in eine Pfanne mit ausreichend Öl geben, mit aufgesetztem Deckel bei mäßiger Hitze goldbraune Zwiebelringe rösten. Die fertigen Zwiebeln aus dem Fettbad nehmen, mit Salz und Majoran bestreut, erkalten lassen – dann werden sie knusprig.
Das Zwiebel-Bratöl kann für die Kartoffeln genommen werden. In das heiße Fett die warmen oder bereits erkalteten (der Unterschied ist unerheblich) Kartoffelscheiben geben, ohne Deckel ausreichend lange die untere Schicht rösten lassen. Höchstens 1–2 mal wenden. Sobald sich die überwiegende Menge der Kartoffelscheiben goldbraun zeigt, das Salz überstreuen, kurz wenden und mit einem Schaumlöffel die Bratkartoffeln herausheben, in einer breiten Schüssel anrichten. Mit den gerösteten Zwiebeln bestreut, kann dieses einfache Gericht eine Köstlichkeit sein.
Bratkartoffeln – mit oder ohne geröstete Zwiebeln – passen zu fast allen Gemüsezubereitungen.

Tips & Hinweise: Immer dann, wenn Bratkartoffeln als eine Art aufgebackenes Kartoffelmus in der Schüssel erscheinen, hat höchstwahrscheinlich die Sorte nicht gestimmt, oder die Kartoffeln haben zu lange gekocht. Der Handel ist verpflichtet, Kartoffeln sortenmäßig mit dem Hinweis »festkochend«, »mehlig«, »Salatware« o. ä. anzubieten.

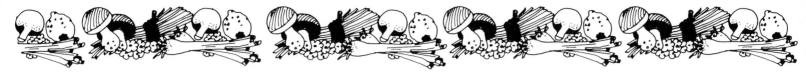

(191) Edel-Pellkartoffeln *für festliche Speisenfolge*

Zutaten als Familienrezept:
*1000 kg Kartoffeln
(festkochende Salatware)*

*Öl bzw. Butter zum Rösten, Salz
1 TL feingehackte frische Kräuter*

Zubereitungsart: Kleine Kartoffeln eignen sich besonders gut für diese Speise. Pellkartoffeln kochen, abpellen, für den Röstvorgang bereitstellen. Wenige Minuten vor Auftragen der Speisen eine große Pfanne mit ausreichend Öl bzw. Butter erhitzen, die abgepellten Kartoffeln darin von allen Seiten schnell leicht backen lassen. Mit einem Schöpflöffel aus dem Fettbad heben, mit Salz bestreuen.
Diese Zubereitungsform bietet sich für Menüs an, wo bei mehreren Gängen gerade kurz vor dem Anrichten Zeitnot auftritt. Leicht in Butter oder Öl gebacken, sind diese »edlen Pellkartoffeln« in absolut heißem Zustand servierbereit.

Tips & Hinweise: Vitalstoffverluste durch Kochen von Kartoffeln
a) geschält
Vitamin C = 32% Verlust
Vitamin B1 = 16% Verlust
b) ungeschält
Vitamin C = 14% Verlust
Vitamin B1 = 4% Verlust.
Ein weiterer erheblicher Verlust an Mineralstoffen tritt ein, wenn geschälte Kartoffeln mit viel Wasser als sog. Salzkartoffeln zubereitet werden. Die wasserlöslichen Mineralien werden zum erheblichen Teil mit dem Kochwasser weggeschüttet. – Analog trifft dies auch für Gemüsezubereitungen zu.

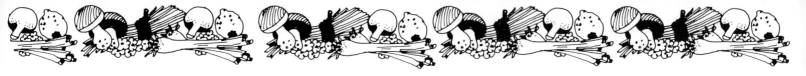

(192) Kartoffelrösti

Zutaten:
Pro Person 3 mittelgroße Kartoffeln
Öl zum Braten
Kräutersalz, frische Kräuter (fein gehackt)

Zubereitungsart: Neue Kartoffeln sauber bürsten, sonst dünn schälen, grob raffeln, in ein Küchentuch geben, damit die Flüssigkeit aufgesogen wird.
Ausreichend Öl (Sonnenblumen- oder Olivenöl) in eine Pfanne geben, mäßig erhitzen, die geraffelten Kartoffeln gleichmäßig über den Pfannenboden verteilen. (Die Menge von 3 Kartoffeln füllt eine normale Haushaltspfanne gerade aus.)
Mit aufgesetztem Deckel ca. 4–5 Minuten dünsten lassen. Zwischendurch 1–2 × Dampf abziehen lassen und dabei mit einem ›Küchenfreund‹ lose Teile an den Rand drücken, so daß ein glatter, runder Puffer entsteht.
Sofern die Unterseite gut gebacken ist, läßt sich der Bratling mit 2 Küchenfreunden leicht wenden. Jetzt noch einmal mit aufgesetztem Deckel 2–3 Minuten backen lassen.
Rundherum goldbraun-knusprig gebacken aus dem Fettbad heben und auf einem angewärmten Teller servieren. Mit Kräutersalz und fein gehackten, frischen Kräutern servieren.
Bei mehreren Personen ist es ratsam, in 2 Pfannen zugleich Rösti herzustellen.
Dazu passen viele Gemüsezubereitungen – auch eine knackige Frischkost.

Tips & Hinweise: Das Restbratfett kann in einem verschließbaren Gefäß gesammelt und schließlich dem Sondermüll zugeführt werden. Damit benötigen wir bei weitem nicht so viel an Lösungsmitteln beim Abwasch, und wir helfen mit, unsere Gewässer weniger zu belasten. Im allgemeinen wird dieser »Sondermüll« kostenlos entgegengenommen.
Auf die Ausführungen zum Fettverzehr im warenkundlichen Teil sei noch einmal hingewiesen, weil viele Menschen eine unbegründete Furcht vor angeblich zu großer Fettaufnahme haben.

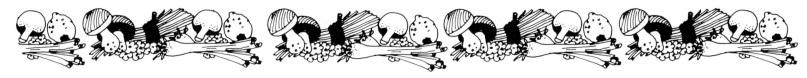

(193) Gebackene Kartoffelstäbchen — *Pommes frites* —

Zutaten:
Pro Person 2–3 Kartoffeln (= Salatware)
Sonnenblumen- oder Olivenöl zum Backen
grobes Salz zum Bestreuen

Zubereitungsart: Die Kartoffeln als Pellkartoffeln ca. 10 Minuten kochen, sie sollen noch recht fest sein.
Die Kartoffeln abpellen, anschließend einzeln durch eine Stäbchenquetsche geben. Ist sie nicht vorhanden, können die Kartoffeln mit einem scharfen Messer zu möglichst gleichmäßigen Streifen geschnitten werden.
Inzwischen in einer großen Pfanne – oder in 2 Pfannen zugleich – reichlich Öl mäßig erhitzen. Kleine Partien der Kartoffelstäbchen einige Minuten in dem heißen Öl rösten lassen, bis sie goldbraune Stellen zeigen. Mit einem Schaumlöffel aus dem Fettbad herausheben, auf eine Platte schütten, mit grobem Salz bestreuen.
Die restliche Kartoffelmenge zügig backen; nach 3–4 Durchgängen müßte das Öl erneuert werden.

Tips & Hinweise: Nach dem Prinzip der vitalstoffreichen Vollwertkost ist die übliche Pommes frites-Bereitung (besonders wenn dies oft geschieht) nicht empfehlenswert. Es ist um die große Menge naturbelassenen Öls einfach zu schade, die eine Fritteuse benötigt. Andererseits soll der Einsatz des Fabriköls gemieden werden.
Die hier vorgeschlagene Zubereitungsform ist ein sinnvoller Kompromiß.

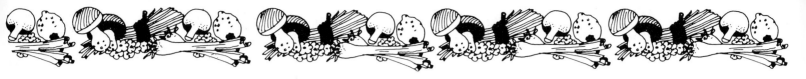

(194) Kartoffelpuffer *mit geraffelten Äpfeln*

Zutaten als Familienrezept:

600 g Kartoffeln
   (mehlige Sorte)
1–2 Zwiebeln
½–1 TL Salz
5 EL Hartweizen

1 EL Leinsaat
3 EL Sauerrahm
20 g zerlassene Butter
Öl zum Braten
2 säuerliche Äpfel

Zubereitungsart: Die Kartoffeln schälen (oder lediglich sauber bürsten), fein reiben. Zwiebeln und Äpfel ebenfalls fein reiben, alles schnell verrühren.
Hartweizen und Leinsaat fein mahlen, zu dem Kartoffelteig geben, mit Salz, Sauerrahm und der zerlassenen Butter vermengen. Der Teig sollte mindestens 15 Minuten zum Quellen des Getreides stehen bleiben (gut zudecken). Ausreichend Sonnenblumen- bzw. Olivenöl in der Pfanne erhitzen, 2 oder sogar 5 kleine Puffer gleichzeitig von beiden Seiten goldbraun-knusprig ausbacken. Geübte »Pfannenschwenker« lassen es sich natürlich nicht nehmen, tellergroße Puffer zu backen!
Wichtig für ein gutes Ergebnis sind: Ausreichend Öl, richtige Brattemperatur, und nicht zu viel Teig, damit die Puffer dünn ausgebacken werden können. Besser in 2 Pfannen zugleich backen.

Tips & Kniffe: Die Puffer schmecken bereits pur gut, eine Verfeinerung wäre: **Apfelmus in Sahne** dazuzureichen:
Apfelmus über den üblichen Kochprozeß hergestellt, auf rohem Wege zubereitet, halb gekochtes, halb rohes Mus zusammengefügt, mit Zitronensaft, Honig, Zimt, Vanillepulver abgeschmeckt, mit geschlagener Sahne verfeinert.

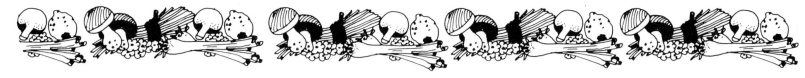

(195) Kartoffelpuffer-Party

Zutaten als Familienrezept:
1000 g Kartoffeln oder mehr (mehlige Sorte)
1 TL Salz
100 g Hartweizen
2 EL Leinsaat
4 EL Sauerrahm
30 g zerlassene Butter
Öl zum Braten

Als »Einlage« wahlweise:
Äpfel
Ananas
Pilze
Paprikaschoten, Zwiebeln,
fein gehackte Kräuter

Zubereitungsart: Kartoffeln schälen (oder lediglich sauber bürsten), fein reiben, Salz, Sauerrahm, zerlassene Butter und fein gemahlenes Hartweizen-Leinsaat-Gemisch verrühren. Den Teig gut zugedeckt ca. 15 Minuten zum Quellen stehen lassen.
In der Wartezeit können folgende Vorbereitungen getroffen werden: Äpfel raffeln, mit Zitronensaft beträufeln; Apfelscheiben bereiten, ohne Kernhaus, ebenfalls mit Zitronensaft beträufeln; Ananasscheiben; blättrig geschnittene Pilze; Paprikaschoten, bunte Mischung, sehr fein geschnitten; Zwiebelringe; Kräutermischung.
Möglichst in 2–3 Pfannen zugleich Puffer backen, pfannenfrisch können sie dann verspeist werden.
Der Teig ist neutral, auf den jeweiligen einseitig gebackenen großen oder kleinen Puffer kann nach Belieben (und Vorhandensein) allerhand von den aufgeführten Zutaten aufgelegt werden. Der Puffer wird dann vorsichtig gewendet. Ist er auch von der zweiten Seite gut durchgebacken, kann er zurückgedreht und mit der gerösteten Füllung nach oben serviert werden.
Mit dem Grundteig besteht die Möglichkeit, mehrere Sorten fruchtige oder pikante Kartoffelpuffer zu servieren.
<u>Wichtig:</u> Teiglinge möglichst dünn ausbacken, damit sie innen auch gar sind.

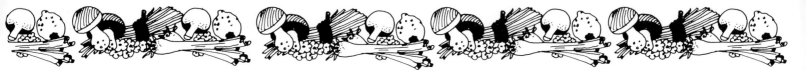

(196) Hefe-Kartoffelpuffer — *Pfannengebäck* —

Zutaten als Familienrezept:

100 g Wasser
10 g Hefe
150 g Weizen
(½ Anteil Hartweizen oder Dinkel)
50 g Rosinen

1 kleiner mürber Apfel
20 g Butter
350 g roher Kartoffelteig
1 TL Salz
Öl oder Butterschmalz zum Backen

Zubereitungsart: In das kalte Wasser die Hefe einbröckeln, frisch gemahlenes Vollkornmehl und Rosinen einarbeiten. Dem Teig ca. 30 Minuten – gut zugedeckt – Ruhe gönnen. Danach die weiche Butter einkneten, Salz und geriebenen Apfel zugeben, zum Schluß folgen die rohen, fein geriebenen Kartoffeln. Alle Teile gründlich vermengen. Teigruhe nochmals ca. 15 Minuten.
In einer Bratpfanne ausreichend Öl oder Butterschmalz mäßig erhitzen, entweder 3 große oder 12 kleine Puffer von beiden Seiten goldbraun ausbacken.
Im heißen Zustand zu Getreidekaffee servieren.
Variation: Anstelle des Apfels kann 1 Zwiebel, kleingeschnitten, und 1–2 EL geh. Kräuter gewählt werden.
Anstelle des Getreidekaffees kann Apfelmus gereicht werden.

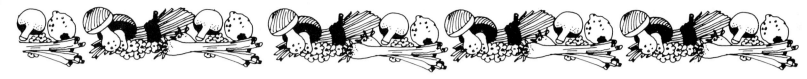

(197) Kartoffeln mit oder in Béchamel-Soße

Zutaten als Familienrezept:
750–1000 g Kartoffeln (festkochende Sorte)

Soße:
50 g Butter
40 g Hartweizenvollkornmehl
1 große Zwiebel (fein gewürfelt)

½ Ltr. Flüssigkeit (mit 100 g Sahne-Anteil)
½ Becher Sauerrahm
1 TL Salz
2 MS Pfeffer, Muskatblüte, Zitronenmelisse
2 TL Zitronensaft

Zubereitungsart: Kartoffeln mit wenig Wasser in der Schale garen.
Während der Kochzeit die Soße bereiten:
In einer Kasserolle Butter auflösen, Zwiebelwürfel zugeben, anschwitzen lassen. Das Vollkornmehl überstreuen, kurze Zeit erhitzen. Mit der kalten Flüssigkeit (Wasser-Sahne-Gemisch) auffüllen, 1–2 Minuten köcheln lassen. Die Soße würzen, Sauerrahm unterrühren.
Die fertig gekochten Kartoffeln abgießen, heiß abpellen. Entweder als Pellkartoffeln zu der Soße reichen, oder in Scheiben geschnitten in der Soße servieren. Im zweiten Fall die Soße gegebenenfalls stärker würzen.

Tips & Hinweise: Bei der »Béchamel-Soße« handelt es sich ursprünglich um eine Soße aus Butter, weißem Mehl, wenig Zwiebeln, Gewürzen und Milch, mit oder ohne Kalbfleischeinlage, benannt nach dem Marquis de Béchamel, Haushofmeister Ludwig XIV. Die spätere Form der »Béchamel-Kartoffeln«, besonders während der Kriegszeiten, war nicht mehr ganz so fein, sondern eher ein guter Sattmacher. Heute können wir mit vollwertigen Zutaten eine köstliche Speise à la Béchamel herstellen.

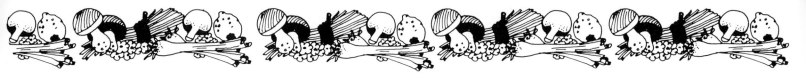

(198) Tomaten-Kartoffeln — *Eintopf-Gericht* —

Zutaten als Familienrezept:
3–4 EL Sonnenblumen- oder Olivenöl
2–3 Zwiebeln
1 grüne Paprikaschote
500 g Fleischtomaten
1 kleines Stückchen Peperoni
750 g Kartoffeln
½ Ltr. Wasser oder Gemüsebrühe

1½ TL Salz/Kräutersalz
¼ TL Paprikapulver
2 MS Pfeffer, Basilikumpulver
3 EL frische, feingehackte Kräuter:
    Schnittlauch, Petersilie, Basilikum
3 EL Sauerrahm

Zubereitungsart: In einen entsprechend großen Topf das Öl eingeben, die zerkleinerten Zwiebeln und die Paprikaschote andünsten, die geschälten, gewürfelten Kartoffeln einige Minuten mitdünsten, das Wasser zugießen. Jetzt die zerkleinerten Tomaten hinzufügen. Im geschlossenen Gefäß ca. 12–15 Minuten köcheln lassen. Die Teile können bißfest bleiben. Die Gewürze, frischen Kräuter und Sauerrahm unterrühren.

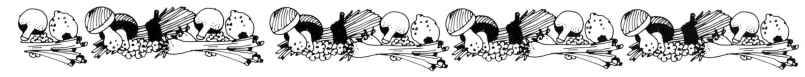

(199) Kartoffelsalat

Zutaten als Familienrezept:

1 kg Kartoffeln (Salatware)
etwas Gemüsebrühe bzw. heißes Wasser
2 mittelgroße Zwiebeln (kleingeschnitten)
2 milchsaure Gurken
2 feste Tomaten
jahreszeitlich 2–3 Radieschen,
　kleine Rettiche, Frühlingszwiebeln
3 EL Kräuteressig

4 EL Sonnenblumen- oder Olivenöl
1–1½ TL Kräutersalz
1 TL Senf
2 MS Kümmelpulver, Paprikapulver, Pfeffer, Salbei
3 EL fein gehackte Kräuter der Jahreszeit:
　Petersilie, Schnittlauch, Dill,
　Basilikum, Liebstöckel, wenig Majoran,
　blattweise Wildkräuter – sofern vorhanden.

Zubereitungsart: Die Kartoffeln in der Schale garen, noch heiß abpellen und in Scheiben schneiden, in eine große Arbeitsschüssel geben, ⅛ Ltr. heiße Gemüsebrühe bzw. Wasser zugießen.
In einer separaten kleinen Schüssel (während der Kartoffelkochzeit) Öl, Essig und Gewürze gut vermengen, die kleingeschnittenen Zwiebeln und Gemüse sowie Kräuter zugeben. Diese angereicherte Marinade mit den heißen Kartoffelscheiben vermengen, etwas durchziehen lassen, u. U. nachwürzen.
Den Kartoffelsalat lauwarm oder kalt servieren. Ein Rest schmeckt auch am nächsten Tag noch gut.
Mit einem erheblichen Anteil von Gemüsen und frischen Kräutern ist dieser Salat – ähnlich dem Nudelsalat – fast Frischkost, auf jeden Fall ein vollwertiges Mittags- oder Abendessen.

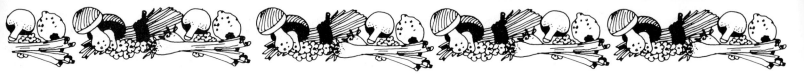

(200) Kartoffelspeise ganz schnell – *im Ofen überbacken* –

Zutaten als Familienrezept:
1 kg Kartoffeln (mehlige Sorte)
2 Zwiebeln, scheibenweise in Öl knusprig geröstet
3 EL gehackte Kräuter der Jahreszeit

2–3 EL Butter
1 kleiner mürber Apfel
1–1½ TL Kräutersalz

Zubereitungsart: Kartoffeln in der Schale weichkochen, sofort abpellen. Anschließend die Kartoffeln nacheinander in einer Kartoffelquetsche zu »Schnee« quetschen. Die halbe Menge in eine Auflaufform füllen (lose, nicht drücken oder rühren). Auf diese Kartoffelschicht die gerösteten Zwiebeln geben, etwas Kräutersalz und fein gehackte frische Kräuter überstreuen.
Jetzt folgt die zweite Kartoffelschicht, darauf wieder Kräutersalz und restliche frische Kräuter. Aus dem Apfel kleine Schnitzel schneiden, mit den Butterflöckchen als Abschluß obenauf verteilen.
Backen im Ofen: Etwa 10–15 Minuten bei 200 °C.
Das Überbacken dient mehr dem Wiederaufwärmen, weil durch die Prozedur des Quetschens die Speise abkühlt.
<u>Variation:</u> Als Zwischenlage können gedünstete Gemüse/Pilze (ähnlich den Zwiebeln) eingeschichtet werden.

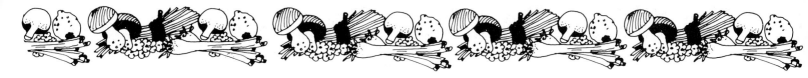

(201) Kartoffel-Apfel-Püree

Zutaten als Familienrezept:
1 kg Kartoffeln (mehlige Sorte)
2–3 kleine mürbe Äpfel
1 TL Salz

2 MS Muskatblüte
1 TL Butter
4–5 EL süße Sahne

Zubereitungsart: Die Kartoffeln dünn schälen, mit wenig Wasser zum Kochen aufsetzen. Die Äpfel waschen, auf die zu kochenden Kartoffeln setzen, mitkochen lassen. Stiele, Gehäuse lösen sich zu gegebener Zeit und können leicht am Stiel herausgenommen werden. Das verbleibende Apfelfleisch mit den weichgekochten Kartoffeln zu Mus stampfen. Mit Salz, Butter, Sahne und Muskatblüte würzen.
Dieses Püree kann zu diversen Bratlingen gereicht werden.
<u>Variation</u>: Anstelle der Äpfel können ca. 100 g rohe Ananas, einige Aprikosen, Pflaumen bzw. Kürbis gewählt werden.

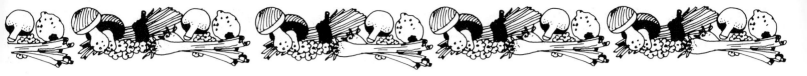

(202) Kartoffel-Auflauf — *apartes Kartoffelgericht* —

Zutaten als Familienrezept für 1 große Auflaufform:

750–800 g Kartoffeln
1–1½ TL Kräutersalz
1 EL Kümmel, ganz
3 EL fein gehackte Kräuter
    (z. B. Petersilie, Dill, Schnittlauch, Kerbel)

1 Becher Sauerrahm
100 ml süße Sahne
¼ TL Salz, Muskatnuß, Muskatblüte
1 große Zwiebel, in feine Scheiben geschnitten
3 EL Semmelbrösel, 2 EL Butter

Zubereitungsart: Kartoffeln sauber bürsten, nicht schälen, wenn sie ökologisch gewachsen und frisch geerntet sind. Gewürze und fein gehackte Kräuter bereithalten. Große Auflaufform mit Butter ausfetten.
Aus Sauerrahm, süßer Sahne und den Gewürzen eine cremige Substanz rühren, u. U. mit 3 EL Wasser verlängern. Die Zwiebel in feine Streifen schneiden; Semmelbrösel und Butter bereitstellen.
Entweder mit einer Handreibe – besser mit der Scheibentrommel einer elektrischen Rohkostraffel – schnell von den Kartoffeln dünne Scheiben raffeln.
Eine flache Schicht Kartoffelscheiben in die Auflaufform geben, einen Teil Kräutersalz, Kümmel und feingehackte Kräuter überstreuen. Nun folgen der Rest Kartoffelscheiben, dann Kräutersalz, Kümmel und gehackte Kräuter.
Über die Kartoffelschichten die gewürzte Sahne gleichmäßig verteilen. Hierauf folgen die Zwiebelscheiben. Mit Semmelbrösel und Butterstückchen schließt der Auflauf ab.
Backen: Bei 250 °C ca. 45–50 Minuten. Für die letzten 10 Minuten ist es ratsam, Pergamentpapier aufzulegen, damit die obere Schicht saftig bleibt.

Tips & Kniffe: Bei diesem Auflauf ist es wichtig, daß ausreichend Flüssigkeit über die Kartoffelscheiben gegeben wird, sonst werden die Kartoffelscheiben nicht saftig gar, sondern eher ledrig.

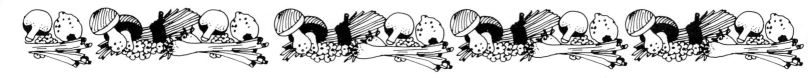

(203) Kartoffel-Apfelscheiben mit Orangensoße – *Auflauf* –

Zutaten als Familienrezept:

6–8 mittelgroße Kartoffeln (Salatware)
3 mürbe Äpfel
3 EL geraspelte Mandeln
2 EL Butter
1 TL Salz

2 Orangen
3 EL süße Sahne
2 EL Sauerrahm
1 TL Honig

Zubereitungsart: Mittelgroße Kartoffeln in der Schale bißfest garen, abpellen, in Scheiben schneiden. Die vom Kernhaus befreiten Äpfel ebenfalls in Scheiben schneiden. Kartoffel- und Apfelscheiben vermengen bzw. schichtweise in eine gebutterte Auflaufform geben. Etwas Salz sowie die geraspelten Mandeln überstreuen, obenauf reichlich Butterflöckchen setzen.
Die Auflaufform mit Pergamentpapier abdecken, um vor dem Austrocknen zu schützen.
Backen: 200 °C etwa 20–25 Minuten.
Während der Backzeit kann die Orangensoße zubereitet werden: Orangen auspressen, Saft und Fruchtfleisch mit Sahne, Sauerrahm und Honig gut vermengen. Sofern dem Saft bei ständigem Rühren die Sahne zugegossen wird, gerinnt sie nicht.
Zu diesem scheinbar merkwürdigen Gericht paßt recht gut ein Möhren-Zwiebel-Gemüse.

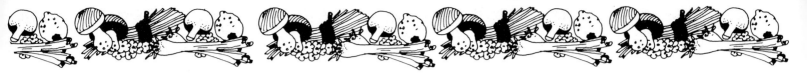

(204) Kartoffel-Klöße

Zutaten als Familienrezept:
600 g Kartoffeln (mehlige Sorte)
½ TL Salz
2 MS Muskatnuß, Muskatblüte
100 g Dinkel

25 g Buchweizen
25 g Leinsaat
1½ Ltr. Kochwasser
1 TL Salz, 2 EL Öl

Zubereitungsart: Kartoffeln in der Schale garen, abpellen, noch im heißen Zustand durch eine Kartoffelquetsche drücken, den Kartoffelschnee erkalten lassen.
Dinkel, Buchweizen und Leinsaat zusammen in der Getreidemühle fein mahlen, dem Kartoffelschnee zugeben, zusammen mit den Gewürzen einarbeiten. Es sollte ein geschmeidiger, gut formbarer Teig werden. Teigruhezeit ca. 15–20 Minuten. 8–10 gleichgroße Klöße rollen.
1½ Ltr. Wasser mit 1 TL Salz und 1 EL Öl zum Kochen bringen, die Klöße auf einmal vorsichtig hineinlegen, ca. 10 Minuten im siedenden Wasser (offener Topf) ziehen lassen. Mit einem Schöpflöffel zunächst 1 Probekloß herausnehmen, zerteilen und prüfen, ob er gar ist.
Die fertigen Klöße auf einer Platte servieren – möglichst nicht übereinander, damit sie nicht aneinander kleben. Dazu paßt z. B. ★ eine leicht braune Buttersoße; ★ eine Fruchtsoße; ★ eine sämige Soße aus Backobst (eingeweicht u. püriert); ★ gedünstetes Gemüse, vor allem Rotkohl und Sauerkraut.
Erkaltete Reste lassen sich vortrefflich wie Bratkartoffeln in Scheiben geschnitten mit Butter braten.

Tips & Kniffe: Diese Kartoffelklöße schmecken nicht so intensiv nach Kartoffeln, wie sie aus früherer Zubereitung mit Eigelb in Erinnerung sind. Der relativ hohe Getreideanteil + Leinsaat geben schon eine andere Geschmacksrichtung, aber sie halten gut zusammen.

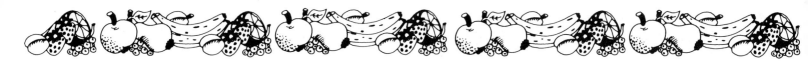

(205) Rhabarber-Creme

Zutaten als Familienrezept:

600 g Rhabarber (rote Sorte
 bevorzugen, die weniger sauer ist)
½ Tasse Wasser

3 EL Honig oder mehr
2 TL Zitronensaft, 2 MS Zimt
150 g süße Sahne

Zubereitungsart: Rhabarber schälen (es entstehen ca. 100 g Putzabfall), in dicke Stücke schneiden, mit wenig Wasser einige Minuten dünsten.
Im abgekühlten Zustand Honig, Zitronensaft und Zimt zugeben. Sahne steif schlagen, entweder dazu reichen oder unter die Rhabarberspeise heben.

Variation:
100 g Rhabarber (rote Sorte) nach dem Schälen roh pürieren und unter die Creme geben.
150 g frische Erdbeeren und 1 zerschnittene Banane in die Speise geben. Der Honiganteil könnte vermindert werden.

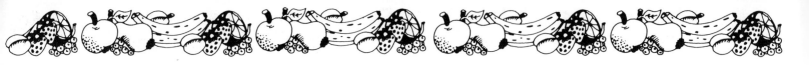

(206) Festtags-Dessert — *Früchte-Creme* —

Zutaten als Familienrezept:

350 g Himbeeren, Brombeeren, Erdbeeren oder Johannisbeeren oder ein Gemisch dieser Früchte
200 ml süße Sahne
100 ml Sauerrahm

350 g frische Aprikosen
3 EL Akazienhonig
1 TL Vanillepulver
1 TL Kakaopulver

Zubereitungsart: Sahne und Sauerrahm steifschlagen, mit Honig und Vanillepulver würzen. Die Aprikosen pürieren, mit der Sahne gut vermengen. Die ganzen Himbeeren leicht unter die Creme heben, in Portionsschälchen füllen. Mit zurückbehaltenen einzelnen Beeren garnieren, von dem Kakaopulver *ein wenig* auf die freien Stellen streuen. Gefrorene Früchte sind genauso gut verwendbar, vor ihrer Zubereitung sollten sie ca. 1 Stunde antauen (nur Erdbeeren werden matschig).
Haben Sie nur getrocknete Aprikosen zur Verfügung, genügen 100 g. Wichtig: Dunkle, eher harte und saure Früchte bevorzugen; Einweichzeit ca. 3–4 Stunden. Vermutlich ist in diesem Fall mehr Honig erforderlich.

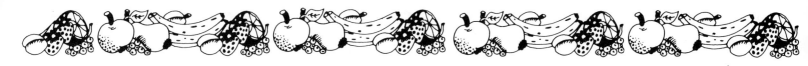

(207) Früchte-Creme in zahlreichen Variationen

Zutaten als Familienrezept:
200 ml süße Sahne
2 EL Sauerrahm (30–35% Fett i. Tr.)
350 g Sommerbeeren: Erdbeeren, Johannisbeeren,
  Himbeeren, Brombeeren, Aprikosen, Pflaumen

2 EL Honig – oder mehr
2 EL fein geriebene Mandeln
¼ TL Vanillepulver
1 TL Kakaopulver

Zubereitungsart: Früchte mit Honig und Gewürz pürieren. Mandeln fein reiben bzw. im Mixer zerkleinern. Sahne und Sauerrahm steifschlagen. Früchtepüree und Sahne rasch mit einander vermengen.
Die Creme in eine große Glasschale bzw. Portionsschälchen füllen, mit zurückbehaltenen Früchten hübsch garnieren, mit einem Hauch Kakaopulver bestäuben.

Tips & Kniffe: Zur vitalstoffreichen Vollwertkost gehört das Prinzip der schonenden Speisenzubereitung. So geht es in der praktischen Speisenzubereitung stets darum zu prüfen, ob alle oder ein Teil der Zutaten unerhitzt verarbeitet werden können. So sind z.B. Süßspeisen ohne erhitzte Anteile auch eine Art »Frischkost«, und es bringt keine Nachteile, wenn reichlich davon genossen wird.

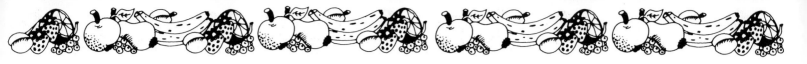

(208) Sanddorn-Sahnecreme — *ein schnelles Dessert* —

Zutaten als Familienrezept:
250 ml Flüssigkeit mit
½ Anteil süßer Sahne
½ Anteil Sauerrahm (30–35% Fett i. Tr.)

3–4 EL Sanddorn-Elixier (Reformhaus/Naturkost-laden); mit Honig gesüßt
1 Apfel

Zubereitungsart: Die Sahne steifschlagen, Sanddorn-Extrakt zufügen, den fein geraffelten Apfel unterheben, gut verrühren – fertig!
Diese Creme eignet sich als schnelles Dessert, jedoch auch als Zugabe zu Waffeln, Kartoffelpuffern, Apfelbratlingen, zu Obstsalat und Getreide-Frischkost an besonderen Tagen.
Variation: Mehrere Portionen (ohne geraffelten Apfel) der Sanddorn-Creme in 2 übereinandergesteckte kleine Pergament-Backförmchen füllen, ins Gefrierfach stellen und als sog. »Halbgefrorenes« servieren. Wegen der Gefahr des Durchweichens sind 2 Förmchen ratsam.

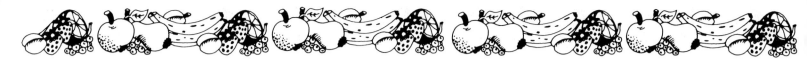

(209) Rotes Apfelmus — *Süßspeise* —

Zutaten als Familienrezept:
500 g Äpfel (aus kontrolliertem, ökologischen Anbau)
150 g rote Johannisbeeren

2–3 EL Honig
Zimt und Vanillegewürz
150 ml Sahne (steifgeschlagen)

Zubereitungsart: Äpfel waschen, zerschneiden, mit etwas Wasser wenige Minuten kochenlassen. In etwas abgekühltem Zustand durch die »flotte Lotte« oder ein Haarsieb rühren. Ein kleiner Rest an Schalen und Gehäuse bleibt (für den Komposthaufen) zurück.
Die Johannisbeeren mit dem Mixstab pürieren, dem Apfelmus zugeben, mit Honig und den Gewürzen abschmecken. Sahne schlagen, mit dem Obstmus vermengen – eine gern genommene Nachspeise.

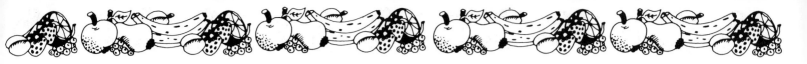

(210) gebackene Ananasscheiben — *Früchte-Dessert* —

Zutaten:
pro Person 1–2 Ananasscheiben
etwas Butter
etwas Zitronensaft
geschlagene Sahne, mit Honig gesüßt
Vanillepulver

Zubereitungsart: Von der frischen Ananas runde, 1 cm dicke, Scheiben schneiden, von der Schale und dem inneren harten Teil befreien. In einer Pfanne 1–2 TL Butter erwärmen, die Ananasscheiben bei geringer Hitzezufuhr von beiden Seiten leicht anrösten.
Die Scheiben auf einem flachen Glasteller anrichten, einen Klecks geschlagene Sahne, mit Vanillepulver bestreut, dazugeben.

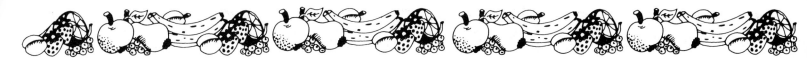

(211) Apfelspeise – unerhitzt — *Verwertungsrezept für Gartenbesitzer* —

Zutaten:
Pro Person 1 mürber Apfel
1 TL mild schmeckender Honig
1 MS Vanillegewürz

1 TL Zitronensaft
1 EL Sahne
1 EL Sauerrahm

Zubereitungsart: Sahne, Sauerrahm, Honig und Gewürze kurz aufschlagen. Apfel vom Kernhaus befreien, mit der Schale im Mixer bzw. mit dem Mixstab pürieren. Mit Zitronensaft beträufeln und rasch mit der Sahne vermengen. Die Speise sollte sofort serviert werden, damit sie sich nicht unnötig dunkel verfärbt.
Variationen: Zerkleinerte Mandeln, Nüsse bzw. ganze Sonnenblumenkerne und Sesam überstreuen.
Speise wie oben beschrieben herstellen, zusätzlich pro Person 1 Möhre püriert zufügen = Gemüsefrischkost!
Oder als Familienrezept: 2 EL Reismehl mit 100 ml Wasser aufkochen. Im abgekühlten Zustand mit dem Apfelpüree vermengen, nachwürzen.
Mit der geschlagenen Sahne verfeinern. Diese Speise kann etwas länger vorbereitet bzw. aufbewahrt werden.

Becker: »Praktischer Rat bei Allergien«
© Verlag »NundG« Eberhard Cölle, Ditzingen

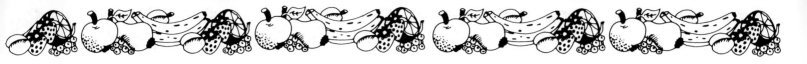

(212) Keks-Creme — *Dessert für eilige Leute* —

Zutaten als Familienrezept:
250 ml süße Sahne
400 g Beerenobst – auch Äpfel oder Ananas –
10–12 Hartweizenkekse (Resteverwertung)

Zubereitungsart: Sahne steifschlagen; das Obst pürieren; Kekse zerbröseln (entweder in der Gemüseraffel, oder einfach in der Hand zerkrümeln).
In eine Glasschale – oder Portionsgläser – die Sahne zur Hälfte einfüllen, einen Teil des pürierten Obstes aufschichten, darauf einen Teil der zerbröselten Kekse.
Diesen Vorgang noch einmal wiederholen – mit Keksbrösel abschließen. Möglichst niemals rühren oder zurechtdrücken, einfach lose auffüllen.
Jeder arbeitet sich mit dem Löffel durch das sahnige, fruchtige Kekssüß hindurch.

Tips & Kniffe: Variationen ergeben sich durch den Wechsel der Früchte und der Kekse.

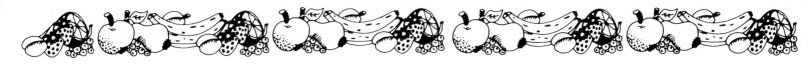

(213) Bananen-Küchlein — *Pfannenkuchen als Dessert* —

Zutaten als Familienrezept:
100 g Sprießkornhafer
100 g Hartweizen
2 EL Sesam
2 reife Bananen
2 Orangen oder 4 Clementinen
1 Tasse Wasser

Prise Salz
2 MS Vanillepulver, Zimt, Nelkenpulver
50 g fein geriebene (enthülste)
Mandeln, sowie 3 bittere Mandeln
1 EL Butter
Öl zum Ausbacken

Zubereitungsart: Hafer, Hartweizen und Sesam gemischt sehr fein mahlen, mit dem Saft der ausgepreßten Orangen bzw. den Clementinen und dem Wasser, der zerlassenen Butter, den Gewürzen, den zerdrückten Bananen und fein geriebenen Mandeln zu einem dicken Teig verarbeiten. Quellzeit ca. 20–30 Minuten.
In einer Bratpfanne ausreichend Öl erhitzen, eßlöffelweise Teig eingeben, dünne von beiden Seiten goldbraune Küchelchen ausbacken. Sie sollten alsbald verzehrt werden.

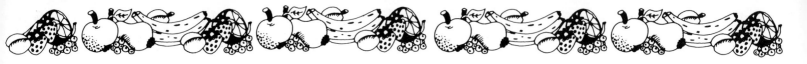

(214) Gefüllter Bratapfel — *Nachspeise für einen Winterabend* —

Zutaten pro Person:
1 mittelgroßer Apfel
einige Mandeln/Nußkerne
etwas Honig
Zitronensaft
Vanillegewürz (u. U. ein wenig Vanillerum)

Zubereitungsart: Die Äpfel waschen und gut abtrocknen. Mit einem Apfelausstecher das Kernhaus ausstechen. Etwas Zitronensaft einträufeln. Aus feingeriebenen Mandeln bzw. Nüssen mit Honig gesüßt, mit Vanillegewürz angenehm abgeschmeckt, kann eine Füllung für die Äpfel entstehen. Den Kernhaus-Leerraum voll ausfüllen.
Die Äpfel in eine Auflaufform setzen, etwas Wasser oder Apfelsaft zugießen.
Mit aufgesetztem Deckel ca. 15 Minuten bei 225 °C, ohne Deckel etwa 5–8 Minuten bei 175 °C backen lassen. Bei mürben Äpfeln kann die Backzeit kürzer sein; keinesfalls sollen die Früchte zerfallen.
Es eignen sich besonders gut Winteräpfel wie Boskop, Berlepsch und Ontario, aber auch Ingrid-Marie.
Auf jeden Fall sollten die Äpfel aus dem eigenen Garten bzw. aus kontrolliertem, ökologischen Anbau sein.

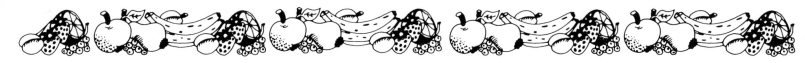

(215) Kürbisspeise — Kompott —

Zutaten als Familienrezept:

600 g Kürbis (verzehrbarer Anteil; mit Schale und Innereien ca. 800 g)
1 Tasse Wasser
Zitronenschale von ½ Frucht
4–5 ganze Nelken

1–2 Äpfel
1–2 EL milden Honig
1–2 EL Essig bzw. Zitronensaft
2 MS Nelkengewürz, Ingwergewürz, Zimt

Zubereitungsart: Kürbis würfeln, Äpfel ebenso, mit Wasser und der abgeschälten halben Zitrone (die mit einigen ganzen Nelken gespickt wird) zum Kochen bringen. Bei Minimalhitze ca. 5 Minuten ›köcheln‹ lassen. Möglichst nicht viel rühren, sonst ergibt sich leicht Mus. Zitronenschale mit Nelken nach dem Kochen entfernen. Im abgekühlten Zustand Säure und Gewürze zufügen.
Die Speise nimmt an Wohlgeschmack zu, wenn sie lange (über Nacht) durchziehen kann.
Kürbiskompott kann als Dessert oder zu Pfannkuchen aus Getreide bzw. Kartoffelpuffer gereicht werden.

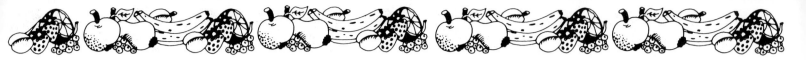

(216) Mohnpielen — »himmlische Speise« aus Schlesien –

Zutaten als Familienrezept:
200 g Mohn
½ Ltr. Flüssigkeit (halb Wasser, halb Sahne)
3 EL Honig
3 EL Weinbeeren
3 EL fein geriebene Mandeln

3 bittere Mandeln
4 altbackene Vollkornbrötchen
   oder 300 g Weizenvollkornbrot
etwas Zitronensaft
2 MS Vanillepulver

Zubereitungsart: Mohn in der Getreidemühle so fein wie möglich mahlen. Die Flüssigkeit erwärmen, Gewürze und Honig einrühren. Die halbe Menge über die zerkleinerten Brötchen gießen, mit der anderen Hälfte den Mohn, Rosinen und Mandeln quellen lassen. Einweichzeit 15–20 Minuten, wahrscheinlich nachwürzen.
Die Speise entweder gut vermengt anrichten, oder Mohn- und eingeweichte Semmeln schichtweise in ein Glasgefäß füllen. Mindestens 1 Stunde sollte die Speise durchziehen.

Tips & Kniffe: Wird der Mohn unmittelbar vor der Zubereitung zerkleinert, schmeckt er im allgemeinen nicht bitter. Infolge seines hohen Fettanteils – über 60% – tritt rasch in Verbindung mit Luftsauerstoff das Ranzig- und damit Bitterwerden von gemahlenem Mohn ein. Das bedeutet, der im Reformhaus/Naturkostladen gemahlene Mohn sollte am gleichen Tag verarbeitet werden.

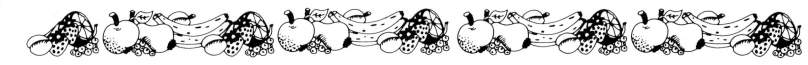

(217) Orangengelee mit Schokosahne – *Süßspeise* –

Zutaten als Familienrezept:

¼ Ltr. Wasser
¼ Ltr. Orangensaft von ca. 4 großen Orangen
Saft ½ Zitrone
100 g Akazienhonig
abgeriebene Schale von 1 Orange

1 TL Agar-Agar
150–200 ml Sahne
1 TL Honig
1 EL Kakaopulver bzw. Carob-Pulver

Zubereitungsart: In das kalte Wasser Agar-Agar einrühren, zum Kochen bringen. Etwa 1 Minute bei ständigem Rühren köcheln lassen. In etwas abgekühltem Zustand Honig, Orangen-, Zitronensaft und -schale einrühren.
Die Flüssigkeit in eine Glasschale bzw. Puddingschale (zum späteren Stürzen) füllen. Die geleeartige Beschaffenheit tritt erst bei völligem Erkalten ein.
Sahne steifschlagen, Honig und Kakao- bzw. Carobpulver einschlagen.
Ein Teil der Sahne könnte mit einem Spritzbeutel zu hübschen Verzierungen um die Orangenspeise herum genommen werden.
Agar-Agar hält die geleeartige Konsistenz einige Stunden, jedoch nicht bis zum nächsten Tag, es setzt sich dann Fruchtwasser ab.

Tips & Kniffe: Agar-Agar ist ein weißes, feines Pulver mit einer enormen Quellfähigkeit. Es wird aus Meeres-Rotalgen gewonnen, das sind kleine strauchartige Arten, die am Meeresboden festsitzen. Für Agar-Agar wird nur ein Zellbestandteil der Rotalge genutzt: ein Kohlenhydrat ähnlich der Stärke. Es wird Agarose und Agarpektin genannt, daher also der merkwürdige Name. – Agar-Agar ist in der Lebensmittel-Industrie ein wichtiges Hilfsmittel für Süßwaren, Milchprodukte, Suppen, Soßen, Eis und Puddinge usw. Es vermag das 50–100fache seines Gewichtes an Flüssigkeit zu binden.

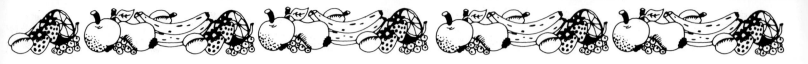

(218) Sanddornspeise — *aus Reismehl* —

Zutaten als Familienrezept:

150 g Naturreis
150 g Sahne
150 g Wasser

Schale und Saft von ½ Zitrone oder Orange
5–6 EL Sanddornsaft (mit Honig gesüßt)
4 EL Sauerrahm (30–35% Fett i. Tr.)

Zubereitungsart: Die Flüssigkeit zum Kochen bringen, das frisch gemahlene Reismehl einstreuen, gut durchrühren, kurz aufkochen, ohne weitere Hitzezufuhr ausquellen lassen.
Im lauwarmen Zustand die übrigen Zutaten einrühren, u. U. nachwürzen.
Die Speise in Portionsschälchen füllen, mit einer Zitronen- oder Orangenscheibe verzieren.

Tips & Kniffe: Die Speise wird cremiger, wenn der Sauerrahm (wie süße Sahne) aufgeschlagen und untergehoben wird.

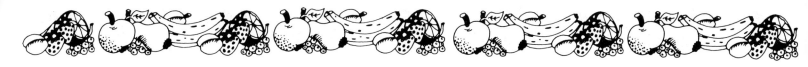

(219) Dessert à la ›Rote Grütze‹

Zutaten als Familienrezept:

300 g Sommerbeeren (Erdbeeren, Himbeeren, Kirschen, Johannisbeeren, Brombeeren)
150 g Wasser
1 TL Agar-Agar, siehe Rez. (217)

2 EL Akazienhonig
1–2 TL Zitronensaft
Vanillegewürz, Zimt

Zubereitungsart: Die Früchte mit einem Mixstab pürieren.
Agar-Agar in das kalte Wasser einrühren, unter ständigem Rühren knapp 2 Minuten köcheln lassen.
In etwas abgekühltem Zustand Honig, die Gewürze und das Früchtepüree zugeben. Die Speise sollte fruchtig, leicht säuerlich schmecken. In einer Glasschale im Kühlschrank erkalten lassen. (Vorsicht: Nicht den Abschmeck-Löffel wieder in die Speise tauchen, denn Speichelfermente können die Speise wieder verflüssigen!)

Variante ohne Agar-Agar:
250 g Sommerbeeren,
100 g Wasser, 100 g süße Sahne (steifgeschlagen),
2 gehäufte EL Reismehl.
Das Reismehl im kalten Wasser auflösen, aufkochen und ausquellen lassen. Im abgekühlten Zustand Gewürze und pürierte Früchte zugeben; 100 g geschlagene Sahne unterheben.

Tips & Kniffe: Die für geleeartige Speisen üblicherweise verwendete Gelatine als Blätter oder Pulver können in der tiereiweißfreien Vollwertkost nicht verwendet werden. Gelatine besteht zu ca. 85% aus tierischen Eiweißen, die aus Knochen und Knorpel der Kälber bzw. synthetisch hergestellt werden. Zwar sind nur sehr geringe Mengen von Gelatine erforderlich, doch die Menge einer störenden Substanz spielt gerade bei Allergiekranken nur eine sekundäre Rolle.

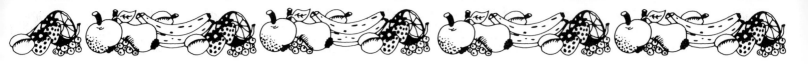

(220) Hirse-Orangenspeise — *Getreide-Früchte-Dessert* —

Zutaten als Familienrezept:

½ Ltr. Flüssigkeit (halb Wasser, halb Sahne)
70 g feingemahlene Hirse
1 flach gestrichener TL Agar-Agar (siehe Rez. 217)
60 g Akazienhonig
abgeriebene Schale ½ Orange

¼ TL Vanillegewürz
1 EL Zitronensaft
2 EL feinstgeriebene Mandeln (enthülst)
2 bittere Mandeln
Saft von 2 Orangen (mit Fruchtfleisch)

Zubereitungsart: In das Sahne-Wasser-Gemisch die feingemahlene Hirse mit Agar-Agar vermengt einrühren, zum Kochen bringen, kurze Zeit bei ständigem Rühren leise köcheln lassen.
Im abgekühlten Zustand Honig, Gewürze sowie die geriebenen (oder im Mixer fein zerkleinerten) Mandeln unterrühren.
Die Speise nun in eine mit kaltem Wasser ausgespülte Flammerie-Form füllen, erkalten lassen (erst im absolut abgekühlten Zustand wird sie sturzfähig!)
Später auf eine Glasschale stürzen, mit Orangenspalten umlegt servieren.
Dazu den Saft von 2 Orangen reichen.
Variation: Die Speise etwas süßer würzen. Zunächst die halbe Menge davon in die Flammerie-Form füllen. Als Zwischenlage Orangenstückchen legen. Dann erst den Rest der Speise aufgießen.
Anstelle von Hirse kann auch Reismehl eingesetzt werden.

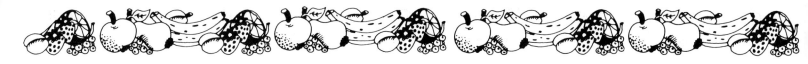

(221) Mais-Creme — *Getreide-Früchte-Speise* —

Zutaten als Familienrezept:
100 g feiner Maisgrieß (= Polenta)
250 g Wasser
50 g getrocknete Datteln
2 große mürbe Äpfel bzw. ca. 250 g Kirschen, Pflaumen, Himbeeren, Johannisbeeren oder Brombeeren

125 ml süße Sahne
Saft und abgeriebene Schale ½ Zitrone
2 EL Honig
2 MS Vanille- und Zimtpulver

Zubereitungsart: Maisgrieß (Polenta) mit dem Wasser und den entsteinten, zerkleinerten Datteln ca. 15 Minuten einweichen.
Äpfel (ausnahmsweise) schälen, zerkleinern – andere Früchte entsteinen, zerkleinern und mit dem Mixstab pürieren.
Nach der Quellzeit den Maisgrieß ca. 3–5 Minuten leise köcheln lassen – öfter rühren. Im lauwarmen Zustand die Gewürze zugeben, gleichermaßen das Fruchtpüree.
Zum Schluß die geschlagene Sahne unterheben.
Die Speise in einer Glasschüssel servieren – einige Früchte zur Verzierung aufsetzen.
Variation: Soll Sahne nicht genommen werden, kann 1 EL Butter in die lauwarme Speise gerührt werden.

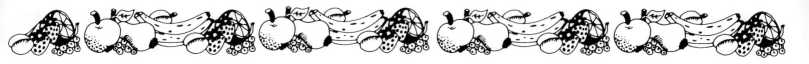

(222) Grießspeise mit Sahne-Frucht-Soße – sturzfähiges Dessert –

Zutaten als Familienrezept:

200 g Hartweizengrieß (mittelfein)
500 g Wasser
2–3 EL Akazienhonig
2 EL Zitronensaft
1 TL abgeriebene Zitronenschale der unbehandelten Frucht
2 EL Butter

Soße: 125 ml süße Sahne
125 g Sommerbeeren (auch Gefrierware)
1–2 EL Honig, MS Delifrut, Vanillepulver

Zubereitungsart: 300 g Hartweizen mittelfein mahlen, das Mahlgut durch ein Haarsieb streichen. Das durchfallende Mehl kann anderweitig verwendet werden (Suppen, Soßen).
Übrig bleiben ca. 200 g der überwiegend harten Kornbestandteile, genannt Grieß, die wir ca. 30 Minuten einweichen können. Damit verkürzt sich die Kochzeit auf wenige Minuten.
Während des Kochens muß ständig gerührt werden.
Der Getreidebrei soll sehr fest sein; im lauwarmen Zustand Honig, Gewürze und Butter zugeben.
3–4 kleine Förmchen (es können flache Tassen sein), mit kaltem Wasser ausspülen, die Grießspeise gleichmäßig einfüllen, glattstreichen, erkalten lassen. Sturzfähig!
Die einzelnen Portionen können mit frischen Früchten dekorativ garniert werden.
Für die Soße: Sahne locker schlagen, pürierte Früchte und Gewürze zugeben, u. U. mit etwas Wasser verlängern.

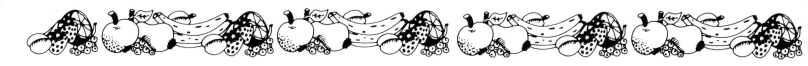

(223) Reis mit Butter, Honig und Zimt – *Süßspeise* –

Zutaten als Familienrezept:
100 g Naturreis
250 g Flüssigkeit (davon ca. 100 g Sahne)
1 Prise Salz

2 EL Butter
1–2 EL Honig
1 TL Zimt – oder mehr

Zubereitungsart: Naturreis in der Getreidemühle grob mahlen, diesen Reisschrot mit der Flüssigkeit ca. 20–30 Minuten einweichen, Salz zugeben. Nach der Quellzeit 2–3 Minuten kochen lassen, dabei öfter umrühren; ohne Hitzezufuhr ca. 10 Minuten nachqellen lassen.
Den Reisbrei in eine flache Schüssel – bzw. auf Portionsschalen verteilen, mit dem Löffel jeweils Mulden eindrükken.
Butter, Honig und Zimt leicht erwärmen, über den Reis verteilen.
Obstsalat kann dazu gereicht werden.

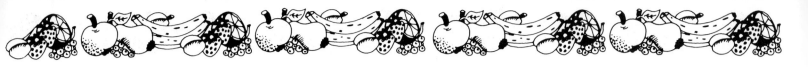

(224) Vanillesoße – unerhitzt

Zutaten als Familienrezept:
150 g Sauerrahm (30–35% Fett i. Tr.)
150 g süße Sahne
100 g Wasser
2–3 EL Honig

¼ TL Vanillegewürz,
1 TL Vanillerum
1 MS Delifrut-Gewürz
1 MS Safran zur Färbung

Zubereitungsart: Sauerrahm mit Wasser, Honig und Gewürzen gründlich verrühren. Die süße Sahne steifschlagen, unterheben.
Diese Soße paßt gut zu Obstsalat, süßem Getreidesalat, auch Getreidefrischkost.

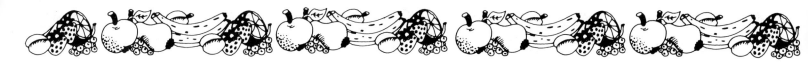

(225) Fruchtsoße — *für Obstspeisen* —

Zutaten als Familienrezept:
250 ml Flüssigkeit, mit ½ Anteil süße Sahne
½ Anteil Sauerrahm (30–35% Fett i. Tr.)
Saft von 1–2 Orangen und ½ Zitrone

1–2 EL Honig
¼ TL Vanillepulver
1 MS Ingwerpulver (wer's mag)

<u>Zubereitungsart:</u> Die Sahne locker (nicht steif) schlagen, Gewürze und Honig zugeben. Während des Rührens Orangen- und Zitronensaft in die Sahne rühren.
Knapp ⅜ Ltr. = ca. 350 ml Fruchtsoße stehen zur Verfügung.
Sie eignet sich für Obstsalat, Getreidefrischkost, auch Bratäpfel und Gemüsefrischkost.
<u>Variation:</u> Anstelle von Orangen-Zitronensaft kann püriertes Obst der Jahreszeit treten, u. U. etwas mit Wasser verlängern.
Feinst geriebene Nüsse, Mandeln, Sonnenblumenkerne bilden als Zugabe ebenfalls eine interessante Note.

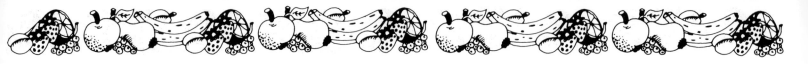

(226) Cremige Fruchtsoße — wenn Sahne gemieden werden muß –

<u>Zutaten als Familienrezept:</u>
200 g gekochter Reisbrei, wahlweise Hirsebrei (Herstellung: 50 g Naturreis fein mahlen, mit 150 g Wasser kurz aufkochen und abkühlen lassen)
50 g weiche Butter
2 EL Honig
1–2 TL Zitronensaft
5 EL pürierte Früchte der Jahreszeit bzw. Saft (und Fruchtfasern) von 1 großen Orange

<u>Zubereitungsart:</u> Butter in einem hohen Gefäß im warmen (nicht heißen) Wasserbad cremigrühren. Den Reisbrei zugeben und gut miteinander verbinden – das heißt, die Butter sollte leicht anschmelzen. Sodann das Fruchtpürée zugeben, weiterrühren, bis eine innige Verbindung hergestellt ist. Zum Schluß die Gewürze zufügen.
Diese Fruchtsoße wird zu Getreidespeisen, Gebäck oder Obstsalat gereicht.

<u>Tips & Tricks:</u> Die Menge kann beliebig vermehrt werden; auch ist das Verhältnis Butter/Reisbrei: Fruchtpüree variabel.

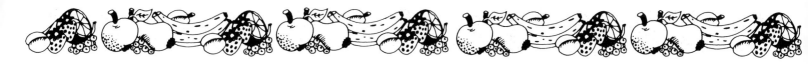

(227) Backobst-Püree — *Fruchtsoße* —

Zutaten als Familienrezept:
250 g Trockenpflaumen bzw. Trockenobstgemisch (entsteint)
350 g Wasser
½ TL abgeriebene Zitronenschale
1 EL Zitronensaft
2 MS Vanillepulver, Zimtpulver, Nelkenpulver

Zubereitungsart: Trockenobst mit dem Wasser über Nacht einweichen. Mit einem Mixstab ein Püree herstellen, mit den vorgeschlagenen Gewürzen säuerlich-süß abschmecken.
Das Fruchtpüree kann zu Kartoffel- oder Hartweizen-Klößen bzw. zu Waffeln gereicht werden.

Tips: Mit diesem Rezept wird das Prinzip der schonenden Zubereitung praktiziert. Mit Hilfe einer Mixeinrichtung kann bei vielen Zubereitungen das Kochen vermieden werden. Die Werterhaltung biologischer Wirkstoffe bzw. größerer Wohlgeschmack sind der »Lohn«.

(228) Apfelstrudel mit Dinkel

Zutaten als Familienrezept:

Teig:
250 g Dinkel-Vollkornmehl
⅛ Ltr. warmes Wasser
1 Prise Salz
100 g Butter

Füllung:
300 g süß-säuerlicher Apfel (grob geraffelt)
75 g Mandeln (grob gerieben)
2 EL Honig, 2 EL Weinbeeren
1 TL Zitronensaft
Vanillegewürz, Delifrut

Zubereitungsart: Frisch gemahlenes Vollkornmehl in eine große Schüssel geben, das warme Wasser, Prise Salz und zerlassene Butter hinzufügen; zu einem geschmeidigen, glänzenden Teig kneten; das geht am besten mit den Händen. 15–30 Minuten Ruhezeit bei Zimmertemperatur gönnen.
Inzwischen die Äpfel raffeln, Mandeln grob reiben, Honig, Gewürze und Rosinen untermengen.
Auf einem entsprechend großen Geschirrtuch oder einer Serviette den Teig so dünn wie möglich ausrollen, am liebsten durchscheinend.
Auf die rechteckige Platte etwas zerlassene Butter streichen, damit hält die Füllung besser. Die recht kräftig süß-säuerlich abgeschmeckte Füllung auf die Platte verteilen, an allen Seiten ca. 1–2 cm freilassen. Alle Ränder ein wenig zur Mitte einschlagen, so entsteht ein glatter Abschluß.
Mit Hilfe des unterliegenden Tuches vorsichtig die Platte zu einer Rolle formen, sie dann auf das gefettete Backblech legen, halb zu einem Kranz biegen. Rundherum mit Sahne bestreichen.
Backen:
Bei 200 °C etwa 25–30 Minuten.
Das Gebäck kann warm oder abgekühlt mit Sahne oder Vanille-Soße serviert werden.

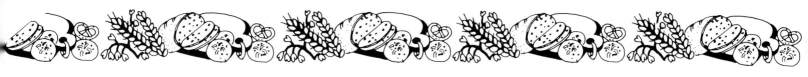

(229) Mürbeteig mit Hartweizen — *Tortenboden für Obstbelag* —

Zutaten für 1 Zackenform bzw. 4–6 Torteletts:

100 g Honig
150 g Butter
Vanillegewürz

50 g fein geriebene Mandeln oder Nüsse
200 g Hartweizen
1 EL Leinsaat

Zubereitungsart: Honig cremig rühren, Butter zugeben, gründlich vermengen. Gewürz und fein geriebene Mandeln oder Nüsse einrühren. Zum Schluß den frisch gemahlenen Hartweizen mit Leinsaat einkneten.
Eine gezackte Obsttortenform bzw. Torteletts gut ausbuttern und gründlich mit Semmelbrösel (auch am Rand) ausstreuen. Den Teig gleichmäßig in der Form (den Förmchen) verteilen, dabei einen 1–2 cm hohen Rand andrücken. Am besten läßt sich der Teig mit der nassen Hand verteilen.
Backen: Bei 175 °C etwa 20–25 Minuten goldbraun abbacken. Den Tortenboden erst nach dem Auskühlen vorsichtig auf die Tortenplatte stürzen, sonst zerbröselt er leicht. Dann kann der Obstbelag aufgetragen werden.

Ohne Tortenguß wird folgendermaßen verfahren: 150 ml süße Sahne steifschlagen, mit 1–2 EL Akazienhonig würzen, Sahne auf den Tortenboden streichen. In dieses ›Sahnebett‹ die vorgesehenen Früchte hübsch anordnen.

Becker: »Praktischer Rat bei Allergien«
© Verlag »NundG« Eberhard Cölle, Ditzingen

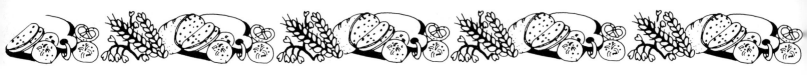

(230) Mürbeteig-Torte im Sahnemantel

Zutaten für 1 Springform 26 cm ⌀:

200 g Akazienhonig
175 g Butter
200 g fein geriebene Mandeln oder Nüsse
Gewürze: 2 MS Vanillepulver, Zimt
  3 EL Kakaopulver

200 g Hartweizen + 2 EL Leinsaat
4–5 EL herb-säuerliche Konfitüre
  (= Fruchtmus, rohe Marmelade)
250 ml Sahne, steif geschlagen

Zubereitungsart: Honig cremig rühren, Butter zugeben, gründlich vermengen. Gewürze und das Mandel- bzw. Nußmehl einrühren, dann folgen Hartweizen und Leinsaat (zusammen frisch gemahlen). Nicht länger als nötig kneten. Den Teig in eine ausgefettete und ausgebröselte Springform füllen, mit nasser Hand glattstreichen, einen kleinen Rand andrücken.

Backen: Bei 190 °C etwa 25–30 Minuten, die letzten 10 Minuten u. U. mit Pergamentpapier abdecken, damit die Oberfläche des Gebäcks nicht zu dunkel wird.

Das Gebäck in der Form erkalten lassen, dann erst herausnehmen, auf eine flache Tortenplatte legen. Die Konfitüre auftragen und die Torte mit der geschlagenen Sahne überziehen.

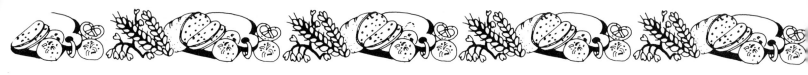

(231) Oldenburger Ontario-Torte *mit Apfel-Füllung*

Zutaten für 1 Springform 26 cm ⌀:

150 g Honig
150 g Butter
125 g Sahne
¼ TL Vanillepulver
2 MS Delifrut
3 EL Kakaopulver

150 g fein geriebene Mandeln/Nüsse
275 g Dinkel
3 EL Leinsaat
½ TL Weinstein-Backpulver
2–3 Winteräpfel »Ontario«
 (oder Boskop oder Berlepsch)

Zubereitungsart: Honig und Butter cremig und hell rühren, Sahne, Gewürze sowie fein geriebene Mandeln oder Nüsse zugeben, gründlich vermengen. Zum Schluß das frisch gemahlene Dinkel-Leinsaat-Gemisch zusammen mit dem vermengten Backpulver in die cremige Masse geben, gründlich einarbeiten.
Die Springform ausfetten, ausbröseln, die halbe Teigmenge einfüllen, glattstreichen.
Die Äpfel halbieren, vom Kernhaus befreien und hauchdünne Scheiben raffeln. Die Apfelmasse gleichmäßig auftragen. Jetzt folgt der restliche Teig, sorgfältig glattstreichen.
Backen: Etwa 30–35 Minuten bei 200 °C – Stäbchenprobe!
Nach dem Auskühlen das Gebäck aus der Form nehmen, auf einem Tortenteller rundherum mit Sahne bestreichen, u. U. Sahnemuster aufspritzen. Von einem halben Apfel (mit etwas Zitronensaft beträufelt) feine Apfelblättchen schneiden, die zur Dekoration kranz- oder sternförmig in die Sahne gesteckt werden können.

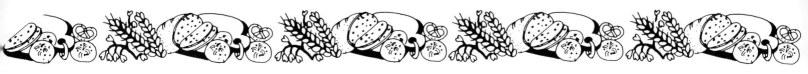

(232) Hefe-Blechkuchen mit Obstbelag

Zutaten für 1 Backblech:

Teig:
200 g Flüssigkeit
   ($^1/_2$ Anteil Sahne, $^1/_2$ Anteil Wasser)
10 g Hefe, 1 Prise Salz
100 g Honig, 100 g Butter
Saft und abgeriebene Schale $^1/_2$ Zitrone
400 g Weizenvollkornmehl

Belag:
500–750 g säuerliche Äpfel, Sauerkirschen,
   Zwetschgen, Aprikosen (jeweils entsteint)
250 g Mandeln (fein gerieben)
100 g Akazienhonig
75 g Butter
Vanille- und Zimtgewürz

Zubereitungsart:

1. Teigstufe: 200 g Flüssigkeit in eine große Schüssel geben, Hefe und Salz darin gründlich auflösen. 200 g frisch gemahlenes Vollkornmehl einkneten. Teigruhe in der Schüssel, gut zugedeckt ca. 45 Minuten.

2. Teigstufe: Die restliche Flüssigkeit – 50 g – in den Teigansatz einarbeiten. Gleichermaßen die separat bereitete Honig-Butter-Creme gründlich einkneten. Abgeriebene Zitronenschale und Saft zugeben, zum Schluß die restlichen 50 g Vollkornmehl einketen. Ein geschmeidiger, relativ weicher Teig entsteht. 2. Teigruhe in der Schüssel: Etwa 1 Stunde.

Backblech fetten, Obst vorbereiten: Äpfel halbieren, vom Kernhaus befreien, mit der Schale dünne Scheiben raffeln oder schneiden, mit etwas Zitronensaft beträufeln.

Fein geriebene Mandeln zusammen mit Honig und Butter + Gewürze in einer Kasserolle erwärmen, alles gut vermengen.

Ausformen: Den Teig gründlich knten, ohne Streumehl, mit nasser Hand auf das Backblech verteilen; der Teig sollte in der Mitte nicht dicker sein als an den Rändern. Jetzt das vorbereitete Obst dicht auflegen, tief eindrücken. Etwa herausquellende Teigmasse mit einer Teigkarte über das Obst streichen. Die warme Mandelmasse nunmehr gleichmäßig auftragen.

Backen: In den kalten Ofen schieben – 2. Schiene von unten – bei 200 °C etwa 35–40 Minuten backen lassen. Die letzten 15 Minuten mit Pergamentpapier abdecken.

Anschneiden warm oder ausgekühlt, mit oder ohne Sahne servieren.

(233) Mandel-Streusel — *für Kuchen und Süßspeisen* –

Zutaten als Familienrezept:
250 g Mandeln
100 g Akazienhonig
75 g weiche Butter
2 MS Vanillegewürz

Zubereitungsart: Mandeln enthülst oder auch mit ihrer sog. Zimthaut fein reiben bzw. im Mixer fein zerkleinern. Honig cremig rühren, die weiche Butter und die zerkleinerten Mandeln mit Vanillegewürz zugeben. Die Teile möglichst nicht rühren, sondern eher miteinander verschütteln, damit Streusel entstehen.
Mandel-Streusel schmecken sehr gut auf Obstkuchen, z.B. Rhabarber-, Kirsch-, Apfel- und Pflaumenkuchen, sie eignen sich als Füllung in Hefe-Plundergebäck, schließlich für jeden Obstsalat oder -auflauf.

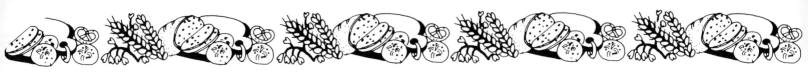

(234) Gedeckter Aprikosenkuchen — *Hefe-Vollkorngebäck* —

Zutaten für 1 Springform 26 cm ⌀:

⅛ Ltr. kaltes Wasser
10 g Hefe
1 Prise Salz
350 g Weizen (100 g Hartweizenanteil wären günstig)
Schale und Saft 1 Zitrone

100 g fein geriebene Haselnußkerne
200 g Honig
200 g Butter
500–700 g reife Aprikosen (wahlweise
   200 g getrocknete, einige Stunden vorgeweicht)

Zubereitungsart:
1. Teigstufe: ⅛ Ltr. (125 g) Wasser in eine Schüssel geben, die Hefe mit der Prise Salz darin auflösen. Die halbe Menge frisch gemahlenes Vollkornmehl einkneten. Teigruhezeit in der Schüssel, gut zugedeckt, ca. 45 Minuten.
2. Teigstufe: Honig und Butter cremig rühren, Saft und Zitronengelb sowie geriebene Nußkerne zugeben. Diese Creme zum Teigansatz geben und gründlich vermengen. Dann das restliche Vollkornmehl einkneten. Ein relativ weicher, aber geschmeidiger Teig entsteht. 2. Teigruhe in der Schüssel: Etwa 1 Stunde (wegen des hohen Fettanteils).
Nach der Teigruhe den Teig in der Schüssel (am besten mit 1 Hand) gründlich kneten, ihn in die ausgefettete und gebröselte Backform geben, gleichmäßig verteilen.
Die entsteinten Aprikosen-Hälften eng nebeneinander tief in den weichen Teig drücken. Mit einer Teigkarte vorsichtig die hochwölbenden Teigteile glattstreichen, damit sind die Früchte zugedeckt. Letzte Teigruhe: ca. 10 Minuten.
Backen: bei 200 °C etwa 30–35 Minuten, davon die letzten 15 Minuten mit Pergamentpapier abgedeckt. Stäbchenprobe machen! Gebäck in der Form erkalten lassen.

Tips & Kniffe: Dieses Gebäck war ursprünglich ein Backpulver-Rührteig mit mindestens 3 Eiern. Aus Rührteigen machen wir einfach Hefeteige, die vielen Menschen auch besser bekommen. Außerdem bereichern die wachsenden Hefekulturen den Teig mit Nährstoffen, was beim Backpulverteig nicht geschieht.

(235) Sahne-Zimtkuchen — *Hefegebäck* —

Zutaten für 1 Backblech:
250 g Flüssigkeit (halb Wasser, halb Sahne)
10 g Hefe, 1 Prise Salz
500 g Weizenvollkornmehl
  (100 g Hartweizenanteil wären günstig)
150 g Honig
200 g Butter

für den Belag:
100 g Sahne, 100 g Honig
100 g Butter, 1 TL Zimt

Zubereitungsart:
1. Teigstufe: Die gesamte Flüssigkeit in eine Schüssel wiegen, Hefe und Salzprise darin auflösen. 300 g frisch gemahlenes Vollkornmehl einarbeiten. Diesen weichen Teig gut zudecken, ca. 45 Minuten bei Zimmertemperatur ruhen lassen.
2. Teigstrufe: Aus Honig und Butter eine cremige Masse schlagen, sehr gründlich in den Teigansatz einarbeiten. Die restlichen 200 g Vollkornmehl einkneten. Es sollte ein glatter, aber weicher Hefeteig entstehen. 2. Teigruhe in der Schüssel: ca. 45–60 Minuten.
3. Teigstufe: Den Teig nochmals kurz kneten, gleichmäßig auf ein gefettetes Backblech streichen (u. U. mit nasser Hand), hier und da etwas eindrücken. Alle Zutaten für den Belag kurz erwärmen, gut verrühren. Im warmen Zustand auf die Teigplatte gießen, gleichmäßig verteilen.
Backen: Bei 200 °C ca. 25–30 Minuten, die letzten 5 Minuten Pergamentpapier auflegen, damit der Belag nicht zu dunkel wird.
Das Gebäck eignet sich zum sofortigen Verzehr. Andererseits können Portionsstücke eingefroren und später ca. 5 Minuten lang aufgebacken werden (mit etwas Butter bestrichen).

Becker: »Praktischer Rat bei Allergien«
© Verlag »NundG« Eberhard Cölle, Ditzingen

(236) Bienenstich-Blechkuchen — *Hefe-Vollkorngebäck* —

Zutaten für 1 Backblech:

Teig:
⅛ Ltr. süße Sahne (125 ml)
10 g Hefe
1 Prise Salz
300 g Weizen (75 g Hartweizen wären günstig)
75 g Honig, 75 g Butter
Saft und abgeriebene Schale ½ Zitrone

Belag:
200 g Honig
250 g Mandeln (enthülst)
5–6 bittere Mandeln
125 g Butter
5–6 EL Sahne

Zubereitungsart:

1. Teigstufe: ⅛ Ltr. Sahne in eine Schüssel geben, Hefe und Prise Salz darin gründlich auflösen. Die halbe Menge frisch gemahlenes Vollkornmehl einkneten. Teigruhe in der Schüssel, gut zugedeckt: 45 Minuten.

Belag vorbereiten: Honig, Butter und enthülste, grob zerkleinerte Mandeln vorsichtig anbräunen, die Sahne zugeben, 2–3 Minuten leise kochen lassen. Die fein geriebenen bitteren Mandeln zum Schluß zugeben. Die Masse auskühlen lassen.

2. Teigstufe: Honig, weiche Butter und Saft und abgeriebene Zitronenschale dem Teigansatz zugeben, sehr gründlich einarbeiten. In den jetzt cremigen Teig das restliche Vollkornmehl einkneten. Der Teig ist weich und geschmeidig. 2. Teigruhe: ca. 45 Minuten.

Nach der Teigruhe den Teig nochmals kneten, ihn gleichmäßig (dünn) auf das gefettete Backblech streichen. Nun folgt der abgekühlte Belag, auch ihn gleichmäßig aufstreichen. Letzte Teigruhezeit: ca. 10 Minuten.

Backen: Bei 200°C etwa 20–25 Minuten, die letzten 15 Minuten mit Pergamentpapier abgedeckt backen lassen. Das Gebäck kann bereits warm oder abgekühlt als Schnitten serviert werden. Am 2. und 3. Tag schmeckt es ebenfalls noch!

(237) Schmuckgebäck für besondere Anlässe – Hefeteig –

Zutaten für 2 Brötchen-Kränze auf 1 Backblech:

200 g Flüssigkeit
 (½ Anteil Wasser, ½ Anteil Sahne)
10 g Hefe, ½ TL Salz
500 g Weizenvollkornmehl
 100 g Hartweizenanteil günstig

100 g Honig
150 g Butter
100 g Weinbeeren
100 g Mandeln (enthülst, fein gerieben)
Saft und abgeriebene Schale ½ Zitrone

Zubereitungsart:
1. Teigstufe: Die Flüssigkeit in eine Schüssel wiegen, Hefe und Salz darin gründlich auflösen, 300 g frisch gemahlenes Vollkornmehl einkneten. Dem Teig etwa 45 Minuten Ruhe geben, Schüssel gut zugedeckt.
2. Teigstufe: Honig und Butter cremig rühren, die enthülsten und sehr fein zerkleinerten (u. U. im Mixer) Mandeln sowie die Weinbeeren unterrühren, Zitronensaft und -schale zufügen.
Zum Schluß die restlichen 200 g Vollkornmehl einkneten. Es müßte ein glatter, geschmeidiger Teig entstehen, der ohne Streumehl gut zu bearbeiten ist.
2. Teigruhe in der Schüssel ca. 1 Stunde (wegen Fettanteil!), wieder gut zugedeckt.
Ausformen: Ein gefettetes Backblech bereithalten. Den Teig gründlich kneten, in 2 Hälften teilen. Aus jeder Teighälfte wiederum 7 oder 9 kleine Teile schneiden. Zunächst 2 kleine Teile zusammenfügen und zu einem runden Brötchen formen, in die Mitte legen. Die restlichen 5 oder 7 kleinen Teile ebenfalls rund wirken und um das Mittelteil gruppieren.
Der Sinn: Alle Teile backen zusammen, behalten ihre Detailform, bilden so einen hübschen Brötchenkranz. Mit Sahne abpinseln, Mandelblättchen überstreuen.
Die Teigmenge ergibt 2 Brötchen-Kränze, die etwas diagonal verschoben auf 1 Backblech zu plazieren sind.
Verzierungen: Etwas Teig absondern, daraus für jeden Kranz einen ca. 20–25 cm langen 3er-Zopf flechten, auf der Verbindungsstelle zwischen großem Teil und den kleinen Brötchen herumführen.
Backen: Bei 225 °C etwa 25 Minuten – die letzten 5 Minuten mit Pergamentpapier abdecken.
Dieses Gebäck schmeckt erst vom 2., 3. Tag an richtig saftig!

Becker: »Praktischer Rat bei Allergien«
© Verlag »NundG« Eberhard Cölle, Ditzingen

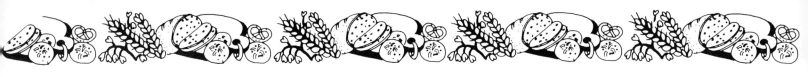

(238) Vollkornstollen — *Hefe-Vollkorngebäck* —

Zutaten für 2 Stollen je ca. 1200 g:
350 g Wasser
10 g Hefe
10 g Salz
1000 g Weizenvollkornmehl
  (200 g Hartweizenanteil wären günstig)
150 g Honig
400 g Butter
350–500 g Sultaninen
200 g Mandeln, fein gerieben
5–6 bittere Mandeln
100 g Haselnußkerne (grob geschnitten)
50 g Vanillerum (kann weggelassen werden)
Gewürze: ½ TL Vanillepulver,
  ¼ TL Zimt, 3 MS Nelkenpulver
Saft und abgeriebene Schale von 1½ Zitronen

Zubereitungsart:
1. Teigstufe: 350 g kaltes Wasser in eine große Schüssel wiegen, Hefe und Salz darin gründlich auflösen. 500 g frisch gemahlenes Vollkornmehl einkneten. Gut zugedeckt 1. Teigruhezeit ca. 1 Stunde.
Zum gleichen Zeitpunkt Sultaninen, fein geriebene Mandeln (+ die bitteren) sowie geschnittene Haselnußkerne sowie die Gewürze in eine separate Schüssel geben, mit Rum tränken und zugedeckt stehen lassen.
Honig cremig rühren, Butter zufügen, gründlich miteinander vermengen.
2. Teigstufe: Dem Teigansatz zunächst die Honig-Butter-Creme einarbeiten, und zwar äußerst gründlich, das ist sehr wichtig für die Teiglockerung. Nun folgen die eingeweichten Früchte und Mandeln, zum Schluß die restlichen 500 g Vollkornmehl.
Jetzt heißt es, einige Minuten zu kneten, bis ein glatter, geschmeidiger, schwer reißender Teig entsteht.
Teigruhe in der Schüssel ca. 2 Stunden – gut zugedeckt bei Zimmertemperatur. Die vielen fetthaltigen Zutaten machen eine so lange Teigruhe erforderlich, weil sie ausgesprochen bremsend auf das Hefewachstum wirken. Zwischendurch 2–3 × kurz durchkneten.
Ausformen: 2 Teiglinge ausformen, stollenartig eindrücken. Auf dem Backblech – gut zugedeckt – eine letzte Ruhezeit ca. 30 Minuten.
Backen: In den kalten Ofen schieben – unterste Schiene. Bei 200 °C etwa 70–90 Minuten – die letzten 15 Minuten mit Pergamentpapier abdecken.
Nach 5–6 Tagen erreicht dieses Gebäck erst seinen höchsten Wohlgeschmack.

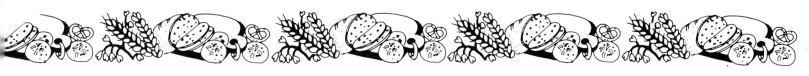

(239) Mohnstollen — *Hefe-Vollkorngebäck* —

Zutaten für 1 großes Gebäckstück:
250 g Flüssigkeit
   (halb Sahne, halb Wasser)
10 g Hefe
½ TL Salz
200 g Honig
300 g Butter
1000 g Weizenvollkornmehl
   (200 g Hartweizenanteil wären günstig)

Füllung:
400 g Mohn
100 g Honig
3–4 bittere Mandeln, fein gerieben
wahlweise Nuß-Nougatfüllung:
400 g Haselnußkerne (feinst gerieben)
80–100 g Honig, 2–3 EL Kakaopulver,
½ TL Vanillepulver, 2–3 EL Wasser

Zubereitungsart:
1. Teigstufe: Die Flüssigkeit in eine große Schüssel wiegen, Hefe und Salz gründlich darin auflösen. 350 g frisch gemahlenes Vollkornmehl einkneten. Gut zugedeckt, 1. Teigruhe in der Schüssel ca. 1 Stunde.
2. Teigstufe: Honig hell und cremig rühren, Butter zugeben, gründlich miteinander verbinden. Diese Creme in den Teigansatz einarbeiten, bis sie feinst verteilt ist. Zum Schluß folgen die restlichen 650 g Vollkornmehl. Ein geschmeidiger, glatter, gut formbarer Hefeteig soll entstehen. 2. Teigruhe in der Schüssel ca. 1 Stunde.

Zur gleichen Zeit den Mohn fein quetschen (in der Getreidemühle) und mit dem Honig und den 3–4 feinst geriebenen Mandeln würzen, mit dem kochenden Wasser überbrühen, dann zum Quellen stehenlassen.

Ausformen: Den Hefeteig gründlich kneten, mit dem Rollholz (vielleicht etwas Streumehl) eine rechteckige Platte – so dünn wie möglich – ausrollen. Die Mohnfüllung gleichmäßig auftragen, gut glattstreichen. Nun die Teigplatte von beiden Seiten aufrollen, in der Mitte vorsichtig zusammendrücken. Den Stollen vorsichtig auf das gefettete Backblech legen, mit Sahne abpinseln. Letzte Teigruhe: ca. 30 Minuten.

Backen: Bei 200 °C etwa 45 Minuten – Stäbchenprobe! Die letzten 10 Minuten mit Pergamentpapier vor zu starker Bräunung schützen. – Gründlich auskühlen lassen, erst dann anschneiden. Der Effekt: Jede Scheibe zeigt das gegenläufige Muster der Mohnfüllung.

(240) Hefe-Napfkuchen

Zutaten für 1 Napf- bzw. Königskuchenform:

200 g Wasser
10 g Hefe
1 Prise Salz
100 g Honig
200 g Butter
150 g Weinbeeren

100 g Mandeln (fein gerieben)
4–5 bittere Mandeln
¼ TL Vanillegewürz
Schale und Saft von ½ Zitrone
500 g Weizenvollkornmehl
    (150 g Hartweizenanteil wären günstig)

Zubereitungsart:
1. Teigstufe: Wasser in eine große Schüssel wiegen, Salz und Hefe darin gründlich auflösen. 300 g frisch gemahlenes Vollkornmehl einkneten. Gut zugedeckt 1. Teigruhe in der Schüssel ca. 45 Minuten.
2. Teigstufe: Honig cremig rühren, Butter zugeben, gründlich verbinden. Weinbeeren, geriebene Mandeln (+ bittere) sowie Gewürze zufügen. Diese cremige Substanz sehr gründlich in den Teigansatz einarbeiten, bis alle geschmacksgebenden Zutaten gut verteilt sind. Zum Schluß die restlichen 200 g Vollkornmehl einarbeiten. 2. Teigruhe in der Schüssel mindestens 1 Stunde.

Ausformen:
Den Teig in der Schüssel gründlich kneten, kein Streumehl nehmen. Eine Napf- oder Königskuchenform ausfetten, gründlich mit Semmelmehl ausstreuen. Den Teig gleichmäßig in der Form verteilen, die Oberfläche mit nassen Fingern glattstreichen. Letzte Teigruhe in der Form: ca. 30 Minuten – gut zugedeckt.

Backen:
In den kalten Ofen geben – auf dem Rost 2. Schiene von unten bei 200 °C etwa 20 Minuten mit Pergamentpapier bedeckt, bei 175 °C etwa 20 Minuten ohne Abdeckung backen lassen. Stäbchenprobe!
Nach dem Backen zum Abkühlen auf einen Gitterrost stürzen. Das Gebäck möglichst erst nach 24 Stunden anschneiden. Nach dem Erkalten einfach die Backform überstülpen, damit wird ein Austrocknen des Gebäcks verhindert.

Tips & Kniffe: Fettreiches Gebäck kann in den kalten Ofen gegeben werden. Mit der langsam ansteigenden Hitze kann eine gute Teiglockerung erfolgen.

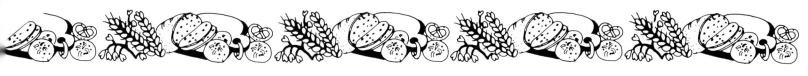

(241) Gewürzkuchen — *Lebkuchen* —

Zutaten für 1 Backblech:

350–400 g Honig (preiswerte Sorte)
500 g Weizenvollkornmehl
100 g Nüsse oder Mandeln (grob gerieben)
100 g Butter
100 g Rosinen

10 g Lebkuchengewürz (ist als Mischung fertig
   zu kaufen und besteht aus Nelken, Zimt, Koriander, Kardamom, Anis, Zitrone und Muskatnuß)
10 g Hirschhornsalz (sog. ABC-Trieb)
   oder 10 g Natron oder 10 g Pottasche

Zubereitungsart: Honig erwärmen, damit er gänzlich flüssig wird. Im etwas abgekühlten Zustand (ca. 40 °C) das frisch gemahlene Vollkornmehl einarbeiten. Bei 350 g Honig müßten vermutlich 2–4 EL Wasser zugegeben werden, damit der Teig zwar fest, jedoch nicht brüchig erscheint.
Dieser Honig-Mehl-Teig sollte 2–7 Tage (gut verpackt) z. B. im Kühlschrank ruhen. Zur Weiterverarbeitung den Teig bei Zimmertemperatur erwärmen lassen.
Weiche Butter, Rosinen, Gewürze und das in etwas Wasser aufgelöste Triebmittel nacheinander in den Teig einarbeiten.
Die Teigmasse dann auf ein gefettetes Backblech streichen.
Backen: Bei 160–180 °C etwa 15 Minuten.
Nach dem Erkalten die Teigplatte in rautenförmige Stücke schneiden. In einer gut schließenden Dose läßt sich dieses Gebäck lange aufbewahren, es gewinnt noch sehr an Wohlgeschmack.

Tips & Kniffe: Die als Triebmittel vorgeschlagenen Salze riechen unangenehm, auch sollte von dem rohen Teig nichts gegessen werden. Pottasche, Natron bzw. Hirschhornsalz zerfallen unter Säurezusatz (entsteht im Honig-Teig) und Wärme, dabei entsteht das Lockerungsgas Kohlendioxyd.
Der Name Lebkuchen soll von dem lateinischen Wort »libum« = Fladen/Kuchen stammen. – Lebkuchen wurden bereits im Mittelalter in Klöstern und später gewerbsmäßig durch »Lebküchner« oder »Lebzelter« in eigener Zunft hergestellt.

Becker: »Praktischer Rat bei Allergien«
© Verlag »NundG« Eberhard Cölle, Ditzingen

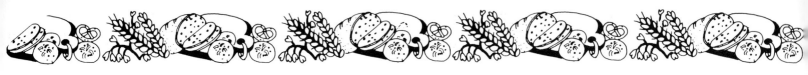

(242) Brottorte — *interessante Resteverwertung* —

Zutaten für Springform 26 cm ⌀:
100 g Restbrot (fein zerkleinert)
50 g Hartweizen
20 g Leinsaat
125 g Mandeln (fein gerieben)
2–3 bittere Mandeln
100 g Akazienhonig

100 g Butter
2 EL Kakao- oder Carobpulver
¼ TL Vanillegewürz
2 MS Zimt- und Nelkenpulver
2 TL Vanillerum
2–3 EL Wasser oder Sahne

Zubereitungsart: Honig cremig rühren, weiche Butter zufügen, gut vermengen. Es folgen die Gewürze, die fein zerkleinerten süßen und bitteren Mandeln, das ebenfalls im Mixer zerkleinerte Restbrot sowie frisch gemahlenes Hartweizen-Leinsaat-Gemisch.
2–3 EL Wasser oder Sahne sind zur Korrektur für einen geschmeidigen Teig gedacht.
Der Teig wird in die ausgefettete und mit Semmelbrösel ausgestreute Springform gegeben.
Backen: Bei ca. 175 °C ca. 20 Minuten backen lassen, die letzten Minuten mit Pergamentpapier bedeckt, damit das Gebäck nicht zu dunkel wird. Der Tortenboden wird knapp 2 cm hoch.
Im abgekühlten Zustand auf einen Tortenteller legen, die gesamte Fläche – wenn gewünscht auch den Rand – mit steif geschlagener Sahne bestreichen. Mit einem Tortenteiler Stücke in die Sahne markieren. Innerhalb der Markierungen reichlich frische Früchte belegen.
Variation: Alle Zutaten verdoppeln, den Teig auf einem gefetteten Backblech gleichmäßig verstrichen, ca. 15 Minuten abbacken. Auf dem Blech auskühlen lassen, anschließend Schnittchen teilen. Sie lassen sich in einer Keksdose 1–2 Wochen aufbewahren und nehmen sehr an Wohlgeschmack zu.

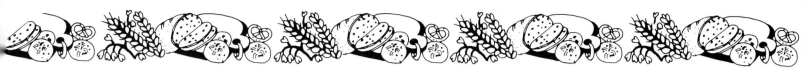

(243) Kokoskugeln — Vollkorn-Kleingebäck —

Zutaten für 1 Backblech:

100 g Honig
75 g Butter
100 g Mandeln
100 g Kokosflocken

100 g Hartweizen
Saft und abgeriebene Schale von ½ Zitrone
2 MS Vanillepulver
16–20 Pergament-Backförmchen

Zubereitungsart: Honig cremig rühren, weiche Butter zufügen, innig verbinden. Gewürze, feinst geriebene Mandeln (im Mixer geht es ruck-zuck!) und Kokosflocken zufügen, zum Schluß das frisch gemahlene Hartweizenmehl. Aus dem Teig Kugeln im ⌀ von etwa 3 cm formen, je eine in ein Pergamentförmchen legen. Insgesamt 16 oder 20 möglichst gleichgroße Kugeln formen, sie passen gut auf ein Haushaltsblech. Vor dem Backen mit einer immer wieder in heißes Wasser getauchten Gabel die Kugeln mehrmals einstechen.
Backen: Bei 175 °C ca. 15–20 Minuten.
2–3 Tage hält sich dieses Gebäck offen frisch, in einer gut schließenden Dose sogar 1–2 Wochen.

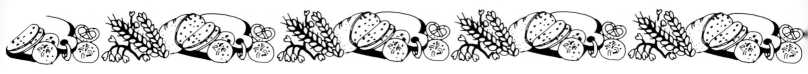

(244) Kartoffel-Hörnchen — *Kleingebäck* —

Zutaten für 1 Backblech:
250 g gekochte Kartoffeln (mehlige Sorte)
300 g Weizenvollkornmehl;
  (evtl. ½ Anteil Dinkel bzw. Hartweizen)
½ TL Weinstein-Backpulver
75–100 g Akazienhonig, Menge je nach Füllung

2 MS Vanillegewürz
150 g weiche Butter

Füllung:
Rohmarmelade bzw. Marzipan- oder Nougatmasse

Zubereitungsart: Honig cremig rühren, weiche Butter hinzugeben, innig verbinden. Gewürze zufügen, schließlich das Gemisch aus Vollkornmehl, Backpulver und feinst zerdrückten kalten Kartoffeln, alle Teile gut verkneten. Den Teig ca. ½ Stunde kühl ruhen lassen.
2 einigermaßen runde Teigplatten ausrollen – u. U. Streumehl verwenden – mit einem Tortenteiler je 12 Markierungen eindrücken, die Linien durchziehen = 2 × 12 Dreiecke.
Auf die Breitseite jeweils 1 TL Füllung setzen, zur Spitze eng aufrollen, einen leichten Einschlag nach innen geben, fertig ist ein Hörnchen. Die Teile mit Abstand aufs gefettete Blech setzen, mit etwas aufgelöster Butter bepinseln.
Backen: Bei 200 °C ca. 25–30 Minuten.

Tips & Kniffe: Ohne Frage kann Streumehl beim Ausrollen von Teigen sehr hilfreich sein. Die Gebäcke werden damit jedoch trocken, besonders Teige, die sehr dünn ausgerollt werden sollen.
Der Ausrollvorgang kann erleichtert, Streumehl überflüssig werden, indem der Teig zwischen 2 Blätter Pergamentpapier ausgerollt wird.

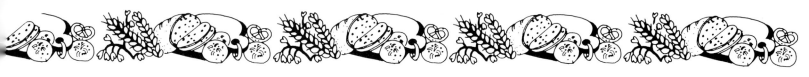

(245) Heidesand-Gebäck — *Vollkorn-Kleingebäck* —

Zutaten für 2 Backbleche:
125 g Akazienhonig
200 g weiche Butter
Vanillepulver
abgeriebene Schale und Saft von ½ Zitrone

50 g Haselnußkerne (feinst gerieben)
250 g Hartweizenvollkornmehl (wahlweise Dinkel)
1–2 EL Kakaopulver

Zubereitungsart: Honig cremig rühren, Butter zugeben, kurze Zeit mit dem Handrührgerät gut vermengen. Es folgen die Gewürze, Haselnußmehl und Hartweizen, frisch gemahlen. Nur solange kneten (zum Schluß am besten mit der Hand), bis alle Teile gründlich vermengt sind.
Für die Weiterverarbeitung ist es günstig, sofort nach dem Kneten 4 Teigrollen im ⌀ von ca. 4 cm zu formen und sie in Pergamentpapier einzurollen.
Dieser Mürbeteig sollte ca. 2 Stunden (oder sogar über Nacht) im Kühlschrank ruhen.
Anschließend jede Teigstange (sehr schnell, sonst wird der Teig weich) mit einem Sägemesser in etwa ½ cm dünne Scheibchen teilen und diese auf das gefettete Backblech legen.
Die Teigmenge ergibt 2 Backbleche voll belegt. Es bietet sich an, in die halbe Teigmenge 1–2 EL Kakaopulver einzuarbeiten, so daß 1 Blech dunkles, das andere Blech helles Gebäck bringt.
<u>Backen:</u> Bei 150 °C ca. 15 Minuten. Auf dem Blech auskühlen lassen.

Variationen: Dreieckige Stangen formen; 60–75 g Kokosflocken (leicht geröstet) einarbeiten; Trockenfrüchte, sehr fein geschnitten, mitverarbeiten; 100 g geschälte, feinst geriebene Mandeln + 2–3 bittere zufügen, = <u>Mandelsand</u>. Die Haselnußkerne fallen dann weg. Orangenschale oder etwas Ingwerwurzel geben eine besondere Geschmacksnuance.

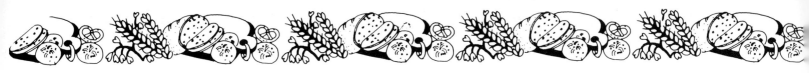

(246) Kleine Maiskuchen

Zutaten für 1 Backblech:
120 g Honig
150 g Butter
100 g fein geriebene Mandeln oder Nüsse
1 EL Leinsaat, 1 EL Sesamsaat
75 g Maisgrieß (Polenta) fein

75 g Hartweizen
Schale und Saft von ½ Zitrone
2 MS Zimt, Nelkenpulver
4 süß-säuerliche Äpfel
16 kleine Pergamentförmchen

Zubereitungsart: Honig cremig rühren, Butter zufügen, ebenfalls cremigrühren, die Gewürze zufügen, zum Schluß die geriebenen Mandeln. Hartweizen, Leinsaat und Sesamsaat zusammen fein mahlen, vermischt mit dem Maisgrieß zum Schluß der cremigen Masse zugeben, gründlich einkneten. Die Teigkonsistenz ist etwas weich.
Zwischen nassen Händen 16 gleiche Teile zu großen Kugeln formen, in je eine Pergamentform setzen.
Die Äpfel dünn schälen, vom Kernhaus befreien, in Viertel (oder kleiner) schneiden. Jedes Apfelstück mit der Rundseite in einen Apfelteiler drücken, dadurch entsteht ein hübsches Muster. Mit dem Muster nach oben gerichtet je 1 Apfelstück in die Teigkugeln tief eindrücken. Mit etwas Butter, Honig und Zimt (aufgelöst) das Gebäck bepinseln.
Backen: Bei ca. 175 °C etwa 25–30 Minuten goldbraun. Im abgekühlten Zustand in einer gut verschließbaren Keksdose einige Tage lagerfähig.

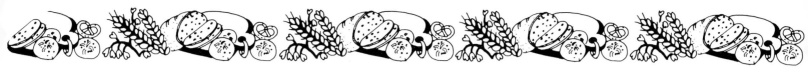

(247) Nelken-Plätzchen — *Vollkorn-Kleingebäck* —

Zutaten für 1 Backblech:

100 g Honig
150 g Butter
1 TL Nelkenpulver
2 MS Muskatblüte

2 MS Zimt
2 MS Ingwerpulver
2 EL Orangensaft oder 1 EL Zitronensaft
250 g Hartweizenvollkornmehl

Zubereitungsart: Honig cremig rühren, Butter zugeben, gründlich verrühren, Gewürze und Orangensaft zugeben, vermengen. Zum Schluß das frisch gemahlene Hartweizenvollkornmehl einkneten, am besten mit der Hand. Teigruhe im Kühlschrank – gut verpackt – 1 Stunde.
Aus der Teigmenge 35 oder 40 möglichst gleiche Teile schneiden, zwischen den Handtellern Kugeln formen, sie in Reihen 5 × 7 bzw. 5 × 8 mit etwas Abstand aufs gefettete Blech setzen. Mit einer Gabel, die immer wieder in heißes Wasser getaucht wird, die Kugeln plattdrücken.
Backen: Bei 175 °C etwa 15–18 Minuten goldbraun ausbacken, Plätzchen auf dem Blech erkalten lassen.
In einer Keksdose gut verschlossen 2–3 Wochen lagerfähig.

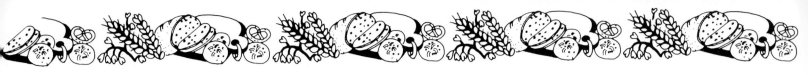

(248) Hafer-Mandel-Mürbchen — *Vollkorn-Kleingebäck* —

Zutaten für 1 Haushalts-Backblech:
100 g Honig
125 g weiche Butter
100 g feinst geriebene Mandeln (+ 3–4 bittere)
½ TL Vanillepulver

100 g Hartweizen
100 g Sprießkornhafer
15 oder 20 kleine Pergament-Förmchen

Zubereitungsart: Honig cremig rühren, Butter zugeben, gut vermengen. Es folgen Vanillepulver und geriebene Mandeln (sie lassen sich in einem Mixer rasch zerkleinern!), zum Schluß das frisch gemahlene Vollkornmehl. Zusammen mit Hartweizen läßt sich der Hafer problemlos fein mahlen. Alle Zutaten zu einem glatten Teig kneten. 15 oder 20 gleiche Teile abtrennen, jedes Teil zu einer großen Kugel – im Ø ca. 3–4 cm – rollen. Alle Kugeln in Pergamentförmchen legen, etwas flachdrücken. Auf diese Weise ergibt sich eine gleichmäßige Befüllung und nach dem Backen ein besseres Erscheinungsbild. Die Förmchen in Reihen 3 × 5 oder 4 × 5 anordnen.
Backen: Bei 175 °C etwa 25 Minuten, bis die Gebäckstücke goldbraun erscheinen.
Im abgekühlten Zustand läßt sich dieses Gebäck in einer gut verschließbaren Keksdose 1 Woche aufbewahren. Der höchste Wohlgeschmack mag ohnehin erst ab dem 3. Tag erreicht sein.

Variation: Vor dem Backen kann in jedes Förmchen 1 frische oder tiefgefrorene Frucht (Himbeere, Erdbeere, Brombeere) gelegt und mitgebacken werden.

Becker: »Praktischer Rat bei Allergien«
© Verlag »NundG« Eberhard Cölle, Ditzingen

(249) Hirse-Kipferl — *Kleingebäck* —

Zutaten für 1 Backblech:
100 g Akazien- oder Orangenblütenhonig
150 g weiche Butter
1 TL Vanillepulver
100 g fein geriebene Mandeln

1 EL Zitronen- bzw. Orangensaft
125 g Hirse
175 g Hartweizen

Zubereitungsart: Honig cremig rühren, Butter zufügen und gut miteinander verbinden. Dann Gewürze, feinst geriebene Mandeln und das frisch gemahlene Hirse-Hartweizen-Gemisch gründlich einarbeiten. Der Teig sollte ungefähr 1 Stunde kühl ruhen können.
Ein Backblech fetten. Den Teig zu einer ca. 3 cm dicken Rolle formen, davon daumenbreite Stücke abschneiden. Jedes Teigteil auf der Arbeitsplatte mit beiden Händen zu einem ca. 15 cm langen Strang rollen, die beiden Enden etwas dünner, zu Kipferl = hufeisenförmige Hörnchen biegen und mit Abstand aufs Blech setzen. Mit Sahne abstreichen.
Backen: Bei 175 °C ca. 15–18 Minuten.
Das Gebäck nimmt bei Lagerung an Geschmack zu, die Konsistenz wird knusprig-mürbe, der zunächst etwas ›sandige‹ Hirsegeschmack tritt zurück.

(250) Schoko-Nuß-Törtchen — *Nuß-Kleingebäck* —

Zutaten für 1 Backblech:
125 g Akazienhonig
100 g weiche Butter
2 MS Vanillegewürz
1–2 EL Kakaopulver bzw. Carobpulver
1 EL Orangensaft
1 TL Getreidekaffee
1 TL abgeriebene Orangenschale
200 g Haselnußkerne (sehr fein gerieben)
75 g Hartweizen
15–20 Erdbeeren, Himbeeren o. Brombeeren
15–20 kleine Pergament-Förmchen

Zubereitungsart: Honig cremig rühren, Butter zufügen, gut vermengen. Es folgen die Gewürze sowie die sehr fein geriebenen Nußkerne (im Mixer geht es sehr rasch), zum Schluß das frisch gemahlene Hartweizenvollkornmehl. Der Teig sollte schwer reißend sein, vielleicht mit 3 EL Wasser korrigieren.
Die Teigmasse in der Schüssel halbieren bzw. vierteln, damit gleichgroße Törtchen abgeteilt werden können. Mit nassen Händen die jeweilige Teigpartie schnell rund formen, in die Pergament-Förmchen legen. Das Einfüllen mit einem Löffel ist insofern nicht ratsam, als der Teig sich bei Hitzeeinwirkung nicht glattzieht. Das Erscheinungsbild ist ansprechender, wenn die Oberfläche glatt erscheint.
Je eine frische (oder auch gefrorene, nicht aufgetaute) Frucht tief in den Teig drücken.
Backen: Bei 175 °C ungefähr 25 Minuten; auf dem Blech erkalten lassen.
Die Törtchen können einige Tage in einer Keksdose aufbewahrt werden, sie nehmen sogar an Wohlgeschmack zu.

Tips & Kniffe: Der Vorschlag, allerlei Gebäck in Pergament-Förmchen zu backen, mag erstaunen. Der Grund liegt in dem besseren Zusammenhalt der Gebäcke innerhalb der Förmchen, denn so ganz ohne Eier und ihre emulgierende Eigenschaft (Eigelb-Lezithin) bröckeln unsere Gebäcke schnell. Außerdem sehen sie ansprechender aus und lassen sich einfacher aufbewahren.

Becker: »Praktischer Rat bei Allergien«
© Verlag »NundG« Eberhard Cölle, Ditzingen

(251) Kleine Schokotaschen — *gefülltes Kleingebäck* —

Zutaten für 1 Backblech:
75 g Akazienhonig
150 g weiche Butter
½ TL Vanillepulver
Saft und Schale von ½ Zitrone
275 g Hartweizen
2 EL Buchweizen
2 EL Sesamsaat

Füllung:
150 g Haselnußkerne (wahlweise
  Mandeln) – feinst gerieben
50 g Honig
1–1½ EL Kakao- oder Carobpulver
Vanillepulver, Zimt
½ TL Getreidekaffeepulver
50 g weiche Butter

Zubereitungsart: Honig cremig rühren, Butter zufügen, gründlich verrühren. Die Gewürze und zum Schluß das fein gemahlene Gemisch aus Hartweizen, Buchweizen und Sesamsaat einkneten. Der Teig sollte geschmeidig sein, per Hand noch kurze Zeit kneten. Teigruhe im Kühlschrank etwa 45–60 Minuten.
Für die Füllung zunächst die Haselnußkerne in den Mixer geben und sehr fein zerkleinern. Honig, Gewürze und weiche Butter hinzugeben, kurze Zeit schlagen, bis alle Teile cremig verbunden sind.
Aus dem Teig 10–12 gleich große Teile abtrennen. Aus jedem Teil (mit Streumehl) ein Quadrat bzw. Rechteck rollen oder einfach mit dem Handteller drücken. Ohne Eier im Teig gelingt es nicht problemlos, eine dünne Teigplatte auszurollen. Zuviel Streumehl müßte eingesetzt werden, und damit wäre das Gebäck sehr trocken. Auf jedes Teigteil 1 geh. TL der Füllung geben, die Teigränder zur Mitte zusammenklappen, leicht andrücken. Die Teigtaschen auf ein gefettetes Backblech legen, mit Sahne abpinseln.
Backen: Bei 175 °C etwa 18–20 Minuten.
Dieses Gebäck ist bedingt lagerfähig, wenn es in einer verschlossenen Dose aufbewahrt wird.

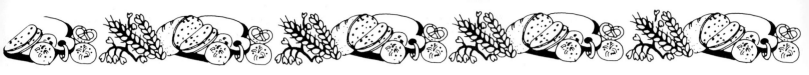

(252) Apfelballen — gefülltes Hefe-Kleingebäck —

Zutaten für 1 Backblech:
1000 g Weizenvollkornmehl
　(200 g Anteil Hartweizen wären günstig)
10 g Hefe
250 g Wasser
½ TL Salz

Schale und Saft 1 Zitrone
200 g Honig
250 g Butter
500 g säuerliche, mürbe Äpfel
125 g Weinbeeren

Zubereitungsart:
1. Teigstufe: 250 g kaltes Wasser in eine große Schüssel geben, die Hefe, das Salz darin gründlich auflösen. 350 g frisch gemahlenes Vollkornmehl einkneten. Dem Teig ca. 45 Minuten – gut zugedeckt – Ruhe gönnen.
2. Teigstufe: Aus Honig, Butter, Zitronensaft und -schale eine Creme herstellen, diese in den Teigansatz gründlich einarbeiten.
Jetzt folgt der (große) Rest von 650 g Vollkornmehl. Der cremige Vorteig müßte die Mehlmenge voll aufnehmen, ohne daß mit Flüssigkeit korrigiert zu werden braucht. Solange kneten – am besten mit 1 Hand in der Schüssel – bis der Teig geschmeidig und ausformbar ist. 2. Teigruhe in der Schüssel ca. 1 Stunde.
Ausformen: 2 etwa gleichgroße Teigplatten, ca. ½ cm dick, ausrollen – möglichst in den Maßen 30 × 45 cm.
Die eine Platte mit den geraffelten Äpfeln und Weinbeeren belegen, mit der anderen Teigplatte die Auflagen abdecken, mit dem Rollholz etwas andrücken. Diese Doppelplatte jetzt vorsichtig eng aufrollen. Mit einem Zackenmesser Scheiben in ca. 3 cm Breite abschneiden, so entstehen 16 oder 20 Teigteile.
Die Teigscheiben auf ein gefettetes Backblech setzen, entweder in Reihen, oder zu einem Kranz, Stern angeordnet.
Letzte Teigruhe auf dem Blech: 15–20 Minuten.
Mit Honig-Butter-Zimt-Lösung bepinseln.
Backen: Bei 200 °C 25–30 Minuten, die letzten 10 Minuten mit Pergamentpapier abdecken. – Die Apfelballen können warm serviert werden, schmecken natürlich auch kalt.

Becker: »Praktischer Rat bei Allergien«
© Verlag »NundG« Eberhard Cölle, Ditzingen

(253) Hirse-Sesam-Plätzchen — *Vollkorn-Kleingebäck* —

Zutaten für 2 Backbleche:

150 g Honig
150 g Butter
100 g Sahne
½ TL Zimt

100 g Sesam, geschält, 1–2 EL zum Bestreuen abnehmen
100 g Nüsse, fein gerieben
150 g Hirse
150 g Hartweizen

Zubereitungsart: Honig cremig rühren, Butter zugeben, gründlich vermengen. Sahne, Zimt, Sesam und feingeriebene Nüsse zugeben. Zum Schluß Hirse und Hartweizen fein gemahlen einarbeiten. Dem Teig im Kühlschrank etwa 1 Stunde Ruhe geben.
Ausformen: Dünne Teigrollen formen, mit einem Messer dünne Scheiben abschneiden, auf's gefettete Backblech legen. Wird der Teig ein wenig trockener geführt (Sahne weglassen), ließen sich von einer Teigplatte Plätzchen ausstechen.
Backen: Bei 200 °C etwa 15 Minuten (je nach Größe der Plätzchen) goldbraun ausbacken.

Tips & Kniffe: Es ist wichtig, Kleingebäck möglichst gleichgroß auszuformen, damit kann ein gleichmäßiges Backergebnis erwartet werden.

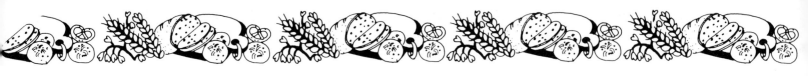

(254) Mürbeteig für Spritzgebäck

<u>Zutaten für 2 Backbleche:</u>
100 g Akazienhonig
150 g Butter
2 MS Vanillepulver
1 EL Kakaopulver bzw. Carobpulver
1 TL Zitronen- oder Orangenschale
1 EL Zitronensaft

100 g feinst geriebene Mandeln oder Nüsse
3 EL – oder mehr – Wasser bzw. Sahne zur geschmeidigen Teigführung
200 g Hartweizen mit 2 EL Leinsaat zusammen mahlen

<u>Zubereitungsart:</u> Honig cremig rühren, Butter zugeben, gründlich verbinden. In die Honig-Creme die Gewürze, Zitronensaft, feinst geriebene Mandeln oder Nüsse zugeben. Zum Schluß folgt der frisch gemahlene Hartweizen (mit Leinsaat vermengt). Der Teig soll relativ weich sein, darum etwas Wasser oder Sahne zugeben.
Der Teig kann sofort in einen Spritzbeutel gefüllt werden, um damit auf das gefettete Backblech kleine Formen (Zahlen, Buchstaben, Symbole) zu spritzen. Es ist wichtig, die Teile gleichgroß zu gestalten, damit ein gleichmäßiges Backergebnis erfolgt. Teile mit etwas Sesam bestreuen.
<u>Backen:</u> Bei 175 °C etwa 15–17 Minuten.
<u>Gebäck</u> auf dem Blech erkalten lassen. In einer gut verschließbaren Dose kann es einige Zeit aufbewahrt werden.

<u>Tips & Kniffe:</u> Die Zugabe von Leinsaat/Sesamsaat, mit Getreide fein gemahlen, soll die Bindefähigkeit im Teig erhöhen. Die Menge muß wegen der Geschmacksbeeinträchtigung gering gehalten werden.

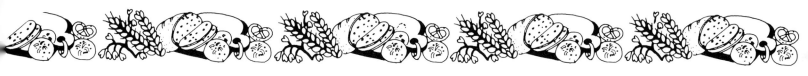

(255) Mürbeteig-Plätzchen — *Vollkorn-Kleingebäck in Variationen* —

Zutaten für 1 Backblech:

<u>Buttergebäck:</u> *150 g Honig, 150 g Butter, 2 MS Vanillepulver, Delifrut-Gewürz, 1 EL Zitronensaft, 250 g Hartweizen.*

<u>Mandelgebäck:</u> *150 g Honig, 125 g Butter, MS Zimt, Vanillepulver, Nelkenpulver, 150 g Mandeln (feinst gerieben), 2–3 bittere Mandeln, 250 g Hartweizen.*

<u>Schokogebäck:</u> *150 g Honig, 150 g Butter, ¼ TL Vanillegewürz, 1–1½ EL Kakaopulver, 250 g Hartweizen.*

Zubereitungsart: Honig cremig rühren, Butter zugeben, gründlich vermengen. Es folgen Gewürze, im zweiten Fall feinst geriebene Mandeln (im Mixer geht's am schnellsten!). Stets zum Schluß den frisch gemahlenen Hartweizen einrühren. Nicht länger als nötig den Teig kneten – er ist stets weich, dabei beteht die Möglichkeit, mit einem Spritzbeutel (größte Tülle) Plätzchen aufs Blech zu spritzen. Ansonsten mit nassen Händen Kugeln im ⌀ von etwa 2 cm rollen und diese in Reihen aufs Blech setzen.

Anschließend mit einer immer wieder in heißes Wasser getauchten Gabel die Kugeln plattdrücken (nur 1 × drücken). Es könnten andererseits sehr kleine Kugeln geformt und 2 Sorten Butter- und Schokoteig übereinandergesetzt und dann plattgedrückt werden. So entsteht ein interessantes Mischgebäck. Jedes Rezept bringt 35–40 Kekse.

<u>Backen:</u> Bei 175 °C 15–18 Minuten (= goldbraun). Backblech bei halber Backzeit u. U. umdrehen, weil im hinteren Backraum oftmals stärkere Hitze einwirkt.

Gebäcke auf dem Blech auskühlen lassen, erst dann sind die Kekse knusprig.

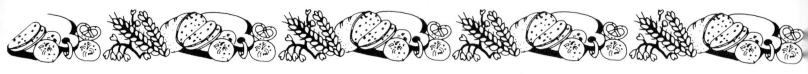

(256) Marzipan-Gebäck

Zutaten für 1 Backblech
200 g Mandeln (enthülst)
100 g Haselnußkerne
100 g Honig
100 g Butter
Gewürze: 1 EL Zitronensaft, 1 TL abgeriebene Zitronenschale
oder: 1 EL Orangensaft, 1 TL abgeriebene Orangenschale, Vanillepulver
100 g Dinkelvollkornmehl
½ TL Weinstein-Backpulver
Früchte: Erdbeeren, Himbeeren, Sauerkirschen, Aprikosen o. ä.
12–16 Pergament-Backförmchen

Zubereitungsart: Honig und Butter cremig rühren, Gewürze zufügen. Enthülste, im Mixer sehr fein zerkleinerte Mandeln und auch Haselnußkerne mit der Creme gründlich vermengen. Zum Schluß das mit Backpulver vermengte frisch gemahlene Vollkornmehl einarbeiten. Der Teig sollte gut geschmeidig sein, u. U. mit 1–3 EL Wasser korrigieren.
Die Teigmenge auf 12–16 Pergament-Backförmchen aufteilen. In jedes Förmchen 1 und 2 Früchte bzw. ½ Aprikose tief eindrücken.
Backen: Bei 200 °C etwa 20 Minuten; ein goldbraunes Ergebnis ist erwünscht.
Das Gebäck kann in den Pergamentförmchen serviert oder darin auch eingefroren werden.

Becker: »Praktischer Rat bei Allergien«
© Verlag »NundG« Eberhard Cölle, Ditzingen

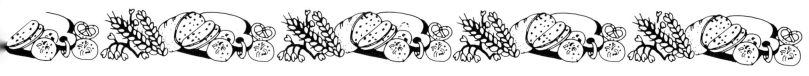

(257) Mandel-Marzipan mit Früchten — *Vollwert-Konfekt* —

Zutaten als Familienrezept:
200 g Mandeln (enthülst und feinst gerieben)
80–100 g Akazienhonig
50 g feinst geriebene Haselnußkerne
1–2 TL Zitronensaft
½ TL abgeriebene Zitronen- oder Orangenschale
2 MS Vanillepulver
etwas Kakao- bzw. Carobpulver
einige frische Früchte: Erdbeeren, Himbeeren, Brombeeren, Kirschen, Aprikosen, Weintrauben, Apfelsinen- oder Clementinenspalten, Ananasstücke usw.
getrocknete Früchte: Pflaumen, Aprikosen, Datteln, Feigen, Weinbeeren, Äpfel, Birnen

Zubereitungsart: Die enthülsten Mandeln abtrocknen, feinst reiben bzw. im Mixer zerkleinern, bis Mandelmehl entsteht. Gleichermaßen mit den Nußkernen verfahren.
Honig und Gewürze zugeben, alle Teile gründlich verkneten. Kugeln formen (Ø 1–2 cm), in Kakao- oder Carobpulver wälzen, Zahnstocher einstecken, in Reih und Glied auf eine Platte setzen.
Abwechselnd oder auch auf jede Marzipankugel Obststücke bzw. -teile mit dem Zahnstocher feststecken – vielleicht obendrauf noch 1 Rosine.
Oder: Trocken-Pflaumen, -Aprikosen zu einem Schiffchen formen, Marzipan einfüllen, 2 Zahnstocher einstecken, Rosinen sehr platt drücken, als ›Segel‹ aufziehen!
An der Luft getrocknet, bleibt diese Art Naschwerk einige Tage frisch.
Varianten: Marzipan-Kugeln bzw. -Würfel in Fruchtsaft tauchen, anschließend in Nußmehl oder frisch gequetschten Haferflocken wälzen.
Aus den Früchten ein Püree mixen, in die Marzipanmasse einarbeiten, daraus Kugeln, Quadrate oder Scheiben von einer Rolle formen, etwas an der Luft trocknen lassen.
Jede Zubereitungsform kann auch als Füllung für Gebäcke genommen werden.

Becker: »Praktischer Rat bei Allergien«
© Verlag »NundG« Eberhard Cölle, Ditzingen

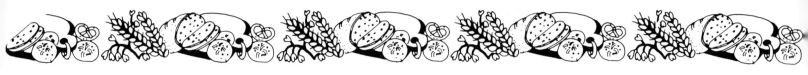

(258) Nougat-Kugeln — *Vollwert-Naschwerk* —

Zutaten als Familienrezept:
200 g Haselnußkerne
80–100 g Akazienhonig
3 EL Kakaopulver
¼ TL Vanillepulver

2 MS Zimtpulver
½ TL Getreidekaffeepulver
1 EL Butter

Zubereitungsart: Nußkerne in einer trockenen Pfanne bei mäßiger Hitze leicht rösten. Die Kerne anschließend auf ein Küchentuch geben, kräftig gegeneinander reiben. Dabei fallen allerhand Schalenteile ab. Die Kerne aussortieren und im Mixer – in 2 Partien – sehr fein zerkleinern. Das Nußmehl mit Honig, den Gewürzen sowie der weichen Butter innig verbinden, u. U. nachwürzen.
Von dieser Masse Kugeln oder Figuren in gewünschter Größe formen und im Kühlschrank festwerden lassen.
Für einige Tage hält sich dieses Naschwerk frisch, den Rest stets im Kühlschrank halten.

Tips & Hinweise: In der ersten Phase der Kostumstellung ist es sehr wichtig, Naschwerk, das nicht schadet und nicht vom Gesundungsweg abbringt, parat zu haben, damit nicht bei unweigerlich auftretendem Verlangen nach Süßem zu falschem Naschwerk gegriffen wird.

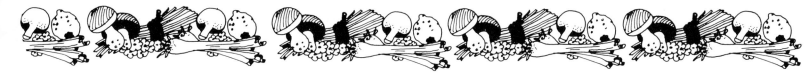

(259) Pikante Hefescheiben — *mit Gemüsefüllung* —

Zutaten für 1 Backblech:
Teig:
250 g Wasser, 10 g Hefe, 10 g Salz, 2 MS Kümmelpulver, Paprikapulver, Pfeffer
2 EL frisch gehackte Kräuter: Schnittlauch, Basilikum, Petersilie
500 g Weizenvollkornmehl – 75 g Hartweizenanteil günstig –
175 g weiche Butter
Füllung: insgesamt ca. 500 g
Zwiebeln, roh oder geröstet – Paprikastreifen – Zucchinischeiben, Porreescheiben – kleine Pilze roh oder geröstet – Apfelscheiben –
Butter zum Bestreichen – Kräutersalz zum Bestreuen – 2 EL grüne Pfefferkörner

Zubereitungsart:
1. Teigstufe: Das Wasser in eine Schüssel wiegen, Hefe, Salz und Gewürze darin auflösen, 300 g frisch gemahlenes Vollkornmehl einarbeiten. Teigruhe in der Schüssel – gut zugedeckt – ca. 45 Minuten.
2. Teigstufe: Die weiche Butter in den Teigansatz sehr gründlich einkneten, bis ein cremiger Teig entsteht. Es folgen die restlichen 200 g Vollkornmehl. Nach intensivem Einkneten – in der Schüssel, ohne Streumehl – müßte ein geschmeidiger Teig entstehen. 2. Teigruhe in der Schüssel ca. 1 Stunde (wegen Fettanteil).
Ausformen: Den Teig auf der Arbeitsplatte gründlich kneten, u. U. mit etwas Streumehl zu einer rechteckigen Teigplatte – ca. 30 × 40 cm – ausrollen. Die Teigplatte zunächst mit etwas zerlassener Butter oder Öl bepinseln. Das gewünschte Gemüse gleichmäßig auf die Platte verteilen, die lange Seite des Rechtecks vorsichtig, aber möglichst dicht aufrollen (u. U. hilft die Teigkarte), den Teigschluß gut andrücken. Mit einem scharfen Messer 1½–2 cm dicke Scheiben von der Rolle schneiden und als Scheiben mit etwas Abstand aufs gefettete Blech legen.
Die Scheiben mit zerlassener Butter bepinseln, und auf jede Scheibe einige grüne ganze bzw. zerstoßene Pfefferkörner legen.
Backen: Bei 225 °C etwa 25–30 Minuten.

Geeignet z. B. für eine rustikale Terrassen- oder Gartenparty!

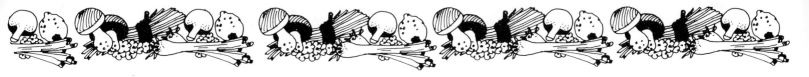

(260) Party-Zungen rustikal — *herbes Hefe-Kleingebäck* —

Zutaten für 1 Backblech:
Teig: 175 g Wasser, 10 g Hefe, ½ TL Salz
2 MS Kümmelpulver, Paprikapulver, Basilikum, Salbei
200 g Weizenvollkornmehl (50 g Hartweizenanteil wären günstig)
100 g Roggenvollkornmehl, 100 g Butter
Belag: Porreescheiben, Paprikastreifen, Zwiebelringe, Pilze, Tomatenscheiben, Apfelschnitzel
Butterstückchen, Kräutersalz zum Bestreuen

Zubereitungsart:
1. Teigstufe: Das Wasser in eine Schüssel wiegen, Hefe, Salz und Gewürze darin auflösen. 200 g frisch gemahlenes Vollkornmehlgemisch einkneten. Teigruhezeit in der Schüssel ca. 45 Minuten.
2. Teigstufe: Die weiche Butter in den Teigansatz gründlich einarbeiten. Die restlichen 100 g Vollkornmehl einkneten, bis ein geschmeidiger Teig – etwas weich, leicht klebrig durch den Roggen – entsteht. 2. Teigruhe in der Schüssel ca. 45–60 Minuten.
Ausformen: Den Teig gründlich kneten, 10 etwa gleiche Teile trennen. Jedes Teil zunächst rund wirken, dann mit dem Handballen recht dünne, kleine Teigovale (eben Zungen) drücken. Mit Hilfe einer Teigkarte den Teigling aufs gefettete Backblech legen. 10 Teile passen gerade für 1 Backblech, es schadet auch nichts, wenn sie aneinanderbacken. Die Teiglinge erst mit zerlassener Butter bzw. Öl bestreichen, dann von den gewählten Gemüsen allerhand im Muster oder bunt gemischt aufschichten, etwas andrücken. Mit Apfelschnitzel und Butterstücken den Belag abschließen, Kräutersalz überstreuen.
Backen: Bei 225 °C etwa 25–30 Minuten knusprig braun backen. Die ersten 15 Minuten mit Pergamentpapier abdecken, damit der Belag saftig bleibt.
Das Gebäck kann sofort nach dem Backen serviert werden. Es schmeckt auch abgekühlt als Rest.

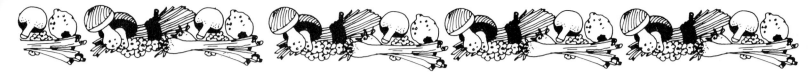

(261) Grüne Pizza — *Hefe-Vollkorngebäck* —

Zutaten für 1 Backblech:
Teig:
125 g Sahne, 10 g Hefe, ½ TL Kräutersalz, 2 MS Paprikapulver, Pfeffer, Basilikum, Thymian, Salbei.
100 g Butter, 300 g Weizenvollkornmehl (100 g Hartweizen wären günstig)
Belag:
1–1½ Becher Sauerrahm, gewürzt mit 2 MS Kümmelpulver, Paprikapulver, Muskatblüte, Basilikum, Pfeffer
3 Paprikaschoten (grün, gelb, rot)
2 große Zwiebeln, 1–2 Stangen Lauch, 1–2 Zucchini
Blumenkohlröschen – Broccoliröschen – Apfelschnitzel – geh. Kräuter
Kräutersalz zum Überstreuen, Butterflöckchen

Zubereitungsart:
1. Teigstufe: Sahne in eine Schüssel wiegen, Hefe und Salz darin gründlich auflösen, die halbe Menge – 150 g – frisch gemahlenes Vollkornmehl einkneten. Gut zugedeckt; Teigruhe in der Schüssel ca. 45 Minuten.
2. Teigstufe: Die weiche Butter und Gewürze in den Teigansatz einarbeiten, das restliche Vollkornmehl einkneten, bis ein geschmeidiger Teig entsteht. Wieder gut zugedeckt; 2. Teigruhe in der Schüssel ca. 45–60 Minuten.
Inzwischen den Belag vorbereiten: Die Gewürze in den Sauerrahm rühren; die Gemüse sortenweise in Streifen, Scheiben oder Würfel schneiden; 2–3 EL gehackte Kräuter sowie Butterstückchen bereithalten.
Ausformen: Teig gründlich kneten, kein Streumehl verwenden, besser mit nassen Händen auf das gefettete Backblech verteilen. Prüfen, ob der Teig in der Mitte nicht zu dick ist, das kann zu ungleichem Backergebnis führen.
Auf die Teigplatte den gewürzten Sauerrahm streichen, darauf dann entweder fein im Muster oder bunt durcheinander das gewählte Gemüse aufhäufen. Die Apfelschnitzel sollten den Abschluß bilden, sie verhindern ein Austrocknen des Gemüses. Dann Kräutersalz und gehackte frische Kräuter über das Gemüse streuen, reichlich Butterstückchen verteilen.
Vorsichtig mit Pergamentpapier abdecken – als Schutz vor dem Austrocknen.
Backen: Bei 200 °C etwa 30–35 Minuten; die letzten 10 Minuten ohne Pergamentpapier.
Das Gebäck kann bereits warm angeschnitten und serviert werden.

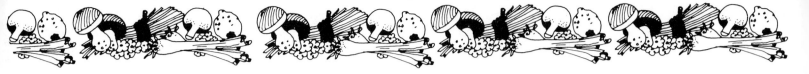

(262) Zwiebelfladen — *Hefeblechkuchen* —

Zutaten für 1 Backblech:
125 g Wasser
10 g Hefe
½ TL Salz
2 MS Kümmelpulver, Majoran, Basilikum
5 EL Sonnenblumenöl
75 g Sonnenblumenkerne, geröstet, fein gerieben
250 g Weizenvollkornmehl

750 g Zwiebeln
1 Becher Sauerrahm (30–35% i.Tr.)
3 EL gehackte Kräuter, z. B. Schnittlauch, Petersilie, Basilikum, Estragon
1 TL Kräutersalz
2 EL Butter

Zubereitungsart: Wasser, Öl und Gewürze miteinander verrühren, die Hefe darin gründlich auflösen. Das frisch gemahlene Vollkornmehl einkneten. Den Teig gut zugedeckt in der Schüssel ca. 60 Minuten ruhen lassen.
In der Ruhezeit die Zwiebeln schälen und in feine Ringe schneiden.
Die Sonnenblumenkerne in einer trockenen Pfanne wenige Minuten leicht anrösten, anschließend im Mixer fein zerkleinern, nach der Teigruhe in den Hefeteig einarbeiten.
Den Teig auf ein gefettetes Backblech verteilen, dies kann am leichtesten mit einer Hand durch Drücken und Schieben des Teiges gelingen. Auf die Teigfläche den Sauerrahm gleichmäßig auftragen, darauf die Zwiebelringe schichten, leicht in den Teig drücken; Kräutersalz überstreuen, ebenso die gehackten frischen Kräuter, mit Butterstückchen abschließen.
Backen: Das Blech in den kalten Ofen – 2. Schiene von oben – geben, bei 200 °C etwa 25–30 Minuten backen lassen. Die letzten 10 Minuten mit Pergamentpapier abdecken.
Das Gebäck kann warm serviert werden.

Becker: »Praktischer Rat bei Allergien«
© Verlag »NundG« Eberhard Cölle, Ditzingen

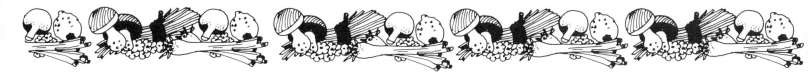

(263) Herzhafte Kartoffelpizza

Zutaten für 1 Backblech:
<u>Teig:</u> wie Rezept (262)

<u>Belag:</u> 500 g Kartoffeln (Salatware)
5–6 Tomaten
2–3 Becher Sauerrahm
2–3 große Zwiebeln
1 TL Kräutersalz
frische Kräuter: Basilikum, Schnittlauch, Petersilie, Kresse
5–6 EL Sonnenblumen- bzw. Olivenöl oder 50 g Butter

Zubereitungsart: Während der Ruhezeit des Hefeteiges die Kartoffeln in der Schale kochen, abpellen, in Scheiben schneiden. Die Tomaten ebenfalls in Scheiben schneiden, Zwiebeln würfeln, Kräuter fein hacken.
Nach der Teigruhezeit zunächst den Sauerrahm auf die Teigplatte streichen, ebenso die abgekühlten Kartoffelscheiben verteilen, Tomatenscheiben und Zwiebelwürfel auftragen, Kräutersalz und gehackte Kräuter überstreuen. Das Öl bzw. die Butterstückchen bilden den Abschluß.
<u>Backen:</u> Blech in den kalten Ofen – 2. Schiene von unten schieben – bei 225 °C ungefähr 30–35 Minuten backen lassen. Die ersten 15 Minuten mit Pergamentpapier-Auflage backen lassen, damit die Auflagen nicht austrocknen.

Becker: »Praktischer Rat bei Allergien«
© Verlag »NundG« Eberhard Cölle, Ditzingen

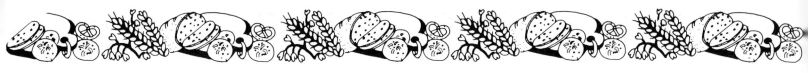

(264) Pilzstrudel mit Dinkel

Zutaten als Familienrezept:

Teig:
250 g Dinkel-Vollkornmehl
⅛ Ltr. warmes Wasser
½ TL Kräutersalz
MS Pfeffer, Paprikapulver, Thymian, Salbei
100 g Butter

Füllung:
500 g Zuchtpilze
2 Zwiebeln
Salz, Pfeffer
1 EL geh. Petersilie
Öl zum Braten

Zubereitungsart: Aus frisch gemahlenem Vollkornmehl, warmem Wasser, Kräutersalz, den anderen Gewürzen sowie der leicht aufgelösten (nicht heißen) Butter einen Knetteig herstellen. Den Teig einige Minuten per Hand auf der Arbeitsplatte kräftig kneten, bis er geschmeidig wird, sich glänzend zeigt und an den Rändern keine Bruchstellen bildet. ½ Stunde, gut eingehüllt, bei Zimmertemperatur ruhen lassen.
Während der Teigruhezeit die Pilze putzen, blättrig schneiden, kleine Pilze ganz lassen; Zwiebeln in feine Ringe schneiden. Beides zusammen oder nacheinander (je nach Pfannengröße) in ausreichend Sonnenblumenöl goldbraun dünsten. Aus dem Fettbad herausnehmen, auf einem Teller bereithalten. Die Gewürze und gehackten Kräuter untermengen.
Auf einem entsprechend großen Geschirrtuch bzw. einer Serviette den Dinkelteig so dünn wie möglich ausrollen. Auf die möglichst rechteckig ausgerollte Platte etwas Butter mit einem Pinsel auftragen, damit haftet die Füllung besser. Nunmehr die abgekühlte Pilz-Zwiebel-Masse gleichmäßig auf die Teigplatte verteilen, an allen Seiten 1–2 cm freilassen. Am besten alle (sicherlich ungleichen) Ränder zur Mitte hin einschlagen. Mit Hilfe des unterliegenden Tuches vorsichtig eine dichte Rolle formen. Sie muß nun auf das gefettete Blech gehoben, halb zum Kranz gebogen und mit Sahne bestrichen werden.
Backen: Bei 200 °C etwa 25–35 Minuten backen lassen.
Das Gebäck kann warm oder abgekühlt in Scheiben serviert werden.

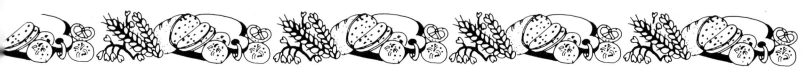

(265) Vollkorn-Pirogge — eine Pastete —

Zutaten als Familienrezept:
125 g warmes Wasser
½ TL Kräutersalz
etwas Thymian, Basilikum, Kümmelpulver
150 g Roggenvollkornmehl
150 g Hartweizenvollkornmehl
100 g weiche Butter

Füllung:
2–3 geröstete Zwiebeln, einige geröstete Pilze, leicht gesalzen
2–3 EL fein gehackte Kräuter: Schnittlauch, Basilikum, Petersilie, Kresse
etwas Kräutersalz

Zubereitungsart: In dem warmen Wasser die Gewürze auflösen, das frisch gemahlene Vollkornmehl einkneten, die etwas aufgelöste Butter zugeben, einen geschmeidigen ausrollfähigen Teig kneten, u. U. mit etwas Streumehl die Konsistenz korrigieren. Teigruhe, gut eingehüllt ca. 20–30 Minuten.

Danach den Teig wieder kneten, entweder ein großes Rechteck oder Quadrat ausrollen oder in kleinen Partien acht etwa gleichgroße Teile ausradeln.

Auf jede Teigplatte etwas von den gerösteten Zwiebeln und Pilzen sowie gehackte Kräuter in die Mitte häufen. Die Ränder zur Mitte ziehen und übereinanderklappen.

Die Piroggen auf ein gefettetes Backblech legen, mit Sahne bepinseln.

Backen: Bei 250 °C etwa 20–25 Minuten.

Das Gebäck heiß mit leicht gebräunter Butter servieren.

Hinweis: Piroggen waren ursprünglich ein russisches Gericht, das aber auch z. B. in Finnland weit verbreitet ist. Entstanden sind sie aus der Notwendigkeit, mit den vorhandenen Rohstoffen der Region wie Getreide und Kartoffeln, Gemüse usw. Abwechslung in den Speiseplan zu bringen. So sehen die ›Originalrezepte‹ auch Kartoffel-, Getreide- und Gemüsefüllungen vor.

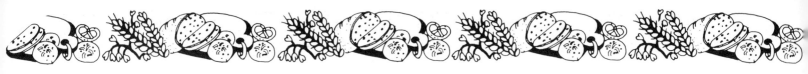

(266) Würzplätzchen aus Hartweizen

Zutaten für 1 Backblech:
150 g Butter
½ TL Salz
2 MS Basilikumpulver, Paprikapulver, schw. Pfeffer, Spur Delikata, Salbei oder Rosmarin
2 EL fein gehackte Kräuter wie Schnittlauch, Petersilie, Dill, Kresse
  wer's mag, könnte 2 EL geröstete Zwiebeln zufügen
250 g Hartweizen
3 EL Sonnenblumenkerne ⎫ *fein im Mixer zerkleinert*
100 g Haselnußkerne ⎬
3–4 EL Wasser ⎭

Zubereitungsart: Butter in eine Schüssel geben und mit dem Handrührgerät cremig rühren. Die Gewürze und Kräuter zugeben, untermengen. Hartweizen fein mahlen und zusammen mit den zerkleinerten Sonnenblumenkernen und Haselnüssen in die Buttercreme sehr gründlich einarbeiten. Soviel an kaltem Wasser zugeben, bis der Teig geschmeidig und an den Seiten nicht brüchig ist. Der Teig sollte 20–30 Minuten kühl ruhen.
Anschließend ein gefettetes Backblech bereithalten. Zunächst kleine Kugeln (∅ etwa 2 cm) zwischen nassen Handflächen rollen, sie mit ein wenig Abstand in 5 × 6 oder 5 × 7 Reihen auf's Blech legen. Mit einer immer wieder in heißes Wasser getauchten Gabel aus den Kugeln flache Plätzchen drücken.
Backen: Bei 175 °C etwa 15–17 Minuten goldbraun backen lassen.
Gebäck auf dem Blech erkalten lassen, erst dann abnehmen, sonst bricht es.

Tips und Hinweise: Dieses pikante Gebäck kann zu Tee bzw. einem Glas Wein gereicht werden, wo früher Käsegebäck auf dem Tisch stand.

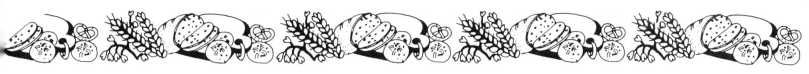

(267) Vollkorn-Waffeln — *Grundrezept* —

Zutaten für 3 Waffeln:
125 g Flüssigkeit (halb Wasser, halb Sahne)
½ TL Salz
100 g Weizenvollkornmehl (50 g Hartweizenanteil wären günstig)
1 EL Leinsaat mitmahlen
1 EL zerlassene Butter
Öl zum Backen

Zubereitungsart: Frisch gemahlenes Vollkornmehl und Leinsaat in eine Schüssel wiegen, Salz und die Flüssigkeit zuwiegen, zum Schluß die zerlassene Butter zugeben. Den Teig gründlich verrühren, mindestens ½ Stunde quellen lassen. Die Teigkonsistenz sollte eher flüssig als zäh sein.

Das Waffeleisen vorheizen, beide Heizflächen mit Öl bepinseln, ca. 2 EL Teig eingeben, auf die gesamte Fläche verteilen, bei mittlerer Hitzestufe goldbraun backen lassen.

Die Waffeln sind neutral gehalten, darum passen viele Zulagen, ob süß oder herb, z. B. Obstsalat, Gemüsefrischkost, Kräuter- oder Cremesoße.

Die Waffeln sind zum sofortigen Verzehr gedacht.

Tips und Kniffe: Die Quellzeit des Teiges ist wichtige Voraussetzung für ein gutes Gelingen der Waffeln, was auch das problemlose Abheben vom Waffeleisen betrifft.

Becker: »Praktischer Rat bei Allergien«
© Verlag »NundG« Eberhard Cölle, Ditzingen

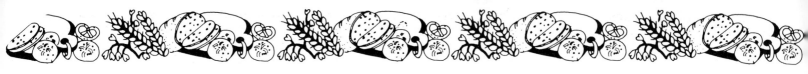

(268) Hafer-Waffeln mit Fruchtsoße

Zutaten
für 3 Waffelfüllungen:
50 g Hafervollkornmehl
50 g Weizenvollkornmehl
5 EL Sahne, 5 EL Wasser
Prise Salz, Vanillepulver
1 EL Zitronensaft
1 EL Honig, 3 EL leicht geschmolzene Butter
Butter oder Öl zum Backen

Fruchtsoße:
250–300 g Äpfel, Kirschen, Aprikosen,
  Himbeeren oder Pflaumen
150 ml süße Sahne
1–2 EL Honig
Zimt, Vanillegewürz

Zubereitungsart: Hafer- und Weizenvollkornmehl mit der Flüssigkeit, den Gewürzen, Honig und Butter gründlich vermengen. Den Teig mindestens 30–50 Minuten quellen lassen.
In das vorgeheizte, mit Butter ausgepinselte Waffeleisen jeweils 2–3 EL Teig einfüllen, gleichmäßig verstreichen. Backen zwischen Einstellung 4 und 5 ca. 3 Minuten.
Die fertigen Waffeln u. U. mit einer Küchenschere in Herzform zerteilen. Nach kurzem Abkühlen werden die Waffeln leicht knusprig.

Für die Fruchtsoße (Creme) die Früchte mit dem Honig und den Gewürzen pürieren. Die Sahne leicht anschlagen (nicht steif) und mit dem Fruchtpüree vermengen.

Apfelmus-Creme:
Apfel wie üblich zu Mus kochen, durch die ›flotte Lotte‹ drehen, im lauwarmen Zustand Honig, Vanillepulver, etwas Zimt, zugeben. Sahne schlagen, mit kaltem Apfelmus vermengen, schmeckt köstlich.

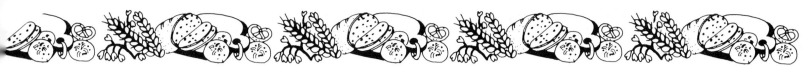

(269) Glutenfreies Gebäck in Waffelform — *Grundrezept* —

Zutaten für je 3 Waffeln:

Hirsewaffeln:
100 g Hirse, 20 g Leinsaat
20 g Öl oder Butter
100 g Wasser, 1 Prise Salz

Reiswaffeln:
100 g Reis, 20 g Sesamsaat
20 g Öl oder Butter
100 g Wasser, 1 Prise Salz

Maiswaffeln:
100 g Maisgrieß, Feinstufe
20 g Leinsaat
200 g Wasser, 30 g Butter, Prise Salz

Zubereitungsart: Getreide mit Leinsaat oder Sesamsaat feinmahlen – Mais entweder in mehreren Gängen zu feinem Grieß mahlen oder Polenta fertig kaufen. Sonnenblumenkerne im Mixer feinst zerkleinern. Getreide, Ölsaat, Wasser, Salz sowie Öl und weiche Butter zu einem Teig verarbeiten, ihn 30–50 Minuten quellen lassen.
Ein Waffeleisen vorheizen, die Backflächen mit Öl oder Butter einpinseln, 2–3 EL Teig auf die Backfläche verteilen. Nicht zu früh den Backvorgang beenden, sonst werden die Waffeln nicht knusprig.

Der Grundteig kann jeweils mit Gewürzen süß oder herb verändert werden, auch Orangen-/Zitronensaft und/oder geriebene Mandeln/Nüsse, Zwiebelwürfel, gehackte Kräuter, zerkleinerte Gemüse können eingemengt werden. Stets sollten die Waffeln frisch gebacken gereicht werden. Der Mais ergibt ein goldgelbes Gebäck, das noch knuspriger wird als Hirse- und Reiswaffeln.
Gemüsefrischkost, Obstsalat/Früchtecreme lassen sich gut zu der einen oder anderen Waffelsorte reichen.

Hinweis: Manche Erkrankungen erfordern eine gewisse Zeitlang das Weglassen von glutenhaltigen Getreiden, z. B. Weizen, Roggen, Hafer, Gerste. Das bedeutet, vor allem Gebäcke müssen sich während der Sanierungsphase auf die Sorten Reis, Hirse, Mais und die Körnerfrucht Buchweizen begrenzen. Gelockerte, gesäuerte Gebäcke sind damit eben wegen der fehlenden Glutene nicht herstellbar.
Um gelegentlich auch etwas Gebackenes (vor allem Kindern) anzubieten, gilt der Rat, vorübergehend auf Waffeln zurückzugreifen.

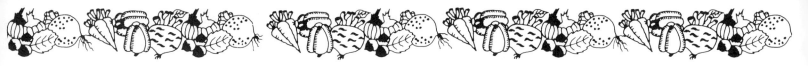

(270) Getränke-Vorschläge – *für den Durst und zum Genuß* –

Gemüse für Gemüsebrühe, Obst für Früchtetee, Kräuter frisch, getrocknet für Kräutertees
Kakaopulver/Carobpulver + Honig + Sahne für Kakaogetränke
Getreidekaffeepulver für Kaffeegetränke
Mineralwasser für den großen Durst
Obstsäfte pur – mit Mineralwasser verlängert – für den Genuß

Zubereitungsart:
Gemüsebrühe: bunte Gemüsemischung oder 1 Sorte, auch Reste bzw. saubere Schalen mit reichlich Wasser zum Kochen bringen, mindestens 1 Stunde leise köcheln lassen. Die Brühe durchsieben, mit einer Spur Kräutersalz, geh. Kräuter sehr heiß (besonders im Winter) als wärmendes Getränk reichen, von Fastenden hoch geschätzt!
Früchtetee: Analog bunte Obstmischung, oder eine Sorte, auch Reste bzw. Apfelschalen mit reichlich Wasser zum Kochen bringen. Jede Sorte Trockenfrüchte – z. B. aus dem Gartenüberschuß Apfelringe – könnten mitziehen. Kochzeit mindestens 30 Minuten, anschließend ziehen lassen, je länger, um so geschmacksreicher wird der Tee. Farbliche Aufbesserung mit 2–3 Beutel Hagebuttentee möglich. Orangensaft/Zitronensaft + Honig können zur Geschmacksverbesserung zugegeben werden.
Große Mengen bringen mehr Geschmack, sind Getränkevorrat für 2 oder mehr Tage.
Kräutertees: Teeaufgüsse aus frischen Kräutern sind wesentlich schmackhafter als Beuteltees. Die Kräutertees können auch als sog. Kaltauszug (über Nacht in kaltem Wasser ziehen lassen) gewonnen werden.
Kräuter mit Arzneiwirkung sollten nicht regelmäßig genommen werden. Der Sortenwechsel – auch mit Früchten – ist sehr wichtig.
Kakaogetränk: Pro Tasse 1 schwach geh. TL Kakaopulver – wahlweise Carob – mit heißem (oder kaltem) Wasser übergießen, 1 TL Honig zugeben, 1–2 EL süße Sahne (kann auch geschlagen sein) unterrühren. Besonders am Anfang Akazienhonig nehmen.
Kaffeegetränk: 1 schwach geh. TL Getreidekaffee (Reformhäuser/Naturkostläden bieten reichliche Auswahl) mit heißem oder kaltem Wasser aufgießen. Wahlweise mit oder ohne Honig und süßer Sahne verfeinern.
Im übrigen: bei großem Durst ist Mineralwasser das Richtige! Reichlich Frischkost genossen, läßt Durst seltener auftreten!

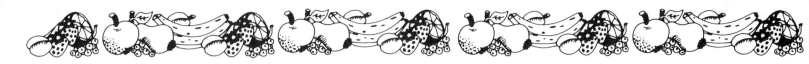

Glossar (Begriffserklärungen)

Allergie (griech. – *all* = anders, *ergein* = reagieren)
Allergie bedeutet ganz allgemein, daß ein Mensch anders reagiert als der Durchschnitt bzw. anders reagiert als erwartet, also »überschießend«, überempfindlich.

Antigen-Antikörper-Reaktion
Als »Antigene« werden die über Atmung, Haut, Wasser, Nahrung in den Körper eindringende Stoffe bezeichnet, die der Organismus zum Zeitpunkt des Eindringens als fremd und störend registriert. Das gängigste Beispiel eines Antigens mögen Pollen bestimmter Gräser sein, die bei einigen Menschen Heuschnupfen auslösen, bei anderen nicht. Die Liste der möglichen antigenen Stoffe geht in die Millionen. Ob ein Mensch je an Heuschnupfen oder einer anderen allergischen Störung erkrankt, ist davon abhängig, ob er »Antikörper« nach dem Eindringen der Antigene bilden kann oder nicht. Die Antigen-Antikörper-Reaktion ist ein Vorgang, der sich im Eiweißstoffwechsel abspielt. Eine Störung der Antikörperbildung beruht auf einer Eiweißstoffwechsel-Störung. Es ist zu erster Linie das tierische Eiweiß, das zu einer Belastung des Stoffwechsels führt. (Bruker »Allergien müssen nicht sein«, S. 37/39, emu-Verlag, Lahnstein.)

Ausmahlungsverluste bei Weizen
Der regelmäßige, jahrzehntelange Verzehr von Auszugsmehlen (z. B. die Type 405 Haushaltsmehl) (→ Warenkunde Seite 322) anstelle von Vollkorn in Speisen und Gebäck, bedeutet einen permanenten Verlust an lebensnotwendigen Vitalstoffen zwischen 50 und 100%!

Auswuchs bei Getreide
Bei anhaltend feuchter Witterung neigen sich vorzugsweise Roggenhalme mit ihren reifen Ähren zu Boden. Die reifen Körner keimen und bilden eine neue Pflanze. Der Keimprozeß entzieht den Samen einen Teil ihrer Nähr- und Vitalstoffe. Wird das ausgewachsene Getreide geerntet, gemahlen und zu Backzwecken verarbeitet, kann es zu Brotfehlern kommen, weil die Backfähigkeit des Mehls durch das Auswuchsgetreide geschwächt wurde.

Becker: »Praktischer Rat bei Allergien«
© Verlag »NundG« Eberhard Cölle, Ditzingen

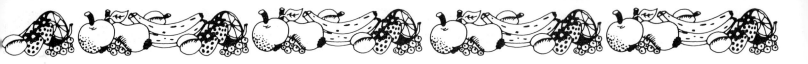

Vitamin B$_{12}$-Mangel bei reiner Pflanzenkost?
Zitat Dr. Bruker (»Ärztlicher Rat aus ganzheitlicher Sicht«, emu-Verlag): Vitamin B$_{12}$ wird durch Kleinlebewesen [Bakterien, Pilze, Algen] erzeugt. Für den gesunden Menschen sind seine Darmbakterien Haupterzeuger. Eine gesunde Darmflora ist daher der beste B$_{12}$-Produzent. Der Bedarf an Vitamin B$_{12}$ ist sehr gering; es wird in der Leber für lange Zeit gespeichert.

Bestrahlung von Lebensmitteln
Mit Inkrafttreten des EG-Binnenmarktes wird auch bei uns Lebensmittel-Konservierung mit radioaktiven Gamma-Strahlen Kobalt 60 und Caesium 137 erlaubt sein. Bei verstrahlten Lebensmitteln sterben die lebenden Zellen ab, wichtige Vitalstoffe werden reduziert, aus Lebensmitteln werden Nahrungsmittel. Konsequenz: Produkte aus ökologischem, kontrollierten Anbau (mit Warenzeichen) bevorzugen.

Dr. med. Max Bircher-Benner (1866–1939)
Der große Schweizer Arzt gilt als Wegbereiter einer reinen Frischkost als Heilnahrung. Gegen starke Widerstände aus den Reihen der Ärzteschaft setzte er jahrzehntelang seine Ernährungstherapie bei schwerkranken Patienten mit großem Erfolg durch. B.-B. war auch der »Erfinder« des sog. Bircher-Müslis. Diesen Begriff hat er sich nicht patentieren lassen. Und so kann heute quasi jeder ein Bircher-Müsli anbieten, das mit dem ursprünglich vermusten Obst (Frischkost) so gut wie nichts mehr gemein hat.
Die besondere Aufmerksamkeit richtete B.-B. auf die von ihm als »Lichtpotentiale« bezeichneten Vorgänge, die bei der Photosynthese ablaufen. Nach seinen Erkenntnissen sind diese »Lichtpotentiale« in der Pflanzengestalt originaler als im Tierorganismus, der sie quasi als 2. Instanz erhält.

Cholesterin ist ein lebensnotwendiger Stoff, den der Organismus selbst erzeugt. Ch. ist z. B. notwendig zum Durchschleusen von Fett durch die Zellmembran in das Zellinnere. Zu krankhaften Cholesterinablagerungen kommt es durch vitalstoff*arme* Ernährung, die durch reichlichen Verzehr von Fabrikzucker, Auszugsmehl und Fabrikfette gekennzeichnet ist. Der Organismus ist auf die Ch.-Zufuhr von außen nicht angewiesen, wird auch durch Zufuhr aus (tierischer) Nahrung nicht krank.
(Bruker, Ärztlicher Rat ... emu-Verlag S. 85/86).

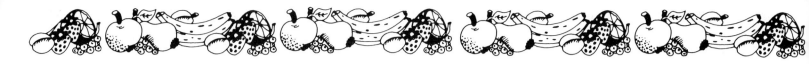

Denaturieren (= »seiner Natur berauben, ungenießbar machen, Vergällen« – sagt der Duden!)

Der Begriff wird vorzugsweise für hitzebehandelte Nahrungseiweiße gewählt. Werden natürliche, unerhitze Lebensmittel verzehrt, so baut unser Verdauungssystem die Eiweiße aus der Nahrung chemisch zu Aminosäuren (Eiweißbausteine) ab, um sie so als »Baumaterial« für Zellersatz und Zellerneuerung zu nutzen.

Bei hitzebehandelten (= denaturierten!) Eiweißen sind physikalische Veränderungen in der Struktur eingetreten. Damit sind sie als »erstklassiges Baumaterial« ungeeignet, auch erfordern sie vom Organismus große Anstrengungen für die Stoffumwandlung.

Eiweißablagerungen (nach Prof. Dr. med. L. Wendt)

Ein Zuviel an denaturierten tierischen Eiweißen – also zuviel an erhitzten Fleisch-, Fisch-, Eier-, Milchspeisen – kann zu Ablagerungen im Bindegewebe und im Kapillarbereich der Blutgefäße kommen. Es handelt sich um Produkte des Eiweißstoffwechsels, z. B. den Polymucosacchariden. Die Eiweißspeicher können wieder leergefastet werden. Allein aus pflanzlicher Herkunft ist eine Überernährung mit Eiweißen kaum möglich, es sei denn, denaturierte Soja-Eiweiße werden regelmäßig zu großen Mengen verzehrt.

Die Deckung des Eiweißbedarfs

Orientiert sich an dem Eiweißgehalt der menschlichen Muttermilch: natives Eiweiß 1–2%. Mit dieser geringen Menge wächst der Säugling rasant im Verhältnis zu seiner späteren Entwicklung, und das mit dieser einzigen Nahrungsquelle. Vollwertkost in Artenvielfalt mit Teilen unerhitzter Speisen birgt keinerlei Gefahren einer möglichen Unterversorgung mit Eiweiß, einschl. Kalzium, selbst wenn 100% Pflanzenkost verzehrt wird.

Fabriknahrungsmittel

haben als ehemalige natürliche Lebensmittel einen oder mehrere technisch-chemische Bearbeitungsverfahren durchgemacht, teils stellen sie isolierte Nährstoffe dar, teils werden sie mit anderen Nährstoffen und Hilfsstoffen zu neuen Produkten verbunden. Ihre ursprüngliche Gestalt, vor allem das ganzheitliche, von der Natur aufgebaute Nähr- und Wirkstoffgefüge, haben sie eingebüßt. Bei Hitzeeinwirkungen erleiden z. B. die Eiweiße physikalische Veränderungen (sie »denaturieren«), sie verlieren damit für die Lebewesen ihre biologische Wertigkeit.* Die heute leider weit verbreiteten Fabriknahrungsmittel gehören zu den Hauptverursachern ernährungsbedingter Zivilisationskrankheiten.

* Beispiel: Kartoffel wird zu Chips oder zu Fertigpulver/Fertigklöße verarbeitet.

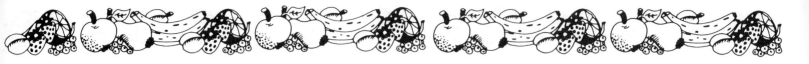

Wie viel Fett täglich?
Die täglich zu verzehrende Fettmenge richtet sich einerseits nach dem individuellen Nahrungsbedürfnis eines Menschen, andererseits nach seinem Gesamtkostplan. Reichlich Fett hält einfach länger satt (so ist das von der Schöpfung sicher geplant!). Der gesunde Stoffwechsel baut Fette (wie Kohlenhydrate) auf die Grundstoffe Kohlendyoxid (CO_2) und Wasser (H_2O) ab, wenn stets ausreichend Vitalstoffe im naturbelassenen Fett mitverzehrt werden. Irgendwelche Stoffwechselreste sind normalerweise nicht vorgesehen.
Die Menge und die Herkunft der Speisefette sind zweitrangig, entscheidend ist die Einstufung in »naturbelassen«, garantiert ohne Raffinationsprozesse gewonnenes Fett.

Mit ›Fremdeiweiß‹ werden Eiweiße aus tierischer Herkunft bezeichnet. Unsere Mitgeschöpfe, die Tiere, bauen wie wir aus Pflanzennahrung ihr arteigenes, spezifisch strukturiertes Aminosäurenmuster auf. Der stoffwechselkranke Mensch hat besonders bei großen Verzehrmengen Verträglichkeitsprobleme (allergische Reaktionen), um das fremde Eiweiß vom Tier – zumal wenn es denaturiert ist – zu körpereigenem Eiweiß zu verwerten.

Gesundheitsberatung
Meist von Vereinen organisierte Gesundheitsvorsorge, die ganzheitlich ausgerichtet ist und sich dem Leben bzw. der Harmonie in der Natur verpflichtet fühlt.
In Deutschland sind es vor allem drei Vereine bzw. Organisationen, die in Seminaren zu Gesundheits- und Lebensberatern ausbilden; es empfiehlt sich, von dort weitere Unterlagen über Veranstaltungen anzufordern:

(1) Gesellschaft für Gesundheitsberatung (GGB), Taunusblick 1, 56112 Lahnstein a.d.H.

Eine von Dr. med. M. O. Bruker 1978 gegründete Organisation, um die Bevölkerung über die Möglichkeiten sinnvoller, aktiver Gesundheitsprophylaxe von der Basis her aufzuklären. Motto: Gesundheit ist ein Informationsproblem; GGB = gezielt gesund bleiben. Dies geschieht durch Seminare, Jahrestagungen und Ausbildung zum Gesundheitsberater (GGB). Zeitschrift: Der Gesundheitsberater. Das oberste Gebot ist die absolute Unabhängigkeit von wirtschaftlichen Interessen.

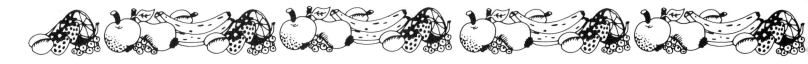

(2) Verband unabhängiger Gesundheitsberater Deutschland e. V. (UGB), Keplerstr. 1, 35390 Gießen

Der UGB versteht sich als Förderer einer aktiven, eigenverantwortlichen Gesundheitsvor(-für)sorge. Die Ernährung als Ansatzpunkt weist auf ein ganzheitliches Konzept hin, welches Umwelt und Lebensweise mit einbezieht. Es werden Kongresse für Vollwert-Ernährung organisiert, ferner Seminare zur Ausbildung als Gesundheitstrainer (UGB), bzw. Koch für Vollwert-Ernährung. Zeitschrift: UGB-Forum. Ausbildung an der UGB-Akademie. Wissenschaftl. Leiter: Prof. Dr. Claus Leitzmann.

(3) Familien- und Gesundheitszentrum »Villa Schaaffhausen«, Schaaffh. Straße 5, 53604 Bad Honnef

Unter dem Motto: Erholung genießen + Gesundheit lernen = gelassen leben wird in angenehmer Landschaft Gesundheitsbildung angeboten. Bewußter leben setzt voraus, die Persönlichkeit zu entwickeln. Das Gründerehepaar Günter und Hannelore Fölsing leitet Seminare zu den Themen Vollwertkost, Baubiologie, Öko-Anbau, Heilkräuter, Heilfasten und praktische Lebenshilfe.

Isolate – Konzentrate
heißen Fabriknahrungsmittel, die aus einem ursprünglich ganzheitlichen Lebensmittel gewonnen wurden und lediglich einen einzigen Nährstoff darstellen. Beispiele: Fabrikzucker/Auszugsmehle = 99,9% Kohlenhydrate; Fabrikreinfette = 99,9% Fettsubstanz. Fabrikzucker ist die isolierte Saccharose aus der Zuckerrübe (dem Zuckerrohr); Auszugsmehle sind im wesentlichen der Stärkekern der Weizenkörner, und die Reinfette sind aus einstmaligen Ölsaaten mit Fettgehalt von 35–50% gewonnen. Die Gewinnung der Isolate setzt zahlreiche fabrikatorische Bearbeitungsgänge (+ Wasser + Hitze), ferner den Einsatz chemischer Hilfsmittel voraus. Die Natur bietet stets Nährstoffgemische und biologische Wirkstoffe gemeinsam an. Darum vermögen wir uns an Isolate und Konzentrate als Nahrung nicht anzupassen.

Keime und Sprossen
Was natürlicherweise nur zu Beginn einer Wachstumsperiode bei ansteigender Temperatur und Feuchtigkeit im Boden geschieht, läßt sich im geschützten Milieu der Küche das ganze Jahr über vollziehen: Die schlummernde (z. B.) Getreide-»Konserve« wird zu neuem Leben aktiviert, dabei werden enorme Energien mobilisiert; die Inhaltsstoffe verschieben/vermehren sich hin zur Frischkost. Gekeimten Samen (z. B. Getreide, Mungobohnen, Mandeln) als gelegentliche oder häufige Zu-

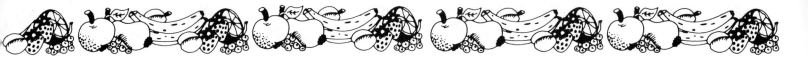

lage zur Frischkost wird Heilkraft eingeräumt [Dr. Evers-Diät]. Naturkostläden/Reformhäuser bieten diverse Keimgeräte (+ Spezialliteratur) mit ausführlichen Anleitungen und Samenproben zu erschwinglichen Preisen an.

Klebereiweiße
heißen die Mehleiweiße inmitten des Stärkekerns vom Weizen, weil sie im feuchten Zustand klebrige Eigenschaften entfalten und dabei wasserunlöslich werden. Diese sog. »Feuchtkleber« bewirken die einzigartige, dehnbare, elastische Beschaffenheit von Weizenteigen. Es handelt sich um die Aminosäuren Gliadin und Glutenin, zusammengefaßt als Glutene bezeichnet.

Prof. Dr. med. Werner Kollath (1892–1970)
Gilt heute als einer der größten Ernährungswissenschaftler, der im wesentlichen die moderne Vollwerternährung begründete. Sein lebenslanges Forschen galt der zentralen Frage, wie eine akzeptable und für den Alltag praktikable Ernährung für unsere Zivilisationsepoche beschaffen sein müßte, um nicht nur lange zu leben, sondern bis zum Lebensende gesund zu bleiben. Jahrzehntelanges Forschen mündete schließlich in den scheinbar lapidaren Satz: »Laßt unsere Nahrung so natürlich wie möglich!« Nach diesem Prinzip entwickelte K. seine »Ordnung unserer Nahrung«, die wir in der sog. »Kollath-Tabelle« als verblüffend einfache Gegenüberstellung in »Lebensmittel« und »Nahrungsmittel« ablesen können.

Die Lebendigkeit einer Nahrung
drückt sich darin aus, daß das betreffende Lebensmittel noch über einen eigenen Stoffwechsel verfügt. Das bedeutet Veränderungen zum Sprossen, Keimen, Vergären, schließlich alsbaldigen Verderb. Innerhalb unserer Schöpfungsgesetze sind diese Vorgänge natürlich im Sinne des ewigen »Stirb und Werde«. Lagerfähige Nahrungsmittel (konserviert, extrahiert, konzentriert) haben diese Fähigkeiten und damit ihren biologischen Nährwert verloren. Sie hätten ihren Platz als Notnahrung.

Mangelernährung beschreibt weniger ein Zuwenig an Nahrung überhaupt, sondern permanent ein Zuwenig an qualitativen Nährstoffen und zahlreichen biologischen Wirkstoffen (= Vitalstoffe genannt). Kochkost, Fabriknahrungsmittel, Isolate und Präparate über Jahrzehnte verzehrt, bringen nach und nach Schwierigkeiten in der Stoffumwandlung. Der Organimus ist teilernährt; → Kollath prägte dafür den Begriff »Mesotrophie«: wir werden zwar satt (übersatt!), bleiben aber dabei nicht gesund. Ernährungsbedingte Zivilisationskrankheiten sind die Folge. Vitalstoffreiche Vollwertkost könnte viel wieder gutmachen.

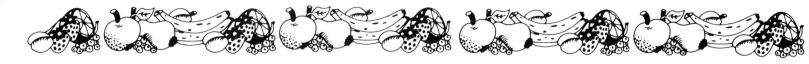

Nahrungsökonomie (nach Dr. R. Bircher)

Der biologische Vollwert (Frischkost!) der Nahrung ermöglicht es allen Lebewesen, vergleichsweise zur üblichen reichhaltigen Koch- und Fabrikkost mit kleinen Speisemengen gut ernährt, vergnügt, leistungsfähig und widerstandsfähig zu leben. Das »Geheimnis« des vortrefflichen Wirkungsgrades der Frischkost liegt in der optimalen Ausnutzung der unverfälschten Nährstoffe, der geringen Verdauungsleistung des Organismus und ausbleibenden Belastung mit Stoffwechselresten.

Natives Eiweiß ein Begriff, der von Kollath stammt = ursprüngliches, natürliches, unverfälschtes Eiweiß

K. fand heraus, daß natives Eiweiß optimal für den Umbau zu körpereigenem Eiweiß genutzt wird (»Nahrungsökonomie«!), was bei denaturiertem Eiweiß nicht gilt. Der entscheidende »lebendige« Unterschied zu denaturiertem Eiweiß ist nicht chemisch-physikalisch (im Labor), sondern nur zu der biologischen Wirkung auf den Organismus feststellbar. K. hat das so ausgedrückt: »Das (native) Eiweiß scheint eine Sonderstellung zu besitzen, indem es Nahrungsstoff, Erhaltungsstoff und Vitamin-Ersatz zur gleichen Zeit ist. Nur eines kann es nicht, es kann keine volle Gesundheit bringen, wenn der Vitamin-B-Komplex und Mineralien fehlen.«

Ökologischer Anbau

Produkte aus ökologischem Anbau sind in Deutschland an den jeweiligen Organisations-Warenzeichen erkennbar. Demeter, Bioland, Biokreis Ostbayern, Naturland und ANOG. Diese Verbände garantieren den ökologischen Anbau ohne Einsatz von Pestiziden und »Kunstdünger«, hohe biologische Qualität, möglichst kurze Vermarktungswege (»unser Binnenmarkt ist der Wochenmarkt«), schonende Verarbeitung, Vermeidung von künstlichen Zusätzen und aufwendiger Verpackung.

Photosynthese

Die grünen Pflanzen (nur sie sind dazu in der Lage) entnehmen der Luft CO_2 (= Kohlendioxyd) und dem Boden H_2O (= Wasser); dann empfangen sie in ihrem Blattgrün (= Chlorophyll) das Licht und die Wärme der Sonne. Mittels dieser Synthese sind sie in der Lage, aus den energiearmen Grundstoffen [= CO_2 + H_2O] energiereiche Substanzen in ihrer Gestalt zu assimilieren. Die gebildeten energiereichen Stoffe (allen voran Zucker und Stärke) können sie an andere Lebewesen weitergeben, deren Stoffwechsel die von der Pflanze »verpackten« Energien zu knacken und zu nutzen vermögen. – Es handelt sich bei der Ph. um einen Grundvorgang des Lebens. So gesehen, haben die Pflanzen eine eindeutige Schlüsselrolle auf unserem Planeten.

Becker: »Praktischer Rat bei Allergien«
© Verlag »NundG« Eberhard Cölle, Ditzingen

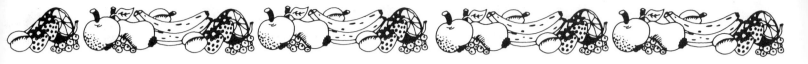

Resteiweißgehalt in Butter/Sahne

Sauer- oder Süßrahmbutter	ca. 0,5%
süße Sahne (Fettgeh. i. Tr. 30%)	ca. 2,5%
Sauerrahm (Fettgeh. i. Tr. 30–35%)	ca. 2,0–2,5%

Vergleich zu Vollmilch: 3,5% Eiweiß

100 ml Milch	ca. 3,5 g	
100 ml Sahne	ca. 2,5 g	Eiweißgehalt
100 ml Sauerrahm	ca. 2,0–2,5 g	

Dort, wo bisher z. B. 100 ml Milch eingesetzt wurden, werden von Sahne/Sauerrahm höchstens ⅓–½ Anteil Sahne mit Rest Wasser genommen. Das heißt, der absolute Eiweißgehalt reduziert sich auf 1–1½ g Milcheiweiß pro Tag. Darin liegt die Begründung, daß für etliche allergische Erkrankungen Butter und Sahne zu begrenzter Menge toleriert werden können. Sie helfen ungemein, schmackhafte Speisen herzurichten.

Rückstandsfrage

Tierische Nahrung ist im allgemeinen in Art und Menge nachweislich stärker mit toxischen Stoffen belastet als pflanzliche, weil Tiere große Mengen an Pflanzennahrung zum Aufbau und zur Erhaltung ihrer Körpersubstanz aufnehmen. Die Qualität ihres Muskelfleisches bzw. ihrer Produkte (Milch, Eier) hängt zudem von der Art ihrer Haltung ab. Sie ist um so minderwertiger einzustufen, je tierquälerischer Tiere zu leben gezwungen werden, d. h. auf engstem Raum, lebenslang ohne Auslaufmöglichkeit, mit künstlichem Licht und Mastfutter mit allerhand »Zusätzen«. Wer einmal einen Blick in diese »Tierfabriken« geworfen hat, wird nie wieder Käfigeier und Teile dieser gedemütigten, gequälten Tiere anfassen können. Mit Pflanzennahrung aus ökologischer Herkunft und ihrer Zubereitung von Anfang an vermeiden wir schätzungsweise 80–95% aller unerwünschten Gift- und Fremdstoffe.

Stationäre Behandlung

von Stoffwechselerkrankungen (allergische Erkrankungen und Hautleiden) nach ganzheitlichen Gesichtspunkten [= ursächliche Heilbehandlung anstelle von symptomatischer Linderungsbehandlung incl. Ernährungstherapie] ist möglich:

Schwarzwald-Klinik
Fachklinik für Ernährungstherapie
Farnweg 6, 78048 VS Villingen
Tel. 0 77 21 / 8 09-0

Krankenhaus Lahnhöhe
überregionales Zentrum für Ganzheitsmedizin
Am Kurpark 1, 56112 Lahnstein
Tel. 0 26 21 / 1 61

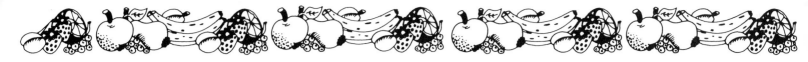

Süßstoffe

Synthetische Süßstoffe (Saccharin, Cyclamate, Aspartame) werden als Fremdstoffe eingestuft. Zwar liegen keine eindeutigen Erkenntnisse über direkte körperliche Beeinträchtigungen vor, dennoch sollte ihr Beibehalten zu einer vollwertigen Ernährung bedacht werden; sie verhindern das Loskommen aus der suchtartigen Abhängigkeit an Süßes, die über Jahre und Jahrzehnte durch Fabrikzuckergenuß entsteht.

Tiereiweißmast (R. Bircher)

Die Menschen in den reichen Industriegebieten der (nördlichen) Welt verzehren heute durchschnittlich 8–10mal mehr an tierischer Nahrung (Fleisch, Fisch, Eier, Milchprodukte), verglichen mit dem Zeitraum um 1900 herum. Ein Zuviel an tierischem Eiweiß wird vom Körper gespeichert, auf Dauer entstehen daraus Krankheiten.

Vegetarismus [Vegetabilien = Pflanzen]

Der Vegetarismus früherer Art sah zwar 100% Pflanzennahrung vor, unterschied jedoch nicht zwischen vollwertigen, weil naturbelassenen Lebensmitteln und fabrikatorisch gewonnenen Produkten wie z. B. Fabrikzucker und Auszugsmehle. Mangelernährung und Krankheiten waren die Folge.

In der modernen Vollwerternährung wird der Begriff »Vegetarismus« gemieden, sie stellt sich besser als → vitalstoffreiche Vollwertkost dar.

Die analytische Ernährungswissenschaft unterscheidet in

- ★ rein vegetarisch   = rein pflanzlich
- ★ lacto-vegetabil   = Pflanzen + Milchprodukte
- ★ ovo-lacto-vegetabil = Eier/Milch + Pflanzen

Es darf heute durchaus anerkannt werden, daß die vegetarischen Vereine die Prinzipien der vitalstoffreichen Vollwertkost anerkannt haben (der sog. »Pudding-Vegetarier« gehört der Vergangenheit an). Eine wichtige Adresse: Vegetarier-Bund Deutschlands, Bund für Lebenserneuerung e. V. (gegen DM 2,– Rückporto erhalten Sie Infos und ein Probeheft »Der Vegetarier« durch Waltraud Sieburg, St. Lambertistr. 21b, 37181 Hardegsen).

Becker: »Praktischer Rat bei Allergien«
© Verlag »NundG« Eberhard Cölle, Ditzingen

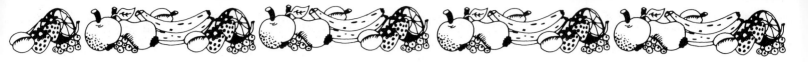

Verdauungsleukozytose

Beim Verzehr erhitzter Nahrung treten im Blut vermehrt weiße Blutkörperchen auf, so als entspräche das Verzehrte einem Fremdkörper, dem sich der Organismus durch Mobilisierung der Abwehr und Leitung von Blutfülle in den Bauchraum (Müdigkeit!) zu erwehren versucht. Bei Frischkost tritt Leukozytose nicht auf, interessanterweise auch nicht, wenn die Mahlzeit mit unerhitzter Nahrung begonnen und mit Kochkost beendet wird. Dr. Frick: Frischkost voraus!

»Veredelungswirtschaft«

heißt der landwirtschaftliche Betriebszweig, der Nutztiere für menschliche Ernährung mästet. Die Verlustrate des von Menschen direktverzehrbaren Pflanzenfutters (z. T. Importe aus USA und Dritte-Welt-Länder) liegt etwa bei 80%. Hinzu kommt, die Tierhaltung in industriell durchrationalisierten Großmästereien ist meist nicht tiergerecht. Wir sprechen dann von einer Tierquälerischen Massentierhaltung mit umweltbelastenden Begleiterscheinungen. »Edel« ist wohl kaum etwas daran, darum wird der Begriff treffender mit »Verelendungswirtschaft« glossiert.

Vitalstoffe [vita/Leben = lebensnotwendige, mit der Nahrung zufuhrpflichtige Stoffe].

Hier ihre Aufzählung:
1. Vitamine (wir unterscheiden »fettlösliche« und »wasserlösliche« Vitamine; besonders wichtig sind Vit. B_1 und der Vit.-B_2-Komplex).
2. Mineralstoffe
3. Spurenelemente
4. Enzyme (= Fermente)
5. Aromastoffe
6. ungesättigte Fettsäuren im natürlichen Verbund
7. Faserstoffe (fälschlicherweise auch Ballaststoffe genannt).

Vitalstoffreiche Vollwertkost

orientiert sich an den ewig gültigen Natur- oder Schöpfungsgesetzen, das heißt, Essen und Trinken so »natürlich wie möglich« zu belassen →(Kollath!), Pflanzennahrung zu bevorzugen und Fabriknahrung zu meiden, dabei Teile jeder Mahlzeit unerhitzt vorweg zu genießen (ca. ⅓–½ Anteil). Die Nahrungsangebote der jeweiligen Lebensräume sollten heute genauso bevorzugt werden wie die Produkte aus kontrolliertem →ökologischen Anbau, um der drohenden radioaktiven Lebensmittel-Verstrahlung und Rückständen von chemischen Pflanzenbehandlungsmitteln zu entgehen.

Als Heilnahrung empfiehlt sich die vitalstoffreiche Vollwertkost »tier-eiweißfrei«, nicht nur für allergiekranke Menschen, sondern für die gesamte Familie.

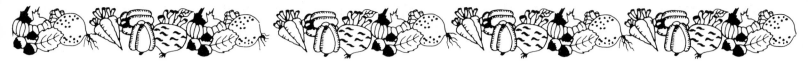

Rezept-Abc

	Rez.-Nr.
Ananasscheiben, gebackene	210
Anisbrötchen (Ringbrötchen)	26
Apfelballen	252
Apfelbrötchen	25
Apfelmus, rotes	209
Apfel-Pflaumenkuchen	139
Apfelspeise unerhitzt	211
Apfelstrudel mit Dinkel	228
Austernpilze gebraten	175
Austernpilz-Gemüse als Beilage	174
Austernpilz-Salat	86
Avocado-Creme	67
Backobst-Fruchtsoße	227
Balkan-Schüssel	85
Bananen, gedünstet, auf Curry-Reis	133
Bananen-Küchlein – Pfannenkuchen als Dessert	213
Bienenstich-Blechkuchen (Hefe)	236
Bleichsellerie in Rahmsoße	176
Bohnensalat	167
Bratäpfel, gefüllt	214
Bratkartoffeln mit gerösteten Zwiebeln	190
Brotaufstriche süß u. herb	48–71
Brottorte-Resteverwertung	242
Butter-Hörnchen	34
Butter-Zwieback	43
Cashew-Kerne als Gemüse-Beilage	173
Champignon-Toast	70
Chicorée-Salat in Curry-Soße	78
Cremige Fruchtsoße – wenn Sahne gemieden werden muß –	226
Dessert à la »Rote Grütze«	219
Dinkel-Ganzkorn-Salat	125
Dinkel-Pfannenkuchen	140
Dreikorn-Speise (Frischkost)	2
Eisbergsalat (Frischkost)	75
Erdnußcreme süß u. herb	56
Fladenbrot	36
Fenchelgemüse als Beilage	177
Festtags-Dessert	206
Folien-Kartoffeln	189
Frischkorn-Mix (Frischkost)	9
Frischkornspeise »in Etagen«	7
Fruchtsoße für Obstspeisen	225
Früchte-Creme in Variationen	207
Frühlingsschnitte	58
Frühstückszopf	42
Gebackene Gemüse	158
Gebäcke herb	259–269
Gebäcke, süß (Kuchen, Torten)	228–242
Gedeckter Aprikosenkuchen (Hefe-Gebäck)	234
Gefüllte Brötchen – Überraschungsbrötchen –	24

Becker: »Praktischer Rat bei Allergien«
© Verlag »NundG« Eberhard Cölle, Ditzingen

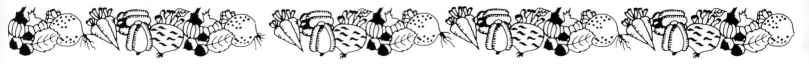

Gemüse (buntes) überbacken	168
Gemüse-Butter	64
Gemüse-Frischkost	72–87
Gemüseeintopf	162
Gemüsefrischkost für eilige Leute	72
Gemüse im Ganzen gegart	161
Gemüsepfanne	163
Gemüse-Pilz-Ragout	165
Gemüse-Polenta	157
Gemüsespieße	160
Gemüsezubereitungen	157–187
Gerstenspeise süß (warm)	12
Getränke-Anregungen für Durst und Genuß	270
Getreidecreme (Frischkost)	8
Getreide-Frischkost	1–10
Getreidespeise aus Keimlingen (Frischkost)	4
Getreidespeisen, warm	11–20
Getreidezubereitungen	125–156
Gewürzbrot (Mischbrot)	46
Gewürz-Klößchen	151
Gewürzkuchen (Lebkuchen)	241
Glutenfreies Gebäck in Waffelform – Grundrezept –	269
Grießspeise sturzfähig	222
Grüne Bohnen als Beilage	166
Grünkern-Butter	68
Grünkern-Klößchen	152
Grünkohl-Auflauf mit Champignons	183
Grünkohl als Beilage	172
Hafer-Bratlinge mit Wirsing	143
Haferflockensuppe unerhitzt (Frischkost)	5
Hafer-Mandel-Mürbchen	248
Hafer-Obstsalat	127
Hafer-Rahm-Klößchen	155
Haferspeise mit Backpflaumen (warm)	13
Haferspeise pikant (warm)	14
Haferwaffeln mit Fruchtsoße	
Hafer-Weizen-Klößchen in pikanter Soße	153
Hartweizen-Bratlinge mit Sonnenblumenkernen	144
Hartweizen-Klößchen	150
Hartweizen-Sellerie-Salat	126
Hefe-Blechkuchen mit Obstbelag	232
Hefe-Gewürz-Fladen	37
Hefescheiben (pikant) mit Gemüsefüllung	259
Heidesand-Gebäck	245
Himbeercreme-Erdbeercreme	50
Hirse-Kipferl	249
Hirse-Orangenspeise	220
Hirse-Sesam-Plätzchen	253
Hirsespeise für mittags u. abends	128
Hirsespeise herb (warm)	16
Hirsespeise süß (warm)	15

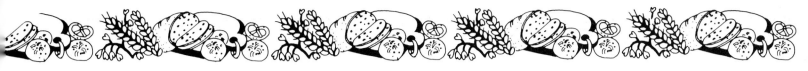

Kartoffel-Apfel-Püree	201
Kartoffel- und Apfelscheiben mit Orangensoße (Auflauf)	203
Kartoffel-Auflauf	202
Kartoffelhörnchen	244
Kartoffelklöße	204
Kartoffeln mit oder in Béchamel-Soße	197
Kartoffelpizza – herzhafte – (Hefegebäck)	263
Kartoffelpuffer (Hefe-)	196
Kartoffelpuffer mit geraffelten Äpfeln	194
Kartoffelpuffer-Party	195
Kartoffelrösti	192
Kartoffelsalat	199
Kartoffelspeise ganz schnell	200
Kartoffel-Zubereitungen	188–204
Kekscreme-Dessert für eilige Leute	212
Kichererbsen gebacken	187
Kleine Pflaumen-Apfel-Brote	28
Kleingebäck, süß	243–258
Kohlwickel, gefüllte	179
Kokoskugeln	243
Kräuterbutter	59
Kräuter-Pfannkuchen	145
Krustenbrötchen mit süßer Füllung	31
Kürbis als Kompott	215
Kürbisbrot	45
Kümmel-Kartoffeln (Bircher-Kartoffeln)	188
Kuchenbrötchen	27
Lange Teigführung – Hefe-Grundrezept –	38
Lauch-Frischkost	81
Lauchgemüse mit Sauerrahm	178
Linsen-Creme	65
Linsen-Eintopf	186
Linsen-Pfannkuchen	147
Maisbällchen	156
Mais-Creme	221
Maisgrießspeise herb (warm)	20
Maisgrießspeise süß (warm)	19
Maiskuchen, kleine	246
Mandel-Marzipan mit Früchte-Konfekt	257
Mandel-Streusel für Kuchen und Süßspeisen	233
Marmelade unerhitzt	48
Marzipan-Gebäck	256
Meerrettich-Creme	62
Meerrettich-Möhren-Butter	63
Melonen-Frischkost	77
Möhren-Frischkost	73
Mohnpielen – »himmlische Speise« aus Schlesien	216
Mohnstollen (Hefe)	239
Mürbeteig für Spritzgebäck	254
Mürbeteig mit Hartweizen – Tortenboden –	229
Mürbeteig-Plätzchen zu Variationen	255
Mürbeteig-Torte im Sahnemantel	230

Becker: »Praktischer Rat bei Allergien«
© Verlag »NundG« Eberhard Cölle, Ditzingen

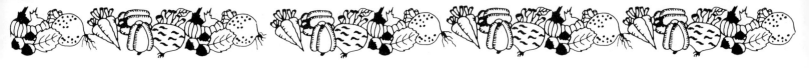

Napfkuchen (Hefe-)	240
Nelkenplätzchen	247
Nougat-Kugeln – Konfekt –	258
Nudelauflauf	138
Nudeln aus Hartweizen	134
Nudelsalat	137
Nußcreme extrafein	51
Oldenburger Ontario-Torte	231
Orangenbutter	53
Orangengelee mit Schokosahne	217
Paprika-Frischkost	76
Parikagemüse als Beilage	171
Paprikaschoten (gefüllt) mit Sauerkrautgemüse	164
Paprika-Reis mit Lauch – würziger Auflauf –	132
Partyzungen rustikal (Hefegebäck)	260
Pellkartoffeln (Edel-) für festliche Speisen	191
Pfannkuchen extra fein	141
Pfefferbrötchen – Doppelbrötchen –	32
Pflaumenmus – Aprikosenmus –	49
Phantasiebrote – allgemeine Anregungen –	71
Pilz-Nuß-Creme	69
Pilzstrudel	264
Pirogge, Vollkorn-	265
Pizza, grüne (Hefegebäck)	261
Pommes frites (gebackene Kartoffelstäbchen)	193
Reis-Klößchen auf Apfelscheiben	149
Reis mit Butter, Honig, Zimt	223
Reispfanne mit Gemüse	130
Reis-Salat, Bunter	131
Reisspeise herb/süß – Grundrezept –	129
Reisspeise mit Früchten (warm)	17
Reisspeise mit Kräutern (warm)	18
Rhabarber-Creme	205
Roggenvollkornbrot – Grundrezept –	47
Rosenkohl mit Tomatencreme-Auflauf	182
Rosinenbrötchen	22
Rosinenbrot	39
Rote Bete-Frischkost	84
Rotkohl als Gemüsebeilage	169
Rotkohl-Rouladen mit pikanter Füllung	180
Sahne-Toastbrot – Sonntagsbrot –	44
Sanddorn-Sahnecreme (schnelles Dessert)	208
Sanddornspeise aus Reismehl	218
Sauerkraut-Frischkost	80
Sauerkraut-Kartoffel-Auflauf	185
Sauerkrauttopf nach Elsässer Art	184
Sechskorn-Speise (Frischkost)	3
Sellerie-Apfel-Auflauf	181
Sellerie-Frischkost	74
Selleriescheiben im Pfannkuchenteig	159
Semmelknödel mit Hefe-Dinkelteig	154
Senfcreme	61
Sesam-Sahne-Hörnchen	29
Sommer-Gemüse-Schlemmertopf	170

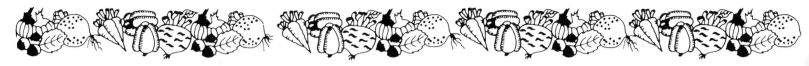

Sonnenblumenbrot	40
Sonnenblumencreme herb	57
Sonnenblumencreme süß	55
Sonntagsbrötchen	23
Soßen	109–124
– Apfel-Soße	121
– Bunte Sauerrahm-Soße	
– Butter-Soße in Gemüsebrühe	116
– Dill-Soße	118
– Französische Salatsoße	110
– Soßen ganz schnell (süß u. herb)	109
– Gemüse-Soße	122
– Grüne Soße	112
– Kapern-Soße	119
– Mandel-Soße herb/süß	124
– Meerrettich-Sahne-Soße	114
– Paprika-Soße	120
– Rahmsoße – Grundrezept –	117
– Tomaten-Soße kalt	115
– Zitronen-Nuß-Soße	111
Soßen-Zubereitung ohne Sahne (Grundrezept herb/süß)	123
Spätzle (Vollkorn-) mit gerösteten Zwiebelringen	135
Spaghetti (Vollkorn-) mit Pilz-Ragout-fin	136
Spargel-Pastete mit Dinkel	148
Spezialbrötchen – Hefe Hafergebäck –	35
Süßspeisen	205–227

Suppen	88–108
– Aprikosen-Gersten-Suppe	104
– Austernpilz-Suppe	95
– Bananencreme-Suppe	105
– Blumenkohlsuppe	92
– Blumenkohlsuppe mit Aprikosen	108
– Broccoli-Suppe	99
– Brotsuppe, süß	103
– Champignon-Suppe	98
– Dinkel-Sellerie-Suppe	106
– Doppelsuppe	101
– Feine Zwiebel-Suppe	93
– Französische Kartoffelsuppe	96
– Haferflöckchen-Suppe	88
– Kartoffelsuppe mit Wildkräutern	107
– Kürbis-Suppe	100
– Möhren-Cremesuppe	97
– Obstsuppe m. Hartweizen	102
– Porrée-Cremesuppe	90
– Rustikale Gemüsesuppe	89
– Sellerie-Orangen-Suppe	94
– Spargelsuppe	91
Schmuckgebäck für besondere Anlässe (Hefe)	237
Schoko-Nuß-Törtchen	250
Schokotaschen gefüllt	251
Tomaten-Birnen-Salat	79
Tomaten-Kartoffel-Eintopfgericht	198
Tomaten-Zwiebel-Aufstrich	66
Türkische Fladen	30

Becker: »Praktischer Rat bei Allergien«
© Verlag »NundG« Eberhard Cölle, Ditzingen

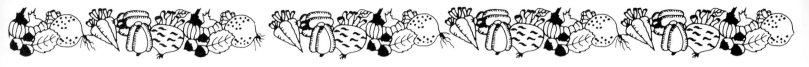

Unordentliche Gemüsebrötchen 33	
Vanillesoße unerhitzt 224	
Vollkorn-Baguettes 41	
Vollkorngebäcke 21–47	
Vollkornstollen (Hefe) 238	
Waffeln (Vollkorn-) – Grundrezept – 267	
Weißkohl-Bratlinge 142	
Weißkohl-Salat 82	
Weizenflocken-Speise (Frischkost) 6	
Weizenspeise (Frischkost) 1	
Weizenspeise mit Kräutern (Frischkost) .. 10	
Weizenspeise süß (warm) 11	
Weizen-Vollkornbrötchen (schnelles Rezept) ... 21	
Wildkräuter-Salat 83	
Winter-Frischkost 87	
Würzplätzchen 266	

Rezept-Abc   Rez.-Nr.

Zimt-Sahne-Kuchen (Hefe) 235
Zitronenbutter 52
Zitronen-Reiscreme 54
Zwiebel-Bratlinge 146
Zwiebelbutter 60
Zwiebelkuchen (Hefegebäck) 262

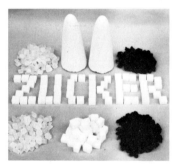

Zuckerrezepte, also Zubereitungen mit isoliertem Fabrikzucker, werden Sie in diesem Rezept-Abc nicht finden...

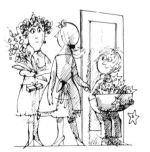
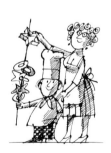

Becker: »Praktischer Rat bei Allergien«
© Verlag »NundG« Eberhard Cölle, Ditzingen

Rezeptteil

INHALTSVERZEICHNIS

Frühstücksspeisen	Rezept-Nr.
a) Getreide-Frischkost	
Weizenspeise	1
3-Korn-Speise	2
6-Korn-Speise	3
Getreidespeise aus Keimlingen	4
Haferflockensuppe unerhitzt	5
Weizenflocken-Speise	6
Frischkornspeise »in Etagen«	7
Getreidecreme	8
Frischkorn-Mix	9
Weizenspeise mit Kräutern	10
b) warme Getreidespeisen	
Weizenspeise süß	11
Gerstenspeise süß	12
Haferspeise mit Backpflaumen	13
Haferspeise pikant	14
Bunte Hirsespeise, süß	15
Bunte Hirsespeise, herb	16
Reisspeise mit Früchten	17
Reisspeise mit Kräutern	18
Maisgrießspeise süß	19
Maisgrießspeise herb	20
c) Vollkorngebäck	
Weizen-Vollkornbrötchen – schnelles Rezept	21
Rosinenbrötchen	22
Sonntagsbrötchen	23
Gefüllte Brötchen – Überraschungsbrötchen	24
Apfelbrötchen	25
Anisbrötchen – Ringbrötchen	26
Kuchenbrötchen	27
Kleine Pflaumen-Apfel-Brote	28
Sesam-Sahne-Hörnchen	29
Türkische Fladen	30
Krustenbrötchen mit süßer Füllung	31
Pfefferbrötchen – Doppelbrötchen	32
Unordentliche Gemüsebrötchen	33
Butter-Hörnchen	34
Spezialbrötchen – Hefe-Hafergebäck	35
Fladenbrot	36
Hefe-Gewürz-Fladen	37
Weizen-Vollkorngebäcke mit Hefe = Grundrezept »lange Teigführung«	38
Rosinenbrot	39
Sonnenblumenbrot	40
Vollkorn-Baguettes	41
Frühstückszopf	42
Butter-Zwieback	43
Sahne-Toastbrot – Sonntagsbrot	44
Kürbisbrot	45
Gewürzbrot – Mischbrot	46
Roggenvollkornbrot – Grundrezept	47
d) Brotaufstriche – süß und herb	
Marmelade – unerhitzt	48
Pflaumenmus – Aprikosenmus	49
Himbeercreme – Erdbeercreme	50
Nußcreme extra fein	51
Zitronenbutter	52
Orangenbutter	53
Zitronen-Reiscreme	54
Sonnenblumencreme süß	55
Erdnußcreme süß und herb	56
Sonnenblumencreme herb	57
Frühlingsschnitte	58
Kräuterbutter	59
Zwiebelbutter	60
Senf-Creme	61
Meerrettich-Creme	62
Meerrettich-Möhren-Butter	63
Gemüse-Butter	64
Linsen-Creme	65
Tomaten-Zwiebel-Aufstrich	66
Avocado-Creme	67
Grünkern-Butter	68
Pilz-Nuß-Creme	69
Champignon-Toast	70
Phantasiebrote – allgemeine Anregungen	71

Mittagessen (Abendessen)	Rezept-Nr.
a) Gemüse-Frischkost	
Gemüse-Frischkost für eilige Leute – Grundrezept	72
»All-in-Methode« Variation Möhren	73
»All-in-Methode« Variation Sellerie	74
»All-in-Methode« Variation Eisbergsalat	75
»All-in-Methode« Variation Paprikaschote	76
»All-in-Methode« Variation Melone	77
Chicorée-Salat in Curry-Soße	78
Tomaten-Birnen-Salat	79
Sauerkraut-Frischkost	80
Lauch-Frischkost	81
Weißkohl-Salat	82
Wildkräuter-Salat	83
Rote-Bete-Frischkost	84
Balkan-Schüssel	85
Austernpilz-Salat	86
Winter-Frischkost	87
b) Suppen	
Haferflöckchen-Suppe	88
Rustikale Gemüsesuppe	89
Porrée-Cremesuppe	90
Spargel-Suppe	91
Blumenkohl-Suppe	92
Feine Zwiebel-Suppe	93

Sellerie-Orangen-Suppe	94
Austernpilz-Suppe	95
Französische Kartoffel-Suppe	96
Möhren-Cremesuppe	97
Champignon-Suppe	98
Broccoli-Suppe	99
Kürbis-Suppe	100
Doppel-Suppe	101
Obst-Suppe mit Hartweizen	102
Brot-Suppe, süß	103
Aprikosen-Gersten-Suppe	104
Bananencreme-Suppe	105
Dinkel-Sellerie-Suppe	106
Kartoffel-Suppe mit Wildkräutern	107
Blumenkohl-Suppe mit Aprikosen	108

c) Soßen

Soßen ganz schnell – süß und herb	109
Französische Salatsoße	110
Zitronen-Nuß-Soße	111
Grüne Soße	112
Bunte Sauerrahm-Soße	113
Meerrettich-Sahne-Soße	114
Tomaten-Soße kalt	115
Butter-Soße in Gemüsebrühe	116
Rahm-Soße Grundrezept	117
Dill-Soße	118
Kapern-Soße	119
Paprika-Soße	120
Apfel-Soße	121
Gemüse-Soße	122
Zubereitung ohne Sahne – Grundrezept herb und süß	123
Mandel-Soße herb und süß	124

d) Getreidezubereitungen

Getreide-Salat aus Dinkel-Ganzkorn	125
Hartweizen-Sellerie-Salat	126
Hafer-Obstsalat	127
Hirsespeise für mittags und abends	128
Butter-Reis herb oder süß	129
Reispfanne mit Gemüse	130
Bunter Reis-Salat	131
Paprikareis mit Lauch – würziger Auflauf	132
Gedünstete Bananen auf Curry-Reis	133
Nudeln aus Hartweizen	134
Vollkorn-Spätzle mit gerösteten Zwiebelringen	135
Vollkorn-Spaghetti mit Pilz-Ragout	136
Nudelsalat	137
Nudelauflauf	138
Apfel-Pfannenkuchen	139
Dinkel-Pfannenkuchen	140
Pfannenkuchen extra fein	141
Weißkohl-Bratlinge	142
Hafer-Bratlinge mit Wirsing	143
Hartweizen-Bratlinge mit Sonnenblumenkernen	144
Kräuter-Pfannenkuchen	145
Zwiebel-Bratlinge	146
Linsen-Pfannenkuchen	147
Spargel-Pastete mit Dinkel	148
Reis-Klößchen auf Apfelscheiben	149
Hartweizen-Klößchen	150
Gewürz-Klößchen	151
Grünkern-Klößchen	152
Hafer-Weizen-Klößchen in pikanter Soße	153
Semmelknödel mit Hefe-Dinkelteig	154
Hafer-Rahm-Klößchen	155
Maisbällchen	156

e) Gemüsezubereitungen

Gemüse-Polenta	157
Gebackene Gemüse	158
Selleriescheiben im Pfannenkuchenteig gebacken	159
Gemüsespieße	160
Gemüse im Ganzen gegart	161
Gemüseeintopf	162
Gemüsepfanne	163
Gefüllte Paprikaschoten mit Sauerkrautgemüse	164
Gemüse-Pilz-Ragout	165
Grüne Bohnen als Beilage	166
Bohnensalat	167
Buntes Gemüse überbacken	168
Rotkohl als Gemüsebeilage	169
Sommer-Gemüse-Schlemmertopf	170
Paprikagemüse als Beilage	171
Grünkohl als Beilage	172
Cashew-Kerne gedünstet als Gemüse-Beilage	173
Austernpilz-Gemüse als Beilage	174
Austernpilze gebraten	175
Bleichsellerie in Rahmsoße	176
Fenchelgemüse als Beilage	177
Lauch-Gemüse mit Sauerrahm	178
Gefüllte Kohlwickel	179
Rotkohl-Rouladen mit pikanter Füllung	180
Sellerie-Apfel-Auflauf	181
Rosenkohl mit Tomatencreme-Auflauf	182
Grünkohl-Auflauf mit Champignons	183
Sauerkrauttopf nach Elsässer Art	184
Sauerkraut-Kartoffel-Auflauf	185
Linsen-Eintopf	186
Kichererbsen gebacken	187

f) Kartoffel-Zubereitungen

Kümmel-Kartoffeln – sog. »Bircher-Kartoffeln«	188
Folien-Kartoffeln	189
Bratkartoffeln mit Röstzwiebeln	190
Edel-Pellkartoffeln für Feste	191
Kartoffelrösti	192
Gebackene Kartoffelstäbchen (Pommes frites)	193
Kartoffelpuffer mit geraffelten Äpfeln	194
Kartoffelpuffer-Party	195
Hefe-Kartoffelpuffer	196
Kartoffeln mit oder in Béchamel-Soße	197
Tomaten-Kartoffeln – Eintopfgericht	198
Kartoffelsalat	199
Kartoffelspeise ganz schnell	200
Kartoffel-Apfel-Pürée	201
Kartoffel-Auflauf	202
Kartoffel-Apfelscheiben mit Orangensoße – Auflauf	203
Kartoffelklöße	204

Süßspeisen

Rhabarber-Creme	205
Festtags-Dessert	206
Früchte-Creme in Variationen	207
Sanddorn-Sahnecreme – schnelles Dessert	208
Rotes Apfelmus	209
Gebackene Ananasscheiben	210
Apfelspeise unerhitzt	211
Keks-Creme – Dessert für eilige Leute	212
Bananen-Küchlein – Pfannenkuchen als Dessert	213
Bratäpfel gefüllt	214
Kürbisspeise als Kompott	215
Mohnpielen – »himmlische Speise«	216
Orangengelee mit Schokosahne	217
Sanddornspeise aus Reismehl	218
Dessert à la ›Rote Grütze‹	219
Hirse-Orangenspeise	220
Mais-Creme	221
Grießspeise sturzfähig	222
Reis mit Butter, Honig und Zimt	223
Vanillesoße unerhitzt	224
Fruchtsoße für Obstspeisen	225
Cremige Fruchtsoße – wenn Sahne gemieden werden muß	226
Backobst – Fruchtsoße	227

Süßes Gebäck — Rezept-Nr.

a) Kuchen – Torten

Apfelstrudel mit Dinkel	228
Mürbeteig mit Hartweizen – Tortenboden für Obstbelag	229
Mürbeteig-Torte im Sahnemantel	230
Oldenburger Ontario-Torte mit Apfel-Füllung	231
Hefe-Blechkuchen mit Obstbelag	232
Mandel-Streusel für Kuchen und Süßspeisen	233
Gedeckter Aprikosenkuchen – Hefe-Gebäck	234
Zimt-Sahnekuchen – Hefe-Gebäck	235
Bienenstich-Blechkuchen – Hefe-Gebäck	236
Schmuckgebäck für besondere Anlässe – Hefe-Gebäck	237
Vollkornstollen – Hefe-Gebäck	238
Mohnstollen – Hefe-Gebäck	239
Hefe-Napfkuchen	240
Gewürzkuchen – Lebkuchen	241
Brottorte – interessante Resteverwertung	242

b) Kleingebäck

Kokoskugeln	243
Kartoffelhörnchen	244
Heidesand-Gebäck	245
Kleine Maiskuchen	246
Nelkenplätzchen	247
Hafer-Mandel-Mürbchen	248
Hirse-Kipferl	249
Schoko-Nuß-Törtchen	250
Kleine Schokotaschen gefüllt	251
Apfelballen	252
Hirse-Sesam-Plätzchen	253
Mürbeteig für Spritzgebäck	254
Mürbeteig-Plätzchen in Variationen	255
Marzipan-Gebäck	256
Mandel-Marzipan mit Früchten – Konfekt	257
Nougat-Kugeln – Konfekt	258

Herbes Gebäck incl. Waffeln — Rezept-Nr.

Pikante Hefescheiben mit Gemüsefüllung	259
Party-Zungen rustikal – Hefe-Kleingebäck	260
Grüne Pizza – Hefe-Gebäck	261
Zwiebelkuchen – Hefeblechkuchen	262
Herzhafte Kartoffelpizza – Hefe-Gebäck	263
Pilzstrudel	264
Vollkorn-Pirogge	265
Würzplätzchen	266
Vollkorn-Waffeln – Grundrezept	267
Hafer-Waffeln mit Fruchtsoße	268
Glutenfreies Gebäck in Waffelform – Grundrezept	269

Getränke-Anregungen für den Durst und zum Genuß — 270

Das »BIO-logische« Programm von »Natürlich und Gesund«, Verlag Eberhard Cölle, Ditzingen

»Natürliche Gesundheit« (Öko-Ratgeber)
4 Bücher zu den Jahreszeiten, ganzheitliche Betrachtung der Natur, des Lebens, einschl. Vollwertkost, Umwelt, Naturheilkunde und bewußte Lebensführung. Jeweils ca. 100 Seiten, brosch., kompl. 4 Ratgeberbücher, **DM 20,–**
ISBN 3-994877-18-1

Handbuch für den gesunden Urlaub
Informationen und Adressen für vollwertiges Speisen auf Reisen. Gaststätten, Hotels und Pensionen im deutschsprachigen Raum für Vollwertkost und bewußte Urlaubsgestaltung; 5. Auflage 1994; mit Querverweis der Orte nach Abc; 192 Seiten, brosch., **DM 15,–**
ISBN 3-924877-03-3

Handbuch der Haushalts-Getreidemühlen
Das Standardwerk »vom rechten Schrot und Korn«, mit Kriterien zum Kauf einer Getreidemühle, 4. Auflage mit 44 Getreidemühlen im Test, Vorwort von Dr. med. M. O. Bruker, zahlreiche Fachartikel »rund ums Korn«; mit aktuellem Nachtrag. 160 Seiten, gebunden, ISBN 3-924877-00-9 **DM 16,80**

Wolfgang Spiller: »Neurodermitis«
Das »N und G«-Ratgeberbuch zum leidigen Thema »Allergie«; daher auch der Untertitel »Schach den Allergenen« und die Fragestellung: Krankheit ohne Ausweg? Mit Rezeptteil für den Allergiker; 3., erweiterte Auflage, 200 Seiten, gebunden, **DM 25,–**
ISBN 3-924877-05-X

Waltraud Becker:
»Praktischer Ratgeber bei Allergien«
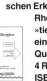
Das wertvolle und inhaltsreiche Doppel-Buch gibt Ernährungstips bzw. steht Rede und Antwort bei allergischen Erkrankungen, wie Neurodermitis, Heuschnupfen, Rheuma und Asthma. Mit 270 Vollwert-Rezepten »tier-eiweißfrei« und 230 Seiten Warenkunde, einschl. Tips in der Umstellungsphase. Gebundenes Querformat mit 16 Farbtafeln der Getreidearten; 4 Rezeptbilder; Rezept-Abc; 500 S., **DM 40,–**
ISBN 3-924877-10-6

Spiller/Hohler: »Vegane Rohkost«
Prinzip und Wirkweise einer gesunderhaltenden Frischkost ohne tierisches Eiweiß, mit leckerschmeckigen Rezepten und »Menü-Fahrplan« der sieben Bereiche Müsli, Salate, Gemüse-Spezialitäten, einschl. Suppen, Obst, Brot und Plätzchen (ohne Backen!), deftige Brotaufstriche, Desserts und roh gerührte Marmeladen, (insges. über 100 Rezepte). Mit 8 Farbtafeln, Warenkunde und »Vegan-Abc«. 192 Seiten, mit farb. Schutzumschlag, **DM 38,–**
ISBN 3-924877-12-2

Hans Wolf: »Harmonische Schwingungen«
Wegweiser zur Gesundheit- und Bewußtseins-Erweiterung; die menschliche Aura als elektromagnetische Komponente. Ratgeberbuch zum besseren Erkennen der körpereigenen Signale (Frequenzen, Schwingungen, Wellen). 30 Abb., Tabellen und Grafiken; 62 Seiten, brosch., **DM 17,80**
ISBN 3-924877-11-4

»Lebensgespräche« (Biographie Dr. med. M. O. Bruker)
Zwischenbilanz eines bewegten, kämpferischen Lebens, Gespräche mit Dr. Bruker, seiner Frau und seinen Wegbegleitern. Report zu den Themen Wissenschaft/Fluor/Zucker und Krankenkassen. Mit 16seitigem Fototeil aus dem Leben von »M. O. B.«. 160 Seiten, gebunden, ISBN 3-924877-02-5 **DM 20,–**

Werner Kollath: »Zur Einheit der Heilkunde«
Wissenschaftliche Autobiographie des Begründers der Vollwertkost (Kollath), der Forscher, Arzt und Künstler zugleich war. Ein Schatzkästlein für die bewußte, gesunde Lebensführung! Facsimile 1942–1988, 220 Seiten, gebunden, **DM 16,80**
ISBN 3-924877-06-8
(Bitte auch unser spezielles Kollath-Verzeichnis anfordern!)

Elisabeth Kollath: »Vom Wesen des Lebendigen«
Biographie Werner Kollaths, des Begründers der Vollwertkost, kompetent aufgezeichnet von seiner Lebensgefährtin Elisabeth mit den Kapiteln • Lebensbilder, ** Wissenschaftliches Werk, *** Idee und Vermächtnis. 120, davon 40 farbige Abbildungen, 7 Tabellen und 1 große Bildertafel »Laßt unsere Nahrung so natürlich wie möglich!«; 256 Seiten, mit Schutzumschlag, **DM 29,80**
ISBN 3-924877-07-6

Lassen Sie sich diese wichtigen Ratgebertitel nicht entgehen! Bestellungen erbeten bei:

Eberhard Cölle · Verlag »Natürlich und Gesund« · Postfach 51 42 · 71247 Ditzingen · ☎/fax (0 71 56) 95 13 39

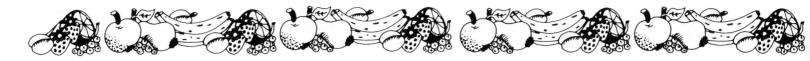

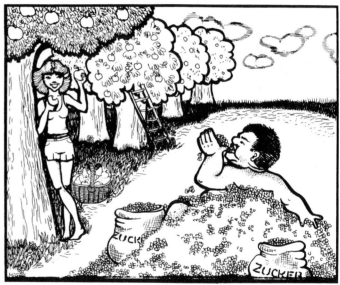

Zum Ausklang:
Tier-eiweißfreie Beispiele als Anregung, seine Kost in diese Richtung umzustellen.

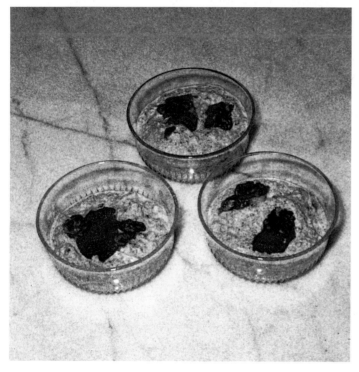

Frischkornspeise (Frischkornbrei)

Zucker im Obst = natürliches Lebensmittel;
Zucker aus Rübe und Rohr = Fabriknahrungsmittel

Becker: »Praktischer Rat bei Allergien«
© Verlag »NundG« Eberhard Cölle, Ditzingen

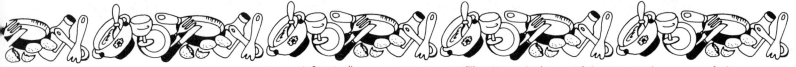

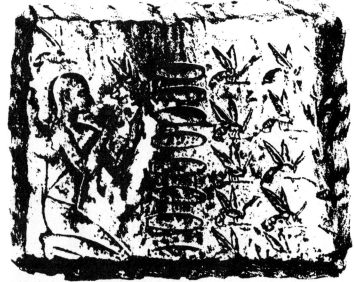

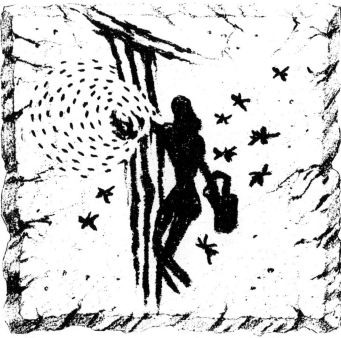

Drei Beispiele aus der Gewinnung, Herstellung und Verarbeitung von Naturprodukten: Honigernte, Nudelherstellung und Brotbäckerei.

Bild oben:
Ägyptischer Imker bei der Honigernte (vor ca. 4500 Jahren). Relief aus Theben aus der 24. Dynastie des ägypt. Reiches. In gestapelten Tonröhren wurden die Bienenvölker angesiedelt und von erfahrenen Imkern gepflegt. Die Darstellung zeigt die Honigernte von der Rückseite; die Bienen fliegen von der Vorderseite an.

Honigernte in der Steinzeit (vor ca. 16 000 Jahren). Felszeichnung aus der Höhle La Arañas bei Valencia/Spanien. Die Sammlerin erklettert einen steil abfallenden Felsen, um aus einer Kolonie wilder Bienen frischen Honig zu ernten. Mutig greift sie in das Felsloch und birgt ihre kostbare Beute. Aufgestörte Bienen umschwirren sie.

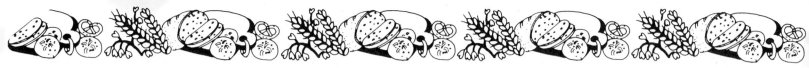

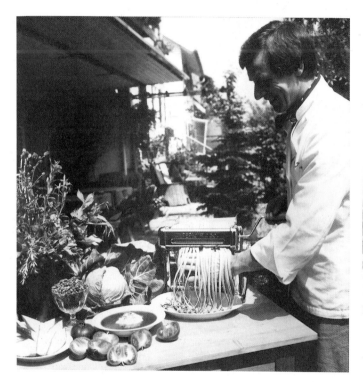

Herstellung von Vollkorn-Nudeln: Auf die richtigen Zutaten kommt es an, z.B. auf Durum-Weizen lt. Rezept 134

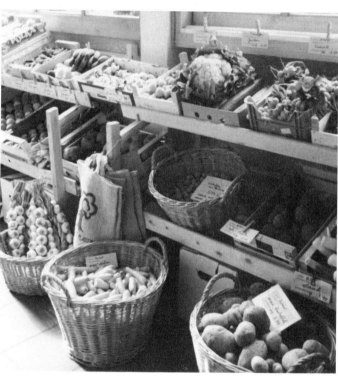

Bevorzugen Sie vollwertige Zutaten aus ökologischem Anbau, hier der Blick in einen Freiburger Naturkostladen. Schon der Einkauf wird zum Erlebnis!

Becker: »Praktischer Rat bei Allergien«
© Verlag »NundG« Eberhard Cölle, Ditzingen

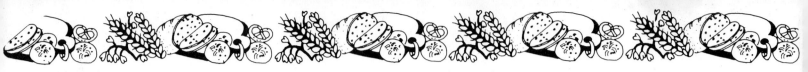

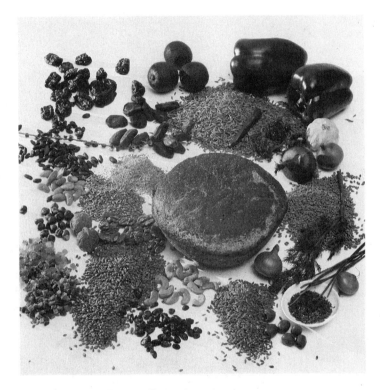

Fast grenzt es an ein Wunder, wie Korn zu Brot verarbeitet wird:
Aus dem Getreidekeim reproduzieren sich 40–50 Körner, die zu Mehl oder Schrot vermahlen bzw. später als Teig zu Brot gebacken werden. In Scheiben geschnitten und als belegtes Brot gegessen, hat das vollwertige Korn mehrere »Aggregatszustände« von Mehl zu Brot durchlaufen: »Unser täglich (Vollkorn-) Brot gib uns heute!«

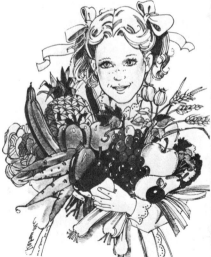

Den Arm voller leckerer Sachen – vollwertig, lebendig und gesund...

Brotvarianten: Die vollwertigen Zutaten, u. a. auch Gemüse und Backobst, versprechen pikante, süße und salzige Brote.

Becker: »Praktischer Rat bei Allergien«
© Verlag »NundG« Eberhard Cölle, Ditzingen